El factor humano en la salud

CIENCIAS SOCIALES EN ABIERTO

Editada por

DAVID CALDEVILLA DOMÍNGUEZ
ALMUDENA BARRIENTOS-BÁEZ

Vol. 8

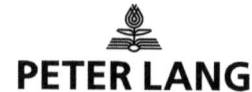

Berlin - Bruxelles - Chennai - Lausanne - New York - Oxford

Blanca Tejero Claver /
Carmen Dorca Fornell /
Carmen Lucía Hernández Stender (eds.)

El factor humano en la salud

Berlin - Bruxelles - Chennai - Lausanne - New York - Oxford

Información bibliográfica publicada por la Deutsche Nationalbibliothek
La Deutsche Nationalbibliothek recoge esta publicación en la
Deutsche Nationalbibliografie; los datos bibliográficos detallados
están disponibles en Internet en http://dnb.d-nb.d.

Catalogación en publicación de la Biblioteca del Congreso
Para este libro ha sido solicitado un registro en el catálogo
CIP de la Biblioteca del Congreso.

Ni Fórum XXI ni el editor se hacen responsables de las opiniones recogidas, comentarios y manifestaciones vertidas por los autores. La presente obra recoge exclusivamente la opinión de su autor como manifestación de su derecho de libertad de expression.

La Editorial se opone expresamente a que cualquiera de las páginas de esta obra o partes de ella sean utilizadas para la realización de resúmenes de prensa.

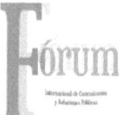 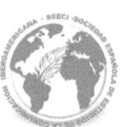 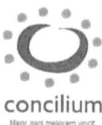 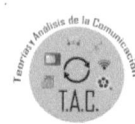 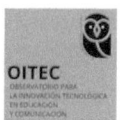

ISSN 2944-4276
ISBN 978-3-631-91594-3 (Print)
E-ISBN 978-3-631-93255-1 (E-PDF)
E-ISBN 978-3-631-93256-8 (EPUB)
DOI 10.3726/b22635

© 2024 Peter Lang Group AG, Lausanne
Publicado por Peter Lang GmbH, Berlín, Alemania
info@peterlang.com - www.peterlang.com

Todos los derechos reservados.
Esta publicación no puede ser reproducida, ni en todo ni en parte, ni registrada o transmitida por un sistema de recuperación de información, en ninguna forma ni por ningún medio, sea mecánico, fotoquímico, electrónico, magnético, electroóptico, por fotocopia, o cualquier otro, sin el permiso previo por escrito de la editorial.

PREFACIO

El presente libro, *El factor humano en la salud*, incluido en la colección '*Ciencias sociales en abierto*' de la editorial PETER LANG reúne textos que sirven de puente entre el ayer y el hoy y lanzan sus redes al mañana.

Todos los capítulos que conforman las presentes páginas suponen una apuesta comprometida con la Academia, la ciencia y sus investigadores por parte de unos autores que quieren exponer sus experiencias profesionales en las aulas y en los laboratorios, transmitiendo y compartiendo sus logros. Los campos del saber en los que se centra la colección '*Ciencias sociales en abierto*' compendian lo que damos en llamar Ciencias Sociales, Docencia y Humanismo pues en ellas encontramos el verdadero centro del universo: el hombre, ya que sin él nada tendría sentido.

La Academia halla su esencia y motivo de ser en esfuerzos como el que aquí se presenta, fruto de años, si no de carreras docentes completas, llenos de labores concienzudas, vocacionales y reiteradas, las más de las veces calladas, pero con gran predicamento social pues la imagen de la Ciencia y los científicos es socialmente siempre muy valorada, aunque sea más citada que comprendida por el gran público.

Los autores de los capítulos conformantes de este volumen son profesores investigadores con años de desempeño en Universidades de muchos países, en especial los de la Lengua y los de los países hermanos lusófonos, a los que se unen algunos europeos que trabajan en idioma italiano, francés e inglés.

Su valía, su profesionalidad y su buen hacer revierten en la sociedad el esfuerzo que ésta realiza para que los centros de investigación y docencia mejoren y la hagan avanzar; es un camino de doble sentido que busca una simbiosis perfecta. Acompasar necesidades y aportaciones de una y de otra, Academia y sociedad, deben ser el motor de esta relación nuclear para el desarrollo del hombre.

El compromiso de calidad, exigido y exigible en todo producto científico se halla respaldado por la inestimable, y pocas veces valorada en su justa medida, labor del conspicuo Comité Editorial conformado por más de 200 doctores de más de 40 universidades internacionales, y cuyas filiaciones encabezan cada libro. Así podemos asegurar que los resultados aquí expuestos responden a los cánones de excelencia científica irrenunciable en el trabajo académico; es decir, todos los capítulos han superado la llamada revisión por doble par ciego (*peer review*). Este método, apriorístico y secular en la Universidad avala que la evaluación es llevada a cabo por académicos de igual categoría (pares), que desconocen la autoría de los textos arbitrados (ciegos) y al menos en número de dos (doble).

Deontológica e inconcusamente, todos los firmantes se han comprometido a salvaguardar las exigencias propias de la ética investigadora: renunciar al plagio, veracidad en la obtención de datos, presentación de conclusiones pertinentes y desinteresadas, planteamiento de resultados que supongan un avance académico-científico, eludir la autoalabanza y la colusión académica, las autocitas o las de favor a terceros, evitar la parcialidad en la selección de las fuentes epistemológicas y teóricas, remitirse a todos los datos procedentes, adecuados, relevantes y actuales y no omitir informaciones que puedan colisionar con los postulados o pretensiones del texto o directamente los refuten.

Por ello, está garantizado el total cumplimiento de todos los requisitos imprescindibles y la observancia rigurosa de lo anteriormente descrito. Todo ello supone la marca identitaria de la colección 'Ciencias sociales en abierto' y que este título cumple plenamente. Por ello, la editorial, los coordinadores y los autores coinciden al manifestar:

- El consentimiento en la publicación de su trabajo y, de existir, de sus entidades financiadoras (tácita o explícitamente).
- La originalidad del texto como fruto de un trabajo, análisis y/o reflexión personales.
- Las citas empleadas no obedecen a criterios de favor.
- La bibliografía es actualizada y pertinente.
- Trabajo de revisión a cargo de revisores externos a la editorial PETER LANG y pertenecientes a la Comunidad Universitaria Internacional.
- Coherencia y calidad de los resultados, aportaciones, objetivos y conclusiones.

Por ello, supone un honor poder afirmar que, gracias a su esfuerzo editorial y a sus autores, en ideal simbiosis, la colección 'Ciencias sociales en abierto' se posiciona a la altura de las mejores y más grandes recopilatorios de literatura científica mundial, logrando que PETER LANG sea una de las editoriales más señeras, según el índice referencial SPI (2022).

Rogamos al lector marque estas iniciales páginas como si de un *albo lapillo notare diem* se tratase ya que podrá dumir dulces frutos del árbol de la ciencia.

David Caldevilla-Domínguez
I. P. Grupo Complutense de Investigación en Comunicación **Concilium** (nº 931.791)
Universidad Complutense de Madrid (España)
Coordinador adjunto en la colección 'Ciencias sociales en abierto'

COMITÉ EDITORIAL

Coordinadora General

Almudena Barrientos Báez
Universidad Complutense de Madrid

Javier Abuín Penas
Universidade de Vigo (España)
Pablo Aguilar Conde
Universidad de Burgos (España)
Gabriella Aleandri
Universidad Roma Tre (Italia)
Maite Amondarain Garrido
Universidad de Deusto (España)
Azucena Barahona Mora
Universidad Complutense de Madrid (España)
Juan Manuel Barceló Sánchez
Universidad Complutense de Madrid (España)
José Daniel Barquero Cabrero
ESERP Business & Law School (España)
Daniel Becerra Fernández
Universidad de Málaga (España)
Hanane Benale Taouis
Universidad Politécnica de Madrid (España)

Olga Bernad Cavero
Universitat de Lleida (España)
Juan José Blázquez Resino
Universidad de Castilla-La Mancha (España)
Ana María Botella Nicolás
Universitat de València (España)
Tania Brandariz Portela
Universidad Nebrija (España)
David Caldevilla Domínguez
Universidad Complutense de Madrid (España)
Marina Camino Carrasco
Universidad de Cádiz (España)
Concepción Campillo Alhama
Universidad de Alicante (España)
Basilio Cantalapiedra Nieto
Universidad de Burgos (España)
Yánder Castillo Salina
Pontificia Universidad Católica del Perú (Perú)
Vicente Castro Alonso
Universidade da Coruña (España)
Benjamín Castro Martín
Centro Universitario Cardenal Cisneros (España)
María Nereida Cea Esteruelas
Universidad de Málaga (España)
Antoni Cerdà Navarro
Universitat de les Illes Balears (España)
Bárbara Cerrato Rodríguez
Universitat d'Andorra (Andorra)
Aurelio Chao Fernández
Universidade da Coruña (España)
Rocío Chao Fernández
Universidade da Coruña (España)

María Belén Cobacho Tornel
Universidad Politécnica de Cartagena (España)
Rubén Comas Forgas
Universitat de les Illes Balears (España)
Juan Manuel Corbacho Valencia
Universidade de Vigo (España)
José Luis Corona Lisboa
Universidad Nacional Experimental Francisco de Miranda y Universidad Centro Panamericano de Estudios Superiores (México)
Almudena Cotán Fernández
Universidad de Huelva (España)
Carmen Cristófol Rodríguez
Universidad de Málaga (España)
Francisco Javier Cristófol Rodríguez
Universidad Loyola (España)
Purificación Cruz Cruz
Universidad de Castilla-La Mancha (España)
Jorge Enrique Chaparro Medina
Fundación Universitaria del Área Andina (Colombia)
Ricardo Curto Rodríguez
Universidad de Oviedo (España)
Alberto Dafonte Gómez
Universidade de Vigo (España)
Virginia Dasí Fernández
Universitat de València (España)
Pedro De La Paz Elez
Universidad de Castilla-La Mancha (España)
Senén Del Canto García
Universidad Internacional de La Rioja (España)
Carlos Felimer del Valle Rojas
Universidad de La Frontera en Temuco (Chile)
Yorlis Delgado López
Colegio Universitario San Gerónimo de La Habana (Cuba)

Pilar Díaz Cuevas
Universidad de Sevilla (España)
Elena Domínguez Romero
Universidad Complutense de Madrid (España)
Carmen Dorca Fornell
Universidad Internacional de La Rioja (España)
Guillem Escorihuela Carbonell
Universitat de València (España)
Beatriz Esteban Ramiro
Universidad de Castilla-La Mancha (España)
Carolina Estrada Bascuñana
Universitat Internacional de Catalunya (España)
Cesáreo Fernández Fernández
Universitat Jaume I de Castellón (España)
Estrella Fernández Jiménez
Universidad de Sevilla (España)
Mónica Fernández Morilla
Universitat Internacional de Catalunya (España)
Alejandro Fernández-Pacheco García
Universidad de Castilla-La Mancha (España)
Antonio Rafael Fernández Paradas
Universidad de Granada (España)
María Remedios Fernández Ruiz
Universidad de Málaga (España)
María Teresa Fuertes Camacho
Universitat Internacional de Catalunya (España)
Cinta Gallent Torres
Universitat de València (España)
Fernando García Chamizo
ESIC University (España)
Ana García Díaz
Universidad Internacional de La Rioja (España)

Silvia García Mirón
Universidade de Vigo (España)
Alberto E. García Moreno
Universidad de Málaga (España)
Vicenta Gisbert Caudeli
Universidad Autónoma de Madrid (España)
Francisco Javier Godoy Martín
Universidad de Cádiz (España)
Óscar Gómez Jiménez
Universidad Internacional de Valencia (España)
Liuba González Cid
Universidad Rey Juan Carlos (España)
María del Carmen González Rivero
Biblioteca Médica Nacional (Cuba)
Juan Enrique Gonzálvez Vallés
Universidad Complutense de Madrid (España)
Edurne Goñi Alsúa
Universidad Pública de Navarra (España)
Carmen Lucía Hernández Stender
Universidad Europea de Canarias (España)
Francisco Jaime Herranz Fernández
Universidad Carlos III (España)
Mercedes Herrero De la Fuente
Universidad Nebrija (España)
María Isabel Huerta Viesca
Universidad de Oviedo (España)
Coral Ivy Hunt Gómez
Universidad de Sevilla (España)
Hamed Abdel Iah Alí
Universidad de Granada (España)
Guillermina Jiménez López
Universidad de Málaga (España)

Francisco Javier Jiménez Ríos
Universidad de Granada (España)
Abigail López Alcarria
Universidad de Granada (España)
Enric López C.
CETT - Universitat de Barcelona (España)
Lorena López Oterino
Universidad de Castilla-La Mancha (España)
Sidoní López Pérez
Universidad Internacional de La Rioja (España)
Manuel José López Ruiz
Universidad de Granada (España)
Paloma López Villafranca
Universidad de Málaga (España)
Arantza Lorenzo De Reizábal
Universidad Pública de Navarra (España)
Manuel Osvaldo Machado Rivero
Universidad Central "Marta Abreu" de Las Villas (Cuba)
Cristina Manchado Nieto
Universidad de Extremadura (España)
Rafael Marcos Sánchez
Universidad Internacional de La Rioja (España)
Pedro Pablo Marín Dueñas
Universidad de Cádiz (España)
Sara Mariscal Vega
Universidad de Cádiz (España)
María José Márquez Ballesteros
Universidad de Málaga (España)
Davinia Martín Critikián
Universidad CEU San Pablo (España)
Marta Martín Gilete
Universidad de Extremadura (España)

Nazaret Martínez Heredia
Universidad de Granada (España)
Soledad María Martínez María-Dolores
Universidad Politécnica de Cartagena (España)
Alba María Martínez Sala
Universidad de Alicante (España)
Xabier Martínez Rolán
Universidade de Vigo (España)
Sendy Meléndez Chávez
Universidad Veracruzana (México)
María Isabel Míguez González
Universidade de Vigo (España)
Olga Moreno Fernández
Universidad de Sevilla (España)
Louisa Mortimore
Universidad Internacional de La Rioja (España)
Daniel Muñoz Sastre
Universidad de Valladolid (España)
Sara Navarro Lalanda
Universidad Internacional de La Rioja (España)
Daniel Navas Carrillo
Universidad de Málaga (España)
Marta Oria De Rueda
Universidad Isabel I (España)
Inmaculada Concepción Orozco Almario
Universitat Jaume I de Castellón (España)
Delfín Ortega Sánchez
Universidad de Burgos (España)
Enrique Ortiz Aguirre
Universidad Complutense de Madrid (España)
Graciela Padilla Castillo
Universidad Complutense de Madrid (España)

Carmen Paradinas Márquez
ESIC University (España)
Concepción Parra Meroño
Universidad Católica San Antonio de Murcia (España)
María Josefa Peralta González
Universidad Central 'Marta Abreu' de las Villas (Cuba)
Victoriano José Pérez Mancilla
Universidad de Granada (España)
Hugo Pérez Sordo
Universidad de La Rioja (España)
Teresa Piñeiro Otero
Universidade da Coruña (España)
José Carlos Piñero Charlo
Universidad de Cádiz (España)
Carolina Patricia Porras Florido
Universidad de Málaga (España)
Mercedes Querol Julián
Universidad Internacional de La Rioja (España)
Vanessa Quintanar Cabello
Universidad Complutense de Madrid (España)
Diana Ramahí García
Universidade de Vigo (España)
Dolores Rando Cueto
Universidad de Málaga (España)
Rocío Recio Jiménez
Universidad de Sevilla (España)
Natalia Reyes Ruiz de Peralta
Universidad de Granada (España)
Isabel Cristina Rincón Rodríguez
Universidad de Santander (Colombia)
Paola Eunice Rivera Salas
Benemérita Universidad Autónoma de Puebla (México)

Isabel Rodrigo Martín
Universidad de Valladolid (España)
Alfredo Rodríguez Gómez
Universidad Internacional de La Rioja (España)
Sonia María Rodríguez Huerta
Universidad de Oviedo (España)
Nuria Rodríguez López
Universidade de Vigo (España)
Juan Andrés Rodríguez Lora
Universidad de Sevilla (España)
Javier Rodriguez Torres
Universidad de Castilla-La Mancha (España)
Aurora María Ruiz Bejarano
Universidad de Cádiz (España)
Encarnación Ruiz Callejón
Universidad de Granada (España)
Ignacio Sacaluga Rodríguez
Universidad Europea de Madrid (España)
Virginia Sánchez Rodríguez
Universidad de Castilla-La Mancha (España)
Andrés Sánchez Suricalday
Centro Universitario Cardenal Cisneros (España)
Alexandra María Sandulescu Budea
Universidad Rey Juan Carlos (España)
María Santamarina Sancho
Universidad de Granada (España)
Clara Janneth Santos Martínez
Universidad Rey Juan Carlos (España)
Begoña Serrano Arnáez
Universidad de Granada (España)
Marta Talavera Ortega
Universitat de València (España)

Blanca Tejero Claver
Universidad Internacional de La Rioja (España)
Ricardo Teodoro Alejandre
Universidad Veracruzana (México)
Raúl Terol Bolinches
Universitat Politècnica de València (España)
Ana Tomás López
Universidad Nacional de Educación a Distancia (España)
Rocío Torres Mancera
Universidad de Málaga (España)
Karen Cesibel Valdiviezo Abad
Universidad Técnica Particular de Loja (Ecuador)
Carmen Vázquez Domínguez
Universidad de Cádiz (España)
Enric Vidal Rodá
Universitat Internacional de Catalunya (España)
Mónica Viñarás Abad
Universidad Complutense de Madrid (España)
Óscar Javier Zambrano Valdivieso
Corporación Universitaria Minuto de Dios (Colombia)
Jessica Zorogastua Camacho
Universidad Rey Juan Carlos (España)

ÍNDICE

PRÓLOGO

Blanca Tejero Claver, M. Carmen Dorca Fornell, Carmen Lucía Hernández Stender 21

EL ERROR MÉDICO EN LA COMUNICACIÓN CLÍNICA

Jorge Alberto Álvarez Díaz..23

LA SEGURIDAD Y SALUD EN EL TRABAJO DESDE LA INFORMALIDAD-CASO ESTUDIO

Leslly Paola Alvarez Enciso..33

RELACIÓN DEL ESTADO COGNITIVO, LA EDAD Y EL SEXO CON EL DESEMPEÑO DE LOS DOMINIOS COGNITIVOS EN PERSONAS MAYORES

Natalia Andrea Astudillo Osorio, Nancy Belén Placencia Alvear, Jazmín Sarita Pérez Serey...45

ANÁLISIS DE LA EFECTIVIDAD DE LAS ESTRATEGIAS DE COMUNICACIÓN PARA PREVENIR EL VIH/SIDA EN UNIVERSITARIOS DEL PERÚ

Esmila Calderón Reyes, James Stuard Solís Godoy, Eva María Rojas Cordero 57

LA INFLUENCIA DE LA FORMACIÓN DIGITAL EN EL DESARROLLO DE LA ACTIVIDAD FÍSICA DURANTE EL CONFINAMIENTO

Ferdinando Cereda..69

PROPUESTAS CONDUCTUALES PARA MEJORAR EL BIENESTAR SOCIAL ANTE CRISIS SANITARIAS

Daniel Cid Moreno, Isabel Rodríguez-Iglesias, Ana M Moreno-Adalid 83

HIGIENE POSTURAL EN ODONTOLOGÍA: ¿CUÁNTO SABEN LOS ESTUDIANTES DE ODONTOLOGÍA DE LA UNIVERSIDAD DEL ALBA?

Álex Contreras Yañez, Kevin Estay Guzmán, Mónica Gutiérrez Marquéz.....................95

ANÁLISIS DE ALTERACIONES EMOCIONALES Y VARIABLES TRANSDIAGNÓSTICAS EN PRACTICANTES DE PSICOLOGÍA CLÍNICA: UN ESTUDIO LONGITUDINAL

Fabiana Cordero Galindez, Jenniffer Dajan González Ferrer.............................107

HÁBITOS DE VIDA Y RECURSO HUMANO EN EL ÁREA DE LA SALUD

Hernán Óscar Cortez Gutiérrez, Braulio Pedro Espinoza Flores, César Ángel Durand Gonzales, César Miguel Guevara Llacza, Milton Milcíades Cortez Gutierrez 119

IMPACTO DOS JOGOS DIGITAIS NA MEMÓRIA DE CURTO PRAZO EM ESTUDANTES UNIVERSITÁRIOS

Nuno Cravo Barata 127

INFLUENCIA DE LOS HÁBITOS SALUDABLES EN LA EXPERIENCIA DE *BURNOUT* ACADÉMICO EN ESTUDIANTES UNIVERSITARIOS

Elena Cuevas Caravaca, Elisa Isabel Sánchez Romero 137

ANÁLISE DA CAMPANHA PUBLICITÁRIA DE SENSIBILIZAÇÃO PARA O CANCRO DA MAMA "O MEU É DIFERENTE DO SEU": UMA ABORDAGEM SEMIÓTICA E ARGUMENTATIVA

Dina Maria da Silva Baptista, Sara Topete de Oliveira Pita 145

METODOLOGÍA "HASEN": DISEÑO DE UN PROGRAMA DE INTERVENCIÓN PARA LA MEJORA DE LA SALUD EMOCIONAL, NUTRICIONAL Y FÍSICA DE PERSONAL LABORAL

Paz de la Cruz Medina, Noelia Belando Pedreño, Maria Ascensión Blanco, Lidia B. Alejo 159

LA CRISIS DE LA COVID-19 Y SU REPERCUSIÓN SOBRE EL SECTOR DEL TURISMO: LA DEFINICIÓN DE SOLUCIONES PARA IMPULSAR LOS MERCADOS

José Antonio Díaz Fernández 171

LA ACCIÓN DE LA UNIÓN EUROPEA EN LA PROTECCIÓN DEL DERECHO AL OLVIDO ONCOLÓGICO

Soraya Espino García 185

CARACTERIZACIÓN DE LA FUNCIÓN PULMONAR Y LA FUNCIONALIDAD EN POBLACIÓN RECUPERADA DE COVID -19

Sandra Edith González Vargas 197

PERCEPCIÓN DEL CUIDADO EN PACIENTES ADULTOS RURALES CON TRATAMIENTO SUSTITUTIVO RENAL

Sara Huerta González 211

PREVENCIÓN DE ACCIDENTES Y PRIMEROS AUXILIOS EN ACTIVIDADES FÍSICAS RECREATIVAS

Jorge Carlos Lafuente Fernández, Aida González-Raboso 217

HUMAN ANATOMY LEARNING: ANALYSIS OF QUIZIZZ SOFTWARE FOR FORMATIVE ASSESSMENT

Lorena Latre Navarro 225

ESTRATEGIAS SANITARIAS PARA LA MEJORA DE LA INCIDENCIA Y PREVALENCIA DE LA LACTANCIA MATERNA

Alicia Llorca-Porcar 235

EFECTIVIDAD DE LA FICHA ODONTOLÓGICA OPTIMIZADA QR FIOOP: PARA IDENTIFICACIÓN HUMANA

Annushka Malpartida-Caviedes, Giovanna Gutiérrez-Gayoso 247

GUÍA DE DETECCIÓN PRECOZ DE LESIONES ORALES DEL VIRUS PAPILOMA HUMANO DIRIGIDO AL ODONTÓLOGO GENERAL

Katherine Lizbet Maluenda García, Carolina Valeska Saldívar Apablaza 255

EXPLORING HEALTH HUMANITIES

Jennifer Moreno 265

ANTIHIPERTENSIVOS Y LA NO ADHERENCIA AL TRATAMIENTO

Monica Ortega Urbano 277

REALIDAD VIRTUAL Y VERBOS DE MOVIMIENTO EN ENFERMEDAD DE PARKINSON

Mª Jesús Paredes Duarte 283

HABLEMOS DEL SUICIDIO, ENCUENTROS INTERGENERACIONALES EN EL ENTORNO UNIVERSITARIO

Maitane Picaza-Gorrotxategi, Amaia Eiguren-Munitis, Naiara Berasategi-Sancho 293

EFECTO DE LA TERAPIA DE ESTABILIZACIÓN DINÁMICA NEUROMUSCULAR Y LA TERAPIA DE YOGA EN ALTERACIONES POSTURALES EN JÓVENES CON TRASTORNO DEL ESPECTRO AUTISTA

Fernando Pradenas Verdugo, María Soledad Sandoval Zúñiga, Krishna Anabalón Chavarría, Elizabeth Cabezas Quintana, Víctor Gatica Villalobos, Patricia Imbarack Mufdi 301

PRÁCTICAS Y PERCEPCIONES SOBRE LAVADO DE MANOS EN ESCOLARES DE UNA COMUNIDAD RURAL, PERÚ

Justina Isabel Prado Juscamaita 313

REVISIÓN BIBLIOGRÁFICA SOBRE LOS EFECTOS COGNITIVOS Y EMOCIONALES EN PERSONAS CON MIOPÍA

Marion Roberts Martínez, Ubaldo Cuesta Cambra, Blanca Carballeda Velázquez 325

SOCIAL REPRESENTATIONS OF HEALTH IN THE OLDER PEOPLE: CARE, FAMILY AND MEDICAL ADVANCES IN PERSPECTIVE

Luis Robledo Díaz 339

EL DERECHO A LA EDUCACIÓN DENTRO DEL MARCO NORMATIVO EUROPEO. DESIGN THINKING AL SERVICIO DE LOS MENORES HOSPITALIZADOS

Marta Ruiz Revert 351

ESTUDIO DESCRIPTIVO DE LOS CAMBIOS EXPERIMETADOS EN EL PATRÓN NUTRICIONAL Y EN ALGUNOS HÁBITOS DE SALUD POR LA POBLACIÓN ADULTA JOVEN ESPAÑOLA SEGÚN EL LUGAR DE RESIDENCIA

Elena Sandri 357

THE DISCOURSE OF THE PANDEMIC: A COMPARATIVE STUDY OF EUROPEAN GOVERNMENTAL AND PRESIDENTIAL COMMUNICATION IN RESPONSE TO THE COVID-19 CRISIS

Bettina Schnell, Cristina Imaz Chacón 369

THE HIDDEN LINGUISTIC POTENTIAL: UNRAVELING THE BENEFITS OF UNCONSCIOUSNESS OR SILENCE AFTER AN ABI

Laura Torres-Caro 383

UN ESTUDIO SOBRE LA PSICOMOTRICIDAD PARA LA ORALIDAD EN NIÑOS DE 5 AÑOS, EN UNA INSTITUCIÓN EDUCATIVA PÚBLICA PERUANA

Carlos Vega Vilca, Delia Chero Pacheco, Sonia Antezana Huillca, Ruth Ruesta Quiroz, César Mescua Figueroa y Juana Cruz-Montero 397

CREENCIAS SOBRE EL EMBARAZO Y SUS IMPLICACIONES RESPECTO AL AUTOCUIDADO EN LA ALIMENTACIÓN. EL CASO DE UN GRUPO POBLACIONAL DE MONTERÍA Y MEDELLÍN, COLOMBIA

Julián David Vélez Carvajal, Érika Patricia Ruiz González 405

SIMULACIÓN COMO INNOVACIÓN DOCENTE EN PSICOLOGÍA DEL TRABAJO, LAS ORGANIZACIONES Y LOS RECURSOS HUMANOS

Patricia Vizuete Escobar, Inés Hoyos Asensio, Sara Uceda Gutiérrez, Esther Martínez Miguel, Encarna García Garrido 413

PRÓLOGO

En el vertiginoso día a día de nuestra sociedad, donde las nuevas tecnologías y la inteligencia artificial avanzan de forma vertiginosa, es sencillo pasar por alto un componente esencial: el *"factor humano"*.

Las investigaciones y ensayos recogidos en esta obra proporcionan respuesta a diversas temáticas del ámbito de la salud, todas ellas en relación a su definición de estado de bienestar completo: físico, metal y social. Sin embargo, a pesar de su enfoque empírico, sus líneas nos recuerdan que las personas van más allá de las enfermedades o condiciones, y que, detrás de cada diagnóstico e intervención hay seres humanos con alegrías, miedos y anhelos.

Desde la ciencia y la práctica clínica, las siguientes páginas nos brindan una visión reveladora, destacando cómo la empatía y la comunicación son herramientas fundamentales para el buen hacer de todos aquellos que nos dedicamos al arte de cuidar a otras personas. Reconociendo que la salud se gesta en el entramado de relaciones sociales, fruto de la interacción de la naturaleza y la sociedad, se subraya que en ocasiones, el *"factor humano"* puede pesar más en la afectación de la salud que los propios elementos físicos, químicos y biológicos.

Los profesionales de la salud conocen la transcendencia de su labor y son conscientes de su enorme responsabilidad. Basándose en eso, los académicos que han contribuido a los siguientes capítulos se han esforzado en plasmar las inquietudes de la sociedad, intentando dar respuesta a las preocupaciones actuales queriendo avanzar en la prevención y reducción del daño sin olvidarse de las capacidades y limitaciones humanas. No debemos de olvidar, igual que nos lo recuerdan nuestros académicos en este libro, que además de las políticas públicas y de los servicios de salud, es necesario que todos nos comprometamos y hagamos un poco más, para no dejar que se apague el factor más potente, el *"factor humano"*.

En este fascinante viaje a través de las páginas de este libro, descubrirás que el "factor humano" es la esencia misma de nuestra existencia. Los ensayos y reflexiones recogidos aquí nos revelan cómo, en un mundo cada vez más enfocado en la tecnología y la ciencia, no debemos perder de vista el valor fundamental de lo que nos hace humanos: nuestra esencia. A medida que avanzas en la lectura, encontrarás respuestas a cuestiones esenciales en el ámbito de la salud, que van más allá de la mera definición clínica de sanación. Este libro te invita a explorar desde una perspectiva científica y clínica cómo la empatía y la comunicación son herramientas esenciales en el cuidado de la salud. A través de estas páginas, se destaca la importancia de ser protagonistas activos de nuestra propia salud, reconociendo que el *"factor humano"* puede ser determinante en nuestro bienestar.

Desde una mirada científica y clínica, se destaca el papel crucial que desempeñan la empatía y la comunicación en el cuidado de la salud, recordándonos que estas son herramientas tan poderosas como cualquier tratamiento médico. Se enfatiza la necesidad de ser participantes activos en nuestro propio bienestar, reconociendo que el factor humano, lleno de emoción, comprensión y conexión, puede ser determinante en el proceso de recuperación y mantenimiento de la salud. En estas páginas, se nos invita a reflexionar sobre cómo podemos cultivar relaciones más profundas y significativas con nuestros profesionales de la salud, así como con nosotros mismos, para alcanzar un estado óptimo de bienestar integral.

No puedes dejar de adentrarte en este libro, donde la ciencia se une a la humanidad en un diálogo inigualable. Te invito a leerlo y descubrir por ti mismo cómo el *"factor humano"* sigue siendo el elemento más poderoso en nuestra búsqueda de un mundo más saludable y comprensivo. ¡No dejes que esta oportunidad pase desapercibida!

Blanca Tejero Claver
M. Carmen Dorca Fornell
Carmen Lucía Hernández Stender
Universidad Internacional de La Rioja (España)
Universidad Internacional de La Rioja (España)
Universidad Europea de Canarias (España)

EL ERROR MÉDICO EN LA COMUNICACIÓN CLÍNICA

Jorge Alberto Álvarez Díaz[1]

1. INTRODUCCIÓN

Al hablar de bioética siempre viene bien hacer una distinción terminológica, dado que algunas palabras pueden usarse como sinónimas sin serlo, o podría no estar suficientemente clara la forma en que se están empleando. Dado que no hay unanimidad en el significado de los términos que se utilizarán, resulta de máxima importancia hacer explícito qué se entiende por ellos en este texto. Suele entenderse por "moral" el conjunto de costumbres que una determinada sociedad, en un determinado momento histórico, entiende que son "buenas" o "malas". La moral es, en principio, social. Los seres humanos nacen y se crían en sociedades, en las cuales aprenden lo que esa sociedad y en ese momento histórico se considera como bueno. Aprenden, además, que lo bueno se promueve. Aunado a ello, aprenden lo que se considera como malo, y que lo malo debe sancionarse. Enlazando la moral con el tema del error médico y su comunicación, lo que tradicionalmente ha sido común encontrar como "bueno" ha sido el no comunicarlo. Valga como ejemplo una frase, atribuida al arquitecto Frank Lloyd Wright (1867-1959) que dice: *The physician can bury his mistakes, but the architect can only advise his client to plant vines*(Wright, 1931), que en lengua española puede traducirse como "El médico puede enterrar sus errores, pero el arquitecto sólo puede aconsejar a su cliente que plante vides."

La ética ya es otra cosa. La ética es resultado de un análisis, de una reflexión sobre la moral. Los seres humanos nacen siendo heterónomos, es decir, aprendiendo normas consideradas como buenas o malas, pero se espera, se desea y hasta se necesita, que en algún momento alcancen la autonomía. Esto significa que las personas puedan darse normas a sí mismas. Dese luego, las normas no caerán del cielo; esto quiere decir, que con la autonomía los seres humanos son capaces de analizar las normas que les han enseñado como buenas o malas, y tras ese análisis determinarán si es correcto el seguir con ellas, o si no lo es. Si es éste el caso, habrá que buscar otra norma; esto solamente es posible si se alcanza la autonomía. De otra forma, las personas siempre se comportarán como dicta la sociedad. Con esto queda claro que, en muchas ocasiones, para tener un comportamiento ético es necesario ser profundamente inmorales. La ética es, en principio, individual. Relacionando la ética con la comunicación del error médico, vale la pena recordar que en 1978 el médico mexicano Rafael Olivera Figueroa (1929-2020) publicó una novela titulada "Jornada de errores médicos" (Olivera Figueroa, 1978). En ella, un grupo de profesionales

---

1. Universidad Autónoma Metropolitana Unidad Xochimilco (México)

de la medicina se reúne después de más de un par de décadas de práctica, no para hablar de grandes éxitos, sino todo lo contrario: sus más grandes errores.

El primer caso de la "Jornada" lo expone el ginecólogo. Narra que, en una ocasión, al salir del quirófano, iba callado, doliente, abatido, deshecho moralmente" (Olivera Figueroa, 1978, p. 36). Agrega que

> pasadas unas horas, llegó mi consuelo al pensar que esa enseñanza trágica y cruel iba a construir un muro indestructible en el futuro: ¡no apresurarme en los diagnósticos sin antes haber agotado todos los estudios posibles! Esta lección, adquirida en la escuela de la vida, la memoricé y la grabé con letras de lágrimas en mi corazón. (Olivera Figueroa, 1978, p. 37)

¿Qué había sucedido? Ante una masa abdominal, la sospecha fue de una tumoración, un fibroma. Tal como lo describe, no se consiguieron los estudios de imagen y la paciente entró a quirófano. Durante la cirugía se descubrió que la masa en realidad era producto de un embarazo, que evidentemente no pudo continuar. El anfitrión de la reunión dijo al finalizar la exposición del ginecólogo: "Pienso que no debe haber ninguna discusión ni opinión, puesto que aquí hemos venido a confesarnos, no a regañarnos ni a poner en tela de juicio nuestros innumerables pecados" (Olivera Figueroa, 1978, p. 37). En la novela puede interpretarse que el personal médico estaba acostumbrado a no desvelar sus errores (nadie en la novela narra haberles explicado a sus respectivos pacientes que hubo un error en algún punto de la atención). Esto era así por la moralidad, la costumbre, que consideraba como bueno no alterar más lo que ya se había hecho. Sin embargo, el análisis personal de la situación, la reflexión ética, dejaba a los profesionales como indica el ginecólogo: deshechos moralmente.

La filosofía ha reflexionado y escrito sobre la ética; ese razonamiento sobre la reflexión de la moralidad es lo que puede llamarse como "metaética". Esta rama de la ética es la que analiza qué significa lo bueno, lo malo, lo correcto, lo incorrecto, la virtud, el valor, la responsabilidad, y un largo etcétera. En estas muchas reflexiones, la inmensa mayoría de ellas desde el primer tratado de ética del mundo occidental, la *Ética Nicomáquea* (Aristóteles, 2003), hasta los textos decimonónicos, giraban en torno a relaciones interpersonales. No es hasta el siglo XX cuando la reflexión se amplía no solamente sobre la vida humana, sino sobre la vida en su conjunto. En 1927 el alemán Fritz Jahr (1895-1953) introduce el término "bioética" (Jahr, 1927), si bien, en su momento no tuvo las condiciones socioculturales para que esta aportación tuviese impacto. Pero la inquietud iniciaba. Fue hasta que Van Rensselaer Potter (1911-2001) utilizó el término en un artículo en 1970 (Potter, 1970) y en un libro en 1971 (Potter, 1971), cuando la bioética inicia su andar como campo del saber. Las condiciones socioculturales eran otras; un cambio relevante es una forma renovada de entender la ética. En un mundo que se transformaba tanto socioculturalmente como tecnocientíficamente, había problemas novedosos por afrontar. Para hacerlo de modo adecuado, había que utilizar enfoques novedosos, dado que los clásicos parecía que no aportaban mucho más. Por ello se entiende que se necesitan éticas aplicadas, es decir, pasar de la reflexión metaética a la aplicación en campos específicos. Uno de ellos fue la vida y la salud, por lo que la bioética ha crecido desde entonces.

Por esta serie de razones es que la bioética se preocupa de temas que la moralidad, la ética, o la metaética no habían analizado, o no lo habían hecho de forma suficiente. Esto puede explicar que temas como el error médico, si bien aparecen en la literatura especializada desde la década de 1940 (Schmidt, 1947; Zeman, 1956; Nogues e Inza, 1957), realmente su presencia es prácticamente anecdótica hasta finales de la década de 1990. En el cambio de siglo XX al XXI, hacia el nuevo milenio, en al año 2000 se publica "To err is human" (Kohn et al., 2000), un auténtico revulsivo en el tema del error médico. El informe estimaba que hasta 98.000 personas morían en un año derivado de errores médicos ocurridos en un medio hospitalario. Se evidenciaba que anualmente mueren más personas por errores de medicación que por lesiones en el lugar de trabajo. En 2016 una investigación situaba al error médico como la tercera causa de muerte en los Estados Unidos (Makary y Daniel, 2016). Si la realidad indica que el error médico es tan frecuente, ¿debería comunicarse a pacientes y, en general, a usuarios de los servicios de salud? Si la respuesta fuese negativa, ¿porqué? ¿cómo justificarlo? Si fuese positiva, ¿cómo hacerlo?

2. OBJETIVOS

El objetivo general de este trabajo es analizar la literatura derivada de esta realidad, que empezó a sugerir que el error médico debía comunicarse. Actualmente, la literatura especializada sobre comunicación clínica se está sistematizando. En muchas ocasiones el enfoque es dar a conocer malas noticias. Éstas, por lo general, consisten en una condición que tiene una persona, tal vez desde el nacimiento (enfermedades congénitas); que la ha desarrollado y no se puede curar -en el sentido de eliminar- (enfermedades crónicas); o bien que el pronóstico para la vida puede llegar a ser muy malo o hasta fatal (enfermedades oncológicas, por ejemplo). Sin embargo, los textos de comunicación clínica no suelen considerar como tema comunicar un error médico.

3. METODOLOGÍA

Se tomó a la base de datos PubMed para obtener la información sobre la literatura especializada en el tema, de acuerdo con metodología convencional para esta base de datos (Motschall y Falck-Ytter, 2005). Se realizó una búsqueda booleana combinando las palabras clave "medical", "error" y "disclosure" con el operador AND; se arrojaron 4104 artículos. Si la estrategia se repite y se restringe los mismos términos solamente al título, se obtienen 86 artículos, siendo 16 de ellos revisiones sobre la literatura. Se eliminaron dos artículos, encaminados al error en patología (el artículo original y una fe de erratas). No se buscó el término compuesto "medical error" porque hay expresiones que pueden referirse a este concepto, pero de otra forma (por ejemplo, "error in medical staff"). Los artículos que tenían un enfoque exclusivamente filosófico se eliminaron, clasificando los 8 textos restantes fundamentalmente en dos líneas: una biojurídica y otra bioética. Aunque el derecho y la ética son sistemas normativos, los presupuestos y objetivos de estas disciplinas no son los mismos, por lo que difiere el enfoque. Con base en estos criterios para una revisión narrativa, se realiza un análisis crítico de la literatura sobre el tema.

4. DESARROLLO DE LA INVESTIGACIÓN

El término "error médico" puede rastrearse bastante bien: en títulos, palabras clave, por la producción sobre el tema según la década, etc. Lo que ya resulta más difícil es determinar qué significa esta expresión, es decir, llegar a una definición, y con base en ella realizar una posible clasificación, es decir, una tipología. Esto sucede con las escuelas éticas, con las corrientes en bioética, etc. En todo caso, siempre hay que partir de algún sitio, preferentemente que no sea un lugar común.

4.1. Definición de error médico

De acuerdo con el informe del Institute of Medicine "To err is human" (Kohn *et al.*, 2000, p. 28), "un error se define como el hecho de que una acción planificada no se complete según lo previsto (es decir, error de ejecución) o el uso de un plan incorrecto para lograr un objetivo (es decir, error de planificación)". En el citado informe se relaciona el error con el evento adverso y la calidad de la atención, temas que han crecido mucho más en la literatura especializada que el rubro del error médico.

Algunas definiciones demasiado amplias exceden el campo de la actividad clínica y de la bioética. Por ejemplo, para Alvarado Guevara y Flores Sandi (2009), "el error médico es cualquier falla ocurrida durante la atención de salud que haya causado algún tipo de daño al paciente". El daño es un tema que ha manejado también el Derecho. Hasta el momento no se ha abordado al Derecho en este texto. La ética es un sistema normativo, que busca la promoción del actuar correctamente. La norma correcta es la que resulta del análisis autónomo de normas morales, que son sociohistóricas. Ahora bien, es cierto que no todas las personas obran consecuentemente a este análisis; hay quienes, determinando qué es lo correcto, hacen lo contrario. Esto puede admitir grados, matices, que colocarían en un extremo conductas no solamente incorrectas, sino francamente lesivas desde el punto de vista ético (como matar, ejemplo típico a lo largo de toda la historia de la ética), y desde el punto de vista bioético (como la quema intencionada de un bosque). Estas conductas, supone el Derecho, deben tener alguna sanción. El Derecho presupone que la existencia de sanciones puede disuadir a quien las va a cometer (algo que no está nada claro desde el punto de vista empírico), así que además de las acciones punitivas se le supone una labor preventiva. Si del error médico se deriva algún daño al paciente (puede no ser así), el derecho suele entender que puede demandarse a profesionales de la salud por vías distintas, habitualmente la administrativa, la civil o la penal (Buletsa *et al.*, 2018)

Por lo anterior, algunas definiciones consideran estos aspectos jurídicos. Para Ramos Domínguez (2005), el error médico "es el que resulta de una equivocación en que no existe mala fe, ni se pone de manifiesto una infracción o imprudencia, como la negligencia, abandono, indolencia, desprecio, incapacidad, impericia e ignorancia profesional", o bien, "todo acto médico de tipo profiláctico, diagnóstico o terapéutico, que no se corresponda con el real problema de salud del paciente. Se excluye la imprudencia, infracciones y la mala práctica."

Una visión propositiva de la definición del error médico no es solamente la que lo vincula con el evento adverso y la calidad de la atención (entendiéndose que una buena calidad tiene pocos errores), sino que le ve como un "área de oportunidad" (Meljem-Moctezuma *et al.*, 2013), con un enfoque más preventivo que punitivo, y que se relaciona con la seguridad del paciente. La seguridad nunca puede ser del cien por cien. Sin embargo, si se piensa en detectar el error y establecer estrategias para prevenir su aparición y, además, en caso de que exista el error, se detecta y se mitiga lo más que sea posible sus efectos potencial o francamente nocivos, la seguridad será mayor. Así, una posible definición puede ser que el error médico es "un acto de omisión o comisión en la planificación o ejecución que contribuye o podría contribuir a un resultado no deseado." (Grober y Bohnen, 2005).

4.2. Tipología del error médico

Así como existen múltiples definiciones de lo que puede ser el error médico, pueden encontrarse una serie de propuestas de clasificación sobre clases o tipos de error médico. Para Smorti *et al.* (2014) es útil analizar dos enfoques diferentes: el personal y el sistémico.

El enfoque personal considera que el error médico es resultado de un comportamiento individual anormal y se centra en los errores o acciones lesivas y en las "violaciones procesales cometidas por los individuos" (Smorti et al., 2014, p. 682). Esta visión está más relacionada desde el punto de vista ético con la culpa, por lo que se ajusta más a propósitos jurídicos.

El segundo enfoque, el sistémico, se aleja de la visión individualista para adentrarse en una perspectiva organizacional, de sistemas, que destaca la indisolubilidad de la relación entre los seres humanos y su ambiente (Smorti et al., 2014, p. 684). Se enfoca en las circunstancias en las que ocurre el error y es visto como resultado de una falla del sistema y de una interacción entre elementos humanos, tecnológicos y organizacionales. Esta perspectiva, esbozada en los últimos años, ha estimulado una investigación que considera las posibles interacciones entre los elementos que permiten el funcionamiento del sistema, las circunstancias en las que se produce el error y los posibles defectos en los mecanismos de defensa del error. Esta visión está más relacionada desde el punto de vista ético con la mala conciencia, por lo que se ajusta más a análisis éticos, y para este caso, bioéticos.

4.3. La dimensión bioética del error médico

La bioética ha ayudado a recordar que la realidad es más compleja que cualquier esquema humano. Así, seguramente es una simplificación excesiva suponer que el error médico deriva de una acción individual *o* de una cuestión estructural. Muy probablemente es una compleja combinación de factores individuales con factores estructurales. Además, el propio análisis de esta problemática depende de factores estructurales, sociohistóricos.

Recientemente el filósofo Ashraf H. A. Rushdy ha analizado en su libro "After injury" (2018) el perdón, el resentimiento y la disculpa. Respecto al perdón, Rushdy hace un análisis interpretando dos posibles vías en el cristianismo, la de Jesús y la de Pablo. Según la argumentación de Rushdy, para Jesús los seres humanos pueden perdonar interpersonalmente independientemente de ser perdonados por Dios, y consecuentemente los seres humanos serán perdonados por Dios, es decir, solamente si ejercen su propia habilidad de perdonar. Por otra parte, según la lectura de Rushdy sobre Pablo, el perdón divino se da independientemente del ejercicio del perdón interpersonal, y sólo en virtud de haber sido perdonados por Dios los seres humanos tienen la capacidad de perdonar interpersonalmente. Dado que el mundo occidental tiene un pedestal en el mundo grecolatino, pero otro está posado sobre el mundo judeocristiano, Rushdy considera que en la cultura común quedan estas ideas, incluso hasta entre quienes han analizado el tema en el mundo contemporáneo (Rushdy cita como ejemplos a John Milbank, Vladimir Jankelevitch o Jacques Derrida) si bien ya en un mundo secularizado. Esto resulta relevante para el error médico porque el perdón se da, en la interpretación que hace Rushdy de Jesús, sin que el ofensor haya realizado algo, sin una disculpa de por medio. La persona ofendida perdona y con ello puede ser perdonada. En el caso de la interpretación que Rushdy hace de Pablo, es Dios quien perdona y eso posibilita que los seres humanos perdonen. En ninguno de los dos casos hay alguna acción por parte del ofensor. Probablemente ello ha influido en la moralidad histórica, donde no ha sido común pedir disculpas por un error médico cometido.

Posteriormente, Rushdy (2018) analiza el resentimiento, considerando que los momentos históricos clave son, pero ya en el mundo moderno, posterior a la secularización del mundo político. El primero, el desarrollo de una idea del resentimiento como una emoción que funciona como una respuesta en gran parte beneficiosa a la injusticia en la tradición del moralismo británico del siglo XVIII (Rushdy considera fundamentalmente a Joseph Butler y Adam Smith). El segundo, el desarrollo de una concepción del resentimiento como algo destructivo, más estrechamente relacionado con la envidia y, a menudo, identificado como una actitud colectiva entre un determinado grupo (los débiles, los pobres, los desafortunados); Rushdy cita en la tradición del siglo XIX a Dostoievski y ejemplifica los principios del XX con Kierkegaard, Max Scheler y, en particular, Nietzsche. En este periodo histórico tal vez no podría establecerse un correlato con el error médico. Sin embargo, si se piensa que, así como hay un cierto ideal cultural del "médico bueno", también lo hay del "paciente bueno", este ideal, hasta el nacimiento del campo de la bioética, ha sido relacionado con un paciente obediente, que asume lo que se le dice y lo que le ocurre (haya sido fruto del error o no). En caso de haber supuesto un error médico, no habría cabida para el resentimiento. También podría interpretarse que, como grupo y en general, los pacientes han sido "débiles" frente a los profesionales de la salud que han sido los "fuertes".

Finalmente, llega el turno del análisis de la disculpa en el libro de Rushdy (2018). Este autor considera que en décadas recientes, particularmente a partir de 1960, se ha abierto la discusión del tema por varias razones. Una, filosófica, la relaciona con la obra de John L. Austin (1911-1960), particularmente con su obra de 1962 "Cómo hacer cosas con palabras" (Austin, 1990). Un ejemplo que pone Austin en varias ocasiones para dejar claro que las palabras consiguen tener efecto en la realidad objetiva, en la realidad material, es el pedir disculpas. La otra razón sería sociológica, relacionada con el trabajo de Erving Goffman (1922-1982), con el conjunto de su obra, especialmente con "The presentation of self in everyday life" (Goffman, 1959), "Interaction ritual: Essays on face-to-face behavior" (Goffman, 1967), y "Frame analysis: An essay on the organization of experience" (Goffman, 1974). Se considera a Goffman el padre de la microsociología, ya que a través del análisis de las interacciones humanas en grupos pequeños (algo no habitual para la sociología hasta su época) plantea la enorme relevancia social de las interacciones personales. También Goffman utiliza como ejemplo el pedir disculpas; incluso, podría derivarse de su trabajo una sociología de la moral (Gonnet, 2021). Con respecto a Austin, Rushdy (2018) enfatiza en la correlación (o no) de estados de ánimo para tener un efecto con las palabras emitidas, analizando las disculpas públicas y las privadas, algo que puede rastrearse en el trabajo del sociólogo Nicholas Tavuchis (nacido en 1934) titulado "Mea culpa" (Tavuchis, 1991). Rushdy identifica estos importantes antecedentes en la década de 1960, que es, justamente, la previa al desarrollo del campo de la bioética. Al menos el interés intelectual estaba ya listo para que se desarrollara un campo fuerte, como la bioética, y así poder analizar el tema del error médico y la disculpa.

Tras todo lo dicho, la visión individualista del error médico encaja un tanto con la idea de perdón y otro poco con la de resentimiento. Esto cristaliza de alguna manera en lo jurídico, por lo que, si el profesional de la salud ha cometido un error, el paciente puede perdonarlo, o no, puede tener resentimiento, o no, pero puede demandarlo. El mundo occidental es en general individualista, pero algunas culturas, como la anglosajona, lo son más. La idea de *privacy* en la lengua inglesa no es exactamente la de privacidad, sino más bien, la de intimidad, que se entiende como *the right to be let alone by others*. Así pues, con esta idea como telón de fondo, y entendiendo que la salud es un derecho, si el error atenta contra ese derecho, la lógica jurídica indica conseguir un acuerdo "justo", mediante la conciliación (o vías extrajudiciales, reconocidas jurídicamente) o mediante un juicio. El juicio terminaría en un fallo "justo"; evidentemente, de acuerdo con lo que diga el derecho positivo vigente (Teninbaum, 2011). Como en ética se utiliza el término "justo" en un sentido que suele ser más abarcador y profundo que el jurídico, las personas pueden incluso sentirse peor cuando se les dice que la compensación que consiguieron es la "justa". Esto ha hecho sugerir que las políticas que obligan que las instituciones de salud y sus profesionales desvelen cuando han cometido un error, pueden caer en lo meramente mecánico, falto de sinceridad y, finalmente, dañar más que beneficiar a las personas (Teninbaum, 2011).

Por otro lado, la visión sistémica del error médico, si bien es más compleja al enfocar el problema estructuralmente, también es más realista. La visión romantizada de que un profesional de la salud atiende a un paciente al lado de su cama dista mucho de lo que ocurre actualmente y que se complejiza cada vez más. Los profesionales de la salud no solamente son del área médica y sus múltiples especialidades (cada vez más), sino que hay profesionales de la enfermería, psicología, nutrición, trabajo social, terapia física (y otras), química clínica, y un larguísimo etcétera (incluyendo personal técnico y administrativo). Esto hace que en realidad los análisis y toma de decisiones sean compartidos en ambientes siempre inmersos en lo social (si se tiene derecho o no a la atención de la salud, si el sistema es público, privado o mixto, etc.). Desde el punto de vista ético se esbozó previamente la distinción entre culpa y mala conciencia. La culpa, se dijo, tiene más relación con el derecho, en tanto que la mala conciencia tiene más relación con la ética. Toda ética, toda bioética, tiene horizontes ideales para guiar el actuar humano. Sin esos horizontes, es imposible avanzar: son la luz que ilumina el camino. Esos horizontes marcan lo que debería hacerse, que es lo que resulta evidente para todo mundo: no debería matarse nunca a nadie, no debería mentirse nunca a nadie, etc. El problema es que estos horizontes siempre admiten excepciones, asumiendo que la excepción para que sea tal debe ser excepcional (de otra forma se convertiría en la regla). El precepto de no matar está presente en códigos religiosos y seculares, tanto éticos como jurídicos; aunque erróneamente puede pensarse que no hay excepciones, sí que las hay. Un ejemplo típico es la pena de muerte. Por ejemplo, el Convenio Europeo de Derechos Humanos (Tribunal Europeo de Derechos Humanos, 2010) protege el Derecho a la Vida en el Artículo 2 del Titulo I, diciendo lo siguiente:

> *El derecho de toda persona a la vida está protegido por la ley. Nadie podrá ser privado de su vida intencionadamente, salvo en ejecución de una condena que imponga la pena capital dictada por un Tribunal al reo de un delito para el que la ley establece esa pena. (Tribunal Europeo de Derechos Humanos, 2010, p. 6)*

En esta misma línea la Convención Americana sobre Derechos Humanos, también conocida como Pacto de San José (Corte Interamericana de Derechos Humanos, 1978) protege el Derecho a la Vida en el Artículo 4 del Título II, diciendo en el punto 2 lo siguiente:

> *En los países que no han abolido la pena de muerte, ésta sólo podrá imponerse por los delitos más graves, en cumplimiento de sentencia ejecutoriada de tribunal competente y de conformidad con una ley que establezca tal pena, dictada con anterioridad a la comisión del delito. Tampoco se extenderá su aplicación a delitos a los cuales no se la aplique actualmente. (Corte Interamericana de Derechos Humanos, 1978, p. 2)*

Evidentemente el horizonte ideal que busca la ética, lo que debería hacerse, es claro: no se debe matar, aunque en las declaraciones internacionales de derechos humanos ya citadas admitan excepcionalmente la pena de muerte.

Algo distinto es el horizonte que tiene la ética en el nivel real, concreto, que ya no se refiere a lo que debería hacerse, sino a lo que debe hacerse, en cada situación concreta, en cada instante. El "debe" consiste, de alguna manera, en la materialización del "debería". Por ello no es igual no cumplir con el "debe", a lo que está más obligado el ser humano, que no cumplir con el "debería". En el fondo, una auténtica tragedia es que ningún ser humano cumple todo lo que debería hacer, siempre hay un hueco entre lo que hace y lo que debería hacer. Es lo que algunos filósofos han llamado la *moral gap* o brecha moral. Si alguien incumple con algo que deber hacer, tiene culpa, y puede asumirse que el derecho puede (y debe) intervenir para sancionar. Pero, por otra parte, si no se cumple con lo que debería hacerse no puede hablarse de culpa; sin embargo, tampoco de inocencia. Si la persona no es psicópata, que corresponde con la mayoría de la humanidad (afortunadamente), al no cumplir con lo que debería hacerse se tiene el fenómeno denominado como "mala conciencia". El soldado que mata a otro soldado no tendrá culpa, pero una buena conciencia seguro que tampoco, aunque no se vaya a castigar en un tribunal militar ni en uno civil.

Por todo lo anterior resulta comprensible que cuando los profesionales de la salud cometen un error, aparezca el fenómeno de la mala conciencia. Para Berlinger y Wu (2005), si bien no son universales, las tradiciones judeocristianas de confesión, arrepentimiento y perdón se corresponden con expectativas culturales de muchas personas dentro de las sociedades occidentales secularizadas. Las obligaciones de los profesionales de la salud con respecto a decir la verdad reflejan estas expectativas en sentido contemporáneo, e incluyen la revelación de errores médicos. Asimismo, los profesionales de la salud pueden expresar la necesidad de perdonarse a sí mismos después de cometer errores, como el ejemplo citado de la novela *Jornada de errores médicos* (Olivera Figueroa, 1978), y deben ser conscientes de que los pacientes también pueden confiar en el perdón como un medio para lidiar con el daño.

5. CONCLUSIONES

Las conclusiones que pueden establecerse es que desde el punto de vista biojurídico poco hay que informar y mucho que castigar: a mayor daño realizado sobre el cuerpo de quien consulta a un profesional, más dura debe ser la penalización. Desde el punto de vista bioético debe informarse con el objetivo de minimizar el daño ya producido, ya sea al paciente, a su familia, a su entorno, e incluso, un poco a cada una de estas esferas. Siendo esto así, debe aprenderse dentro de las estrategias de comunicación clínica a revelar errores, a disculparse sincera y genuinamente con los pacientes lesionados (su familia y su entorno incluidos) y, estructuralmente, debe garantizarse que se satisfagan las necesidades de estos pacientes. Confrontar las dimensiones emocionales de los propios errores debe ser parte de la educación médica y ser reforzado por la conducta de quienes realicen docencia en áreas clínicas. Con esto, no debe esperarse el cambio hasta que se enseñen estos temas a las nuevas generaciones, sino que las generaciones actuales que ya se encuentran laborando, deben aprender y cambiar para que no sea solamente una enseñanza a través de la teoría, sino que se ejemplifique con la práctica diaria.

6. REFERENCIAS

Alvarado Guevara, A. T., y Flores Sandi, G. (2009). Errores Médicos. *Acta Médica Costarricense, 51*(1), 16–23. https://doi.org/10.51481/amc.v51i1.25

Aristóteles. (2003). *Ética nicomáquea - Ética eudemia*. Gredos. [Original del siglo IV a. C., circa 349 a. C.]

Austin, J. L. (1990). *¿Cómo hacer cosas con las palabras?* Paidós Ibérica.

Berlinger, N. y Wu, A. W. (2005). Subtracting insult from injury: addressing cultural expectations in the disclosure of medical error. *Journal of medical ethics, 31*(2), 106–108. https://doi.org/10.1136/jme.2003.005538

Buletsa, S., Drozd, O., Yunin, O., y Mohilevskyi, L. (2018). Medical error: civil and legal aspect. *Georgian medical news, 276*, 161–166. https://n9.cl/65y4jh
Corte Interamericana de Derechos Humanos. (1978).*Convención Americana sobre Derechos Humanos (Pacto de San José)*.Sistema Interamericano de Derechos Humanos. www.oas.org/dil/esp/1969_Convención_Americana_sobre_Derechos_Humanos.pdf
Goffman, E. (1967). *Interaction ritual: Essays on face-to-face behavior*. Anchor Books.
Goffman, E. (1974). *Frame analysis: An essay on the organization of experience*. Harper and Row.
Goffman, E.(1959). *The presentation of self in everyday life*. University of Edinburgh. Social Sciences Research Centre.
Gonnet, J. P. (2021). La sociología de la moral de Erving Goffman. *Universitas Humanística, 90*. https://doi.org/10.11144/Javeriana.uh90.smeg
Grober, E. D. y Bohnen, J. M. (2005). Defining medical error. *Canadian journal of surgery. Journal canadien de chirurgie, 48*(1), 39–44. https://n9.cl/svir8
Jahr, F. (1927). Bio-Ethik. Eine umschau über die ethichen beziehung des menschen zu tier und pflanze. *Kosmos, 24*, 21-32.
Kohn, L. T., Corrigan, J. M., y Donaldson, M. S. (Eds.), Committee on Quality of Health Care in America, Institute of Medicine (2000). *To err is human: Building a safer health system*. National Academies Press. https://n9.cl/p1he4
Makary, M. A. y Daniel, M. (2016). Medical error-the third leading cause of death in the US. *BMJ (Clinical research ed.), 353*, i2139. https://doi.org/10.1136/bmj.i2139
Meljem-Moctezuma, J., Pérez-Castro y Vázquez, J., y Soto-Arreola, M. O. (2013). Identificación de la mala práctica de enfermería a partir de la queja médica.*Revista CONAMED, 18*(Supl 1), S6-S16.
Motschall, E. y Falck-Ytter, Y. (2005). Searching the MEDLINE literature database through PubMed: a short guide. *Onkologie, 28*(10), 517–522. https://doi.org/10.1159/000087186
Nogues, A. E. y Inza, R. (1957). El error médico influyendo el diagnóstico oportuno del carcinoma génito-mamario. *El día médico, 29*(70), 2505-7.
Olivera Figueroa, R. (1978). *Jornada de errores médicos*. Diana. https://n9.cl/18xfm
Potter, V. R. (1970). Bioethics, the science of survival. *Perspectives in biology and medicine, 14*(1), 127-153. https://doi.org/10.1353/pbm.1970.0015
Potter, V. R. (1971). *Bioethics: Bridge to the future*. PrenticeHall.
Ramos Domínguez, B. N. (2005). Calidad de la atención de salud: Error médico y seguridad del paciente. *Revista Cubana de Salud Pública, 31*(3). https://n9.cl/bhcxw
Rushdy, A. H. A. (2018). *After injury: A historical anatomy of forgiveness, resentment, and apology*. Oxford University Press.
Schmidt, E. (1947). Der ärztliche Kunstfehler. *Deutsche medizinische Wochenschrift (1946), 72*(15-16), 199–202.
Smorti, A., Cappelli, F., Zarantonello, R., Tani, F. y Gensini, G. F. (2014). Medical error and systems of signaling: conceptual and linguistic definition. *Internal and emergency medicine, 9*(6), 681–688. https://doi.org/10.1007/s11739-014-1108-1
Tavuchis, N. (1991). *Mea culpa: A sociology of apology and reconciliation*. Stanford University Press.
Teninbaum, G. H. (2011). How medical apology programs harm patients. *Chapman law review, 15*(2), 307-342. https://digitalcommons.chapman.edu/chapman-law-review/vol15/iss2/2
Tribunal Europeo de Derechos Humanos. (2010).*Convenio Europeo de Derechos Humanos*. Council of Europe. www.echr.coe.int/documents/d/echr/convention_spa

Wright, F. L. (1931). *Two Lectures on Architecture.* The Art institute of Chicago.

Zeman, F. D. (1956). The nature of medical error; a study in applied medical history. *Journal of chronic diseases, 4*(6), 648–654. https://doi.org/10.1016/0021-9681(56)90055-8

LA SEGURIDAD Y SALUD EN EL TRABAJO DESDE LA INFORMALIDAD-CASO ESTUDIO

Leslly Paola Alvarez Enciso[1]

El presente sexto nace en el marco del proyecto. "Condiciones laborales de los trabajadores informales de las plazas de mercado de los municipios de sabana occidente de Cundinamarca"

1. INTRODUCCIÓN

Desde 1919 la Seguridad y Salud en el trabajo ha sido una de las principales prioridades de la Organización Internacional del Trabajo (OIT), debido a la necesidad de mejorar las condiciones de salud, ya que estas causan accidentes y enfermedades laborales, de acuerdo con las estadísticas mundiales alrededor de cada año se producen 2,8 millones de muertes y se registran 370 millones de casos con lesiones por consecuencia de la función laboral; los primeros avances de la OIT se fundamentaron en la generación de instrumentos para fomentar reglamentaciones enfocadas a regulación del uso de materiales o maquinarias que presentaran algún peligro intrínseco para el trabajador, particularmente en el sector de la minería, construcción y producción (Azzi, 2019).

Se debe mencionar que a lo largo de la historia la seguridad y salud en el trabajo ha tenido una evolución en marcada por los hechos en donde la humanidad se ha visto afectada, por ejemplo las catástrofes nucleares de Chernóbil y Fukushima, emergencias como el escape del gas toxico en Bhopal y el derrame de petróleo de Deepwater Horizon, fueron precursores para fundamentar la necesidad de realizar acciones asociadas a la evaluación, prevención y la mitigación de los riesgos, además de la vinculación del componente de la salud mental y bienestar físico de los trabajadores.

2. OBJETIVOS

Analizar las condiciones de seguridad y salud en el trabajo desde la perspectiva del trabajador informal de una plaza de Mercado del Municipio de Facatativá en el Departamento de Cundinamarca – Colombia.

---

1. Corporación Universitaria Minuto de Dios- UNIMINUTO (Colombia)

3. MARCO TEÓRICO

Para empezar la seguridad y salud en el trabajo o también conocida como seguridad industrial, salud o higiene ocupacional, se entiende como una disciplina asociada a la prevención de las lesiones o enfermedades que son generadas por las condiciones de trabajo, así como la protección y promoción de la salud de los trabajadores (Moreno y Saavedra, 2019); en Colombia mediante la Ley 1562 de 2012 por medio de la cual se modifica el Sistema de Riesgos Laborales y se dictan otras disposiciones en materia de Salud Ocupacional, la define como:

> *"aquella disciplina que trata de la prevención de las lesiones y enfermedades causadas por las condiciones de trabajo, y de la protección y promoción de la salud de los trabajadores. Tiene por objeto mejorar las condiciones y el medio ambiente de trabajo, así como la salud en el trabajo, que conlleva la promoción y el mantenimiento del bienestar físico, mental y social de los trabajadores en todas las ocupaciones."*

Dentro de este marco, la Seguridad y Salud en el trabajo es un binomio inseparable, debido a que ambos términos se enfatizan en la minimización de los riesgos laborales y la prevención de los accidentes de trabajo; con respecto al termino de salud, según González la define como "la mera ausencia de enfermedad, sino también un óptimo estado de bienestar físico, mental y social" (p.85) y de acuerdo la organización Mundial de la Salud (OMS), "la salud es la condición de todo ser vivo que goza de un absoluto bienestar tanto a nivel físico como a nivel mental y social", de este modo, la salud de un trabajador se ve afectada por los riesgos que se encuentran en un lugar de trabajo como son el calor, el ruido, el polvo los productos químico, maquinas inseguras y el estrés psicosocial que generan enfermedades o agravan otros problemas de salud.

En cuanto a la seguridad, se enfoca desde el componente industrial el cual está asociado a los efectos que generan por los riesgos centrados en los actos y las condiciones inseguras que son las principales causas para la generación de los accidentes laborales, según Sánchez et al (2022), "la seguridad industrial se encarga de garantizar la ocurrencia mínima de los riesgos laborales a fin de prevenir los accidentes que suceden durante el desempeño laboral y disminuir la probabilidad de sufrir lesiones" (p.2); por su parte la seguridad industrial termina siendo las acciones sistemáticas mediante un enfoque en la prevención de accidentes o lesiones que permitan facilitar un mejor desempeño laboral en donde el trabajador de manera primordial se pueda sentir seguro y libre de riesgos.

Así mismo la pandemia por SARS-CoV-2 en el 2020 marco una nueva tendencia laboral, a causa a que el mundo entro en un confinamiento total y la producción mundial debía continuar por lo tanto se generó una alta intensificación del trabajo en casa o tele trabajo, definido como: "el trabajo a distancia requiere que estén presente al menos dos componentes, los cuales son el trabajo fuera de la organización, y una interrelación del trabajador con la empresa mediante las tecnologías de información".(Sampie et al, 2016. p.34), esta modalidad ha puesto en desafío a las empresas en la mitigación de los riesgos por el aumento de enfermedades por causa de la exposición a factores ergonómicos y psicosociales, debido a que el lugar de trabajo cambio y este no cumple con las condiciones básicas.

En la actualidad sigue siendo prioridad garantizar al trabajador el derecho de gozar de un trabajo seguro y saludable, hecho que se ve representado en los objetivos de desarrollo sostenible de la ONU para el año 2030. (Alves & Ramos 2020), así mismo según Galán et al (2022), "la protección de la salud de las personas trabajadoras es una exigencia básica en el desarrollo de las relaciones sociales, políticas y comerciales presentes y futuras entre la

Unión Europea y los países de Latinoamérica y el Caribe, entre otras regiones del mundo" (p.130), se puede señalar que con las condiciones laborales de un trabajador enmarcan un eje fundamental para el desarrollo de los países, según Moreno & Saavedra (2019) "la accidentalidad y enfermedad laboral debería verse como un problema de Salud Pública" (p. 122).

Según Villota *et al*, 2016 (2022) "la importancia de la seguridad y salud en el trabajo se viene evidenciando desde 1981, cuando la Organización Internacional del trabajo instituyó el convenio en. 155, que establece la importancia de una participación tripartita Gobierno, empleadores y trabajadores en la seguridad y salud en el trabajo de los países" (p.2)m así las cosas Colombia desde la ley 9 de 1979 realizo el primer acercamiento en los programas asociado la salud ocupacional.

En los últimos años, como respuesta a la necesidad de mejorar el entorno laboral en lo que respecta a la disminución tanto de la exposición y los riesgos que afectan a la salud del trabajador, se han establecido diversas acciones en pro de gestionar aquellos riesgos, en Colombia mediante "Plan Nacional de Seguridad y Salud en el Trabajo 2013 - 2021", el cual se fundamentó en generar las directrices y herramientas para generar una mayor cultura preventiva mediante políticas públicas de Seguridad y Salud en el Trabajo, como resultado a ello se estableció el Decreto 1443 de 2014 ahora Decreto 1072 de 2015, esté tiene entre sus principales elementos, la obligación de la empresas de implementar un Sistema de Gestión de la Seguridad y Salud en el Trabajo en aras a lograr mejores resultados en prevención de accidentes y enfermedades laborales, propendiendo por un trabajo decente. (Ministerio de Trabajo, 2014).

Sin embargo, las políticas ejercidas por el gobierno colombiano enmarcan un interés, pero aún sigue la necesidad de intensificar el fortalecimiento de dichos mecanismos, debido a que las estadísticas generadas por el ministerio de trabajo demuestran que para el 2021 se presentaron 479.502 accidentes laborales, 579 muertes y 36297 enfermedades. (Ministerio de Trabajo, 2021), cifras que siguen siendo alarmantes, puesto que como lo menciona Vega (2017) casi el 52,7% de las empresas en Colombia ejecutan actividades de bajo riesgo" así mismo, "Colombia no presenta una economía altamente industrializada como la de otros países" (p.2), por lo tanto, es necesario analizar allí si las condiciones y entornos de trabajo, según Gómez (2021), existe "la necesidad de estudiar en profundidad y de manera sistemática las condiciones de trabajo, empleo y salud, tanto de los que trabajan en el sector formal como informal, incorporando indicadores socioeconómicos y de salud y en colaboración con redes multidisciplinares e internacionales".(p. 237)

3.1. Factores de Riesgo Laborales

Con respecto a los factores de riesgo laboral, el termino se asocia a los elementos que están presentes en las condiciones de trabajo que generan alguna consecuencia negativa en la salud, la ISO 45001 lo define como "combinación de la probabilidad de que ocurran eventos o exposiciones peligrosos relacionados con el trabajo y la severidad de la lesión y deterioro de la salud que pueden causar los eventos o exposiciones."(ISO 45001,2018), y en Colombia mediante el Decreto 1072 de 2015 por el cual se expide el Decreto Único Reglamentario del Sector Trabajo lo define como "Combinación de la probabilidad de que ocurra una o más exposiciones o eventos peligrosos y la severidad del daño que puede ser causada por estos.", en todo caso las consecuencias dependen del tiempo de exposición, las concentraciones del contaminante y las características de cada persona usualmente los agentes de riesgo se clasifican como agentes físicos, químicos, biológicos, psicosociales (Capa *et al*,2018), estos se asocian a (Santo *et al*,2015):

-Riesgos Físicos: están asociados al ambiente físico del trabajo entre ellos se encuentra los factores como el ruido, iluminación, vibraciones, radiaciones (ionizantes y no ionizantes), temperatura y presión atmosférica; principalmente actúan sobre los tejidos y órganos del cuerpo del trabajador y que pueden producir efectos nocivos.

-Riesgos Químicos: se relaciona con el ambiente químico en donde hay presencia de polvos, vapores, líquidos y solventes; este factor depende de la naturaleza del químico (características fisicoquímicas y toxicas), la vía de ingreso, el tiempo de exposición.

-Riesgos Biológicos: hace referencia a los ambientes de trabajo en el cual existe la presencia de agentes biológicos como virus, bacterias, clamidias, hongos, parásitos, DNA recombinante, plásmidos y productos celulares, que tienen la capacidad de producir enfermedades infecciosas, alergias y reacciones toxicas. (Cediel & Villamil, 2004.)

-Riesgos ergonómicos: relacionado con la postura de trabajo, sobrecargas y el diseño del puesto de trabajo, en donde intervienen condiciones como son los movimientos repetitivos, la fuerza, las posturas estáticas, forzadas y mantenidas; siendo estos precursores de enfermades que afectan al sistema musculoesquelético. (Ibarra & Astudillo, 2021).

-Riesgos psicosociales: se relaciona con las condiciones presentes en el ambiente laboral relacionadas con el entorno interpersonal con la organización, el contenido del trabajo, la realización de la tarea u la capacidad de desarrollo del trabajador, factor causante del estrés, enfermedades cardiovasculares, respiratorias, inmunitarias, gastrointestinales, dermatológicas, endocrinológicas, musculoesqueléticas y mentales. (González & Toro, 2021).

Con base a lo anterior, los agentes de riesgo son precursores de enfermedades laborales, Colombia mediante la Ley 1562 de 2012, se define como enfermedad laboral toda " aquella que es contraída como resultado de la exposición a factores de riesgo inherentes a la actividad laboral o del medio en el que el trabajador se ha visto obligado a trabajar" que posteriormente en el Decreto 1477 de 2014 se expide la Tabla de Enfermedades Laborales, que consecutivamente se modifica por el Decreto 676 de 2020;mediante las cuales establecen aproximadamente 604 enfermedades de origen laboral distribuidas en los 5 agentes de los factores de riesgo laborales así como en enfermedades clasificadas por grupos o categorías como son: infecciosas o parasitarias, cáncer, trastornos mentales y del comportamiento, sistema nervioso, del ojo y sus anexos, del oído y problemas de fonación, sistema cardiovascular y cerebro vascular, sistema respiratorio, sistema digestivo y el hígado, piel y tejido subcutáneo, sistema músculo esquelético y tejido conjuntivo, sistema genito urinario y sistema endocrino. Así mismo se identifican las 5 enfermedades directas: Asbestosis, Silicosis, Neumoconiosis del minero de carbón, Mesotelioma maligno por exposición a asbesto y COVID-19 Virus identificado.

Según las estimaciones realizadas por la OIT "se calcula que al día se detectan alrededor de 6500 enfermedades laborales en el mundo, asociadas a enfermedades del sistema circulatorio (31%), los cánceres de origen profesional (26%) y las enfermedades respiratorias (17 %) representan cerca de tres cuartas partes de todas las muertes relacionadas con el trabajo" (OIT, 2019); para el caso de Colombia de acuerdo a cifras reportadas por el consejo Colombia de seguridad "reportó un total de 42.646 enfermedades calificadas, es decir, un promedio de 117 por día para el 2021"; prospectivamente la seguridad y salud en el trabajo tiene retos en el control de los riesgos a la salud pues en definitiva debe contribuir a la disminución e incidencia de las enfermedades laborales así como las condiciones deficientes, puesto que los impacto son notables en los trabajadores, las empresas, la moral y la economía.

Desde otra perspectiva los riesgos laborales están claramente inmersos en el trabajo informal, considerada como una población vulnerable por las condiciones de la baja cobertura de la protección laboral, social y de seguridad y salud en el trabajo, puesto que en la mayoría de las veces estos trabajadores no son conscientes de sus derechos, riesgos o condiciones en su entorno laboral, según Gómez (2021), "El empleo informal ha crecido rápidamente, situándose en el 46,7% en 2019, y en condiciones precarias de trabajo y ausencia derechos de protección social; desafortunadamente, la crisis sanitaria por el SARS-CoV-2 ha provocado aún más un entorno desfavorable y retroceso en los objetivos marcados para reducir las desigualdades sociales"(p 234).

Como es de conocimiento en Colombia la seguridad y salud en el trabajo se garantiza como un derecho tanto para el sector privado como público, debido a que normativamente es obligatorio la cotización de prestaciones sociales, las cuales redundan en el aseguramiento de las prestaciones asistenciales y económicas en caso de un accidente o enfermedad laboral; dicho esto, queda en cuestionamiento que papel juega el estado frente al aseguramiento de las condiciones laborales el trabajo informal, partiendo del hecho que como derecho fundamental esta la igualdad de todos los seres humanos. Según Gómez et al,2012, afirma que "El sector de trabajo es una población vulnerable, es mal remunerado, las jornadas son largas y extenuantes, y en general las precarias condiciones laborales afectan las condiciones de vida y salud" así mismo "los vendedores informales se encuentran expuestos a la polución y ruido de vehículos, trabajan por lo menos 6 días a la semana con un rango de 10 horas por día, en su mayoría no tienen seguridad social y adoptan posturas inadecuadas a la hora de comercializar sus productos."(p.450).

4. METODOLOGÍA

El estudio tiene un enfoque analítico de tipo observacional, descriptivo transversal con intención analítica, con el objetivo de Analizar la percepción frente a las condiciones de seguridad laborales y de salud en el trabajo de la población informal de la plaza de Mercado del Municipio de Facatativá en el Departamento de Cundinamarca – Colombia; la población estudiada correspondió 142 trabajadores en condición de informalidad, muestra estimada mediante un muestreo aleatorio simple (MAS) para poblaciones finitas.

Se empleo como instrumento una encuesta semiestructurada teniendo como referencia la IV encuesta Nacional de Condiciones de salud del Instituto Nacional de Higiene en el trabajo (España) y la II Encuesta Nacional de Condiciones de seguridad y salud en el trabajo (Colombia), mediante la cual se abordaron tópicos como: condición sociodemográfica, factores de riesgo (Físico, ergonómico, biológico psicosocial y químico) además de las condiciones entorno al trabajo, posteriormente se construyó una matriz de identificación y evaluación del riesgo mediante la metodología establecida en la Guía Técnica Colombiana GTC45:2012.

Los datos fueron capturados mediante un formulario digital de Google posteriormente se descargo la información en Microsoft® EXCEL, se empleó estadística descriptiva mediante el programa Statistics Standard Edition 2022, para analizar frecuencias analíticas, relativas además de los intervalos de confianza.

5. RESULTADOS

El estudio permitió identificar y analizar las condiciones de seguridad y salud en el trabajo, desde la perspectiva del trabajador informal; se contó con la participación de

142 trabajadores en condición de informalidad de la plaza de mercado del Municipio de Facatativá – Cundinamarca, dichos resultados se presentan a continuación :

La población encuesta realiza actividades diferentes como son la venta de productos como frutas y verduras, víveres, ropa y artesanías clasificados como comerciantes presentado en el 67,6% (n= 96), seguido tareas cargueros (coteros) que son los encargados de la descarga de mercancía con un 14,1 (n=20), y otras funciones asociadas a la preparación y venta de alimentos como son cocineros y meseros con un valor de 10,6% (n=15) y 6,34 (n=9) respectivamente y por ultimo venta de carnes (carniceros) con un 1,41% (n=2).

En lo que respecta a las condiciones sociodemográficas, se identificó la superioridad de mujeres con un 51,4% (n=73) y hombres 48,6 % (n=69), así mismo en lo que respecta a su distribución etaria la población la mayoría de la población se ubica entre los rangos de 42 a 46 años (21,8%), seguido de 36 a 41 años (16,2%) y en el tercer lugar 47 a 52 años (14,8%), como se ilustra en la Figura 1.

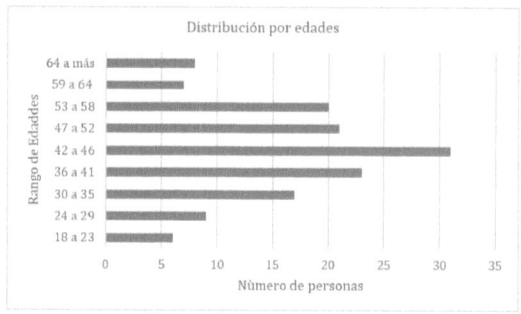

Figura 1. Distribución de la población por rangos de edades. Fuente: Elaboración propia.

En la Figura 2, representa la distribución de la población en cuanto su nivel educativo, el máximo nivel alcanzado predominante es el correspondiente a bachillerato con 37 personas (57,7 %), en segundo se ubican los estudios de primaria con 33 (33,1 %), en la población no se evidencio estudio en nivel tecnólogo y profesional.

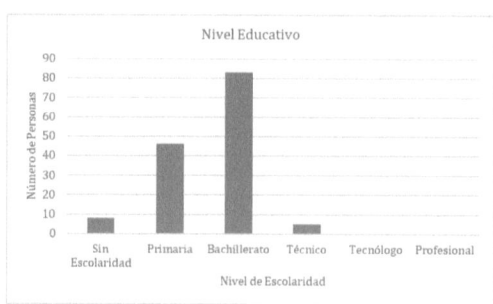

Figura 2. Distribución de la población por nivel educativo. Fuente: Elaboración propia.

En la figura 3 representa la distribución de la población en cuanto al tiempo (meses y/o año) en la labor como trabajador en plazas de mercado; los trabajos concernientes a una plaza de mercado son: mesero, comerciante, cocinero, carnicero y carguero), se identificó que el 35,9 % de la población lleva de 1 a 5 años, con una superioridad en las mujeres (n=42); como elemento complementario se evidencio que el 37,3% de la población trabaja de 9 a 11 horas diarias, seguido del 18,3% de 12 a 14 horas; es de aclarar que la plaza de mercado opera de sábado a sábado con un horario de 3 am a 4pm.

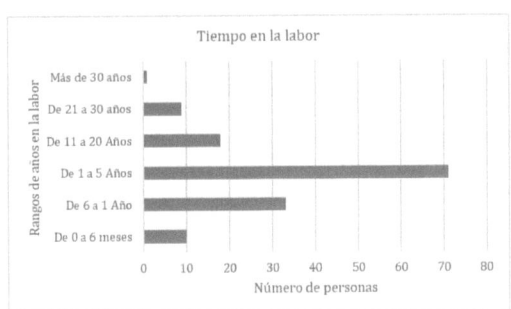

Figura 3. Distribución de la población en cuanto al tiempo en la labor. Fuente: Elaboración propia.

En lo que concerniente a los ingresos mensuales el 74,3 % (n=105) indicaron que están alrededor de un salario mínimo legal vigente $1.000.000 COP (En dólares 218 USD, TRM octubre 2022), rubro que solo alcanza para cubrir las necesidades básicas (vivienda y alimentación); así mismo se identificó que en lo que respecta a la cotización del Sistema General de Seguridad Social y Riesgos laborales se identificó que el 92,3% de la población se encuentra afiliado en la modalidad de régimen subsidiado, el 2% realizan cotización a pensión y ningún trabajo realiza el pago de afiliación a una ARL.

Con relación a los riesgos laborales, en lo referente a los agentes físicos, el 73% (n=104) de la población indico que el nivel de ruido alcanzando a hacer alguna perturbación al oído del trabajador; en cuanto a la iluminación el 52,1%(n=74) de trabajadores refieren ser insuficiente a causa de que su provisión es de manera natural en su mayoría. Finalmente, en lo que respecta al confort termiónico el 52,1% (n=74) indican sensación fría y el 33,1% (n=47) caliente, esta sensación depende del horario y la jornada laboral, así mismo la percepción sobre la humedad es de un ambiente seco con un valor 76,1% (n=108), (Tabla 1.)

Riesgo Físicos	Total	
	N	%
A nivel normal	38	26,8
Muy elevado	104	73,2
Total	142	100,0
Es confortable	21	14,8
Inconfortable por el frio	74	52,1
Inconfortable por el calor	47	33,1
Total	142	100,0
Humedad		
Ambiente muy húmedo	34	23,9
Ambiente seco	108	76,1

	Total	
Total	142	100,0
Iluminación		
Suficiente	34	23,9
Insuficiente	74	52,1
Excesiva	34	23,9
Total	142	100,0

Tabla 1. Distribución de la población exposición riesgos físicos. Fuente: Elaboración propia.

De los trabajadores encuestados el 45% (n=65) indican que generalmente en la jornada laboral permanecen de pie, el 64,1%(n=91) mantienen posiciones incomodas a causa de que no cuentan con un lugar confortables o permanentemente deben agacharse, así mismo el 45,1% (n=64) durante su jornada algunas veces deben levantar o trasladar cargas y finalmente el 41, 5 % (n=59), realizan movimientos repetitivos como cortar, pelar, barrer y trapear, (Tabla 2).

Riesgo Biomecánicos	Total	
	N	%
Posición habitual		
De pie	65	45,8
Sentado	43	30,3
De pie caminando frecuentemente	34	23,9
Total	142	100,0
Mantiene posturas incomodas		
Siempre	91	64,1
Algunas veces	42	29,6
Nunca	9	6,3
Total	142	100,0
Siempre	25	17,6
Algunas veces	64	45,1
Nunca	53	37,3
Total	142	100,0
Siempre	49	34,5
Algunas veces	59	41,5
Nunca	34	23,9
Total	142	100,0

Tabla 2. Distribución de la población exposición riesgo biomecánicos. Fuente: Elaboración propia.

La tabla relaciona los resultados obtenidos para la percepción al riesgo psicosocial, el 55,6% (n=79) indicó que algunas veces deben realizan esfuerzo mental durante su jornada laboral, el 40,8% (n=58) manifiesta que nunca cuenta con el tiempo requerido para su trabajo, así mismo algunas veces el trabajador se ve afectado su trabajo con su vida familiar en un 42,3 (n= 60) y en ocasiones el 49,3% (n=70) se tensiona por el tiempo que gasta para trasladarse de la casa al trabajo (Tabla 3); es importante mencionar que la población se ve expuesta al mal trato de los cliente, robos e inseguridad de la zona siendo condiciones que afectan al trabajador. El 15,5 % (n=22) de la población sufre enfermedades comunes alteraciones en la tensión arterial, enfermedades cardiovasculares y respiratorias.

Riesgo psicosocial	Total	
	N	%
Realiza esfuerzo mental para realizar su trabajo		
Siempre	35	24,6
Algunas veces	79	55,6
Nunca	28	19,7
Total	142	100,0
Dispone del tiempo requerido en su trabajo		
Siempre	29	20,4
Algunas veces	55	38,7
Nunca	58	40,8
Total	142	100,0
La realización del trabajo interfiere en su vida familiar		
Siempre	33	23,2
Algunas veces	60	42,3
Nunca	49	34,5
Total	142	100,0
Le tensiona el tiempo que consume de la casa al trabajo		
Siempre	38	26,8
Algunas veces	70	49,3
Nunca	34	23,9
Total	142	100,0

Tabla 3. Distribución de la población exposición riesgo psicosocial. Fuente: Elaboración propia.

Es pertinente mencionar que trabajadores informales indicaron un 61,3% (n=87) sentir dolor de espalda, el 27,5% (n=39) dolor en la cintura y el 11,3%(n=16) dolores en brazos y piernas en los últimos 6 meses, el 59,2% (n=84) afirma sentir permanentemente cansancio físico, así mismo El 15% de la población estudiada indico haber presentado un accidente de trabajo, entre las principales causas se identificó por golpes, quemaduras y fracturas, 2 personas indican tener la presencia de desgaste de los discos discales.

Por otro lado, se resalta que a la exposición al riesgo químico no es significativo debido a que en el ejercicio laboral no se manipulan ningún tipo sustancias que tenga algún potencial toxico y de daño, pero cabe resaltar que si existe una exposición a agentes como son el polvo (material particulado en suspensión) y algunos humos o vapores. En lo que respecta al agente biológico el 41, %, (n=59) manipulan herramientas cortopunzantes, el 50, 3 % señaló la presencia de ratones, el 34,7 % presencia de moscas, así mismo el 44,7 % la percepción de malos olores, la mayoría expresa qu'es muy regular la gestión de los residuos.

Finalmente, en lo que respecta a la identificación evaluación de los riesgos laborales por cargos, con base a la metodología de la guía técnica Colombia GTC 45, se identifica que el riesgo ergonómico es el que tiene una mayor predominancia en la población, siendo los cargueros (coteros) los que tiene una mayor exposición, los demás riesgos están en un rango No aceptable por lo tanto requiere corregir o adoptar medidas de control.

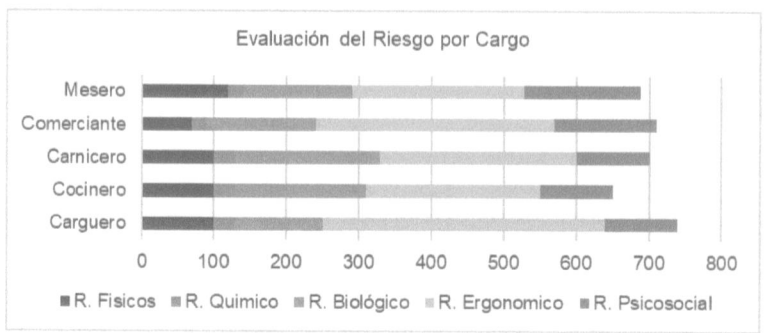

Figura 4. Evaluación del riesgo por cargo. Fuente: Elaboración propia.

El estudio arrojó que el 100% de población se encuentra en condiciones de informalidad, ningún trabajador hace parte al sistema general de protección social y de riesgos laborales, situación que se genera a causa del bajo ingreso mensual que en promedio es de un salario mínimo legal vigente, dinero que solo cubre las necesidades básicas, por lo tanto la población considera que el pago de su protección social termina siendo un lujo y no una necesidad; según lo expuesto por Gómez et al,2012, se puede establecer que esta población se encuentra mal remunerada, trabaja más horas de las establecidas, además de su desprotección social, lo que indica que esta población es vulnerable.

Se identifico que la población predominante es del sexo femenino del 57,5% valor similar en lo que respecta al segundo reporte de 2022 del Departamento Nacional de Estadísticas (DANE), en el cual indica que para el caso de las mujeres ocupadas informales fue de 55,3%, y la proporción de hombres informales fue de 44,2%, en Colombia.

Con relación a las condiciones laborales, los trabajadores se encuentran expuestos a los agentes de riesgo laborales mencionados por Santo et al,2015, como lo son los riesgos físicos, químicos, biológicos, ergonómicos y psicosociales; de acuerdo con la evaluación del riesgo mediante la GTC 45, se obtuvo con una mayor predominancia los agentes ergonómicos puesto que la calificación en promedio fue de 293, valor que indica que el riesgo no es aceptable, así mismo indica un intervención; dicho valor deja en evidencia la probabilidad que la población genere lesiones y deterioro a la salud, observándose que los trabajadores ya manifiestan la presencia dolores de espalda, cintura y miembros superiores e inferiores.

Confirme a lo identificado en el población en lo que respecta a la exposición frente a los diversos agentes de riesgos, se evidencio la ausencia de acciones en materia de seguridad y salud en el trabajo que se enfoquen en la prevención o minimización de la exposición, puesto que los trabajadores indicaron en su mayoría índices superiores al 50% en cada uno de los riesgos como percepción el nivel de ruido alto, iluminación insuficiente, exposición a riesgo químicos y biológicos a demás de las condiciones psicosociales, en donde no se encontraron controles mínimos como capacitaciones, pausas activad, jornada de motivación o exigencia del uso de elementos personales.

6. CONCLUSIONES

El estudio realizado en la población de trabajadores de la plaza de mercado es una aproximación a las condiciones de trabajo y de salud a la se encuentra esta población, sin embargo, es una investigación común alcance descrito y analítico, por lo tanto, se hace necesario la implementación de estudios más profundos en donde se involucren métodos de evaluación por cada agente, mediciones además de diseños metodológicos que establezca las relaciones de causa y efecto sobre la labor y exposición.

Entre las condiciones de seguridad y salud en el trabajo identificadas que se presentan con una mayor frecuencia en las plazas de mercado están asociadas al riesgo ergonómico como son: el movimiento repetitivo, las posturas forzadas, la permanencia de pie o posiciones incomodas, así mismo se evidencia una exposición al ruido, frio, deficiente iluminación además de condiciones de seguridad como orden y limpieza.

El trabajo informal debe ser reconocido tanto nacional como internacional como una prioridad en materia de seguridad y salud en el trabajo, debido al nivel de vulnerabilidad y condiciones de salud a los cuales se encuentra expuesta la población a causa de carencia de recursos para el pago para acceder a un sistema de seguridad de protección social y de riesgos.

La mayoría de la población encuestada, refirieron no conocer acciones para prevenir enfermedades y accidentes laborales, no tienen acceso a capacitaciones, elementos de protección personal así mismo en algunas ocasiones carecen de elementos básico de sanidad como el manejo de residuos y control de plagas.

7. REFERENCIAS

Alves, C. y Ramos, M. da C. (2022). Salud y seguridad en el trabajo: calidad y determinantes de su divulgación no memoria de sostenibilidad. *Revista de Administración de Empresas*, *62*(5). https://doi.org/10.1590/S0034-759020220503

Azzi, M. (21 de Mayo de 2019). 100 años contribuyendo a la mejora de la seguridad y la salud en el trabajo. *Organización Internacional del Trabjo OIT*. https://n9.cl/otydr

Capa Benítez, L. B., Flores Mayorga, C. A. y Sarango Ortega, Y. (2018). Evaluación de factores de riesgos que ocasionan accidentes laborales en las empresas de Machala-Ecuador. *Revista Universidad y Sociedad, 10*(2), 341-345. https://n9.cl/h0i2o8

Cediel B, N. M. y Villamil J, L. C. (2004). Riesgo biológico ocupacional en la medicina veterinaria, área de intervención prioritaria. *Revista de salud pública*, *6*(1), 28-43. https://www.scielosp.org/pdf/rsap/v6n1/20022.pdf

Galán, A., Pérez, V., G Benavides, F., Cobos Sanchiz, D. y Gómez Salgado, J. (2022). Presentation of the UNIA FORUM on workplace safety and health "telework, reality and regulation: From protection to the health of workers". la rábida, huelva (spain), november 2021. [Presentación del FORO UNIA de Seguridad y Salud en el Trabajo "Teletrabajo, realidad y regulación: de la protección a la salud de las personas trabajadoras". *Archivos De Prevencion De Riesgos Laborales,25*(2), 128-132. https://doi.org/10.12961/aprl.2022.25.02.05

Garay, J., Faya Salas, A. J. F. S. y Venturo Orbegoso, C. O. (2020). Factores de riesgos y accidentes laborales en empresas de construcción, Lima. *Espíritu Emprendedor TES*, *4*(1), 50–61. https://doi.org/10.33970/eetes.v4.n1.2020.191

Gómez-Palencia, I. P., Castillo-Ávila, I. Y., Banquez-Salas, A. P., Castro-Ortega, A. J. y Lara-Escalante, H. R. (2012). Condiciones de trabajo y salud de vendedores informales estacionarios del mercado de Bazurto, en Cartagena. *Revista de salud pública*, 14, 448-459. https://n9.cl/gv6sl2

González-Santa-Cruz, A. y Toro-Cifuentes, J. P. (2021). Culturas organizacionales y factores de riesgo psicosociales en organizaciones chilenas. Un análisis de clase latentes. *Psicoperspectivas, 20*(1). https://dx.doi.org/10.5027/psicoperspectivas-vol20-issue1-fulltext2006

González, O. U., Molina, R. G. y Patarroyo, D. F. (2019). Condiciones de Seguridad y Salud en el Trabajo, una revisión teórica desde la minería colombiana. *Revista Venezolana de Gerencia, 24*(85). https://n9.cl/06j68

Gómez García, A. R. (2021). Seguridad y salud en el trabajo en Ecuador. *Archivos De Prevención De Riesgos Laborales, 24*(3), 232–239. https://doi.org/10.12961/aprl.2021.24.03.01

Ibarra Villanueva, C. y Astudillo-Cornejo, P. (2021). Factores de riesgo biomecánico lumbar por manejo manual de cargas en el reparto de productos cárnicos. *Archivos De Prevención De Riesgos Laborales, 24*(4), 342–354. https://doi.org/10.12961/aprl.2021.24.04.02

Parra Moreno, C. F. y Ramírez Saavedra, Y. (2019). Caracterización de los programas de pregrado y postgrado de seguridad y salud en el trabajo en Colombia. *Revista Ideales*, 9, 121–129. http://revistas.ut.edu.co/index.php/Ideales/article/view/1970

Murillo García, F., Montaño Ulloa, P. Y. (2018). Condiciones laborales de egresados de Instituciones de Educación Superior en México.*Revista electrónica de investigación educativa,20*(3), 56-68.https://doi.org/10.24320/redie.2018.20.3.1644

Sánchez-Oropeza, A. W., González-Hernández, I. J., Granillo-Macias, R., Beltrán-Rodríguez, Z., Ramírez-López, L. y Sotero-Montalvo, B. (2022). La seguridad y salud ocupacional a través de los años.*Ingenio y conciencia boletín científico de la Escuela Superior Ciudad Sahagún,9*(17), 1-11. https://doi.org/10.29057/escs.v9i17.7119

Sapién-AguilarA. L., Carrera-RamosM., Piñón-HowletL. C., & Gutiérrez-DiezM. del C. (2017). Competencias de tecnología de información para el trabajo a distancia en las organizaciones en México.*PUBLICACIONES*,46, 31-47. https://revistaseug.ugr.es/index.php/publicaciones/article/view/5795

Santos, M. D. L. M., Velasco, M. D. L. Á. A., Roque, I. Á., Arango, M. E. P., Padrón, H. D., Novas, A. J. y Avich, N. S. (2015). Factores de riesgos laborales y gestación. *Revista Cubana de Salud y Trabajo, 16*(1), 66-79. https://n9.cl/9zo82

OIT (2019). *Safety and health at the heart of the future of work: Building on 100 years ofexperience*. OIT.

Vega-Monsalve, N. Del C. (2017). Nivel de implementación del Programa de Seguridad y Salud en el Trabajo en empresas de Colombia del territorio Antioqueño. *Cadernos de Saúde Pública, 33*(6). https://doi.org/10.1590/0102-311X00062516

Villota Arevalo, D., Pabón Rosero, D. A. ., Ladino, M. A. . y Quimbayo, L. D. (2022). La Implementación del Sistema de Gestión de Seguridad y Salud en el Trabajo en la Empresa Industrial Fitness en la Ciudad de Ipiales Departamento de Nariño.*PDR,7*(22), 1–9. https://doi.org/10.26620/uniminuto.perspectivas.7.22.2022.1-9

RELACIÓN DEL ESTADO COGNITIVO, LA EDAD Y EL SEXO CON EL DESEMPEÑO DE LOS DOMINIOS COGNITIVOS EN PERSONAS MAYORES

Natalia Andrea Astudillo Osorio, Nancy Belén Placencia Alvear, Jazmín Sarita Pérez Serey[1]
El presente texto, nace en el marco del desarrollo de una investigación llevada a cabo con el propósito de obtener el grado de Magíster en Neurorehabilitación.

1. INTRODUCCIÓN

En las últimas décadas, ha habido un aumento constante en la proporción de personas mayores en relación con la población total en Chile. En 1992, este grupo demográfico representaba aproximadamente el 9,5% de la población total del país. Sin embargo, para el año 2022, esta cifra aumentó significativamente a un 18,1%. Se proyecta que para el año 2050, las personas mayores en Chile alcanzarán un 32,1% de la población total. (Instituto Nacional de Estadística, 2022).

Esta transición demográfica conlleva a la necesidad de considerar todos los aspectos relevantes para mejorar la calidad de vida en esta población, razón por la cual actualmente se ha incrementado el interés por el estudio del envejecimiento y los efectos de la edad en el ser humano tanto a nivel fisiológico como cognitivo.

Respecto al nivel cognitivo, Ardila (2012), define las funciones cognitivas como las capacidades que permiten al ser humano tener un papel activo en los procesos de recepción, selección, transformación, almacenamiento, elaboración y recuperación de la información, lo que posibilita que este pueda desenvolverse en el mundo que le rodea.

Bentosela y Mustaca (2005), plantean que las personas mayores sufren un deterioro en sus funciones cognitivas.

2. MARCO TEÓRICO

Para el estudio del envejecimiento, la evidencia conceptualiza dos procesos; un envejecer normal y un envejecer patológico (Casanova-Sotolongo et al., 2004).

El envejecimiento normal produce una serie de cambios que se presentan asociados a una declinación general de las funciones fisiológicas que implican un conjunto de déficit conductuales, cognitivos y emocionales (Bentosela y Mustaca, 2005).

---

1. Universidad del Alba (Chile).

Según Baltes y Baltes (1990), el envejecimiento normal es aquel que se produce sin que se den patologías mentales o biológicas.

En lo que respecta al envejecimiento patológico, autores como Torres et al. (2016), mencionan que este se caracteriza por presentar patologías médicas y diversos síndromes de enfermedades físicas y mentales.

De acuerdo a León Arcila et al. (2009), el envejecimiento normal al igual que el patológico, son procesos individuales, y los cambios que se presentan con el transcurso de la edad varían en su patrón de presentación, extensión y tipo de función; por ejemplo, en lo que respecta a los dominios cognitivos, algunas personas mayores sufren un declive de ellos con el paso de los años, no obstante, en otros el desempeño de estos dominios cognitivos parece mantenerse e incluso incrementarse.

Existen más de 300 teorías del envejecimiento y el número sigue aumentando con el paso de los años. Esto es la consecuencia natural del progreso rápido de nuestra comprensión de los fenómenos biológicos y de la aplicación a la investigación gerontológica de muchos enfoques y métodos nuevos (Miquel, 2006).

En lo que respecta al nivel cognitivo de las personas mayores, Donoso et al (2001), mencionan que durante el envejecimiento se evidencia un declive en el funcionamiento global de las diferentes áreas intelectuales que incluyen el pensamiento, la memoria, la percepción, la comunicación, la orientación, el cálculo, la comprensión y la resolución de problemas.

Igualmente, Varela (2004), plantea que la mayoría de los sujetos sufre un déficit en sus funciones cognitivas a medida que envejece en donde las afecciones pueden ser de carácter parcial o global y de forma aguda o crónica.

En el marco de las funciones cognitivas, Bentosela (2005) menciona que la afectación de la memoria es uno de los problemas más frecuentes que existen en la población de personas mayores.

Lessak (2009), afirma en su estudio que existe cierto grado de declinación fisiológica en la senescencia que determinaría un enlentecimiento en la velocidad de procesamiento de la información, cierto decremento en la capacidad para codificar, almacenar y evocar informaciones nuevas e incluso cierto grado de reducción del stock lexical.

El declive intelectual asociado a la edad, se suele presentar como un trastorno aparentemente leve de la memoria para hechos recientes, cuyas manifestaciones clínicas varían en un amplio rango, desde los olvidos cotidianos y transitorios meramente subjetivos, hasta un serio trastorno de la capacidad de recordar (Martínez, 2005).

Dentro de las patologías de las funciones cognitivas asociadas al envejecimiento, se pueden diferenciar según el *Manual diagnóstico y estadístico de los trastornos mentales en su quinta versión* (DSM-V) el trastorno neurocognitivo mayor y el trastorno neurocognitivo menor.

Según el DSM-V, los Trastornos Neurocognitivos (TNC), son aquellos en los que la disfunción cognitiva no ha estado presente desde el nacimiento o la infancia temprana y, por tanto, representa un declive desde un nivel de funcionamiento adquirido previamente. En la conceptualización del TNC se habla del declive de los siguientes dominios cognitivos; atención, función ejecutiva, aprendizaje, memoria, lenguaje, funciones visuoperceptivas, visuoconstructivas y cognición social.

La diferencia de TNC mayor y menor variará en la intensidad de los síntomas y en la repercusión de la funcionalidad del usuario (López & Agüera, 2015).

Las funciones cognitivas se han estudiado en varios niveles y se benefician de un valioso esfuerzo de investigación multidisciplinario. Las funciones cognitivas se pueden evaluar mediante diversos dominios cognitivos que permiten que los estímulos sensoriales que recibe el ser humano se transformen, se reduzcan, se elaboren, se almacenen, se recuperen y se utilizan en un determinado momento (Helm-Estabrooks & Albert, 2005)

Nancy Helm (2005) plantea que la cognición hace referencia al conjunto de procesos que permiten el procesamiento de la información y el desarrollo del conocimiento. Esta serie de procesos reciben el nombre de funciones cognitivas, en donde las de mayor jerarquización corresponden a los procesos más elaborados del cerebro humano y son el producto de la fase más reciente de la evolución del cerebro.

Estas funciones tienen su base neuroanatómica principalmente en la corteza cerebral, la cual es una estructura altamente desarrollada en los seres humanos. Algunos ejemplos de estas funciones son ciertos aspectos de la percepción, la memoria y el aprendizaje, pero también el lenguaje, el razonamiento, la planificación y la toma de decisiones (Escobar, 2003).

A medida que nuestra población envejece, aumenta el interés por entender los efectos de la edad sobre el desempeño y funcionamiento cognitivo (Ventura, 2004).

Existen abundantes argumentos que indican que a medida que se envejece, los procesos mentales actúan de forma más lenta. Así, las áreas en las que mejor se aprecian los cambios cognitivos de la persona que envejece son: atención, memoria, lenguaje, habilidad visoespacial e inteligencia. Juola (2001), señala que parece evidente un deterioro de los procesos cognitivos con el trascurso de los años, no obstante, no todos los procesos cognitivos evolucionan de la misma manera a lo largo del ciclo vital.

Ventura (2004) propone que los adultos mayores son más lentos en la realización de muchas tareas y poseen peor memoria que cuando eran jóvenes.

Bentosela & Mustaca (2005) consideran que en el envejecimiento normal se producen algunos cambios asociados a la declinación general de las funciones fisiológicas. Por otra parte, mencionan, que durante el envejecimiento se producen deterioros en el procesamiento del aprendizaje y recuperación de la nueva información, la solución de problemas y la rapidez de la respuesta.

3. OBJETIVOS

Determinar la relación del estado cognitivo, la edad y el sexo con el desempeño de los dominios cognitivos en personas mayores pertenecientes a la junta de vecinos número 10, de la población y ampliación Purén, ciudad de Chillán.

Objetivos Específicos

1. Describir el estado cognitivo de la población de estudio.
2. Describir la edad de la población de estudio.
3. Describir el sexo de la población de estudio.
4. Describir los dominios cognitivos de la población de estudio mediante: atención, memoria, capacidad visoespacial, lenguaje y función ejecutiva.
5. Analizar las diferencias entre el estado cognitivo y cada uno de los dominios cognitivos expresados mediante: atención, memoria, capacidad visoespacial, lenguaje y función ejecutiva.

6. Describir la correlación entre la edad y cada uno de los dominios cognitivos expresados mediante: atención, memoria, capacidad visoespacial, lenguaje y función ejecutiva de la muestra total de estudio.
7. Analizar las diferencias entre el sexo y cada uno de los dominios cognitivos expresados mediante: atención, memoria, capacidad visoespacial, lenguaje y función ejecutiva de la muestra estudio.

4. METODOLOGÍA

La investigación tuvo un enfoque cuantitativo y un alcance descriptivo-correlacional. Se utilizó un diseño de investigación no experimental y transversal. La población de estudio consistió en personas mayores de entre 60 y 89 años, pertenecientes a la junta de vecinos n° 10 de la ciudad de Chillán. Se seleccionó una muestra no probabilística por conveniencia, basada en la asistencia a reuniones vecinales, resultando en 53 sujetos. De ellos, se eligieron 41 personas que cumplían con los criterios de edad y participación en la junta de vecinos. Finalmente, 28 sujetos aceptaron participar voluntariamente y cumplieron con los criterios de inclusión, siendo estos, personas mayores de ambos sexos, con edades comprendidas entre 60 y 89 años, pertenecientes a la junta de vecinos número 10 de la población y ampliación Purén en la ciudad de Chillán, con habilidades de lectoescritura, sin condiciones neurológicas o neuropsiquiátricas que impidieran la evaluación de las variables de estudio, ni diagnóstico psicológico de discapacidad intelectual ya sea leve, moderada, severa o profunda.

Se realizaron evaluaciones en la sede social, utilizando el test MMSE para medir el estado cognitivo y el *Cognitive Linguistic Quick Test* para evaluar los dominios cognitivos. Finalmente la muestra total de la investigación fue de 19 sujetos, compuesta por 6 hombres y 13 mujeres.

Se utilizó el programa SPSS (versión 21.0) para el análisis estadístico de los datos. Para el análisis descriptivo, se utilizó la prueba Shapiro-Wilk para determinar la distribución de la muestra. Las variables cuantitativas se expresaron como media ± desviación estándar, con el valor mínimo y máximo para las variables con distribución normal. Se utilizó el coeficiente de correlación de Spearman para analizar la relación entre la edad y los dominios cognitivos (atención, memoria, función ejecutiva, lenguaje y capacidad visoespacial), debido a la distribución de las variables. La significancia estadística se estableció en un valor $p < 0.05$. Los resultados de las pruebas de correlación se interpretaron según los criterios establecidos por Salaj y Markovic (2011): bajo ($r \leq 0.3$), moderado ($0.3 < r \leq 0.7$) y alto ($r > 0.7$). Para las variables no distribuidas normalmente, se utilizaron la mediana (P50), el intervalo de confianza del 95% (IC) y el rango intercuartílico (RIC) para evaluar la dispersión de los datos. Para analizar las diferencias entre el estado cognitivo, el sexo y los dominios cognitivos (atención, memoria, lenguaje, función ejecutiva y capacidad visoespacial), se utilizó la prueba no paramétrica U de Mann-Whitney.

5. DESARROLLO DE LA INVESTIGACIÓN

El estudio estuvo conformado por 19 personas mayores con edades comprendidas entre los 60 y 89 años, de los cuales 6 eran hombres (31, %6) y 13 mujeres (68,4%).

En relación al *Mini Mental State Examination* (MMSE) abreviado que evalúa el estado cognitivo, se evidencia que un 26,3 % de los sujetos presenta un estado cognitivo alterado versus un 73,7% que presenta un estado cognitivo normal.

Respecto a la evaluación de los dominios cognitivos mediante el *Cognitive Linguistic Quick test* los resultados por cada dominio fueron los siguientes;

- Atención: el 26,3% presenta un nivel de atención normal, el 42,1% presenta alteración leve y un 31,6% presenta alteración moderada.
- Memoria: el 36,8% presenta un nivel de memoria normal, el 36,8% presenta alteración leve, el 21,1% presenta alteración moderada y el 5,3% presenta un nivel de alteración severa.
- Función ejecutiva: el 36,8 % presenta un nivel de función ejecutiva normal, el 5,3% alteración leve, el 21,2% alteración moderada y el 36,8% presenta un nivel de alteración severa.
- Lenguaje: El 52,6% presenta un nivel de lenguaje normal, el 26,3% presenta alteración leve, el 15,8% alteración moderada y el 5,3% presenta un nivel de alteración severa.
- Capacidad visoespacial: El 31,6% presenta un nivel de capacidad visoespacial normal, el 42,1% alteración leve, 21,1% alteración moderada y el 5,3% presenta alteración severa. (Tabla N°1)

En cuanto a lo descrito anteriormente, se observa lo siguiente:

		F	%
Estado Cognitivo	Alterado	5	26,3
	Normal	14	73,7
Sexo	Hombre	6	31,6
	Mujer	13	68,4
Atención	Normal	5	26,3
	Alteración leve	8	42,1
	Alteración moderada	6	31,6
Memoria	Normal	7	36,8
	Alteración leve	7	36,8
	Alteración moderada	4	21,1
	Alteración severa	1	5,3
Función Ejecutiva	Normal	7	36,8
	Alteración leve	1	5,3
	Alteración moderada	4	21,1
	Alteración severa	7	36,8
Lenguaje	Normal	10	52,6
	Alteración leve	5	26,3
	Alteración moderada	3	15,8
	Alteración severa	1	5,3
Capacidad Visoespacial	Normal	6	31,6
	Alteración leve	8	42,1
	Alteración moderada	4	21,1
	Alteración severa	1	5,3

Tabla 1. Descripción del estado cognitivo, el sexo y los dominios cognitivos en el total de la muestra estudio (n=19) presentadas en frecuencias y porcentajes. Fuente: Elaboración propia, 2023.

A continuación, la descripción del estado cognitivo y la edad se presentan en media, desviación estándar, intervalo de confianza, mediana y rango intercuartílico (Tabla N° 2).

		Atención	Memoria	FE	Lenguaje	CVE
Edad	Coeficiente de correlación	-0,421	-0,307	-0,398	-0,570	-0,440
	p	0,073	0,202	0,092	0,011*	0,060

*Correlación significativa para el coeficiente de correlación de Rho de Spearman

Tabla 2. Descripción de la edad y los dominios cognitivos del total de la muestra estudio (n=19). Fuente: Elaboración propia, 2023.

Las descripciones de los dominios cognitivos se presentan en media, desviación estándar, intervalo de confianza, mediana y rango intercuartílico (Tabla N° 3).

(n=19)	Media		DE	IC	P$_{50}$	RIC
Atención (pts.)	132,58	±	43,39	111,67-153,49	148,00	70,00
Memoria (pts.)	134,95	±	20,77	124,94-144,96	137,00	30,00
Función Ejecutiva (pts.)	23,05	±	30,02	8,58-37,52	16,00	17,00
Lenguaje (pts.)	25,89	±	4,69	23,63-28,15	26,00	6,00
Capacidad viso-espacial (pts.)	58,11	±	20,32	48,31-67,90	58,00	35,00

Tabla 3. Descripción de los dominios cognitivos del total de la muestra estudio (n=19). Fuente: Elaboración propia, 2023.

En la Tabla 4, tras el análisis de los resultados con la prueba U de Mann Whitney para comparar muestras independientes se encontraron diferencias estadísticamente significativas para los dominios cognitivos en función del estado cognitivo.

En este sentido es posible afirmar que los sujetos con estado cognitivo alterado presentan una mayor afectación de los cinco dominios cognitivos estudiados en comparación con el grupo con estado cognitivo normal.

Diferencias significativas fueron observadas en el desempeño de la atención (p=0,014), memoria (p=0,007), función ejecutiva (p=0,003) y lenguaje (0,014) entre sujetos con estado cognitivo normal y alterado. En lo que respecta a la capacidad visoespacial (0,056), no se encontraron diferencias significativas.

	Alterado	Normal	
	(n = 5)	(n = 14)	*p-valor*
Atención			
M ± DE	92,40 ± 42,52	146,93 ± 34,75	
M (RIC)	78,00 (82,00)	154,00 (66,8)	0,014*
IC	39,59-145,20	126,86-166,99	
Memoria			
M ± DE	115,60 ± 19,17	141,86 ± 16.99	
M (RIC)	121,00 (30.50)	141,50 (15,50)	0,007*
IC	91,71 - 139,41	132,04 - 151,67	
Función Ejecutiva			
M ± DE	8,20 ± 2,77	19,21 ± 7,93	
M (RIC)	9,00 (5,00)	18,50 (14,50)	0,003*
IC	4,75 - 11,65	11,63 - 23,79	
Lenguaje			
M ± DE	22,00 ± 4,30	27,29 ± 4,10	
M (RIC)	22,00 (7,00)	28,00 (4,80)	0,014*
IC	16,66 - 27,34	24,92 - 29,66	
Capacidad Visoespacial			
M ± DE	43,80 ± 11,95	63,21 ± 20,52	
M (RIC)	48,00 (22,50)	66,00 (33,50)	0,056
IC	28,97- 58,63	51,37 - 75,06	

M ± DE: Media y desviación estándar; M (RIC): Mediana y rango intercuartílico; IC: Intervalo de confianza de la media; *Diferencia estadísticamente significativa en estado cognitivo alterado vs. Normal.

Tabla 4. Diferencia de los dominios cognitivos entre un grupo con estado cognitivo normal y un grupo con estado cognitivo alterado. Fuente: Elaboración propia, 2023.

En la Tabla N°5 se presenta la correlación entre la edad y los dominios cognitivos. El coeficiente de correlación de Rho Spearman, solo muestra una correlación inversa y moderada entre la edad y la dimensión del lenguaje (p=-0,570).

A pesar de que las demás variables atención, memoria, función ejecutiva y capacidad visoespacial muestran un nivel de significación por sobre el exigido para establecer una correlación estadísticamente significativa, el comportamiento de las variables respecto de la edad, tiende a establecer una tendencia inversa (valores del coeficiente negativos).

	(n=19)				
	Media	DE	IC	P₅₀	RIC
Edad	70,68	9,07	66,31- 75,05	69,00	17,00
Estado cognitivo (pts.)	15,11	3,23	13,55-16,66	16,00	5,00

Tabla 5. Análisis correlacional de la edad y los dominios cognitivos de la muestra estudio (n=19). Fuente: Elaboración propia, 2023.

En la Tabla N°6 se presenta el desempeño de los dominios cognitivos en hombres y mujeres analizados mediante la prueba U de Mann Whitney para muestras independientes. Los resultados sugieren que el género no es un factor que determine diferencias estadísticamente significativas para los dominios cognitivo.

	Hombres (n = 6)	Mujeres (n = 13)	p-valor
Atención			
M ± DE	129,67 ± 58,68	133,92 ± 37,19	
M (RIC)	157,00 (118,50)	131,00 (63,00)	0,965
IC	68,09-191,25	111,45-156,40	
Memoria			
M ± DE	127,33 ± 24,39	32,30 ± 5,72	
M (RIC)	136,00 (38,50)	140,00 (23,50)	0,272
IC	27,61 - 32,28	29,88 - 34,71	
Función Ejecutiva			
M ± DE	16,50 ± 11,29	16,23 ± 7,41	
M (RIC)	15,00 (19,8)	13,00 (13,5)	0,725
IC	4,65-28,35	11,76-20,71	
Lenguaje			
M ± DE	26,67 ± 4,68	25,54 ± 4,84	
M (RIC)	26,00 (7,00)	26.00 (7,00)	0,930
IC	21,76-31,57	22,61 - 28,46	
Capacidad Visoespacial			
M ± DE	53,00 ± 26,54	60,46 ± 17,52	
M (RIC)	47,50 (51,75)	58,00 (26,00)	0,599
IC	25,65-80,85	49,87-71,05	

M ± DE: Media y desviación estándar; M (RIC): Mediana y rango intercuartílico; IC: Intervalo de confianza de la media; *Diferencia estadísticamente significativa en hombres y mujeres.

Tabla 6: Diferencia de los dominios cognitivos entre un grupo de mujeres y un grupo de hombres. Fuente: Elaboración propia, 2023.

6. CONCLUSIONES

La presente investigación demostró que existen diferencias estadísticamente significativas entre el estado cognitivo y el desempeño de los dominios cognitivos: atención, memoria, lenguaje y función ejecutiva, no así con la capacidad visoespacial.

El resultado es concordante con el de Montes-Rojas et al. (2012), quienes en su estudio sugieren que las personas mayores con estado cognitivo normal presentan diferencias respecto de aquellos con estado cognitivo alterado, ya que estos últimos se caracterizan por presentar un peor rendimiento principalmente en los dominios de memoria y de atención.

En lo que respecta al desempeño de los dominios cognitivos en función de la edad, los resultados sugieren que existe una correlación inversa y de grado moderada entre la edad y el dominio cognitivo lenguaje, es decir, a mayor edad los sujetos mostraron un menor desempeño en el rendimiento de las tareas lingüísticas, no obstante, con los otros dominios cognitivos tales como; atención, memoria, función ejecutiva y capacidad visoespacial, los resultados encontrados no fueron estadísticamente significativos.

Bruna et. al. (2011), mencionan que durante la tercera edad se evidencia una disminución de la velocidad de procesamiento que afecta tanto el nivel motor como cognitivo.

En cuanto al lenguaje los resultados de esta investigación coinciden con otros estudios que comprobaron efectos significativos de la edad en el desempeño de las habilidades lingüísticas.

Labos et al. (2009), en su estudio encontraron correlaciones significativas entre la edad y el desempeño en las pruebas de: Narración oral y escrita, repetición, evocación léxica, comprensión oral y escrita de frases y lectura y comprensión de texto.

Según Pereiro et al. (2006), en el transcurso del proceso de envejecimiento continúa el desarrollo del lenguaje, especialmente en algunos aspectos semánticos y a nivel de información general relacionado con las experiencias, no obstante, autores como Burke et al. (1991), plantean que simultáneamente pueden aparecer problemas de acceso al léxico, de elaboración sintáctica, así como de aspectos estructurales del discurso probablemente relacionados con uno de los problemas léxicos y cognitivos más frecuentes denominado efecto «la punta de la lengua» (PDL). Esta dificultad consiste en el enlentecimiento, dificultad o incluso imposibilidad en producir la palabra adecuada, pero a la vez se tiene la sensación de certeza absoluta de conocer esa palabra (Juncos et al., 2006).

Ardila (2012) en contraposición a las investigaciones mencionadas anteriormente, postula que el desempeño en pruebas de lenguaje no presenta altos índices de variación con el paso del tiempo y sugiere que los efectos de la edad sobre el lenguaje no son evidentes sino a partir de la octava década de la vida aun cuando se presentan cambios sutiles después de la sexta década.

Pereiro y Juncos (2001), encuentran una disminución de la capacidad atencional relacionada con el aumento de la edad, diferenciando el rendimiento cognitivo entre personas mayores y adultos de mediana edad. No obstante, Ventura (2004) menciona que la habilidad de focalizar la atención y realizar una tarea simple se mantiene con una buena performance en la población envejecida.

En el envejecimiento, la queja más frecuente es la falta de memoria, siendo un aspecto de relevancia en la actualidad (Álvarez, 2016). Hoy se sabe que el deterioro de la memoria en el envejecimiento normal no es unitario (Bruna et al., 2011). Otros estudios como el planteado por Paz (2015), proponen que los cambios que suceden en la memoria durante el proceso de envejecimiento se refieren a un declive propio de esta etapa evolutiva, según lo descrito por Fernández-Ballesteros (2004) y que se contrapone en su definición dando énfasis en que esta función puede mantenerse o incrementarse con el paso de los años.

En lo que respecta a la capacidad visoespacial, autores como Albert (1988) sugieren que existe cierto deterioro en las habilidades visoespaciales que se correlacionan significativamente con la edad.

En relación al desempeño de las funciones ejecutivas y la edad, algunos autores como Cock et al. (2008), sostienen que de los dominios cognitivos, las funciones ejecutivas son las más sensibles al proceso de envejecimiento.

En cuanto al desempeño de los dominios cognitivos en función del sexo, los resultados no evidenciaron diferencias significativas.

Estos resultados no coinciden con los de otros autores como Burges (2017), quien describe diferencias indicadas experimentalmente entre hombres y mujeres referentes a algunos procesos cognitivos básicos. No obstante, en la descripción del sexo con los procesos cognitivos de atención y percepción, el autor concluye que aunque existan diferencias en atención y percepción entre géneros solo serían especulaciones puesto que estos dominios son dos áreas en las que no hay estereotipos sexuales porque somos poco conscientes de la forma en la que los sistemas sensoriales y de atención funcionan (Burges, 2017). Según lo revisado y propuesto en el apartado del marco teórico autores como Torres et al., (2006), coinciden con nuestros resultados enfatizando que no se encontrarían diferencias en cuanto al sexo en tareas de atención y memoria de trabajo.

Numerosas pruebas sugieren que, por término medio, las mujeres son mejores que los hombres en una amplia gama de habilidades que requieren el uso del lenguaje, como la fluidez verbal, la velocidad de articulación y la gramática. Las mujeres también suelen ser más ágiles que los hombres en tareas que incluyen velocidad perceptiva, precisión manual y cálculo aritmético. Por su parte, los hombres, por regla general, muestran una mejor ejecución en tareas de índole espacial, entre las que se incluyen resolución de laberintos, el ensamblaje de imágenes, el dibujo de bloques, la rotación mental y las destrezas mecánicas. Además, los hombres superan a las mujeres en el razonamiento matemático o a la hora de encontrar el camino en un itinerario, y también son más precisos para guiar o interceptar proyectiles (Springer y Deutsch, 1988).

En lo que respecta a la relación entre el sexo y el desempeño de las funciones ejecutivas en personas mayores no se encontraron investigaciones con características similares a las del presente estudio.

Teniendo en consideración la evidencia con la que se cuenta actualmente respecto de los cambios que ocurren a nivel cognitivo durante el envejecimiento, y sabiendo la importancia de los dominios cognitivos en la vida del ser humano, es fundamental seguir aportando con investigaciones que permitan en un futuro crear nuevos programas de prevención, estimulación e intervención enfocados en potenciar las habilidades cognitivas y comunicativas de las personas mayores, favoreciendo así un envejecimiento activo, una mejor calidad de vida y la optimización de oportunidades de desarrollo para una vida saludable, participativa y segura.

7. REFERENCIAS

Albert, M. S. y Moss, M. B. (1988). *Geriatric neuropsychology*. Guilford Press.

Álvarez Hernández, T. (2016). *Estimulación del lenguaje en envejecimiento normal o deterioro cognitivo leve. Propuesta de programa de intervención.* [Trabajo de Fin de Grado de Logopedia]. Universidad de La Laguna, España.

American Psychiatric Association - APA. *(2014). Manual diagnóstico y estadístico de los trastornos mentales DSM-5 (5a. ed.).* Editorial Médica Panamericana.

Ardila, A. (2012). Neuropsicología del envejecimiento normal. *Revista Neuropsicología, Neuropsiquiatría y Neurociencias, 12*(1), 1-20. http://revistaneurociencias.com/index.php/RNNN/article/view/309

Baltes, P. B. y Baltes, M. M. (1990). Psychological perspectives on successful aging: The model of selective optimization with compensation. *Successful aging: Perspectives from the behavioral sciences, 1*(1), 1-34.

Bentosela, M. y Mustaca, A. E. (2005). Efectos cognitivos y emocionales del envejecimiento: aportes de investigaciones básicas para las estrategias de rehabilitación. *Interdisciplinaria, 22*(2), 211-235.

Bruna, O., Roig, T., Puyuelo, M., Junqué, C. y Ruano, Á. (2011). *Rehabilitación neuropsicológica. Intervención y práctica clínica.* Editorial Elsevier.

Burges, L. (2017). Diferencias mentales entre los sexos: Innato versus adquirido bajo un enfoque evolutivo. *Ludus Vitalis, 14*(25), 43-73.

Burke, D. M., MacKay, D. G., Worthley, J. S. y Wade, E. (1991). On the tip of the tongue: What causes word finding failures in young and older adults?. *Journal of memory and language, 30*(5), 542-579.

Casanova-Sotolongo, P., Casanova-Carrillo, P. y Casanova-Carrillo, C. (2004). La memoria. Introducción al estudio de los trastornos cognitivos en el envejecimiento normal y patológico. *Rev Neurol, 38*(5), 469-472.

Cock, M. R., Matute, E. y Jurado, M. B. (2008). Las funciones ejecutivas a través de la vida. *Revista Neuropsicología, Neuropsiquiatría y Neurociencias, 8*(1), 23-46.

Donoso, A., Venegas, P., Villarroel, C., & Vásquez, C. (2001). Deterioro cognitivo leve y enfermedad de Alzheimer inicial en adultos mayores. *Revista chilena de neuro-psiquiatría, 39*(3), 231-238.

Escobar, L. M. V. (Ed.). (2003). "La comprensión del cerebro. Hacia una nueva ciencia del aprendizaje" de OCDE. *Educación Matemática, 15*(3), 175-178.

Fernández-Ballesteros, R. (2004). *Evaluación psicológica. Conceptos, Métodos y Estudio de Casos.* Pirámide.

Helm-Estabrooks, N. y Albert, M. L. (2005). *Manual de la afasia y de terapia de la afasia.* Ed. Médica Panamericana.

Juncos-Rabadán, O. (2006). Lenguaje en el deterioro cognitivo leve. *Revista De Logopedia, Foniatría Y Audiología, 29*(1), 1-3.

Juola, J. F. (2001). Efectos del envejecimiento sobre la atención visual. En: J. J. Ortells, C. Noguera y M. T. Daza (coord.) *La atención: un enfoque pluridisciplinar (Vol. II).* Promolibro.

Labos, E., Del Río, M. y Zabala, K. (2009). Perfil de desempeño lingüístico en el adulto mayor. *Revista Argentina de Neuropsicología*, 13, 1-13.

León-Arcila, R., Milián-Suazo, F., Camacho-Calderón, N., Arévalo-Cedano, R. E. y Escartín-Chávez, M. (2009). Factores de riesgo para deterioro cognitivo y funcional en el adulto mayor. *Rev Med Inst Mex Seguro Soc, 47*(3), 277-284.

Lezak, M. D. (1983). *Neuropsychological Assessment (2nd ed.).* Oxford University Press.

López-Álvarez, J. y Agüera Ortiz, L. F. (2015). Nuevos criterios diagnósticos de la demencia y la enfermedad de Alzheimer: una visión desde la psicogeriatría. *Psicogeriatría, 5*(1), 3-14.

Miquel, J. (2006). Integración de teorías del envejecimiento (parte I). *Revista española de geriatría y gerontología, 41*(1), 55-63.

Montes-Rojas, J., Gutiérrez-Gutiérrez, L., Silva-Pereira, J. F., Garcia-Ramos, G., del Río-Portilla, Y. (2012). Perfil cognoscitivo de adultos mayores de 60 años con y sin deterioro cognoscitivo. *Revista Chilena de Neuropsicología, 7*(3), 121-126.

Pereiro, A. y Juncos, O. (2001). *La atención: un enfoque pluridisciplinar (Vol.II)* Promolibro.

Pereiro, A. X., Juncos-Rabadán, O., Facal, D. y Álvarez, M. (2006). Variabilidad en el acceso al léxico en el envejecimiento normal. *Revista de Logopedia, Foniatría y Audiología, 26*(3), 132-138.

Pérez Martínez, V. T. (2005). El deterioro cognitivo: una mirada previsora. *Revista Cubana de Medicina General Integral, 21*(1-2), 1-8. https://n9.cl/gmz4u

Springer, S. P. y Deutsch, G. (1988). *Cerebro izquierdo, cerebro derecho.* Alianza Editorial.

Torres Pereira, J., Goicoechea Calderero, E. y Bravo Pérez, M. (2016). Aplicaciones de la musicoterapia en el tratamiento de enfermos de alzhéimer: una propuesta de intervención. En: Andrés Esteban Arbués y Luis Herves Carrasco (Coords.). Arteterapia para personas mayores. ASANART.

Varela, L., Chávez, H., Gálvez, M. y Méndez, F. (2004). Características del deterioro cognitivo en el adulto mayor hospitalizado a nivel nacional. *Revista de la sociedad peruana de medicina interna, 17*(2), 37-42. https://doi.org/10.36393/spmi.v17i2.235

ANÁLISIS DE LA EFECTIVIDAD DE LAS ESTRATEGIAS DE COMUNICACIÓN PARA PREVENIR EL VIH/SIDA EN UNIVERSITARIOS DEL PERÚ

Esmila Calderón Reyes, James Stuard Solís Godoy, Eva María Rojas Cordero[1]

El presente estudio nace por la necesidad de conocer la efectividad de las estrategias de comunicación para prevenir el VIH/sida en estudiantes universitarios del Perú, teniendo en cuenta que, a pesar de las múltiples campañas publicitarias realizadas a lo largo del tiempo, esta enfermedad sigue siendo una epidemia en el Perú

1. INTRODUCCIÓN

Los planteamientos teóricos actuales sobre salud sexual y reproductiva apuntan a definirla ya no sólo como ausencia de enfermedad, sino que incorporan otros elementos que apuntan a trabajar en prevención, respeto, satisfacción, libertad de elección y derechos humanos. Es decir, hoy se habla de la salud sexual desde un enfoque holístico integral. Esta etapa de la vida es prioritaria en el reconocimiento de los derechos sexuales cuyo ejercicio no solo está determinado por factores psicológicos del individuo, también tiene que ver con el máximo nivel alcanzable de salud; el mismo que se encuentra influenciado por la disponibilidad, accesibilidad, aceptabilidad y calidad del servicio brindado por el estado. Sus obligaciones tienen que ver con la información, educación y la ayuda necesaria a las personas que sufren de alguna enfermedad (ONUSIDA, 2019). Ya el Programa de Acción de la Conferencia Internacional sobre la Población y el Desarrollo en 1994 definía a la salud sexual como un estado general que involucra tres tipos de bienestar: físico, mental y social, dado que es importante disfrutar de una vida sexual activa y libre de riesgos, así como la de procrear y vivir la sexualidad en libertad. Hoy, ésta requiere un enfoque positivo y respetuoso de la sexualidad, que éste exenta de coacción, discriminación y violencia, y para que todos tengan una buena salud sexual, se deben respetar, proteger y satisfacer sus derechos sexuales. (OMS, 2018). Además, las personas requieren tener acceso a información verdadera sobre sexualidad y, asimismo, poder elegir un método anticonceptivo que consideren seguro y eficaz. (UNFPA, 2019).

En lo que respecta al VIH/sida, es una enfermedad pandémica e incurable que es provocada por el Virus de Inmunodeficiencia Humana (VIH), el cual afecta el sistema inmunitario dejándolo sin defensas y expuesto a muchas infecciones y/o enfermedades que ocasionan la muerte. De no ser tratado a tiempo, este virus es causante del Síndrome de Inmunodeficiencia Adquirida (Sida), que consiste en que la persona afectada ve sus

---

1. Universidad Nacional del Santa (Perú)

defensas completamente debilitadas y es muy probable que otro tipo de infecciones ingresen a su cuerpo a tal punto de provocarle la muerte. Este virus que no tiene cura, ha sido, según la ONUSIDA (2021) el causante de la muerte de más de 35 millones de personas en todo el mundo. Sin embargo, si es detectado a tiempo en los pacientes, éstos pueden recibir tratamientos que les permiten alargar su esperanza de vida. En el 2004, las Naciones Unidas en Perú, afirmó que en el país el VIH/sida se expandió debido a la falta de métodos anticonceptivos, el comercio sexual sin protección y una reducción en la percepción del riesgo por parte de la ciudadanía (MINSA, 2007). También se lanzó el programa TARGA (Terapia Antirretroviral de Gran Actividad) en mayo del mismo año, y es en el 2006 en donde las personas (9,427) accedieron a este programa de forma gratuita a través de instituciones públicas tal como el MINSA, ESSALUD y COPRECOS, mientras que 6,527 personas lo recibieron de los establecimientos de salud y ONG (Cáceres, Mendoza, Konda, & Lescano, 2007). En tal sentido, la Dirección General de Epidemiología en el 2012 dijo que las personas que viven con VIH en el país fueron de 74 mil (MINSA, 2012), y con sida 41,684 (MINSA, 2018b). Al 2017 se estimó que eran 72,000 las personas que vivían con el VIH (Inppares, 2020). A junio del 2018 la cifra de infectados por este virus fue de 115,797 (MINSA, 2018b). Por otro lado, el MINSA indicó que desde el primer caso reportado en el Perú en 1983 al 2020 se notificaron 136,396 personas infectadas por VIH, de los cuales 45,491 se encuentran en estadio sida (CDC MINSA, 2020b). En la Resolución Directoral N.º 077- 2020-DG (2020), indica que, de los casos notificados durante el periodo analizado, la vía de transmisión prevaleciente es la sexual (97.6%), como segunda vía está la transmisión madre-niño (1.9%) y por último la vía parenteral (0.4%).

Para evitar la transmisión del VIH es necesario desplegar estrategias que permitan a las personas aprender a prevenirla. Esta necesidad se convierte en prioridad pues, pese al tiempo transcurrido desde que se descubrió el VIH, un 50% de los jóvenes no se encuentran informados al respecto. Existen muchos factores que determinan esta situación, son clave los padres y las instituciones educativas que no participan en la educación en temas de sexualidad y prevención de las ETS debido a sus creencias o tabúes. En tanto, el Ministerio de Salud sigue siendo un actor clave en la prevención, pues mediante sus estrategias de comunicación impulsa la información y la educación sexual y difunde los riesgos de no tomar las medidas preventivas haciendo hincapié en el uso del preservativo y los tamizajes. Además, asume la tarea de controlar la enfermedad en personas que ya han sido contagiadas, brindándoles el tratamiento y asesoría gratuita. Se realizó una investigación que permitió identificar y analizar las características de los estudios sobre estrategias de comunicación para prevenir el VIH/sida en los estudiantes universitarios del Perú entre el 2016 al 2020 que fueron seleccionados con los siguientes criterios: son estudios publicados en los últimos 5 años (publicadas entre 2016 y 2020), están disponibles en fuentes de publicación confiables (repositorios, revistas académicas e informes de organismos de salud), son publicaciones en castellano, y se concentran en universitarios peruanos.

Las investigaciones seleccionadas para este estudio sobre estrategias de comunicación para prevenir el VIH/sida en estudiantes universitarios, está conformada por todas aquellas investigaciones publicadas en fuentes confiables repositorios, revistas científicas o informes elaborados por los organismos de la salud. y que traten de resultados de investigación acerca de estrategias de comunicación para la prevención del VIH/sida en estudiantes universitarios peruanos y que hayan sido difundidas en los últimos 5 años, es decir, entre el 2016 y el 2020. De acuerdo a estos estudios analizados, existe la necesidad de concentrarse en jóvenes porque las estadísticas de contagios por VIH/sida en los jóvenes peruanos no ha disminuido en los últimos años a pesar de los esfuerzos por prevenirla. En el estudio de Rivas (2019) con su tesis de licenciatura sobre Estrategias de Comunicación de la ONG AHF para la prevención del VIH en los jóvenes universitarios de la ciudad de Chiclayo, Perú; los resultados no fueron los esperados, porque tras la ejecución de las acciones, por parte de la referida ONG, no se tuvo la participación esperada, y los jóvenes seguían con un conocimiento parcial sobre el VIH/sida. Los investigadores atribuyen esta falta de participación a que no se emplearon los medios adecuados para difundir la campaña. Asimismo, la mayoría de las propuestas y/o estrategias de AHF estuvieron apoyadas principalmente en el modelo de comunicación de transmisión e interacción y la teoría de creencias de Salud, la teoría de etapas o estados de cambios y finalmente la teoría del aprendizaje social.

Existen varias teorías y modelos de Comunicación en Salud, los cuales se pueden dividir en dos grupos. Por un lado, están las teorías a nivel de acciones individuales como el modelo de creencias de salud, teorías de etapas o estados del cambio. Se centran en: acciones preventivas que una persona puede tomar sin el asesoramiento de un especialista, explicación de las conductas que conllevan a un descuido de la salud y el los factores que ocasionan el incremento de contagios están relacionados con: la desinformación en temas de protección de la enfermedad, la iniciación sexual cada vez más temprana y con el hecho de que no usan o no utilizan correctamente el condón. interés de un individuo que opta por conductas saludables. En un segundo grupo se pueden ubicar las teorías que se concentran en acciones grupales (Por ejemplo, identifican los cambios que ocasiona la intervención o influencia de las organizaciones o instituciones en beneficio de una vida saludable). Aquí se ubican las siguientes: teorías de aprendizaje social, teoría de difusión de innovaciones, teoría del mercado social, modelo de comunicación para el cambio social y el modelo socio-ecológico. De este grupo de teorías mencionadas, la que se ha prevalecido en los últimos años es la Comunicación para el Cambio Social, y ha sido marco de investigación en el campo de salud tanto en África, Asia, y América Latina. Asimismo, ha sido promovida por los comunicadores, porque en sus acciones involucran a la sociedad. Lo que más se respeta en esa perspectiva teórica es la posibilidad que existe de involucrar a las personas de la comunidad, más aún cuando se trata del problema de la (Martínez & Sosa, 2016).

2. OBJETIVOS

El Objetivo principal de la investigación fue: Identificar y analizar investigaciones publicadas en los últimos cinco años sobre estrategias de comunicación para prevenir el VIH/sida en los estudiantes universitarios del Perú.

Los objetivos secundarios fueron: a) Identificar investigaciones publicadas sobre estrategias de comunicación para prevenir el VIH/sida, utilizadas en los estudiantes universitarios peruanos, en los últimos cinco años. b) Identificar las instituciones que han realizado investigaciones sobre estrategias de comunicación para prevención del VIH/sida en los estudiantes universitarios peruanos, publicadas en los últimos cinco años. c) Determinar el aporte de las investigaciones publicadas sobre estrategias de comunicación para prevenir el VIH/sida en los estudiantes universitarios peruanos, en los últimos cinco años.

3. METODOLOGÍA

Esta investigación asume un enfoque cualitativo, puesto que no se rige por magnitudes, más bien se basa en la identificación de las características del objeto definido para el presente estudio (Muñoz, 2015). La investigación sigue un diseño no experimental, porque las variables de estudio no se someten a ningún tipo de manipulación por parte de la investigadora; de hecho, se toma tal como se encuentra en su contexto. Este es un estudio descriptivo, puesto que se encarga de identificar y analizar las características de las publicaciones académicas acerca de la investigación sobre estrategias de comunicación que se han diseñado e implementado para la prevención del VIH/sida en estudiantes universitarios peruanos en los últimos cinco años (2016- 2020).

Los métodos de recolección dentro del enfoque cualitativo cumplen una función importante puesto que proporcionan información valiosa que permite al investigador la comprensión de procesos (Cadena et al., 2017). En tal sentido, Hernández et al. (2014) indican que es el propio investigador el principal instrumento de la recolección de datos, porque no solo analiza la información, sino que es el medio para obtenerla. En este caso la población está conformada por todas aquellas investigaciones publicadas en fuentes confiables y que se traten de resultados de investigación acerca de estrategias de comunicación para la prevención del VIH/sida en estudiantes universitarios. La muestra es una porción representativa de la población que está conformada por un grupo de sujetos u objetos (Fuentelsaz, 2004). Para calcular su número, se seguirá el método no probabilístico e intencionado, puesto que se elegirán las investigaciones que cumplan con los siguientes criterios de selección: Investigaciones sobre estrategias de comunicación para prevenir el VIH/sida en los estudiantes universitarios del Perú, publicadas en los últimos 5 años, es decir, entre el año 2016 y el año 2020. Investigaciones publicadas sobre estrategias de comunicación para prevenir el VIH/sida en los estudiantes universitarios del Perú, publicadas entre el año 2016 y el año 2020, provenientes de fuentes confiables: repositorios, revistas científicas o informes elaborados por los organismos de la salud. - Investigaciones publicadas sobre estrategias de comunicación para prevenir el VIH/sida en los estudiantes universitarios del Perú, publicadas entre el año 2016 y el año 2020 escritas en castellano. Investigaciones publicadas sobre estrategias de comunicación para prevenir el VIH/sida publicadas entre el año 2016 y el año 2020 con poblaciones jóvenes universitarias peruanas.

En cuanto a la gestión de la recolección de la información se realizó el siguiente procedimiento: Se hizo una búsqueda exhaustiva en los diferentes repositorios de las universidades del Perú, en el Registro Nacional de Trabajos de Investigación (Renati), también se buscó en plataformas de las instituciones de salud como: MINSA, OMS, ONUSIDA, Inppares, Redes de jóvenes, Apropo. Del mismo modo, en las páginas de Scielo, Dialnet, Scopus, Redalyc, Perú Libre, Red Sida Perú, Alicia de Concytec, Ebsco, Pubmed, Revista de Postgrado Indexada en LATINDEX SCIENTIARVM y el Centro de Investigación Interdisciplinaria en Sexualidad, Sida y Sociedad Universidad Peruana Cayetano Heredia. En algunos buscadores no se encontraron estudios que se relacionen con el tema de la presente investigación. Para la búsqueda se utilizaron las palabras clave: estrategias de comunicación, VIH, sida, estudiantes universitarios, Perú, universidad, prevención, control. Se obtuvieron 15 estudios de investigación, de los cuales solo 5 cumplieron con los criterios de inclusión y son las que se detallan a continuación:

- Ayala. (2017). Propuesta de un plan de comunicación en redes sociales para concientizar acerca de las ITS a los estudiantes de la Escuela de Ciencias de la Comunicación de la Universidad Nacional de Piura-2017. (Tesis de licenciatura),

Universidad Nacional de Piura, Piura. Obtenido de http://repositorio.unp.edu.pe/handle/UNP/1228
- Enriquez. (2017). Programa tutorial para mejorar conocimientos y capacidades sobre prevención del VIH y sida de los jóvenes universitarios de la Facultad de Ciencias de la Salud de la UNDAC-Tarma, 2016. (Tesis de doctorado), Lima. Obtenido de http://renati.sunedu.gob.pe/handle/sunedu/1540140
- Germaná, J. (2019). Estrategias de comunicación para promover una sexualidad sana y segura y prevenir la ETS/VIH/SIDA en gente joven. (Trabajo de suficiencia profesional de licenciatura), Universidad de Lima, Lima, Perú. Obtenido de https://repositorio.ulima.edu.pe/handle/20.500.12724/10562
- Rivas, Á. (2019). Estrategias de comunicación de la ONG AHF para la prevención del VIH en los jóvenes universitarios de la ciudad de Chiclayo, Perú. (Tesis de Licenciatura), Universidad San Ignacio de Loyola, Lima, Perú. Obtenido de http://repositorio.usil.edu.pe/handle/USIL/9229
- Ruiz de Saldaña, R. (2020). Programa de educación sexual en prevención de enfermedades de trasmisión sexual en estudiantes del Instituto San Ignacio de Monterrico – 2019. (Tesis doctoral), Universidad César Vallejo, Lima Este, Perú. Obtenido de https://repositorio.ucv.edu.pe/handle/20.500.12692/40408

Estos estudios se analizaron considerando: El título de la investigación que permite establecer los principales aspectos que abarca el estudio. La identificación de la institución, que pueden ser públicas, privadas, ONG, instituciones educativas que financian las investigaciones, establece los métodos y las características de estas investigaciones. Asimismo, las propuestas comunicacionales: es decir, los documentos donde se recogen los recursos y acciones emprendidas como guía de trabajo para el cumplimiento de los objetivos propuestos. También se han tomado en cuenta las estrategias, programas y modelos de comunicación usados en las investigaciones, así como actores involucrados, indicadores, contenidos y medios. Los resultados y conclusiones del estudio permiten establecer si se ha tomado en cuenta una etapa de evaluación que considere el impacto, aporte y pertinencia del estudio y su sostenibilidad en el tiempo. finalmente se ha considerado también los aportes del estudio pues permiten establecer si ha habido algún avance en el desarrollo de estrategias de comunicación para prevenir el VIH/sida, si hay lecciones aprendidas, o si se han identificado errores. Con estos criterios se ha desarrollado el siguiente instrumento:

N°	Título de la investigación	Institución que realiza la investigación	Propuesta comunicacional	Estrategia(s) Programa(s)/ Modelos comunicacionales	Resultados	Conclusiones	Aporte
1							
2							
3							
4							
5							

Tabla 1. Criterios a considerar para analizar la información seleccionada Fuente: Elaboración Propia, 2023.

4. DESARROLLO DE LA INVESTIGACIÓN

Tal como sostiene Aguilera (2014), una revisión sistemática consiste en la recopilación de información de un tema específico. Aquí se presenta toda la información seleccionada en base a los problemas planteados en la investigación. Asimismo, se trata de una investigación cualitativa, de tipo descriptivo.

A continuación, se presenta la información analizada que proviene de cinco investigaciones publicadas entre 2016 y 2020 sobre las estrategias de comunicación en la prevención del VIH/sida en estudiantes universitarios. Los criterios que se toman en cuenta para seleccionarlos son: estudios publicados en los últimos 5 años (se encontraron investigaciones publicadas entre el 2017 y 2020), fuentes de publicación confiables (repositorios, revistas e informes del organismo de la salud), publicaciones en castellano, así como también que la población sean los universitarios peruanos.

En la investigación se descubrió que no todos los estudios han apoyado los programas sexuales en estrategias de comunicación basadas en teorías de la comunicación para la salud, alguna de ellas ha sido planificadas y desarrolladas sólo en base a las respuestas que los involucrados han respondido en las encuestas y a partir de ello se han construido las acciones comunicacionales a ejecutar. Entre ellas se encuentran: El programa de educación sexual en prevención de enfermedades de trasmisión sexual en estudiantes del Instituto San Ignacio de Monterrico-2019, Propuesta de un plan de comunicación en redes sociales para concientizar acerca de las ITS a los estudiantes de la Escuela de Ciencias de la Comunicación de la Universidad Nacional de Piura2017, y Programa tutorial para mejorar conocimientos y capacidades sobre prevención del VIH y sida de los jóvenes universitarios de la Facultad de Ciencias de la Salud de la UNDAC-Tarma, 2016. En relación a los programas para los estudiantes universitarios en los últimos 5 años en el Perú (2016-2020), la propuesta comunicacional se ha enfocado mayoritariamente en la red social Facebook, la ONG AHF en las capacitaciones a los jóvenes de las universidades de Chiclayo ha desarrollado estrategias que dialogan con las utilizadas por el MINSA, es decir charlas y consejerías para lograr los tamizajes; empleadas con el objeto de prevenir las ITS, entre ellas el VIH/sida. Sin embargo, no hace uso de medios de comunicación para transmitir mensajes masivos a los jóvenes, por lo que se considera que el resultado no es relevante para el cumplimiento del objetivo de prevención de VIH/sida, toda vez que la estrategia está centrada en detectar seropositivos. Los programas de educación sexual que se han diseñado para la prevención del VIH/sida y promoción de salud sexual, refuerzan información acerca del uso adecuado del preservativo porque la vía sexual es el principal modo de contagio. Aquí la estrategia es básicamente informativa.

La prevención de VIH/sida sigue siendo un tema actual, vigente y de relevancia en nuestro país, así lo demuestran las investigaciones encontradas que revelan que, a pesar de las numerosas campañas realizadas por más de 30 años, los problemas de contagio persisten, y lo que es peor aún, continúa en nivel de epidemia. Los resultados de las investigaciones estudiadas muestran que, en el Perú, los jóvenes no cuentan con la información necesaria y/o adecuada sobre la prevención y control de la enfermedad, y no es porque no tengan a su disposición la información, de hecho, la encuentran en los centros de salud, campañas, ferias y actividades que realiza el MINSA y ONG que se han sumado a la lucha de la epidemia. Más bien, los jóvenes tienen baja percepción de riesgo respecto al contagio del VIH/sida. Por otro lado, la evidencia empírica ha demostrado que, en las ferias, campañas u otras actividades que han realizado, éstos no han mostrado tanto interés, porque tienen la seguridad que solo ellos tienen el control de su vida sexual. También se pudo identificar, que las estrategias comunicacionales desarrolladas por el MINSA son básicamente de informar y realización de tamizajes. En tal sentido, los resultados no son los esperados. No obstante, el estudio de Germaná (2019) demostró que a las estrategias comunicacionales agregándole creatividad y sobre todo el planteamiento de objetivos direccionados al cambio de comportamiento y forma de pensar de los jóvenes, los resultados son favorables. Tal es así que los actores involucrados: personal especializado, jóvenes voluntarios detectaron los lugares que estos frecuentan y realizaron sus actividades haciendo uso de diferentes tácticas, entre ellos los juegos didácticos incluso dentro de las discotecas, no solo lograron involucrar al público objetivo, sino que se sumaron otros jóvenes que no estaban incluidos en la muestra

Autor y año	Estrategias de comunicación	Características de las estrategias
Ruíz (2020)	Estrategia participativa	. Se realizó mediante sesiones de clases. Utilizó material audiovisual y didáctico para un mejor entendimiento. Su duración fue de 6 semanas. Su propósito fue difundir información acerca de la ETS.
Rivas (2019)	Estrategia por campañas médicas	Se realizó una campaña médica de dos días de duración. Los participantes recibieron una consejería antes y después de la prueba de descarte de VIH/SIDA. La información pudo recogerse antes de la prueba para medir su nivel de conocimiento, y después de la prueba para conocer lo que aprendió.
Germaná (2019)	Estrategia vivencial para la educación y sensibilización; denominado *eduentretenimiento*	Talleres de sensibilización y educación acerca del VIH/SIDA y ETS en general. Expresamente utilizaron la teoría del aprendizaje social para explicar la conducta de los jóvenes. Se conformaron 3 mesas multisectoriales.
Ayala (2017)	Campaña activa por red social Facebook	Búsqueda de términos apropiados para difundir información acerca de la prevención de ETS en redes sociales. Buscó difundir el uso del preservativo como protección ante embarazos no deseados y ETS.
Enríquez (2017)	Paquete educativo	Desarrollo talleres educativos durante seis semanas, una sesión por semana, Programa tutorial personalizado donde se buscó influenciar en los comportamientos de la sexualidad de los universitarios.

Tabla2. Características de las estrategias de comunicación. Fuente: Elaboración propia, 2023.

La tabla 2 muestra las características de las estrategias de comunicación que emplearon los autores de los estudios seleccionados. Se detalla que las cinco investigaciones utilizaron diferentes estrategias para llegar al público objetivo. Las cuales, de acuerdo a sus conclusiones, tuvieron impacto después de su aplicación. Estos resultados se alcanzaron gracias al uso de diversas herramientas audiovisuales y didácticas. Se tomó en cuenta la construcción de los mensajes, los talleres de sensibilización sobre el VIH/sida fue de gran relevancia para el cumplimiento de sus objetivos. También se hizo énfasis en la difusión del uso adecuado del preservativo y se les hizo seguimiento por más de un mes a los jóvenes universitarios que conformaron la muestra, con el fin de ver los resultados.

Concluyendo que fueron positivos. El uso inadecuado del preservativo, sigue siendo el problema principal a resolver en estas investigaciones, los jóvenes lo siguen asociando, fundamentalmente, a la prevención de embarazos no deseados, más que a la prevención de ITS como el VIH/sida. De allí que su uso se presenta, básicamente, cuando mantienen relaciones coitales, pues consideran que allí está el riesgo mayor.

Autor y año	Estrategias de comunicación	Metodología	Relación con modelos en la Salud
Ruíz (2020)	Estrategia participativa	Enfoque: cuantitativo Diseño: experimental Población intervenida: 118 Duración: 6 semanas	Modelo de transmisión e interacción.
Rivas (2019)	Estrategia por campañas médicas	Enfoque: cuantitativo Diseño: experimental Población intervenida: estudiantes de la universidad de la ciudad de Chiclayo Duración: dos días	Modelo de transmisión e interacción.
Germaná (2019)	Estrategia vivencial para la educación y sensibilización; denominado *eduentretenimiento*	Enfoque: mixto Diseño: experimental Población intervenida: 340 estudiantes de universidades de la ciudad de Lima e Iquitos Duración:	Modelo de transmisión e interacción.
Ayala (2017)	Campaña activa por red social Facebook	Enfoque: cualitativa Tipo: Aplicada y propositiva Población intervenida: 1 833 personas	Modelo de transmisión.
Enríquez (2017)	Paquete educativo	Enfoque: mixto Diseño cuasiexperimental Población intervenida: 380 estudiantes de la UNDAC Duración: 6 semanas	Modelo de transmisión e interacción

Tabla 3. Relación con modelos de comunicación. Fuente: Elaboración propia, 2023

En la tabla 3, se observa que cuatro de las cinco investigaciones, aplican los modelos teóricos de transmisión e interacción, son los estudios de Ruíz (2020), Rivas (2019), Germaná (2019) y Enríquez (2017). Las estrategias reportadas en esos estudios involucran la participación e intercambio de mensajes entre los especialistas y la población intervenida. El artículo de Ayala (2017) concuerda con el modelo de transmisión, la propuesta es la creación de una Fan page en Facebook, ésta tiene como propósito difundir la información acerca del VIH/sida, independientemente de si se responden las interacciones de los seguidores.

Autor y año	Estrategias de comunicación	Relación con modelos de comunicación
Ruíz (2020)	Estrategia participativa	Modelo de creencias de Salud
Rivas (2019)	Estrategia por campañas médicas	Modelo de creencias de Salud
Germaná (2019)	Estrategia vivencial para la educación y sensibilización; denominado *eduentretenimiento*	Teoría de etapas o estados de cambios Teoría del aprendizaje social
Ayala (2017)	Campaña activa por red social Facebook	Modelo de creencias de Salud
Enríquez (2017)	Paquete educativo	Teoría de etapas o estados de cambios

Tabla 4. Relación con los modelos de comunicación. Fuente: Elaboración propia, 2023

Aquí se puede ver que las investigaciones de Ruíz (2020), Rivas (2019) y Ayala (2017) se caracterizan por tener similitudes con el modelo teórico de creencias de salud, debido a que las campañas de comunicación buscan que los jóvenes adopten conductas saludables en su vida sexual; aunque Enríquez (2017) reporta una campaña por redes sociales, de igual forma su propósito es difundir información para la prevención del VIH/sida y las ITS. Por otro lado, las investigaciones de Germaná (2019) y Enríquez (2017) tienen características similares al modelo de etapas o estados de cambio; dado que las investigaciones involucraron talleres educativos y eduentretenimiento que permitieron transmitir el mensaje acerca de los riesgos de una mala praxis de la sexualidad; de allí se buscó migrar hacia conductas más saludables de los jóvenes. Sin embargo, Germaná (2019) reconoce el uso de la teoría social del aprendizaje para buscar el cambio de conducta de los jóvenes, y a partir de allí desarrollar los talleres (tabla 5).

Sin embargo, todas estas investigaciones midieron resultados a corto plazo, No se reportan efectos más allá del periodo de estudio en el que participaron los jóvenes estudiantes. Sólo se reporta un postest que evalúa mediante una encuesta la comprensión de charlas y talleres.

5. CONCLUSIONES

No se han encontrado publicaciones de artículos científicos de ningún organismo que trabaje o haya trabajado en investigación sobre estrategias de comunicación para prevención del VIH/sida en jóvenes universitarios desarrolladas en los últimos cinco años. Pese a que la búsqueda se concentró en el periodo entre el 2016-2020, Todos fueron trabajos de pre y/o posgrado, los que analizaron o propusieron estrategias de la comunicación para la prevención del VIH/sida enfocado en jóvenes universitarios. Los autores de las investigaciones analizaron diversas estrategias de comunicación como: la estrategia participativa, las estrategias por campañas médicas, la estrategia vivencial para la educación y sensibilización denominado "eduentretenimiento", campaña activa por red social Facebook y un paquete educativo.

En las publicaciones se identificó el uso del modelo de comunicación de Creencias de Salud, también el uso de la teoría de etapas o la teoría del Aprendizaje Social. A decir de los resultados, tuvieron un gran impacto en la inducción de los jóvenes porque permitió que su conocimiento aumentará y con ello las capacidades para tomar decisiones de forma responsable sobre su vida sexual. Pero también permitió identificar las falencias en el proceso de convocatoria, y la organización, fue el caso de la ONG AHF, cuyas campañas realizadas no tuvieron el impacto deseado en los jóvenes, debido que no uso los medios de comunicación adecuados para difundir la información.

En las publicaciones analizadas no se encontró que se hayan desarrollado estrategias como la referida a la comunicación comunitaria y/o comunicación de riesgo, que hubiese significado intervenciones en salud con agentes sociales como juntas vecinales, agentes comunitarios de salud y voluntarios para la prevención del VIH/sida.

Las investigaciones analizadas expresan la necesidad de concentrarse en jóvenes porque según dichas investigaciones, las estadísticas de contagios por VIH/sida en los jóvenes peruanos se han incrementado en los últimos años a pesar de los esfuerzos por prevenirla.

Las investigaciones revisadas coinciden en señalar que los factores que ocasionan el incremento de contagios están relacionados con: la desinformación en temas de protección de la enfermedad, la iniciación sexual cada vez más temprana y con el hecho de que no usan o no utilizan correctamente el condón.

Los cinco estudios coinciden en que los factores del aumento de contagio están asociados principalmente al desconocimiento de los jóvenes de cómo evitar el contagio y más aún cuando sus encuentros sexuales son sin la debida protección (no utilización del preservativo o lo usan inadecuadamente). Sin embargo, los estudios difieren en el uso de las estrategias de comunicación a aplicar, ya que van desde estrategias participativas, por campañas de tipo médica, vivencial, de sensibilización y las campañas por uso de las redes sociales (Facebook).

De acuerdo a los estudios analizados, los modelos teóricos utilizados son: Teoría del Aprendizaje Social que no solo involucra a los actores de la salud (OMS, OPS, MINSA, ESSALUD, INPPARES, COPRECOS y ONG) sino que también toma en cuenta la participación de la ciudadanía; la Teoría de creencias en salud que mide creencias o percepciones sobre la enfermedad y la Teoría de Etapas o Estados de Cambio que se refiere a la predisposición de los participantes a cambiar a conductas saludables.

El aporte de estas investigaciones radica también en la constatación que no se ha avanzado suficiente en la prevención del VIH/sida y que persisten los mismos problemas de desinformación y de actitud entre los jóvenes que impiden el descenso de los contagios. Entonces, a pesar de los años transcurridos, continúa siendo un problema de salud pública. El VIH/sida es una epidemia en Perú.

6. REFERENCIAS

Ayala. (2017). *Propuesta de un plan de comunicación en redes sociales para concientizar acerca de las ITS a los estudiantes de la Escuela de Ciencias de la Comunicación de la Universidad Nacional de Piura-2017.* (Tesis de licenciatura), Universidad Nacional de Piura, Piura. http://repositorio.unp.edu.pe/handle/UNP/1228

Cáceres, C., Mendoza, W., Konda, K., & Lescano, A. (2007). *Nuevas evidencias para las políticas y programas de salud en VIH/SIDA e Infecciones de Transmisión Sexual en el Perú.* Informe, Universidad Peruana Cayetano Heredia, Lima, Perú. https://repositorio.unal.edu.co/handle/unal/52902

Cadena, P., Rendón, R., Aguilar, J., Salinas, E., Cruz, F., & Sangerman, D. (11 de noviembre de 2017). *Métodos cuantitativos, métodos cualitativos o su combinación en la investigación: un acercamiento en las ciencias sociales.* Rev. Mex. Cienc. Agríc., *8*(7), 1-15. http://www.scielo.org.mx/pdf/remexca/v8n7/2007-0934-remexca-8-07-1603-en.pdf

CDC MINSA. (2020). *Situación epidemiológica del VIH-Sida en el Perú.Boletín VIH, Febrero 2020.* https://www.dge.gob.pe/portal/docs/vigilancia/vih/Boletin_2020/febrero.pdf

Enríquez. (2017). *Programa tutorial para mejorar conocimientos y capacidades sobre prevención del VIH y sida de los jóvenes universitarios de la Facultad de Ciencias de la Salud de la UNDAC-Tarma, 2016*. (Tesis de doctorado), Lima. http://renati.sunedu.gob.pe/handle/sunedu/1540140

Fuentelsaz, C. (2004). *Cálculo del tamaño de la muestra*. Matronas Profesión, 5(18), 1-9. https://n9.cl/flfgs

Germaná, J. (2019). *Estrategias de comunicación para promover una sexualidad sana y segura y prevenir la ETS/VIH/SIDA en gente joven*. (Tesis de licenciatura), Universidad de Lima, Lima, Perú. https://repositorio.ulima.edu.pe/handle/20.500.12724/10562

Hernández, R., Fernández, C., & Baptista, P. (2014). *Metodología de la Investigación* (Sexta ed.). México: McGraw Hill Education. https://n9.cl/2i4

Inppares. (Octubre de 2020). *Inpares lanza campaña gratuita de prevención de VIH y sífilis*. https://n9.cl/kt14hf

Martínez, C., & Sosa, M. (2016). *Aportaciones y diferencias entre comunicación en Salud, comunicación para el desarrollo y para el cambio social*. Revista de Comunicación y Salud, 6,

MINSA. (2007). *Lineamientos de política sectorial en ITS, VIH y Sida*. http://bvs.minsa.gob.pe/local/MINSA/1255_MINSA1496.pd 69-80.

MINSA. (21 de noviembre de 2012). *Sólo la mitad de personas con VIH en Perú conoce su diagnóstico*. https://n9.cl/oy1gv

MINSA. (2018). *Situación actual del VIH-SIDA en el Perú*. https://n9.cl/ksmv

Muñoz, C. (2015). *Metodología de la investigación*. México: Oxford University Press.

OMS. (2018). *La salud sexual y su relación con la salud reproductiva: un enfoque operativo*. https://n9.cl/kxjtq

ONU/SIDA. (2019). *Prevención del VIH*. https://www.unaids.org/es/topic/prevention

ONUSIDA. (21 de Setiembre de 2020). *90-90-90: Tratamiento para todos*. https://www.unaids.org/es/resources/909090

Rivas, Á. (2019). *Estrategias de comunicación de la ONG AHF para la prevención del VIH en los jóvenes universitarios de la ciudad de Chiclayo, Perú*. (Tesis de Licenciatura), Universidad San Ignacio de Loyola, Lima, Perú. http://repositorio.usil.edu.pe/handle/USIL/9229

Ruíz. (2020). *Programa de educación sexual en prevención de enfermedades de trasmisión sexual en estudiantes del Instituto San Ignacio de Monterrico – 2019*. (Tesis de doctorado), Universidad César Vallejo. http://repositorio.ucv.edu.pe/handle/20.500.12692/40408

UNFPA-PERÚ. (13 de Febrero de 2019). *Promoviendo políticas para garantizar los derechos humanos de poblaciones clave y de la juventud frente al VIH y Sida*. https://peru.unfpa.org/es/news/promoviendo-pol%C3

LA INFLUENCIA DE LA FORMACIÓN DIGITAL EN EL DESARROLLO DE LA ACTIVIDAD FÍSICA DURANTE EL CONFINAMIENTO

Ferdinando Cereda[1]

1. INTRODUCCIÓN

En los años 2020 y 2021, la pandemia por el COVID-19 ha impactado en gran medida la vida cotidiana de las personas, incluyendo diversos aspectos de su ocio como las oportunidades para la actividad física en el tiempo libre (AFTL). En este caso, dichas oportunidades fueron y siguen siendo alteradas por el cierre de instalaciones deportivas o medidas de distanciamiento social y prohibiciones de reuniones. En así que varios estudios de revisión han informado disminuciones en la AFTL durante diferentes formas de confinamiento en distintos países (Caputo y Reichert, 2020; Stockwell et al., 2021). También en Italia, las tasas de participación en deportes y AFTL han disminuido durante la COVID-19 (Füzéki et al., 2021; Zaccagni et al., 2021).

No solo han disminuido las tasas de participación en AFTL, sino que también ha habido cambios significativos en las formas en que diferentes grupos de la población se involucran en deportes y AFTL. Por ejemplo, debido a las medidas gubernamentales dadas por el COVID-19 que afectan de manera desigual a diferentes tipos y formas de AFTL y deportes, algunas actividades (como hacer ejercicio en un gimnasio) han perdido popularidad, mientras que otras (como caminar al aire libre) se han vuelto más populares. Del mismo modo, el uso de medios digitales y tecnologías para el ejercicio en casa ha aumentado durante el confinamiento (Liu et al., 2022; Mutz et al., 2021; Staley et al., 2021).

Aunque los resultados de las encuestas proporcionan perspicacias importantes sobre los cambios inducidos por la COVID-19 en las tasas de participación en la actividad física de tiempo libre, la investigación sobre cómo las personas dieron sentido y experimentaron el impacto del confinamiento por COVID-19 en sus vidas sobre la actividad física en su tiempo libre es escasa. Sin embargo, los estudios cualitativos pueden ayudarnos a examinar el entrenamiento mediado digitalmente y detallar cómo la COVID-19 ha afectado los procesos de significado y construcción de identidad de los participantes. Además, aunque varios estudios han examinado las perspectivas de los atletas de élite (Bowes et al., 2021; Souter et al., 2022; Whitcomb-Khan et al., 2021), la investigación que se centra en las experiencias de los grupos que participan en deporte recreativo y actividad física de tiempo libre es limitada.

---

1. Universidad Católica del Sagrado Corazón en Milán (Italia).

Uno de los grupos cuyas oportunidades de hacer ejercicio se han visto particularmente afectadas por la COVID-19 son aquellos que participan en actividades de fitness organizadas. Es un hecho que los gimnasios en muchos países han estado cerrados durante las diferentes olas de la pandemia de COVID-19; sin embargo, hasta la fecha de redacción del presente ensayo, solo algunos estudios han dado voz a tales personas. Uno de los pocos estudios es el de Kaur *et al.* (2020), quienes exploraron las experiencias de confinamiento de los asistentes a gimnasios en India. Este estudio mostró cómo el cierre de los gimnasios inicialmente llevó a una falta de motivación, ya que los participantes extrañaban a sus compañeros de gimnasio. Sin embargo, con el tiempo y con la ayuda de las redes sociales, el entrenamiento *on line* y la música, los informantes de Kaur *et al.* (2020) lograron desarrollar nuevas rutinas de entrenamiento.

Estos hallazgos son congruentes con un estudio realizado con instructores de fitness, quienes experimentaron las clases en línea como un sustituto insuficiente para la enseñanza presencial, ya que las plataformas digitales obstaculizaban la conexión socioemocional con los participantes (Andreasson y Andreasson, 2021). Contribuyendo a la escasa literatura sociocultural sobre la AFLL y COVID-19, el objetivo de este artículo es arrojar luz sobre la importancia de la asistencia física, las interacciones presenciales y el compromiso colectivo para la participación en AFLL. Hemos elegido centrarnos en CrossFit, una de las tendencias de fitness de mayor crecimiento en el mundo, ya que no solo es conocida por los regímenes de ejercicio intensos de los participantes, sino también por la fuerte comunidad entre sus miembros (Crockett y Butryn, 2018; Dawson, 2017; Edmonds, 2020; Lautner *et al.*, 2021; Pickett *et al.*, 2016).

Para investigar el impacto que las restricciones por el COVID-19 y los cambios en las rutinas de entrenamiento han tenido en las experiencias de los practicantes de CrossFit y en la comunidad de CrossFit, recurriremos a la teoría de las Cadenas de Rituales de Interacción de Collins (2014a, 2020). Collins otorga gran importancia a las interacciones presenciales, ya que los rituales exitosos infunden energía emocional en los individuos y crean solidaridad grupal. Esto hace que la teoría de Collins sea altamente relevante en tiempos de pandemia, donde las condiciones y formas de interacción social previamente establecidas han sido interrumpidas. En consecuencia, este artículo no solo brindará información sobre las experiencias y perspectivas de los 23 entrevistados, sino que también contribuirá a discusiones más generales sobre si las comunidades virtuales y los entrenamientos en línea pueden complementar o reemplazar a las comunidades físicas. Estos conocimientos ayudarán a identificar no solo las promesas, sino también las dificultades del entrenamiento mediado digitalmente. Comenzamos proporcionando información de contexto sobre el confinamiento por el COVID-19 en Italia antes de describir la literatura sociocultural sobre CrossFit.

2. CROSSFIT DURANTE EL CONFINAMIENTO EN ITALIA

No existen cifras oficiales sobre las personas que practican CrossFit en Italia, pero de los más de 15,000 gimnasios afiliados a CrossFit (llamados "boxes" de CrossFit) en el mundo, 50 se encuentran en Italia[2]. Como parte del confinamiento nacional por COVID-19 en marzo de 2020, todos los boxes de CrossFit cerraron. Consecuentemente, los boxes de CrossFit comenzaron a compartir entrenamientos *on line* que requerían poco equipo. Los miembros podían optar por suspender su membresía o apoyar a su box de CrossFit,

---

[2]. As per May 2023; see https://www.crossfit.com/affiliate-list.

y algunos boxes ofrecían a los miembros la posibilidad de tomar prestado equipo a cambio. En abril de 2020, los boxes de CrossFit pudieron ofrecer clases al aire libre;sin embargo, estas estaban limitadas a cinco participantes, más tarde diez, requerirían reservas y se caracterizaban por el distanciamiento social y la desinfección de manos, equipos y superficies. Aunque los boxes de CrossFit pudieron reabrir en el verano de 2020 (con la restricción de que los miembros debían usar mascarilla antes de vestirse para entrenar), volvieron a cerrar en diciembre de 2020 durante la segunda ola de la pandemia.

En febrero de 2021, los boxes de CrossFit pudieron ofrecer clases al aire libre, nuevamente con varias restricciones debido a COVID-19, como el distanciamiento social, la desinfección, etc. En mayo de 2021, los boxes de CrossFit pudieron reabrir; sin embargo, los miembros debían mostrar un "pasaporte COVID-19" (es decir, debían estar vacunados, haberse recuperado de COVID-19 o mostrar un resultado negativo en la prueba de COVID-19). Ya para febrero de 2022, el COVID-19 no se clasificaba como una enfermedad crítica en Italia y (casi) todas las restricciones fueron levantadas.

2.1. Investigación sociocultural sobre CrossFit

Existe amplia investigación fisiológica sobre los beneficios y los riesgos de lesiones en CrossFit (Meyer *et al.*, 2017; Montalvo *et al.*, 2017; Rodríguez *et al.*, 2022); no obstante, se ha prestado menos atención a CrossFit desde una perspectiva sociocultural. Los estudios socioculturales existentes han explorado las construcciones y negociaciones de género, incluyendo cómo el CrossFit podría brindar a las mujeres la oportunidad de desafiar las normas de género dominantes e ideales corporales (por ejemplo, Nash, 2018; Schrijnder *et al.*, 2021; Washington y Economides, 2016). Además, la investigación indica que la participación en CrossFit puede brindar a los miembros una mayor sensación de pertenencia a una comunidad y mayores niveles de capital social en comparación con la participación en un gimnasio "tradicional" (Pickett *et al.*, 2016; Whiteman-Sandland *et al.*, 2018). Efectivamente, la rendición de cuentas y la responsabilidad hacia la comunidad garantizaron una participación regular (Lautner *et al.*, 2021). La literatura explica estas diferencias con la estructura de las clases de CrossFit y el diseño abierto de los "boxes" de CrossFit, que facilitan la interacción y cooperación entre los miembros. Tal configuración no brinda a los participantes la posibilidad de reclamar su propio espacio y ser anónimos o autónomos. Esto contrasta con los gimnasios tradicionales, donde los miembros suelen escuchar música o ver televisión mientras hacen ejercicio, creando así "límites virtuales entre ellos y los demás" (Edmonds, 2020, p. 364; véase también, Crockett y Butryn, 2018; Woolf y Lawrence, 2017).

Al analizar la cultura de CrossFit, Dawson (2017, p. 366) etiqueta a CrossFit como un 'nexo entre ejercicio, militarismo y religión'. Asimismo, en su análisis de los practicantes de CrossFit cristianos, Ornella (2019) establece un paralelismo entre una caja de CrossFit y una iglesia, resaltando similitudes como una comunidad cercana, trabajo arduo y dedicación como valores centrales. En resumen, investigaciones anteriores subrayan la gran importancia que tienen las relaciones sociales y la comunidad de CrossFit para la participación regular de los practicantes y para la construcción de su identidad. Esto convierte al CrossFit en un entorno de ocio particularmente relevante para investigar las consecuencias de la pandemia de COVID-19 en las comunidades de ocio. Para explorar las experiencias de los miembros de CrossFit ante los cambios ocurridos en su participación regular en la caja de CrossFit, presentaremos ahora la teoría de las Cadenas de Rituales de Interacción de Collins (2014a).

2.2. Cadenas de Rituales de Interacción

Las teorías de los rituales de interacción tienen su origen en la teoría de los rituales religiosos de Émile Durkheim (1915), la cual describe los mecanismos que en última instancia mantienen unida a la sociedad. La segunda influencia principal es la de Erving Goffman (1967), quien básicamente amplió el enfoque de Durkheim hacia la vida secular al examinar los mini-rituales de la vida cotidiana. La teoría microsociológica de Collins (2014a) sobre las "Cadenas de Rituales de Interacción", de la cual nos valemos en este artículo, combina y desarrolla aún más los enfoques de Durkheim y Goffman en una teoría formal de la interacción ritual (Summers-Effler, 2007).

A diferencia del lenguaje común que utiliza "ritual" en un sentido más restringido, en la teoría de los rituales de interacción, los rituales describen todas las interacciones centradas que ocurren en diversos contextos. Por lo tanto, para Collins (2014a), las situaciones son el centro de la explicación microsociológica; la repetida puesta en práctica de rituales moldea a los individuos y su identidad, al tiempo que crea solidaridad en un grupo y reproduce estructuras sociales. Collins (2014a) formalizó el trabajo de Goffman sobre los rituales de interacción utilizando un enfoque bastante mecanicista similar al de Durkheim (Summers-Effler, 2007). Es así que, según los hallazgos de Collins (2014a, pp. 47-48), se deben cumplir cuatro requisitos previos para iniciar rituales de interacción: en primer lugar, debe existir una co-presencia corporal, donde dos o más individuos estén físicamente presentes, en estrecha proximidad, permitiéndoles percibir, observar y empatizar con las acciones de los demás.

Mediante la acción colectiva, es posible generar lo que Durkheim (1915) ha denominado "efervescencia colectiva": una experiencia mutua intensa de excitación. Esta exaltación emocional, asemejada a una oleada de electricidad (Durkheim, 1915, p. 247, citado en Collins, 2014a, p. 35), conlleva un considerable deleite personal y tiene el potencial de fomentar la cohesión grupal al establecer conexiones intersubjetivas. Un ejemplo ilustrativo de esto se puede observar en los eventos deportivos, donde el fenómeno de la sincronización rítmica y la efervescencia colectiva prevalecen frecuentemente.

En el ámbito de los rituales de interacción, los resultados exitosos dan lugar a la solidaridad grupal, denotando un sentido de afiliación con un colectivo específico. En consecuencia, según Summers-Effler (2007, p. 139), el nivel de energía emocional y capital simbólico disponible para los individuos para navegar las demandas situacionales dentro del orden de interacción está influenciado por interacciones pasadas.

Cabe destacar que los rituales de interacción pueden generar resultados mediocres o infructuosos, lo que conduce a una falta de emociones duraderas que contribuyen al fortalecimiento de la solidaridad grupal y la identidad. Sin embargo, como afirma Collins (2014a, p. 51), la vida se caracteriza por una yuxtaposición de situaciones rituales exitosas y socialmente cautivadoras con una emoción, motivación y significado simbólico intensificados, así como situaciones menos ritualistas. Por lo tanto, al analizar situaciones, es crucial examinar rituales de interacción fallidos e identificar los factores que diferencian los resultados débiles de los fuertes. Sin embargo, la pandemia por el COVID-19 ha limitado severamente las oportunidades para tales experiencias corporales. Por lo tanto, es particularmente pertinente emplear la teoría microsociológica de Collins (2014a, 2020), que destaca la importancia de las interacciones cara a cara, para investigar el impacto de los componentes de rituales de interacción limitados en una comunidad de ocio como CrossFit.

3. METODOLOGÍA

Este artículo presenta un estudio llevado a cabo mediante entrevistas individuales y semiestructuradas a 23 participantes que eran miembros de diversas instalaciones de CrossFit en Italia. La decisión de emplear entrevistas como método principal de investigación estuvo motivada por un interés específico en recopilar las perspectivas y descripciones de los miembros con respecto a los desafíos planteados por las interacciones reducidas cara a cara durante la pandemia de COVID-19. Se reconoce que la incorporación de la observación de participantes en nuevas oportunidades de entrenamiento, como las clases al aire libre, durante la pandemia podría haber mejorado el marco analítico (Collins, 2014a). Para garantizar una exploración exhaustiva del tema, se utilizaron técnicas de muestreo basadas en criterios (Patton, 2015; Sparkes y Smith, 2014) para reclutar informantes que previamente se habían dedicado al entrenamiento al menos tres veces por semana antes de la pandemia y que habían mantenido una membresía activa en una instalación de CrossFit durante al menos un año.

Este criterio aseguró que los informantes tuvieran la experiencia necesaria para comparar situaciones de entrenamiento antes y después del confinamiento. Con el fin de capturar diversas perspectivas sobre las experiencias de los practicantes de CrossFit durante la COVID-19, se abordaron personas de seis instalaciones de CrossFit diferentes en cuatro ciudades italianas (Milán, Turín, Roma y Catania). Los participantes, con edades comprendidas entre los 25 y los 52 años, en su mayoría se encontraban en sus veinte años. La mayoría de los entrevistados estaban cursando o habían obtenido un nivel de educación superior. A pesar de los esfuerzos por mantener un equilibrio de género, las ausencias imprevistas llevaron a realizar entrevistas con quince hombres y cinco mujeres practicantes de CrossFit.

Para garantizar la protección de la confidencialidad, se omitieron los detalles identificativos y se utilizaron seudónimos a lo largo del proceso de investigación. Las entrevistas se adhirieron al formato semi-estructurado delineado por Brinkmann y Kvale (2015). A raíz de las restricciones impuestas por el COVID-19, todas las entrevistas se llevaron a cabo en línea, abarcando un período de 40 a 80 minutos. La plataforma en línea ofreció a los participantes una mayor flexibilidad para seleccionar los horarios más adecuados (Iacono et al., 2016). Dado que los entrevistadores consistieron en dos grupos de estudiantes de posgrado bajo la supervisión del autor, se utilizaron dos guías de entrevistas ligeramente distintas. Sin embargo, el enfoque central de todas las entrevistas giró en torno a las experiencias de los entrevistados en CrossFit, incluida la importancia que atribuyeron a su participación, la comunidad de CrossFit y el impacto específico de las medidas de confinamiento y restricciones del COVID-19 en su participación. Las 23 entrevistas fueron meticulosamente registradas y posteriormente transcritas por distintos estudiantes.

Posteriormente, se llevó a cabo un análisis exhaustivo utilizando el modelo de análisis temático reflexivo de seis fases (Braun y Clarke, 2019, 2022; Braun et al., 2016), el cual resalta el papel del investigador y subraya la importancia de un compromiso reflexivo y cuidadoso con los datos recopilados.

Tras completar una minuciosa revisión de las transcripciones para familiarizarse con los datos (fase 1), se inició el procedimiento de codificación en la fase 2. Durante esta etapa, se generaron códigos tanto basados en los datos (por ejemplo, 'amistades' o 'clases al aire libre') como códigos basados en teorías (por ejemplo, 'estado de ánimo compartido' o 'símbolos colectivos'). Posteriormente, en las fases 3-4, se emprendió la tarea de agrupar la amplia variedad de códigos y desarrollar subtemas y posibles temas, tales como 'cohesión grupal y solidaridad', 'construcciones identitarias' o 'motivación disminuida'. Avanzando hacia la fase 5, se recopilaron notas exhaustivas, las cuales fueron editadas y finalmente dieron forma a tres temas definidos inspirados en la teoría: 'Rituales de interacción altamente exitosos en el box de CrossFit antes de la pandemia', 'Pérdida de energía emocional y de identidad como practicante de CrossFit' y 'Nuevas estrategias para reponer la energía emocional'.

Estos temas estructuraron de manera efectiva la narrativa analítica en la fase 6, donde se implementó un 'enfoque relativista', utilizando criterios específicos del estudio para evaluar la calidad de la investigación (Burke, 2016; Sparkes & Smith, 2014). Siguiendo los criterios de Tracy (2010) como referencia fundamental, se consideró la presencia de un 'tema valioso', una 'rigurosidad metodológica rica', una 'coherencia significativa', el cumplimiento de principios éticos y una 'sinceridad' académica. Dado que el autor era un 'externo' al mundo del CrossFit, en contraposición a los estudiantes que realizaron las entrevistas y eran 'internos' en la práctica de CrossFit (Sparkes & Smith, 2014), resultó imperativo reflexionar sobre el impacto de estas perspectivas divergentes en la construcción del conocimiento a lo largo del proceso de investigación. Participar en discusiones tanto con practicantes de CrossFit internos como externos, por ejemplo, en relación al potencial inclusivo atribuido al CrossFit, desempeñó un papel vital en la negociación de estas posiciones y en el mantenimiento de una 'distancia crítica' necesaria (Thorpe, 2011).

4. RESULTADOS Y DISCUSIÓN

Con el fin de comprender el impacto de las interacciones cara a cara disminuidas en las experiencias de los practicantes de CrossFit durante la pandemia de COVID-19, es esencial examinar los rituales de interacción dentro del box de CrossFit antes del brote dado por el COVID-19, tomando como referencia el trabajo de Collins (2014a, 2020). De esta manera, el análisis se adentrará inicialmente en la naturaleza de las interacciones que tenían lugar en estas instalaciones de CrossFit, para luego centrarse en las repercusiones derivadas de las circunstancias de entrenamiento modificadas.

4.1. Era Pre-COVID-19: Profundos y Florecientes Rituales de Interacción en las Instalaciones de CrossFit

Todos los participantes eran asiduos concurrentes que se involucraban en actividades de ejercicio en sus respectivos establecimientos de CrossFit de 2 a 6 veces por semana.

Para Sergio y otros, el CrossFit tenía una importancia que superaba el mero entrenamiento físico; abarcaba un fuerte sentido de comunidad. Así, antes de sus sesiones de entrenamiento, los participantes se reunían para tomar café y conversar.

De manera similar, después de completar sus sesiones de entrenamiento, consumían barras energéticas, evaluaban el "Entrenamiento del Día" designado (conocido como WOD en la jerga de CrossFit) y organizaban citas para entrenamientos futuros.

A lo largo de su entrenamiento, los miembros de CrossFit mostraban comportamientos de apoyo, como ayudarse mutuamente y brindar aliento a través de gestos como chocar las manos o los puños. Para retratar la esencia de la comunidad de CrossFit, casi todos los entrevistados establecieron comparaciones entre CrossFit y lo que percibían como gimnasios "tradicionales", que consideraban lugares muy aislados. Por ejemplo, Carla destacó que los miembros de los gimnasios a menudo hacen ejercicio mientras usan auriculares, aislándose en sus propios ámbitos individuales.

En contraste, Alberto disertó sobre un profundo sentido de identidad colectiva experimentado durante las sesiones de entrenamiento, donde prevalece un apoyo inquebrantable y una motivación mutua, encapsulados por la resuelta frase "Vamos a conquistarlo". La culminación de una sesión de entrenamiento se percibe no como un triunfo individual, sino como un logro compartido.

Es importante destacar que Alberto y sus colegas utilizaron expresiones negativas como "sobrevivir a la sesión de entrenamiento", "un entrenamiento duele", "el entrenamiento fue terrible" o "soportar el dolor compartido" al hablar de los WOD, los cuales, según los entrevistados, ejemplificaban las prácticas dentro de los entornos de CrossFit (véase también Ornella, 2019).

Basándose en la obra de Collins (2014a, 2020), se establece una relación recíproca entre un fuerte enfoque colectivo de atención, específicamente en el entrenamiento del día (WOD), y un estado emocional compartido caracterizado por el sufrimiento y el dolor duraderos. Esta conexión simbiótica se encarga de fortalecer y exaltar mutuamente. Además, el uso de terminología que refleja una sólida ética laboral en los espacios de CrossFit implica que los participantes desarrollan un sentido de responsabilidad compartida por el éxito colectivo del entrenamiento grupal (Edmonds, 2020; Woolf y Lawrence, 2017).

Los encuestados representaron los valores dominantes dentro de CrossFit como no solo centrados en la autodisciplina, sino también abarcando la apertura mental y la inclusividad. Si bien el confinamiento por el COVID-19 probablemente afectó estas dinámicas, todos los entrevistados proporcionaron detallados relatos de las prácticas (previamente) empleadas en los boxes de CrossFit, las cuales parecían ser rituales de interacción altamente efectivos que generaban notables resultados, como la solidaridad grupal entre los participantes, una ferviente emotividad, el uso de símbolos grupales y un sentido de propósito moral (Collins, 2014a).

No obstante, la implementación de medidas de confinamiento por COVID-19 y las restricciones asociadas hicieron que la reproducción de estos exitosos rituales de interacción dentro del box de CrossFit fuera inalcanzable durante un periodo prolongado. En consecuencia, se hace necesario explorar las repercusiones cuando la comunidad de CrossFit no puede replicar estos eficaces rituales de interacción.

4.2. El Impacto de la Pandemia de COVID-19 en el Bienestar Emocional y la Identidad en el Contexto de CrossFit

Como consecuencia de las medidas de confinamiento a nivel nacional y las restricciones del COVID-19, las circunstancias de entrenamiento de los entrevistados sufrieron alteraciones significativas, lo que resultó en un notable declive en la motivación para muchas personas. Para ilustrar, Paola, quien antes se dedicaba a cuatro horas de entrenamiento seis veces por semana, experimentó una reducción drástica a solo media hora de entrenamiento durante la pandemia. Paola expresó su disminución de motivación, afirmando: *"Comencé a correr, pero rápidamente perdí mi impulso. La naturaleza solitaria de estas actividades contribuye a la pérdida de motivación. Lo mismo ocurre al iniciar una rutina de ejercicios en solitario, es innegablemente desmoralizante"*.

Para Paola y otros, la ausencia de comunidades de entrenamiento físico se convirtió en una barrera significativa para su participación en CrossFit durante el confinamiento. Hacer la transición desde el esfuerzo físico de levantar barras y mancuernas se convirtió en un desafío para mantener la motivación cuando ella estaba acostumbrada a hacer ejercicio en grupo.

Esta camaradería fue un factor motivador importante para muchos (Luca). Las experiencias de Luca, junto con las de otros, se alinean con investigaciones previas que indican que los eventos de fitness en línea luchan por replicar el mismo nivel de cohesión grupal y sentido de pertenencia entre entrenadores y participantes.

Por lo mencionado, el marco teórico de Collins (2014a, 2020) ofrece conocimientos valiosos para explorar la formación en línea y sus limitaciones inherentes.

La imposibilidad de participar en entrenamientos de CrossFit y la suspensión temporal de las actividades de CrossFit debido a la pandemia de COVID-19 se encontraron asociadas con una pérdida de identidad CrossFit y de los beneficios emocionales derivados de ella, como entusiasmo, excitación, motivación y felicidad (Collins, 2014a). A pesar de los esfuerzos realizados por los propietarios de una instalación de CrossFit en particular para fortalecer la cohesión grupal durante el confinamiento mediante la introducción de un símbolo de solidaridad colectiva, una piedra adoquinada pintada con el logotipo del box, que se alentaba a los miembros a pasar a otros, los entrevistados informaron unánimemente una disminución en la solidaridad grupal dentro de la comunidad CrossFit a lo largo de la pandemia (Collins, 2014a).

4.3. Explorando Estrategias Efectivas para Generar Energía Emocional a través de Nuevos Rituales de Interacción en medio de la Pandemia de COVID-19

En medio de la pandemia, surgieron escenarios alternativos de entrenamiento, incluyendo sesiones informales de grupos reducidos y actividades al aire libre.

A diferencia de los entrenamientos mediados digitalmente, estos entornos ofrecían a los participantes la oportunidad de obtener sustento emocional, aunque en menor medida que en instalaciones dedicadas al CrossFit. Específicamente, entre los 23 individuos entrevistados, ocho formaron grupos de entrenamiento íntimos con otros miembros de CrossFit durante el período de COVID-19.

Cabe destacar que aquellos que participaron en entrenamientos grupales mostraron una mayor inclinación a seguir sus rutinas de entrenamiento establecidas, mientras que aquellos que se abstuvieron de este tipo de acuerdos se vieron más propensos a suspender temporalmente sus actividades de CrossFit. Varios entrevistados afirmaron que solo podían participar en el entrenamiento cuando organizaban encuentros con otras personas.

En el caso de Stefano, esta comprensión estuvo acompañada por la percepción de que el entrenamiento debe ser placentero. En consecuencia, redujo la duración total del entrenamiento durante el periodo de COVID-19 y se entrenó exclusivamente en compañía de otros. Tomando en cuenta la obra de Collins (2014a), la declaración de Stefano ejemplifica su deliberada evitación de circunstancias de entrenamiento (es decir, sesiones de entrenamiento en solitario que carecían de un enfoque mutuo de atención y un estado emocional compartido) que resultaban en una disminución de energía emocional e incluso su agotamiento.

En cambio, él buscó activamente entornos de entrenamiento social caracterizados por la co-presencia, límites distintos que separaban a los miembros de los no miembros, un punto focal compartido y emociones comunes, todo lo cual le proporcionaba una vitalidad emocional intensa. Debido a la ausencia de participación comunitaria y entrenamiento grupal, los participantes expresaron un sentimiento de anhelo. Añoraban las amplias instalaciones disponibles en la antigua sede de CrossFit, la flexibilidad que les permitía participar en diversas clases sin necesidad de registrarse previamente y, sobre todo, la oportunidad de socializar con otros entusiastas antes y después de las sesiones de entrenamiento.

Las narrativas de los participantes revelaron la presencia de las cuatro condiciones fundamentales que inician los rituales de interacción, aunque con una intensidad disminuida en comparación con el período anterior a la pandemia. En consecuencia, se puede afirmar que el entrenamiento al aire libre se puede caracterizar como un ritual de interacción de menor eficacia, que produce resultados más débiles en comparación con el entrenamiento dentro del entorno de CrossFit.

No obstante, es crucial subrayar que la mayoría de los entrevistados mostraron una marcada inclinación hacia el entrenamiento al aire libre, lo cual implica que el nivel moderado de estimulación emocional obtenida de estas actividades podría haber desempeñado un papel significativo en la mitigación de la deserción a largo plazo entre los miembros de CrossFit. Además, un breve seguimiento realizado en septiembre de 2021 reveló que todos los entrevistados retomaron su entrenamiento de CrossFit una vez que los centros de CrossFit volvieron a abrir. Esta observación sugiere que los rituales de interacción previos experimentados por los participantes en el ámbito de CrossFit fueron lo suficientemente poderosos como para mantener su atractivo emocional a lo largo de la pandemia (Collins, 2014a, 2020).

5. CONCLUSIONES

Este artículo académico brinda perspicacia sobre las percepciones y experiencias de los miembros de CrossFit en Italia mientras navegaban por cambios significativos en sus rutinas de entrenamiento durante la pandemia de COVID-19.

Mediante la aplicación de la teoría de las Cadenas de Rituales de Interacción de Collins (2014a), nuestra investigación se centró en el impacto de las interacciones reducidas cara a cara dentro de la comunidad de CrossFit y las circunstancias modificadas de entrenamiento en las vidas recreativas de los practicantes de CrossFit.

A través de este análisis, el artículo aporta una comprensión novedosa a los debates más amplios sobre el potencial de la capacitación mediada digitalmente y las comunidades *on line* para complementar o sustituir los encuentros e interacciones en persona.

Por otro lado, es importante destacar que todos los participantes subrayaron la dimensión social de CrossFit, en consonancia con la literatura previa a la pandemia que retrata a CrossFit como una forma de actividad física en el tiempo libre caracterizada por una comunidad estrechamente unida (Bailey *et al.*, 2019; Crockett & Butryn, 2018; Edmonds, 2020; Gipson *et al.*, 2021; Lautner *et al.*, 2021; Pickett *et al.*, 2016; Whiteman-Sandland *et al.*, 2018).

Sin embargo, debido a la pandemia, los confinamientos subsiguientes y las medidas de distanciamiento social impuestas, los entrevistados ya no podían replicar los rituales de interacción exitosos que se llevaban a cabo dentro del recinto de CrossFit; los cuales habían generado diversos resultados positivos como la solidaridad grupal, la energía emocional que abarcaba la alegría, la pasión, la iniciativa, la motivación y la presencia de símbolos colectivos como los *"high fives"* o una campana de récords personales que encarnaban los valores y principios del grupo, como superarse a uno mismo hasta los límites.

Se ha observado el impacto de las restricciones y medidas de confinamiento debido al COVID-19 en las rutinas de ejercicio de las personas, su motivación para entrenar, su autoidentidad, sus niveles de energía emocional y su sentido de solidaridad grupal. Estos efectos son especialmente evidentes en el contexto de nuevas situaciones de entrenamiento, donde se puede identificar la formación de cadenas de interacción ritual más débiles (Collins, 2014a). Es importante destacar que, durante el período inicial de confinamiento, cuando las opciones alternativas eran limitadas, los entrenamientos en línea de CrossFit surgieron como la opción dominante. Sin embargo, es preciso notar que estas sesiones virtuales carecían de copresencia física, lo que resultaba en una disminución del enfoque de atención mutua y del estado de ánimo compartido.

Por lo tanto, la ausencia de sincronización rítmica y efervescencia colectiva dificultó el desarrollo de la solidaridad grupal y la energía emocional en estos entornos de entrenamiento en línea. Como resultado, dichos entrenamientos virtuales pueden caracterizarse como rituales de interacción fallidos que agotaban la energía de los participantes y no eran deseables para repetir (Collins, 2014a, 2020; véase también Andreasson y Andreasson, 2021; Carter y Alexander, 2021). En contraste, se observó una inclinación notable entre las personas a preferir entrenar en grupos reducidos o realizar ejercicios al aire libre durante la ola posterior de la pandemia de COVID-19, donde las interacciones cara a cara eran factibles al cumplir con el distanciamiento social.

No obstante, a pesar de haber experimentado dos confinamientos y varias restricciones relacionadas con la COVID-19 que hicieron imposible la replicación de los rituales de interacción en las instalaciones de CrossFit durante un periodo prolongado, todos los participantes, excepto uno, continuaron cumpliendo con sus obligaciones como miembros. Esta observación sugiere que los rituales de interacción cultivados en el entorno de CrossFit demostraron una notable resistencia y eficacia, superando las adversidades de la pandemia y reincorporando con éxito a los miembros a sus rutinas de entrenamiento habituales.

Estos hallazgos respaldan la postura de Collins (2014a, 2020), que enfatiza la importancia de las actividades físicas regulares cara a cara con presencia compartida, una dimensión que las alternativas de entrenamiento digital no lograron replicar. No obstante, como plantea Collins (2020): ¿qué sucedería si se emplearan avances tecnológicos para emular de manera más cercana los elementos y procesos de retroalimentación responsables de generar rituales de interacción prósperos?

En un futuro, los avances tecnológicos podrían potencialmente replicar las dinámicas de rituales de interacción sólidos, por ejemplo, al potenciar la transmisión de emociones; de esta forma, esto podría presentar una alternativa viable a las comunidades de ocio físico.

Además, resulta esencial subrayar el papel crucial que la dimensión social del CrossFit y la interacción íntima entre sus miembros desempeñaron en la motivación de su participación en el CrossFit antes del inicio de la pandemia. Este factor podría explicar por qué las sesiones de entrenamiento en línea no lograron igualar la experiencia de entrenar en las instalaciones de CrossFit. Por tanto, sería intrigante investigar si las perspectivas de otras personas que participan en actividades de gimnasio más convencionales difieren de las experiencias relatadas por nuestros entrevistados.

Si el aspecto comunitario asume una menor relevancia en el contexto de la participación de las personas en actividades físicas de ocio (AFO), ¿esto convierte en más atractivos los entrenamientos en línea, caracterizados por su eficiencia en términos de tiempo, rentabilidad y flexibilidad? Abordar estas interrogantes requiere futuros esfuerzos de investigación para brindar perspectivas exhaustivas.

6. REFERENCIAS

Andreasson, K. y Andreasson, J. (2021). Being a group fitness instructor during the covid-19 crisis: Navigating professional identity, social distancing, and community. *Social Sciences*, *10*(4), 118. https://doi.org/10.3390/socsci10040118

Bailey, B., Benson, A. J. y Bruner, M. W. (2019). Investigating the organisational culture of CrossFit. *International Journal of Sport and Exercise Psychology*, *17*(3), 197–211. https://doi.org/10.1080/1612197X.2017.1329223

Bowes, A., Lomax, L. y Piasecki, J. (2021). A losing battle? Women's sport pre- and post-COVID-19. *European Sport Management Quarterly*, *21*(3), 443–461. https://doi.org/10.1080/16184742.2021.1904267

Braun, V. y Clarke, V. (2019). Reflecting on reflexive thematic analysis. *Qualitative Research in Sport, Exercise and Health*, *11*(4), 589–597. https://doi.org/10.1080/2159676X.2019.1628806

Braun, V. y Clarke, V. (2022). Conceptual and design thinking for thematic analysis. *Qualitative Psychology*, *9*(1), 3–26. https://doi.org/10.1037/qup0000196

Braun, V., Clarke, V. y Weate, P. (2016). Using thematic analysis in sport and exercise research. In B. Smith, y A. C. Sparkes (Eds.), *Routledge handbook of qualitative research in sport and exercise* (pp. 191–205). Routledge. https://doi.org/10.4324/9781315762012.ch15

Brinkmann, S. y Kvale, S. (2015). *Interviews: Learning the craft of qualitative research interviewing*. Sage.

Burke, S. (2016). Rethinking 'validity' and 'trustworthiness' in qualitative inquiry: How might we judge the quality of qualitative research in sport and exercise sciences? In B. Smith, & A. C. Sparkes (Eds.), *Routledge handbook of qualitative research in sport and exercise* (pp. 330–339). Routledge.

Caputo, E. L. y Reichert, F. F. (2020). Studies of physical activity and COVID-19 during the Pandemic: A scoping review. *Journal of Physical Activity & Health*, *17*(12), 1275–1284. https://doi.org/10.1123/jpah.2020-0406

Carter, A., & Alexander, A. C. (2021). "It's a whole different atmosphere": A qualitative examination of social support as a facilitator of exercise during the COVID-19 pandemic. *Health Promotion Practice*, *22*(5), 622–630. https://doi.org/10.1177/15248399211013005

Collins, R. (2014a). *Interaction ritual chains*. Princeton University Press.

Collins, R. (2014b). Interaction ritual chains and collective effervescence. In C. von Scheve & M. Salmela (Eds.), *Collective emotions* (pp. 583–605). Oxford SchoLucahip Online. https://doi.org/10.1093/acprof

Collins, R. (2016). Micro-sociology of sport: Interaction rituals of solidarity, emotional energy, and emotion al domination. *European Journal for Sport and Society*, *13*(3), 197–207. https://doi.org/10.1080/16138171.2016.1226029

Collins, R. (2020). Social distancing as a critical test of the micro-sociology of solidarity. *American Journal of Cultural Sociology*, *8*(3), 477–497. https://n9.cl/2otr0

Crockett, M. C. y Butryn, T. (2018). Chasing Rx: A spatial ethnography of the CrossFit gym. *Sociology of Sport Journal*, *35*(2), 98–107. https://doi.org/10.1123/ssj.2017-0115

Dawson, M. C. (2017). CrossFit: Fitness cult or reinventive institution? *International Review for the Sociology of Sport*, *52*(3), 361–379. https://doi.org/10.1177/1012690215591793

Durkheim, É. (1915). *The elementary forms of religious life*. Free Press.

Edmonds, S. E. (2020). Geographies of (Cross)fitness: An ethnographic case study of a CrossFit Box. *Qualitative Research in Sport, Exercise and Health*, *12*(2), 192–206. https://doi.org/10.1080/2159676X.2019.1602559

Füzéki, E., Schröder, J., Carraro, N., Merlo, L., Reer, R., Groneberg, D. A. y Banzer, W. (2021). Physical Activity during the First COVID-19-Related Lockdown in Italy. *International journal of environmental research and public health*, *18*(5), 2511. https://doi.org/10.3390/ijerph18052511

Gipson, C., Bennett, H., Malcom, N. y Trahan, A. (2021). Social innovation and fitness sports: A case of the Crossfit movement in North America. In A. Tjønndal (Ed.), *Social Innovation in Sport* (pp. 189–208). Palgrave Macmillan.

Goffman, E. (1967). *Interaction ritual: Essays on face-to-face behavior*. Pantheon.

Iacono, V. L., Symonds, P. y Brown, D. H. K. (2016). Skype as a tool for qualitative research interviews. *Sociological Research Online*, *21*(2), 1–15. https://doi.org/10.5153/sro.3952

Kaur, H., Singh, T., Arya, Y. K. y Mittal, S. (2020). Physical fitness and exercise during the COVID-19 pandemic: A qualitative enquiry. *Frontiers in Psychology*, *11*. https://doi.org/10.3389/fpsyg.2020.590172

Lautner, S. C., Patterson, M. S., Spadine, M. N., Boswell, T. G. y Heinrich, K. M. (2021). Exploring the social side of CrossFit: A qualitative study. *Mental Health and Social Inclusion*, *25*(1), 63–75. https://doi.org/10.1108/MHSI-08-2020-0051

Liu, R., Menhas, R., Dai, J., Saqib, Z. A. y Peng, X. (2022). Fitness Apps, Live Streaming Workout Classes, and Virtual Reality Fitness for Physical Activity During the COVID-19 Lockdown: An Empirical Study. *Frontiers in public health*, *10*, 852311. https://doi.org/10.3389/fpubh.2022.852311

Meyer, J., Morrison, J. y Zuniga, J. (2017). The benefits and risks of CrosSfit: A systematic review. *Workplace Health & Safety*, *65*(12), 612–618. https://doi.org/10.1177/2165079916685568

Montalvo, A. M., Shaefer, H., Rodriguez, B., Li, T., Epnere, K. y Myer, G. D. (2017). Retrospective injury epidemiology and risk factors for injury in CrossFit. *Journal of Sports Science & Medicine*, *16*(1), 53–59.

Mutz, M., Müller, J. y Reimers, A. K. (2021). Use of digital media for home-based sports activities during the covid-19 pandemic: Results from the German spovid survey. *International Journal of Environmental Research and Public Health*, *18*(9), 4409. https://doi.org/10.3390/ijerph18094409

Nash, M. (2018). Let's work on your weaknesses': Australian CrossFit coaching, masculinity and neoliberal framings of 'health' and 'fitness. *Sport in Society*, *21*(9), 1432–1453. https://doi.org/10.1080/17430437.2017.1390565

Ornella, A. D. (2019). 'Stefanous Saves' and 'Clothed in Christ': Athletic religious apparel in the Christian CrossFit community. *Sport in Society*, *22*(2), 266–280. https://doi.org/10.1080/17430437.2017.1360580

Patton, M. Q. (2015). *Qualitative research & evaluation methods* (4th ed.). SAGE Publications.

Pickett, A. C., Goldsmith, A., Damon, Z. y Walker, M. (2016). The influence of sense of community on the perceived value of physical activity: A cross-context analysis. *Leisure Sciences*, *38*(3), 199–214. https://doi.org/10.1080/01490400.2015.1090360

Rodríguez, M., García-Calleja, P., Terrados, N., Crespo, I., Del Valle, M. y Olmedillas, H. (2022). Injury in CrossFit®: A systematic review of epidemiology and risk factors. *Physician and Sportsmedicine*, *50*(1), 3–10. https://doi.org/10.1080/00913847.2020.1864675

Schrijnder, S., Van amsterdam, N. y McLachlan, F. (2021). 'These chicks go just as hard as us!' (Un)doing gender in a Dutch CrossFit gym. *International Review for the Sociology of Sport*, *56*(3), 382–398. https://doi.org/10.1177/1012690220913524

Souter, G., Tonge, A. y Culvin, A. (2022). The impact of Covid-19 on the mental health of professional footballers. *Managing Sport and Leisure*, *27*(1–2), 168–171. https://doi.org/10.1080/23750472.2021.1877569

Sparkes, A. C. y Smith, B. (2014). *Qualitative research methods in sport exercise and health: From process to product*. Routledge. https://doi.org/10.4324/9780203852187

Staley, K., Seal, E., Donaldson, A., Randle, E., Forsdike, K., Burnett, D., Thorn, L. y Nicholson, M. (2021). Staying safe while staying together: the COVID-19 paradox for participants returning to community-based sport in Victoria, Australia. *Australian and New Zealand journal of public health*, *45*(6), 608–615. https://doi.org/10.1111/1753-6405.13177

Stockwell, S., Trott, M., Tully, M., Shin, J., Barnett, Y., Butler, L., McDermott, D., Schuch, F. y Smith, L. (2021). Changes in physical activity and sedentary behaviours from before to during the COVID-19 pandemic lockdown: A systematic review. *BMJ Open Sport and Exercise Medicine*, *7*(1), e000960. https://doi.org/10.1136/bmjsem-2020-000960

Summers-Effler, E. (2007). Ritual theory. In J. E. Stets, & J. H. Turner (Eds.), *Handbook of the sociology of emotions* (pp. 135–154). Springer. https://n9.cl/pmahv

Thorpe, H. (2011). *Snowboarding bodies in theory and practice*. Palgrave Macmillan.

Tracy, S. J. (2010). Qualitative quality: Eight "big-tent" criteria for excellent qualitative research. *Qualitative Inquiry*, *16*(10), 837–851. https://doi.org/10.1177/1077800410383121

Washington, M. S. y Economides, M. (2016). Strong is the new sexy: Women, CrossFit, and the postfeminist ideal. *Journal of Sports and Social Issues*, *40*(2), 143–161. https://doi.org/10.1177/0193723515615181

Whitcomb-Khan, G., Wadsworth, N., McGinty-Minister, K., Bicker, S., Swettenham, L. y Tod, D. (2021). Critical pause: Athletes' stories of lockdown during COVID-19. *The Sport Psychologist*, *35*(1), 43–54. https://doi.org/10.1123/tsp.2020-0106

Whiteman-Sandland, J., Hawkins, J. y Clayton, D. (2018). The role of social capital and community belongingness for exercise adherence: An exploratory study of the CrossFit gym model. *Journal of Health Psychology*, *23*(12), 1545–1556. https://doi.org/10.1177/1359105316664132

Woolf, J. y Lawrence, H. (2017). Social identity and athlete identity among CrossFit members: An exploratory study on the CrossFit open. *Managing Sport and Leisure*, *22*(3), 166–180. https://doi.org/10.1080/23750472.2017.1415770

Zaccagni, L., Toselli, S. y Barbieri, D. (2021). Physical Activity during COVID-19 Lockdown in Italy: A Systematic Review. *International journal of environmental research and public health*, *18*(12), 6416. https://doi.org/10.3390/ijerph18126416

PROPUESTAS CONDUCTUALES PARA MEJORAR EL BIENESTAR SOCIAL ANTE CRISIS SANITARIAS

Daniel Cid Moreno[1], Isabel Rodríguez-Iglesias[1], Ana M Moreno-Adalid[1]

1. INTRODUCCIÓN

A lo largo de los últimos años han surgido diferentes enfoques económicos que han tratado de alejarse de la economía tradicional buscando ofrecer alternativas a la concepción del ser humano como homo economicus, es decir, como agente que busca maximizar la utilidad (Guerrien, 1994). Además, otras de las hipótesis también asumidas en la economía tradicional, como las de racionalidad o información perfecta (Neffa, 2007), han sido refutadas empíricamente. Tal y como manifiesta Simon (1972) en su teoría de la racionalidad limitada, los individuos en su toma de decisiones son solo parcialmente racionales. Gran parte de estas aportaciones vienen de la mano de la economía del comportamiento y de la economía experimental. La economía del comportamiento "intenta incorporar ideas de otras ciencias sociales, en especial de la psicología, para enriquecer el modelo estándar" (Thaler, 2018). En el caso de la economía experimental, se estudia las interacciones de los seres humanos en diferentes contextos utilizando métodos de laboratorio (Smith, 2005). Estas dos vertientes ofrecen un profundo análisis de la toma de decisiones y, a menudo, son de gran utilidad para incentivar comportamientos socialmente beneficiosos y reconducir acciones perjudiciales. Es por esto, por lo que están adquiriendo cada vez más relevancia en diferentes ámbitos sociales, políticos y económicos.

La crisis sanitaria de 2020 trajo consigo una nueva realidad caracterizada por la incertidumbre y la inestabilidad. Surgió la necesidad de coordinar el comportamiento de millones de personas para reducir los contagios y el tiempo de recuperación económica. El objetivo de los gobiernos se centró en encontrar la manera de que las personas adoptaran las medidas diseñadas para frenar la expansión del virus. Medidas sencillas como lavarse las manos, guardar cierta distancia de seguridad o llevar mascarilla. En principio, el cumplimiento de estas medidas resultaba beneficioso para todos, o al menos para la mayoría, ya que indudablemente la situación mejoraba si se cumplían. Sin embargo, se aprecian sesgos cognitivos que pueden provocar que las personas no actúen de manera racional y caigan en decisiones erróneas (Tversky y Kahneman, 1982) que lleve a incumplir las medidas. Tal y como comentan Villarreal et al. (2020) algunos de estos sesgos son: exceso de optimismo, por el que subestimamos la probabilidad de que se ocurran acontecimientos no deseados; inconsistencia temporal o sesgo del presente, que nos hace actuar de manera impaciente; y status quo, que es la tendencia a no cambiar

---

1. Universidad Rey Juan Carlos de Madrid (España)

las cosas (Santiago et al 2009). Además de los ya citados, existen muchos otros sesgos que influyen constantemente en nuestra toma de decisiones. Para contrarrestar estos sesgos y reconducir nuestras acciones hacia otras alternativas mejores, la economía conductual ofrece distintas herramientas como los nudges. Según Thaler y Sunstein (2008) los nudges son impulsos que nos ayudan a tomar decisiones que nos benefician a largo plazo. Se trata de intervenciones suaves, no normativas. Pueden ser, por ejemplo, recordatorios o presentar alternativas de una determinada forma con el fin de facilitar una decisión deseada.

En esta línea se han realizado investigaciones y propuestas con el objetivo de facilitar la adaptación a esta nueva situación y favorecer la recuperación.

Un aspecto importante parece ser el de la comunicación. Diversos estudios, como los de Villarreal et al. (2020) y los de Sunstein (2014), apuntan a que un cambio en la comunicación puede dar resultados muy positivos en cuanto a la asimilación de la información y su correspondiente aceptación para poner en práctica acciones deseadas. Además, los primeros elaboraron un informe detallando los principales sesgos vinculados a la adopción de medidas contra la covid-19 e indicando algunas herramientas conductuales que se pueden emplear para contrarrestar el efecto de estos sesgos Villarreal et al. (2020).

En el desarrollo de dicho informe, analizan las propuestas sanitarias de la OMS y sus barreras conductuales, para las que ofrecen elementos de la economía conductual y diseños de mensajes para poder superarlas. No son estos los únicos autores que relacionan la situación de pandemia con la economía conductual, ya que otros autores (Bernardo, 2020) añaden que podemos estar ante el conocido como "dilema del prisionero" o que la realidad actual puede ser explicada mediante la teoría de juegos (Morales, 2020).

Se pueden considerar aportaciones relevantes las de Martínez (2020), quien estudia el descuento hiperbólico y su posible relación con distintos factores (edad, sexo, experiencia con la enfermedad, etc). También a tener en cuenta están las contribuciones de Sanders y Stockdale (2020), quienes se centran en el estudio de la existencia, o no, de la aversión a las pérdidas; así como las de Duke et. al (2020) quienes tratan el tema de la información y de la desinformación y analizan y miden los posibles efectos relacionados con el hecho de que los ciudadanos reciban información errónea, incompleta o confusa.

En opinión de Haushofer y Metcalf (2020), "las intervenciones conductuales son sorprendentemente efectivas y tienen un bajo coste". Además, estas intervenciones "funcionan especialmente bien cuando las personas están dispuestas a actuar, pero les resulta difícil debido al olvido, a la procrastinación o a la falta de atención". Por ello, un gran valor añadido de la economía conductual es que tiene una relación coste-efectividad muy alta.

2. OBJETIVOS

El objetivo de esta investigación se centra en comprobar si se dieron, o no, sesgos que afectaron al comportamiento humano a la hora de adoptar diferentes medidas contra la covid-19 (toque de queda, cierre perimetral, llevar mascarilla, mantener la distancia de seguridad, respetar los aforos, etc) World Health Organization. (2020).

Esta investigación busca analizar el comportamiento humano a la hora de valorar, aceptar y adoptar las medidas contra la covid-19. De esta manera será posible descubrir si hay sesgos que dificultan o impiden el cumplimiento de algunas de las medidas y cómo luchar contra ellos desde el paradigma conductual. Se elaboran propuestas que faciliten la toma decisiones encaminadas a reducir los contagios. Estas propuestas estarán enfocadas en la optimización de recursos y en la mínima intervención, con el fin de que su implementación sea lo más realista y viable posible.

El objetivo principal, por lo tanto, es buscar soluciones conductuales que, por una parte, sirvan para mejorar las posibles situaciones de crisis sanitaria y que, por otra parte, impulsen el bienestar social.

3. METODOLOGÍA

Para lograr este objetivo global se plantean la siguiente hipótesis de estudio:

H1: El ser humano cumple con las características del homo-economicus: el individuo posee racionalidad e información perfecta

La metodología de investigación utilizada en esta investigación es la propia del análisis conductual basada en economía del comportamiento (Camerer y Loewenstein, 2004). En concreto se buscan anomalías en el comportamiento racional del paradigma tradicional. Se facilita un marco analítico más rico y preciso que permite investigar la conducta de los individuos en su proceso de toma de decisiones. Dicha metodología se aplica a este trabajo como sigue:

En primer lugar, se identifican los supuestos normativos del paradigma clásico inherentes a la toma de decisión del individuo en el contexto de una pandemia que provoca una crisis sanitaria y se relaciona con el contexto político existente.

En segundo lugar, se señalan las anomalías localizadas en los supuestos normativos clásicos.

En tercer lugar, se proponen soluciones conductuales introduciendo nudges o pequeños impulsos que permiten mejorar la toma de decisiones individual y así el favorecer el Bienestar Social.

Se realizó una investigación explicativa experimental sobre una parte de la población española, en concreto se tomó como muestra 169 personas de ambos sexos y mayores de edad, a lo largo de los meses de marzo y abril del año 2021. La técnica de recolección de los datos se realizó mediante un cuestionario. Dicho cuestionario contenía 57 preguntas cortas. El tiempo aproximado de respuesta fue de 7 minutos. Se obtuvieron 169 respuestas de carácter anónimo. Se consideraron 157 respuesta válidas en cuanto a "votación elecciones generales" y se excluyeron 12 respuestas. En cuanto a los item "votación elecciones autonómicas" y "gobierna el partido al que han votado" se incluyeron 159 respuestas como válidas y fueron excluidas 10 en ambos casos. Las preguntas se agruparon en siete bloques: datos personales, relación con la covid-19, ideología política y valoración de la gestión de la pandemia, valoración de la efectividad de las medidas, cumplimiento de las medidas, aceptación de las medidas, vacunas e información.

Los datos obtenidos en el cuestionario generaron variables cualitativas nominales dicotómicas, para las cuestiones cuya respuesta solo podía tomar dos valores no numéricos. Por otra parte, para aquellas cuestiones que podían tomar tres o más valores no numéricos, se obtuvieron variables cualitativas nominales politómicas. Es decir, en la encuesta se planteaban diversos tipos de preguntas, con diferentes formas de respuesta, que generaban variables de un tipo u otro: las cuestiones cuya respuesta solo podía tomar dos valores no numéricos (p.ej: "Sí" o "No"), generaron variables cualitativas nominales dicotómicas; Aquellas que podían tomar tres o más valores no numéricos, dieron como resultado variables cualitativas nominales politómicas (p.ej: "Ciudad de residencia"); Las que se respondían de forma numérica sin restricciones, generaron variables cuantitativas discretas (p.ej: "Edad") y continuas (p.ej: "Duración de los síntomas"); Finalmente, las que se respondían con un valor numérico restringido por una escala (p.ej: "Valore del 1 al 10...") o con respuestas que pueden ser ordenadas (p.ej: valoración negativa, indiferente o positiva), produjeron variables cualitativas ordinales.

Para el análisis de los datos obtenidos se utilizaron técnicas estadísticas. En concreto, se estudió la relación entre variables cualitativas nominales politómicas y variables cualitativas nominales ordinales con la prueba de Kruskal-Wallis. Para estudiar la relación entre variables cualitativas nominales dicotómicas y variables cualitativas nominales ordinales, se utilizó el estadístico U de Mann-Whitney. Y, para estudiar la relación entre variables cuantitativas no normales y cualitativas ordinales, se utilizó la prueba Spearman.

Se debe tener en cuenta que para la realización de los contrastes de hipótesis fue necesario llevar a cabo ciertas transformaciones de las variables. Las siguientes variables, inicialmente cuantitativas discretas, fueron transformadas en cualitativas ordinales tal y como se indica a continuación.

Las variables cualitativas politómicas que podían tomar los siguientes valores: "Sí", "No" o "No sé", se transformaron en cualitativas dicotómicas tomando el valor "No sé" como valor excluido.

La variable "Votación elecciones generales" fue tratada como cualitativa politómica (PSOE, PP, Vox, etc) y, además, se transformó en variable cualitativa dicotómica (PSOE: Sí/No, PP: Sí/No, Vox: Sí/No, etc).

A partir de la variable "Votación elecciones autonómicas" (PSOE, Más Madrid, etc) y de la variable "Quién gobierna en cada comunidad" (PSOE, Más Madrid, etc), se creó la variable nueva "Gobierna el partido al que votó" (Sí/No).

Las respuestas "Abstención", "Voto nulo" y "Voto en blanco" de las preguntas de las votaciones se agruparon en un único valor. Por otro lado, también se agruparon las respuestas de aquellos que no pudieron votar por motivos de edad o legales y aquellos que no quisieron contestar a estas preguntas. Este último nuevo grupo se trató como "Casos excluidos"

Por otro lado, al realizar la prueba de normalidad de las variables Edad, Tiempo, Síntomas, y todas las variables de cumplimiento y efectividad de medidas, se obtuvo un p-valor<0,01. Al ser menor que nuestro p-valor crítico (0,05), se rechazó la hipótesis nula de normalidad. Dichas variables siguen una distribución no normal.

Para el análisis y estudio de las posibles relaciones, o no, entre las variables, se utilizó el programa informático SPSS. En todos los casos, el criterio que se estableció para rechazar la hipótesis nula (H0) fue el siguiente nivel de significación: p-valor < 0,05.

Se señala así mismo que antes de proceder a realizar los contrastes de hipótesis, algunas variables sufrieron variaciones en el tamaño de la muestra debido a que eliminaron parte de los datos. Los criterios de exclusión que se siguieron fueron los siguientes: para todas las variables relacionadas con las votaciones, se excluyeron las respuestas de las personas que no pudieron votar o no quisieron contestar a la pregunta; y para el resto de las variables, se excluyeron las respuestas de los individuos que contestaron "No sé".

En cuanto al estudio del grado de efectividad considerado y el grado de cumplimiento de las medidas, se decidió estudiar en mayor profundidad las medidas "toque de queda" y "cierre perimetral", ya que, en España, tanto el gobierno central como los gobiernos autonómicos regularon estas medidas y son muy pertinentes para nuestra investigación; pues se consideró que este hecho resultaba interesante para el estudio por vincular el aspecto político al aspecto sanitario.

4. DESARROLLO DE LA INVESTIGACIÓN

A lo largo de esta investigación se estudió si hubo, por parte del individuo, comportamiento irracional al decidir qué medidas tomar y en qué se basó la decisión personal para adoptarlas. En los casos en los que se observó alguno de los sesgos conductuales, estos fueron analizados para comprender cómo influyeron y se propusieron alternativas que podrían conducir a superarlos. La investigación se centró en el aspecto político, con el objetivo de comprobar si la política puede tener relación con percepciones o decisiones relacionadas con la aceptación de las medidas.

4.1. Resultados

Se destaca en primer lugar, que, aunque el rango de edades al que se aplicó el estudio fue amplio, -entre 17 y 82 años- sin embargo, la muestra se centró en población joven, con una mediana de 23 años. En cuanto al sexo, los datos se distribuyeron de forma relativamente equitativa (46.7% mujeres y 53.3% hombres). Respecto al lugar de residencia, la mayoría de los individuos residía en Madrid en el momento de la encuesta (68%) y también durante el confinamiento (65,7%). No se hallaron grandes diferencias geográficas entre ambos periodos. Respecto al nivel de estudios de los encuestados, el 68.6% señaló "Estudios universitarios", el resto de las respuestas fueron "Bachillerato" (26%), "Formación Profesional" (4.1%) y "ESO" (1.2%).

Respecto al aspecto político, se preguntó por el partido votado en las últimas elecciones generales y en las últimas autonómicas. En la figura 1 aparecen representados los votos emitidos por los individuos de nuestra muestra en las elecciones generales. Destacamos que el 27% de los encuestados votó al PP, el 16% a Vox y el 9% al PSOE.

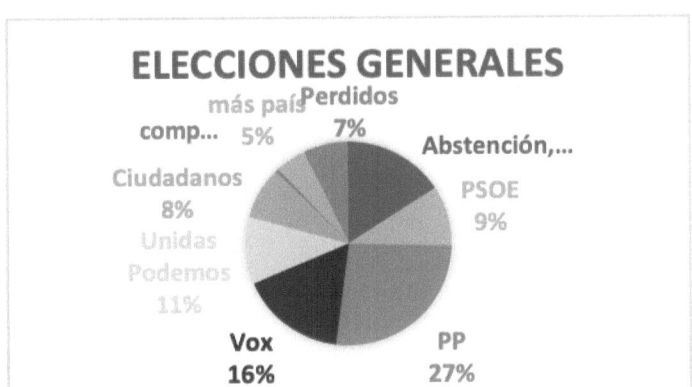

Figura 1. Elecciones generales. Fuente: Elaboración propia a partir del cuestionario.

En la figura 2 se muestran los votos emitidos por los individuos de nuestra muestra en las elecciones en las elecciones autonómicas, donde de nuevo el partido político más votado es el PP con un 40%, el siguiente Vox con un 13%.

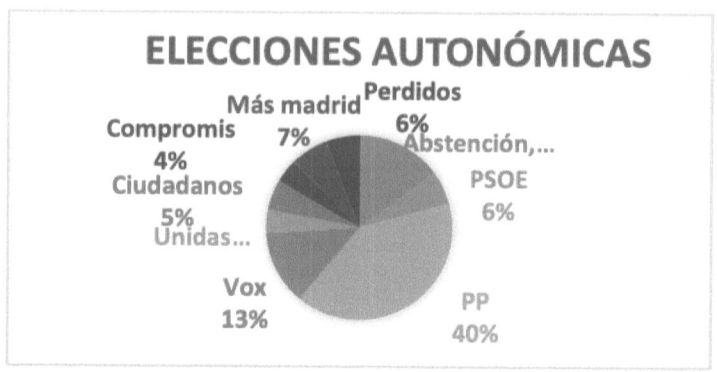

Figura 2. Elecciones Autonómicas. Fuente: Elaboración propia a partir del cuestionario.

Por otra parte, se solicitó a los participantes valorar la gestión de la pandemia por parte del gobierno central y la gestión de la pandemia por parte del gobierno autonómico de su comunidad autónoma. Se podía valorar de manera positiva, negativa o indiferente.

En la figura 3 aparecen representadas las respuestas sobre la valoración obtenida sobre el gobierno central. Se puede comprobar que el 64% de los encuestados tenía una valoración negativa respecto al gobierno central y el 36% mostraba una valoración positiva o indiferente.

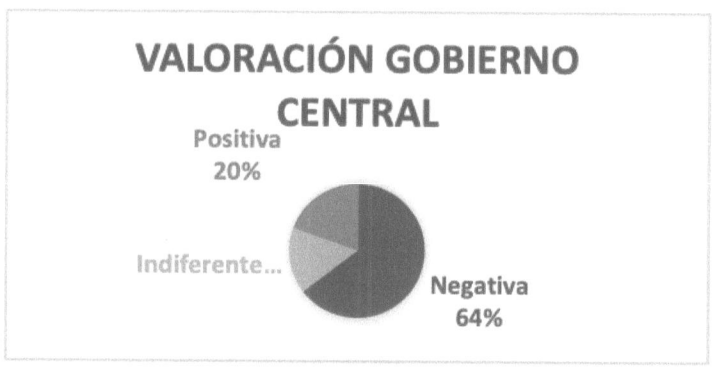

Figura 3. Valoración gobierno central. Fuente: Elaboración propia a partir del cuestionario.

En la figura 4 aparecen representados los resultados de las respuestas sobre las valoraciones del gobierno autonómico. Se puede observar que el 50% de los encuestados tenía una valoración positiva respecto al gobierno autonómico siendo el otro 50% positiva o indiferente.

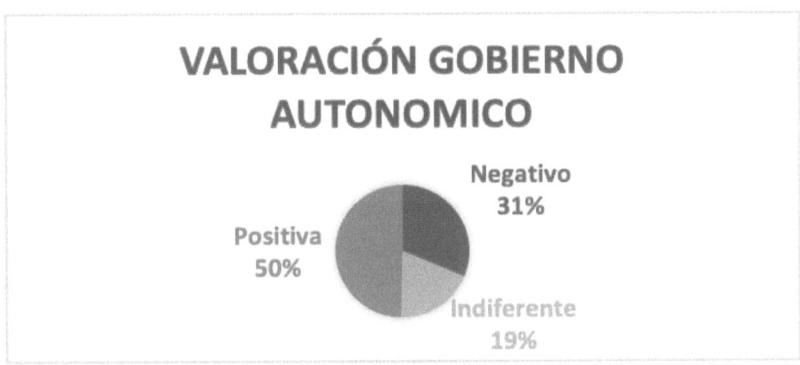

Figura 4. Valoración gobierno autonómico. Fuente: Elaboración propia a partir del cuestionario

4.2. Discusión: Sesgo político

Para comprobar si existe sesgo político en la toma de decisiones de los encuestados, se contrasta la hipótesis H1 con el objetivo de comprobar si existía, o no, alguna posible relación entre las variables que recogían información sobre los aspectos políticos y las que aportaban información sobre la aceptación y el grado de cumplimiento de las medidas contra el covid-19.

4.2.1. Votación de los partidos y valoración de los gobiernos.

En primer lugar, se estudió la posible influencia de las posiciones políticas en las valoraciones que los individuos hicieron de los gobiernos, tanto del gobierno autonómico como del gobierno central. Estas posiciones políticas se ven reflejadas en las votaciones de las elecciones generales y autonómicas.

Se tomó la variable que engloba el conjunto de partidos políticos votados y la variable de la valoración del gobierno central. Al realizar la prueba de Kruskal-Wallis se obtuvo: p-valor< 0,01; por lo que se rechazó la hipótesis nula y se concluyó que, efectivamente, sí existía relación entre las variables.

A continuación, se utilizó la prueba U de Mann-Whitney para el llevar a cabo el contraste de la variable dicotómica de la votación de cada partido y la valoración del gobierno central. En este caso se halló relación existente en los partidos PSOE, PP, Vox y Podemos, ya que en todos ellos el resultado fue: p-valor<0,01 y, por lo tanto, inferior a nuestro valor crítico. Por el contrario, en Ciudadanos (p-valor= 0,174), Compromís (p-valor= 0,637) y Más País (p-valor= 0,119), el p-valor superó nuestro p-valor crítico y no se pudo confirmar relación, ya que no se pudo rechazar la hipótesis nula que asume independencia.

Se hizo una prueba similar para las votaciones de los gobiernos autonómicos y la valoración de la gestión de estos. Para ello se analizó la relación entre si gobierna, o no, el partido que fue votado por cada uno de los encuestados y la valoración que hacen de este mismo gobierno. De nuevo se utilizó la prueba de U de Mann-Whitney y esta vez el p-valor obtenido fue 0,06. Al ser un valor tan cercano a nuestro p-valor crítico -la diferencia entre ambos es 0,01-, en este caso podríamos rechazar la hipótesis nula de independencia.

Con estos datos se observa que los individuos valoran positiva o negativamente la gestión del gobierno central dependiendo de si le han votado, o no, en las elecciones generales. Este comportamiento no cumple la racionalidad clásica. Los individuos están influidos en su toma de decisiones por lo que hemos denominado el sesgo político, su criterio no depende de juicios de valor racionalmente objetivos sino del partido político al que hayan votado.

4.2.2. Votación de los partidos y posición frente a las medidas contra la covid-19

El estudio se continuó contrastando la posible vinculación del partido votado en las elecciones generales y/o autonómicas con la aceptación de algunas de las medidas adoptadas en la pandemia del coronavirus.

La prueba de Kruskall-Wallis dio un p-valor= 0,02 -inferior a nuestro p-valor crítico (0,05)- al hacer el contraste de hipótesis para las variables votación de las elecciones generales y la variable que medía el grado en que las personas estaban de acuerdo con la aplicación del toque de queda por parte del gobierno central (positiva, negativa o indiferentemente). Por lo tanto, se comprobó que las variables no eran independientes. Esta misma prueba se llevó a cabo para contrastar la relación con la medida de cierre perimetral por parte del gobierno central y de nuevo se concluyó relación, ya que el p-valor fue: p-valor<0,01.

Continuando con el mismo procedimiento de la investigación se realizaron contrastes sustituyendo la variable que incluye a todos los partidos por cada una de las variables asociadas a un único partido político. Se empleó U Mann-Whitney para este contraste. A continuación, se indican los resultados de contrastar las dos medidas (toque de queda y cierre perimetral por parte del gobierno central) con cada uno de los partidos.

Para PSOE el p-valor de la variable toque de queda fue 0,067 y el p-valor de la variable cierre perimetral fue 0,776; siendo ambos valores superiores a nuestro p-valor crítico, no se pudo rechazar la hipótesis nula y ni concluir que exista relación.

En el caso del PP, los p-valor fueron 0,867 (toque de queda) y 0,382 (cierre perimetral). Por lo tanto, para este partido tampoco se pudo confirmar la no independencia para ninguna de las dos medidas.

Para la variable Vox, el p-valor en ambas variables fue 0,00. Estos resultados se encuentran por debajo de nuestro p-valor crítico, por lo que se rechazó la hipótesis nula y se concluyó que existe relación entre las variables.

Podemos obtuvo los siguientes p-valor: 0,227 (toque de queda) y 0,011 (cierre perimetral). El primero es superior a nuestro p-valor crítico y el segundo es inferior, por lo que en el primer caso no rechazamos la hipótesis nula y en el segundo sí. De la variable toque de queda no se concluyó relación, pero sí de la variable cierre perimetral.

Los p-valor de Ciudadanos, Compromís y Más País fueron respectivamente, para el toque de queda y el cierre perimetral: 0,595 y 0,336; 0,497 y 0,522; y 0,219 y 0,154. Todos ellos se encontraron por encima de nuestro p-valor crítico, por lo que impidieron rechazar la hipótesis nula que asume independencia.

Tras obtener los resultados de las valoraciones del gobierno central, se trataron de hallar los resultados equivalentes a nivel autonómico. Con la intención de comprobar si existía relación entre haber votado al partido que gobierna en la comunidad autónoma y la valoración de la aplicación, por parte del gobierno autonómico, del cierre perimetral y toque de queda, se utilizó la prueba U Mann-Whitney para el contraste.

El p-valor de la valoración del toque de queda fue 0,316 y en el caso de la valoración del cierre perimetral fue 0,975. Ambos valores fueron superiores a nuestro p-valor crítico, por lo que no se encontró relación significativa.

Es decir, los individuos valoran positiva o negativamente las medidas de toque de queda y cierre perimetral dependiendo del partido al que votan, tanto en las elecciones generales como en las elecciones autonómicas. De nuevo comprobamos el incumplimiento de la hipótesis racional H1 y la importancia del sesgo político que afecta a las personas al tomar sus decisiones.

4.2.3. Grado de cumplimiento y votación de los partidos

Las siguientes variables objeto de estudio son el grado de cumplimiento de las medidas anteriores y las votaciones a los partidos en las elecciones generales. Es decir, se trató de averiguar si votar a un partido o a otro podía afectar al cumplimiento de las medidas. Para ello se utilizó la prueba de Kruskall-Wallis.

Para el toque de queda se obtuvo un p-valor de 0,04. Al ser menor que nuestro valor crítico, se rechazó H1 y se pudo concluir que existía relación entre las variables. Por otro lado, al tratarse del cierre perimetral, el resultado fue: p-valor= 0,479. Este resultado no permitió confirmar la existencia de relación significativa entre las variables.

Se realizó de nuevo esta prueba (Kruskall-Wallis) para contrastar las votaciones en las elecciones generales con el grado de cumplimiento del resto de medidas que aparecían en el cuestionario (mascarilla, distancia social, respeto de los aforos, frecuente lavado de manos, etc). Para todas estas medidas se obtuvo un p-valor por encima de 0,05 sin poder concluir que hubiese una relación significativa.

Se interpreta que los ciudadanos cumplen en mayor o menor medida el toque de queda en función del partido al que han votado. Por lo tanto, no se cumple la hipótesis H1 de racionalidad en la toma de decisiones del paradigma clásico.

Con todos estos resultados se concluye que existe correlación entre el partido al que se votó en las elecciones generales y la valoración individual de la gestión de la pandemia, por parte del gobierno. Además, se averiguó que las valoraciones de las medidas (toque de queda y cierre perimetral) y el cumplimiento de estas estaban también relacionadas con el voto de cada individuo. El hecho de que exista relación implica que, de algún modo, la valoración de la gestión está condicionada por el voto. Sin embargo, esto contrasta con el supuesto de elección racional que, según Maletta, (2010), afirma que a la hora de tomar decisiones los individuos son libres y coherentes. El simple hecho de que hubiera valoraciones distintas no significa que fueran necesariamente valoraciones irracionales, ya que cada individuo puede tener sus propios intereses; el aspecto relevante es que esta valoración, de ser racional, no estaría atada a la elección individual del voto. El motivo de este comportamiento puede ser explicado por algunos de los conceptos tratados en la Economía conductual. Es razonable asociar la relación entre estas variables al sesgo de status quo. Este supondría que una decisión ligada a un comportamiento en el pasado – en este caso, la decisión de votar o no votar al gobierno, asociada además a valorarlo positivamente o no- provoca que se mantenga ese mismo comportamiento en el futuro (valoración de la gestión y las medidas. Esto se debe al rechazo al cambio inherente al individuo.

Además, se estudió la relación entre el grado de cumplimiento de las medidas y el partido votado en las elecciones y se encontró relación con la medida del toque de queda. De nuevo, las dos variables pueden parecer a priori inconexas. Sin embargo, no es esto lo que apuntan los resultados. Podemos estar ante el denominado efecto marco, es decir, las conclusiones son diferentes dependiendo de cómo se presenta la información (Villarreal et al., 2020). Durante la pandemia las medidas han sido anunciadas por el gobierno, lo que puede predisponer a unas personas a aceptar las medidas más fácilmente (si apoyan al gobierno) y a otras a rechazarlas (si no lo apoyan). Este efecto también puede tener presencia, junto al status quo, en los resultados anteriores. Por último, existe otro mecanismo cognitivo posiblemente relacionado con los resultados. Se conoce como reciprocidad (Villarreal et al., 2020). Está asociado a premios y castigos. De esta manera, los individuos que valoraron negativamente las medidas y/o la valoración de la gestión por parte del gobierno, pueden hacerlo para tratar de castigar al gobierno por una acción pasada (por ejemplo, alguna ley aprobada con la que se está es desacuerdo); y los que valoraron positivamente, pueden estar tratando de premiarlo por un motivo similar. Se abandona así al homoeconomicus, completamente racional y que por lo tanto no debe estar influenciado al tomar sus decisiones por actos del pasado.

Teniendo en cuenta que estos sesgos pueden determinar la valoración de las medidas y que la valoración puede afectar a su cumplimiento; es razonable pensar que, si se pretende que las medidas se cumplan por el mayor número de personas, entonces, el objetivo será tratar de superarlos. En coherencia con este argumento se realiza una propuesta conductual.

Los tres sesgos mencionados anteriormente resultan tener algo en común: una estrecha relación entre el aspecto político y la valoración sobre decisiones sanitarias. Por esto mismo, parece que una manera de acercarse a la solución sería desvincular por completo estos dos ámbitos. Por un lado, si las medidas se anunciasen únicamente por autoridades sanitarias – y no por representantes de los gobiernos-, se crearía un efecto marco capaz de favorecer los razonamientos objetivos. Los individuos percibirían la información de una manera más imparcial, libre de encuadres negativos o positivos. Por otro lado, no tendría cabida el sesgo de status quo en las valoraciones (al menos durante un tiempo), ya que al ser una valoración sobre un sujeto nuevo (las autoridades sanitarias despolitizadas) no habría comportamiento o valoración que mantener. Por último, esto podría servir para superar el sesgo de reciprocidad, evitando así que se derramen pensamientos o juicios de un ámbito a otro.

Estos resultados concuerdan con las afirmaciones de Villarreal et al, (2020), hace referencia a la presencia de los sesgos: status quo -aunque más relacionado con pequeñas acciones concretas-, para el que propone establecer opciones predeterminadas que favorezcan las medidas. Respecto al efecto marco, repara en la importancia de la forma en que se presenta la información – equiparable a nuestra propuesta de presentar la información a través de un ente asociado a imparcialidad; y reciprocidad, proponiendo utilizarla como herramienta en medidas como la de distanciamiento social (por ejemplo, a través de mensajes que incluyan al conjunto de la sociedad). Además, en cuanto al efecto marco, Martínez .C (2020) también defiende su presencia y propone mensajes que señalen claramente el riesgo que supone el virus.

5. CONCLUSIONES

Tras realizar esta investigación podemos destacar algunos hechos relevantes. Del análisis de las variables se concluyó que sí se aprecia la presencia de sesgos conductuales que afecten a nuestra toma de decisiones y a la información que percibimos sobre la covid-19.

En ocasiones, estos sesgos nos pueden llevar a actuar de manera irracional y conducir nuestra conducta hasta acciones no deseadas.

Concretamente, en relación con una pandemia, estos sesgos cognitivos pueden provocar que las personas no tomen las decisiones sanitarias óptimas. Estas decisiones están relacionadas estrechamente con las medidas contra la covid-19, ya que las medidas que buscan evitar la propagación del virus tienen un beneficio individual y colectivo. Además, es necesario la introducción de "pequeños empujones" como dice R. Thaler que permitan la coordinación y cooperación de los individuos para poder alcanzar el beneficio óptimo.

En primer lugar, los sesgos como el sesgo político, de status quo, reciprocidad o el efecto marco, como se ha señalado, son capaces de influir en los individuos de tal manera que sus decisiones políticas afecten a sus decisiones sanitarias, ya sea por mantener un comportamiento, castigar o premiar, o por la manera en que se percibe la información. Para alejar lo más posible estos sesgos de las decisiones y valoraciones relacionadas con el coronavirus, sería conveniente separar lo máximo posible las figuras políticas de las sanitarias. De esta manera, se tratarían estos temas de una forma más racional y objetiva, y resultaría más fácil actuar y valorar basándonos en términos de salud y no ideológicos o políticos. Así, sería de esperar que se aumentase el grado de cumplimiento de las medidas para lograr un beneficio común.

El objetivo, como se ha señalado, sería generar conciencia partiendo del punto de que todas las personas se pueden contagiar. El comportamiento óptimo con respecto a las medidas sería aquel que fuese idéntico al comportamiento posterior a las situaciones que nos hacen cambiar de comportamiento.

El estudio realizado cuenta con ciertas limitaciones que pueden ser mejoradas en investigaciones futuras. La investigación se realizó con una muestra muy acotada y se centró en determinados sesgos. Sería importante realizar el estudio con una muestra mucho más amplia y analizando un mayor abanico de sesgos.

La investigación realizada abre el camino al estudio y análisis de otros sesgos que pueden influir en la adopción de medidas sanitarias ante multitud de epidemias del tiempo actual. La población mundial se ve afectada por enfermedades como la gripe, malaria, etc. que se cobran miles de vidas al año. Analizando los sesgos que afectan al comportamiento frente a ellas, se pueden proponer medidas conductuales que mejoren la situación sanitaria y el bienestar de la población.

6. REFERENCIAS

Duke, C; Maiske, D; Manly, L; Petersdorff, C. (2021). The Cost of Lies: Assessing the human and financial impact of COVID-19 related online misinformation on the UK. London Economics.

Gobierno de España (2021). Estrategia de vacunación. https://n9.cl/ucq98

Guerrien, B. y Bénicourt, E. (1994). La Théorie économique Néoclassique. Découverte.

Haushofer, J.; Metcalf, J. C. E. (2020). Combining behavioral economics and infectious disease epidemiology to mitigate the COVID-19 outbreak. Princeton University.

Kahneman, D.; Slovic, P.; Tversky, A. (1982). Judgement under uncertainty: Heuristics and biases. University Press.

Maletta, H. (2010). La evolución del Homo economicus: problemas del marco de decisión racional en Economía. Economía, 65 (33), 9-68

Martínez de Ibarreta, C. (2020). ¿Por qué desescalamos a distintas velocidades por la COVID-19? The conversation. http://bit.ly/3wO56W4

Martínez Villarreal, D.; Rojas Méndez, A. M.; Scartascini, C. (2020). La economía del comportamiento puede ayudar a combatir el coronavirus. Banco Iberoamericano de Desarrollo. pp 4-20. http://dx.doi.org/10.18235/0002315

Neffa, J. C. (2007). La teoría neoclásica ortodoxa y su interpretación del mercado laboral. *Teorías económicas sobre el mercado de trabajo,* 2, 21-94.

Sanders, M; Stockdale, E. (2020). A classic nudge fails when it comes to Covid-19: Loss aversion messages did not make people more cautious. King's College London. http://bit.ly/3XXaZfn

Santiago, J.M.; Cante F. (2009). Intuición, Sesgos y Heurísticas en la elección. *Cuadernos de Economía,* 28(50), 1-34.

Simon, H. (1972). Theories of Bounded Rationality. En McGuire, C.B. y Radner, R. (Eds). Decision and Organization, pp.161-176. Elservier

Smith, V. L. (2005). ¿Qué es la economía experimental? *Apuntes del CENES*, 25(39), 7-16.

Sunstein, C. R. (2014). Why Nudge? University Press.

Thaler, R. H. (2018). Economía del comportamiento: pasado, presente y futuro. *Revista de Economía Institucional,* 20(38), 9-43.

Thaler, R. H.; Sunstein, C. R. (2008), Nudge: Improving Decisions about Health, Wealth, and Happiness. University Press

World Health Organization. (2020). Consideraciones relativas a las medidas de salud pública y sociales en el lugar de trabajo en el contexto de la COVID-19: Anexo a las Consideraciones relativas a los ajustes de las medidas de salud pública y sociales en el contexto de la COVID-19. World Health Organization. http://www.jstor.org/stable/resrep28107

HIGIENE POSTURAL EN ODONTOLOGÍA: ¿CUÁNTO SABEN LOS ESTUDIANTES DE ODONTOLOGÍA DE LA UNIVERSIDAD DEL ALBA?

Álex Contreras Yañez, Kevin Estay Guzmán[1] y Mónica Gutiérrez Marquéz[1]

1. INTRODUCCIÓN

La higiene postural es un conjunto de recomendaciones y actitudes que permiten mantener una postura ergonómica correcta mientras se realizan actividades normales de la vida diaria y de aquellas realizadas en horas de trabajo con la finalidad de evitar lesiones en el cuerpo (Cervera Espert *et al.*, 2017). Según la Asociación Internacional de Ergonomía (IEA) define la ergonomía como una disciplina científica que interrelaciona al ser humano con otros elementos del sistema optimizando el bienestar de cada uno de ellos" (Obregón M. *et al.*, 2016). En el trabajo odontológico se requiere de una correcta higiene postural durante cualquier procedimiento, ya que se utilizan fuerzas y movimientos precisos en un espacio limitado dentro de la cavidad oral (Cervera Espert *et al.*, 2017).

La ergonomía odontológica le otorga importancia al ambiente laboral, al diseño de los laboratorios y a la sala donde se realiza la atención al paciente reconociendo su anatomía, asimismo, promueve una correcta higiene postural, evitando y previniendo alteraciones músculo esqueléticas a corto y a largo plazo en el Odontólogo (Martínez S. *et al.*, 2015; Castro G. *et al.*, 2017). Está descrito que los movimientos repetitivos que realiza un odontólogo durante su trabajo se asocian a ciertos problemas músculo-esqueléticos debido a la acción conjunta que realizan los músculos, los huesos, las articulaciones y los nervios de su cuerpo donde se ven implicadas posturas forzadas, ritmos excesivos y el uso incorrecto del instrumental (Park HS *et al.*, 2015).

Se conoce que la práctica de la odontología es una de las profesiones que presenta un mayor riesgo de desarrollar trastornos musculo-esqueléticos (TME) relacionados con la adopción de posturas inadecuadas durante la actividad clínica (Becerra R. *et al.*, 2017), pues el Instituto Nacional de Salud y Seguridad Ocupacional (NIOSH) de los Estados Unidos, menciona que los trastornos o desórdenes musculo-esqueléticos, incluyen un grupo de condiciones que involucran a los nervios, tendones, músculos y estructuras de apoyo como los discos intervertebrales que pueden variar en grados de severidad desde síntomas periódicos muy leves hasta condiciones crónicas (García Terán *et al.*, 2020). En relación a lo anterior, la Asociación dental americana (ADA) demostró que más del 20% de dentistas presentan TME en la región lumbar (60,1%) y en el cuello (85%) (Mieles P. *et al.*, 2012). Según Jacome *et al.* (2014), los odontólogos son proclives a sufrir problemas en el aparato locomotor, la cual puede limitar el rendimiento laboral, llegando incluso a provocar en casos severos una incapacidad del profesional, disminuyendo la calidad del trabajo realizado.

El mantener posturas inadecuadas de trabajo durante largos años de profesión para los odontólogos ocasionan que se presenten patologías del sistema músculo esquelético y vascular, afectando principalmente la columna vertebral con manifestaciones de síntomas tales como: dolor de espalda, sensibilidad en el nervio ciático y hernia discal. Existen otros tipos de patologías que se pueden presentan avanzada la edad, incluyendo: tendinitis, tendosinoviosis de DeQuervain, epicondilítis, bursítis, cervicalgia, síndromes compresivos de nervios superiores (síndrome de túnel carpiano, síndrome cubital), fascítis, contracturas musculares, lumbialgia y condilítis (López, A. *et al*, 2017).

Chomakhashvili N. *et al*. (2020) señaló que la odontología es una de las profesiones que prácticamente tiene el mayor riesgo de desarrollar TME debido a movimientos repetitivos, así también, Fernández IF, *et al*. (2021) indicó que la mayoría de las manifestaciones que son comunicadas por los odontólogos y estudiantes de odontología ocurren después de largas jornadas de trabajo e incluyen dolores articulares, lumbalgias, cefaleas, mialgias, afecciones en el túnel carpiano, hipoacusia, disminución de la visión, varices y otros trastornos como el estrés que pueden ser provocados por medio de posturas no ergonómicas mientras laboran. Según Martínez S. *et al*., (2015) durante el pregrado los estudiantes de la carrera de odontología se ven expuestos a mantener posturas no ergonómicas y son vulnerables a sufrir diversos trastornos músculo esqueléticos (TME). Castro G. *et al*. (2017) encontraron que los estudiantes de odontología mantienen molestias e incomodidades en los músculos, articulaciones, nervios y otras estructuras próximas a las articulaciones que con el pasar del tiempo se manifiestan como lesiones,

Diversos autores reconocen que mantener una correcta postura durante los procedimientos realizados por odontólogos y estudiantes mejora la visibilidad del campo operatorio. En la actualidad se validan posiciones de colocación para trabajar en la zona bucal, por ejemplo, El Dr. Beach con su equipo plantean la posición cero o la posición de equilibrio de posición y funcionamiento inicial (Balance Home operating position; BHOP) (Fifura 1). Imaginariamente se ubica al sillón dental en un reloj de agujas, en el cual la cabeza del individuo está en la hora 12 y sus miembros inferiores en la hora 6 (Gouvêa G. *et al*., 2018). En la posición de hora 12 el tronco del paciente se encuentra paralelo al piso. Cuando el clínico se coloca detrás de la cabeza del paciente, se tiene visión directa de las caras vestibulares de los dientes anterosuperiores, siendo esta la posición que permite una mayor relación del cuerpo del operador con los elementos que le rodean, y por tanto le otorga un mayor control. Si el paciente gira la cabeza, hacia la derecha o hacia la izquierda, se observan directamente las superficies bucales de los premolares y molares de ambas hemiarcadas. En esta posición las superficies palatinas de los dientes anterosuperiores se observan con visión indirecta a través del espejo bucal (Kissell D. *et al*., 2019).

Faust A. *et al*. (2021) describieron la posición de hora 11, donde el operador necesita ubicarse detrás del paciente y a su derecha. Esta ubicación permite obtener acceso a la mayoría de las zonas de la cavidad oral. En esta misma posición de trabajo, al levantar el respaldo del sillón se obtiene acceso visual de las caras lingual de los dientes anteroinferiores. Igualmente, el clínico puede ubicarse en una hora 7 ó 9 cuando requiere tener una visión directa de las superficies bucales de los dientes anteroinferiores o de las piezas ubicadas en las hemiarcadas derechas. La posición más saludable para trabajar está ubicada entre las 9 y 12 horas en el reloj. La boca del paciente tiene que estar alineada con el plano sagital del operador y requiere estar a nivel de los codos. La distancia entre los ojos del operador y la boca del paciente no debe ser inferior a 35 cm.

Los codos del operador necesitan permanecer cerca de sus costados. Sus hombros tienen que mantenerse paralelos al suelo con la espalda evitándola inclinación o flexión excesiva del cuello (Sim E. *et al.*, 2021).

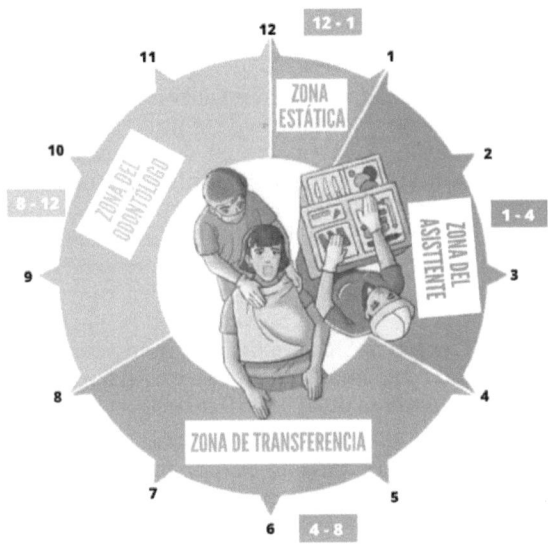

Figura 1: Esquema del reloj, posición "cero" o posición de Beach; Balance Home Operating Position (BHOP) en el trabajo dental. Fuente: Kissell D. et al., 2019.

Respecto a la sujeción del instrumental cuando se trabaja dentro de la boca del paciente o fuera de ella existen dos formas; la primera forma conocida como "la toma de lápiz", cuya maniobra es la más utilizada en la cavidad bucal, sujetando el instrumento entre el dedo pulgar e índice, adosando el dedo al mango o cuello de este. Es necesario ubicar a través del dedo anular un punto de apoyo que estabilice y de precisión al movimiento del instrumento. La segunda forma es la toma "palmar", empleada para sujetar instrumentos que se utilizan fuera de la boca del paciente, como el micromotor con la pieza de mano recta (Gómez-García *et al.*, 2017).

En la práctica odontológica, el uso de instrumentos vibratorios junto con movimientos repetitivos y de presión en manos y muñecas, se asocian a traumas locomotores tales como tendinitis y síndrome de túnel carpiano afectando la salud tanto de odontólogos como de estudiantes. (Garcia P. *et al.*, 2018).

Al ser la práctica odontológica una habilidad que requiere de una serie de movimientos repetitivos con posturas forzadas y con pocas pausas durante los procedimientos clínicos, la adquisición de conocimientos correctos dela toma y aprehensión de los instrumentos, evitan a futuro lesiones músculo esqueléticas a corto, mediano y largo plazo. El conocimiento de una correcta higiene postural de trabajo puede evitar la fatiga y lesiones propias de la profesión tanto a odontólogos como también en los estudiantes que se encuentran cursando sus actividades clínicas y de internado(Partido B. *et al.*, 2021).

2. OBJETIVOS

El objetivo del presente estudio fue evaluar los conocimientos sobre higiene postural y su aplicación a la práctica clínica en los estudiantes de la escuela de odontología de la Universidad del Alba en Chile.

3. METODOLOGÍA

El estudio fue de tipo observacional, transversal con enfoque cuantitativo realizado con los estudiantes de la Carrera de Odontología de la Universidad del Alba, Chile. La muestra utilizada fue de 45 estudiantes de la cohorte 2022 que aceptaron participar y responder voluntariamente el cuestionario, previo consentimiento informado. La investigación contó con la aprobación del Comité de Ética de la Universidad. Los estudiantes respondieron la encuesta sobre higiene postural de forma virtual a través de la plataforma de google forms. La encuesta se envió a cada correo de manera personalizada. La información de cada una de las respuestas fue recopilada desde preguntas con tipo de respuestas dicotómicas, de selección y respuesta breve. Fueron incluidos todos aquellos estudiantes de: cuarto, quinto y sexto año de la Carrera de Odontología cursando clínica e internado de las cuatro sedes de la Universidad del Alba, mientras que, se excluyó a todo aquel estudiante que no aceptó participar voluntariamente de la investigación.

Los estudiantes que aceptaron voluntariamente participar del estudio se les aplicó el instrumento "Cuestionario sobre higiene postural y conocimientos ergonómicos". El instrumento fue tomado desde la publicación de Cervera-Espert J et al. (2017) y validado intermente por las directoras de la Carrera de Odontología. El Cuestionario sobre higiene postural y conocimientos ergonómicos evaluó los conocimientos sobre las posiciones y movimientos de higiene postural que poseían los estudiantes explorando los siguientes aspectos: conocimientos básicos de ergonomía e higiene postural (pregunta 1 a pregunta 5); la existencia de dolor en el pasado y en el presente (pregunta 6 a pregunta 9); la posible asociación del dolor a la práctica clínica (pregunta 10); la posible necesidad de la mejora de estrategias pedagógicas en la escuela de Odontología (preguntas 11 y 14); Conocimientos básicos de higiene postural y de su aplicación a la práctica clínica (preguntas 15 a pregunta31).

Los datos obtenidos del instrumento se transcribieron y codificaron en Microsoft Office Excel 2017 para su posterior análisis estadístico-porcentual del total.

4. RESULTADOS DE LA INVESTIGACIÓN

4.1 Distribución de la muestra

Es estudio se realizó sobre una muestra de 45 estudiantes de cuarto, quinto y sexto año de la Carrera de Odontología de la Universidaddel Alba. En la figura 1 se observa la distribución total de la muestra de estudiantes que voluntariamente aceptaron participar del estudio. Un 35,56 % de los estudiantes cursaban cuarto año, un 26, 67% cursaban quinto año y un 37,78% cursaban el sexto año de la Carrera de Odontología (Figura 1).

Estudiantes	Número	Porcentaje del total
Cuarto año	16	33,56%
Quinto año	12	26,67%
Sexto año	17	37,78%
Total	45	100%

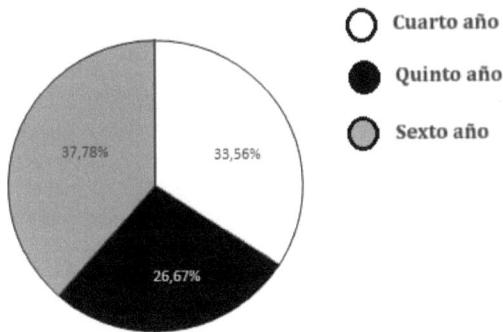

Figura 2. Distribución de la muestra. Se observa el número y porcentaje de estudiantes de cada curso que participaron del estudio. A. Distribución de la muestra. B. Gráfico de la distribución de la muestra. Fuente: Elaboración propia, 2023.

4.2 Conocimientos sobre higiene postural y su aplicación a la prácticaclínica en los estudiantes de la escuela de odontología de la Universidaddel Alba en Chile.

Se aplicó el cuestionario sobre higiene postural y conocimientos ergonómicos en los estudiantes de cuarto, quinto y sexto año de la carrara de Odontología. En la Tabla 1 se observan los resultados de la primera parte del cuestionario aplicado y expresados en porcentajes de las respuestas a las preguntas de conocimientos básicos de ergonomía e higiene postural. Se aprecia que el 100% de los estudiantes conocen los conceptos de Ergonomía e higiene postural y sólo el 40,48% conoce el concepto de BHOP (Balance Home operating PositionBeach), siendo desconocido por más de la mitad de los estudiantes. El 59,5% cree que ha sido debidamente instruído sobre ergonomía en odontología, sin embargo, el 80,95% cree que como operador no tiene una correcta posición en el sillón dental, y sorprendentemente el 95,24% conoce las consecuencias a largo plazo de una mala postura de trabajo, Interesantemente el 88,10% sufre o ha sufrido dolor asociado a una mala postura de trabajo.

Preguntas Cuestionario	Cuarto año		Quinto año		Sexto año		Análisis Global	
	SI	NO	SI	NO	SI	NO	SI	NO
1.- ¿Conoce usted qué es la Ergonomía y la higiene postural?	38,10	0,00	28,57	0,00	33,33	0,00	100,00	0,00
2.- ¿Conoce usted cuál es el concepto, "BHOP" (Balanced Home Operating Position), "posición Beach" o "Posición cero"?	14,29	23,81	7,14	21,43	19,05	14,29	40,48	59,52
3.- ¿Piensa usted que ha sido debidamente instruido sobre ergonomía en odontología?	9,52	28,57	21,43	7,14	28,57	4,76	59,52	40,48
4.- ¿Cree usted como operador que se está sentando de forma apropiada en el sillín dental?	9,52	28,57	0,00	28,57	9,52	23,81	19,05	80,95
5.- ¿Conoce usted las consecuencias a largo plazo de una mala postura de trabajo?	35,71	2,38	26,19	2,38	33,33	0,00	95,24	4,76
6.- ¿Tiene usted durezas en sus manos atribuibles a la actividad dental?	2,38	35,71	2,38	26,19	0,00	33,33	4,76	95,24
7.- ¿Sufre o ha sufrido usted de algún dolor por mala postura de trabajo?	33,33	4,76	26,19	2,38	28,57	4,76	88,10	11,90

Tabla 1. Respuesta en porcentaje de la primera parte del cuestionario sobre conocimientos de higiene postural realizados en los estudiantes de cuarto, quinto y sexto año de la carrera de Odontología de la Universidad del Alba (pregunta entre la 1 y 7). En color gris se presentan los resultados de las respuestas sobresalientes con alto porcentaje. Respuestas: Si y No. Fuente: Elaboración propia, 2023.

En la tabla 2 se muestran los resultados de la segunda parte del cuestionario sobre preguntas de intensidad de dolor en la espalda, brazos, manos, piernas, ojos, cuello y en cualquier parte del cuerpo antes de entrar a la Carrera de Odontología. En ellos se observa que la tendencia de las respuestas de los estudiantes es 0 a 1 respecto a la intensidad de dolor medido en escala de valoración de intensidad de dolor entre 0 y 4, siendo cero; ausencia de dolor y 4 nivel más alto de esta escala de dolor antes de ingresar a estudiar odontología.

Preguntas	ANTES DE INGRESAR A LA CARRERA DE ODONTOLOGÍA														
	Cuarto año					Quinto año					Sexto año				
	0	1	2	3	4	0	1	2	3	4	0	1	2	3	4
8.1.- Intensidad del dolor de espalda, puntaje del 0 al 4	13	31	18,8	25	13	33	0	50	8,33	8,3	28,6	36	14	14,3	7,1
8.2.- Intensidad del dolor en los brazos, puntaje del 0 al 4	50	25	6,25	13	6,3	58	8,3	25	8,33	8,3	71,4	21	7,1	0	0
8.3.- Intensidad del dolor en las manos, puntaje del 0 al 4	44	19	18,8	13	6,3	50	17	33	0	0	78,6	21	0	0	0
8.4.- Intensidad del dolor de piernas, puntaje del 0 al 4	63	6,3	12,5	13	6,3	50	17	33	0	0	78,6	14	7,1	0	0
8.5.- Intensidad del dolor o incomodidad en los ojos, puntaje del 0 al 4	71	14	14,3	0	0	29	7,1	29	21,4	14	71,4	14	14	0	0
8.6.- Intensidad del dolor de cuello, puntaje del 0 al 4	25	25	18,8	13	19	33	8,3	42	8,33	8,3	28,6	57	7,1	7,14	0
8.7.- Intensidad de algún otro tipo de dolor o malestar del cuerpo, puntaje del 0 al 4	25	38	12,5	6,3	19	67	0	33	0	0	78,6	14	7,1	0	0

Tabla 2. Respuestas en porcentaje de la segunda parte del cuestionario sobre conocimientos de higiene postural que poseen los estudiantes de cuarto, quinto y sexto año de la Carrera de Odontología de la Universidad del Alba. Pregunta relacionada con la intensidad de dolor antes de entrar a la carrera de odontología. En color gris se presentan los resultados de las respuestas sobresalientes con alto porcentaje. Respuestas: grado de dolor entre 0 y 4. Fuente: Elaboración propia, 2023

En la tabla 3 se observa el desplazamiento a intensidades más altas de dolor de los estudiantes de quinto y sexto año durante el desarrollo de la carrera, es específico en la espalda, en los brazos, en las manos en los ojos y cuello, encontrándose niveles 2 - 3 y llegando a una intensidad de dolor en nivel 4 en estudiantes de cuarto año.

| Preguntas | DURANTE LA CARRERA DE ODONTOLOGÍA |||||||||||||||
| | Cuarto año ||||| Quinto año ||||| Sexto año |||||
	0	1	2	3	4	0	1	2	3	4	0	1	2	3	4
9.1.- Intensidad del dolor de espalda, puntaje del 0 al 4	6,35	12,5	18,75	31,25	31,25	0	0	33,33	50	16,66	7,14	14,28	28,57	42,85	7,14
9.2.- Intensidad del dolor en los brazos, puntaje del 0 al 4	25	6,25	31,25	31,25	6,25	25	16,55	3,33	25	0	28,57	42,85	28,57	0	0
9.3.- Intensidad del dolor en las manos, puntaje del 0 al 4	6,25	12,5	43,75	31,25	6,25	25	8,33	33,33	16,66	16,66	21,42	71,42	7,14	0	0
9.4.- Intensidad del dolor de piernas, puntaje del 0 al 4	37,5	12,5	18,75	25	6,25	33,33	25	25	8,33	8,33	57,14	21,42	21,42	0	0
9.5.- Intensidad del dolor o incomodidad en los ojos, puntaje del 0 al 4	12,5	0	25	25	37,5	16,66	8,33	50	8,33	16,66	42,85	21,42	21,42	0	7,14
9.6.- Intensidad del dolor de cuello, puntaje del 0 al 4	6,25	0	25	37,5	31,25	16,66	25	16,66	25	16,66	21,42	35,71	28,57	14,28	0
9.7.- Intensidad de algún otro tipo de dolor o malestar del cuerpo, puntaje del 0 al 4	12,5	12,5	12,5	43,75	18,75	33,33	0	25	33,33	8,33	42,85	35,71	14,28	7,14	31,08

Tabla 3. Respuestas en porcentaje de la segunda parte del cuestionario sobre conocimientos de higiene postural que poseen los estudiantes de cuarto, quinto y sexto año de la Carrera de Odontología de la Universidad del Alba. Pregunta relacionada con la intensidad de dolor durante el desarrollo de la carrera de Odontología. En color gris se presentan los resultados de las respuestas sobresalientes con alto porcentaje. Respuestas: grado de dolor entre 0 y 4. Fuente: Elaboración propia, 2023.

La tercera parte del cuestionario investigó el conocimiento del concepto Balance home operation position (BHOP) en los estudiantes de cuarto, quinto y sexto año. En la tabla 4 se muestra una heterogeneidad de las respuestas a las diferentes situaciones clínicas, incluyendo el posicionamiento de la cabeza del paciente, la posición como operador y la posición del paciente. Los alumnos de sexto de año presentaron un porcentaje mayor de conocimientos en comparación con los de cuarto y quinto año.

| Preguntas | Cuarto año ||| Quinto año ||| Sexto año |||
	El Operador	La Derecha	El Asistente	El Operador	La Derecha	El Asistente	El Operador	La Derecha	El Asistente
13.- ¿Cuál es la posición de la cabeza del paciente en las siguientes situaciones?									
13.1: A. Palatino de un molar superior derecho	23,07	76,92	-	25	58,33	16,66	11,11	66,66	22,22
13.2: B. Vestibular de un incisivo central superior	61,53	30,76	7,69	75	23	-	100	-	-
13.3: C. Oclusal de un molar superior izquierdo	38,46	30,76	30,76	75	8,3	16,66	44,44	22,22	33,33
13.4: D. Lingual de un incisivo central inferior	69,23	30,76	-	75	25	-	88,88	-	11,11
13.5: E. Oclusal de un molar inferior derecho	30,76	53,84	15,38	33,33	41,66	25	55,55	22,22	22,22
13.6: F. Vestibular de un molar superior izquierdo	23,07	69,23	7,69	16,66	75	8,33	33,33	66,66	-
13.- ¿Cuál es la posición del operador en las siguientes situaciones?	Entre 8-10	Entre 11 - 01		El Operador	La Derecha		El Operador	La Derecha	
13.7: A. Palatino de un molar superior derecho	76,92	23,07		41,66	58,33		55,55	44,44	
13.8: B. Vestibular de un incisivo central superior	46,15	53,84		33,33	66,33		11,11	88,88	
13.9: C. Oclusal de un molar superior izquierdo	76,92	23,07		50	50		22,22	77,77	
13.10: D. Lingual de un incisivo central inferior	84,61	15,38		41,66	58,33		11,11	88,88	
13.11: E. Oclusal de un molar inferior derecho	53,84	46,15		83,33	16,66		33,33	66,66	
13.12: F. Vestibular de un molar superior izquierdo	53,84	46,15		25	75		44,44	55,55	
13.- ¿Cuál es la posición del paciente en las siguientes situaciónes?	Sentado	Acostado		Sentado	Acostado		Sentado	Acostado	
13.13: A. Palatino de un molar superior derecho	7,69	92,3		16,66	83,33		-	100	
13.14: B. Vestibular de un incisivo central superior	23,07	76,92		16,66	83,33		-	100	
13.15: C. Oclusal de un molar superior izquierdo	15,38	84,61		16,66	83,33		33,33	66,66	
13.16: D. Lingual de un incisivo central inferior	46,15	53,84		51,66	58,33		77,77	22,22	
13.17: E. Oclusal de un molar inferior derecho	46,15	53,84		41,66	58,33		55,55	44,44	
13.18: F. Vestibular de un molar superior izquierdo	38,46	61,53		25	75		55,55	44,44	

Tabla 4. Respuestas en porcentaje de la tercera parte del cuestionario sobre conocimientos de higiene postural realizado en los estudiantes de cuarto, quinto y sexto año de la Carrera de Odontología de la Universidad del Alba durante el desarrollo de la carrera (pregunta 13). Se presentan los resultados acerca del conocimiento Balanced home operating position (BHOP). En color gris se presentan los resultados de las respuestas sobresalientes. Respuestas: El operador, la derecha, el asistente. Fuente: Elaboración propia, 2023.

En la cuarta y última parte del cuestionario al realizar el análisis global desde la pregunta 15 a la 16 (Tabla 5), se resalta la respuesta usualmente" en los estudiantes de cuarto, quinto y sexto año, sin embargo, es posible evidenciar que no existe una homogeneidad de las respuestas de acuerdo con los postulados del Dr. Beach de posicionamiento de la espalda baja, muslos paralelos respecto al eje horizontal del piso, pies completamente apoyados al suelo, codos del operador apoyados a su cuerpo y una leve inclinación de la cabeza que no supere los 30º(Cervera-Espert J et al., (2017)). Estos resultados indican que los conocimientos básicos de higiene postural no son aplicados durante la práctica clínica. (Tabla 5)

Preguntas	Siempre	Usualmente	A menudo	Poco	Nunca
15.- ¿Se sienta en la silla con los muslos paralelos al suelo?	33,3	50	11,9	0	4,7
16.- ¿Se sienta con los pies completamente planos y apoyados en el suelo?	42,8	28,5	16,6	7,14	4,76
17.- ¿Mientras trabaja, su cuello está lo más derecho posible y no está muy inclinado hacia adelante?	7,1	35,7	14,2	38	4,7
18.- ¿Se sienta posicionando su espalda derecha y perpendicular a la línea del suelo?	4,7	40,4	30,9	16,6	7,14
19.- ¿Apoya la región lumbar de su columna vertebral en el respaldo de la silla?	19	26,1	26,1	16,6	11,9
20.- ¿Posiciona sus piernas de forma abierta y formando un triangulo con la columna vertebral?	30,9	38	19	9,5	2,3
21.- ¿Pone usted sus codos al nivel de su cintura mientras trabaja?	7,1	33,3	35,7	19	4,7
22.- ¿Pone usted sus codos a la altura de la cabeza del paciente?	14,2	45,2	28,5	11,9	0
23.- ¿Usted usa el espejo dental con visión indirecta para trabajar cuando su uso es necesario?	47,6	40,4	11,9	0	0
24.- ¿Sus ojos están posicionados cerca de 30 a 35 cm lejos de la boca del paciente?	11,9	45,2	33,3	9,5	0
25.- ¿Usted pone sus instrumentos cerca, al alcance de su brazo sin girar su columna?	19	38	26,1	16,6	0
26.- ¿Pone la bandeja de instrumentos ligeramente abajo de la altura de sus codos?	9,5	38	28,5	14,2	9,5
27.- ¿Pone la lámpara al alcance de su brazo, pero a la vez lo más lejos posible de la cara del paciente?	26,1	33,3	28,5	7,1	4,7
28.- ¿Se posiciona a las 12 del reloj para trabajar con el paciente?	21,4	52,3	23,8	0	2,3
29.- ¿Posiciona a su paciente más acostado/reclinado para los tratamientos del arco superior?	47,6	38	14,2	0	0
30.- Cuando está trabajando en la boca del paciente, ¿sus movimientos son con los dedos y la muñeca en lugar del codo y el brazo?	21,4	47,6	19,04	9,5	2,3
31.- Entre operador y asistente transfieren el material entre 5 a 7 del reloj en relación a la cabeza del paciente?	9,52	30,9	14,2	16,6	28,5

Tabla 5. Respuestas en porcentaje del análisis global de las preguntas del cuestionario sobre conocimientos de higiene postural realizado en los estudiantes de cuarto, quinto y sexto año de la Carrera de Odontología de la Universidad del Alba durante el desarrollo de la carrera (preguntas 15 a la 31). Se presentan los resultados; siempre, usualmente, a menudo, poco, nunca. En color gris se presentan los resultados de las respuestas sobresalientes. Fuente: Elaboración propia, 2023.

5. DISCUSIÓN

Los resultados de esta investigación permiten evidenciar que los estudiantes de odontología de la Universidad del Albasi bien poseen conocimientosbásicosde ergonomía e higiene postural no lo estánaplicandoel ámbito practico. Partido B et al. (2018) a través de fotografías clínicas encontró que solo el 35% de ellaspresentabanuna correcta higiene posturalpor parte de los estudiantes de la facultad de odontología de Araçatuba en Brasil. Coincidentemente con este estudio, los autores concluyeron que el conocimiento de los principios de la higiene postural no se aplica adecuadamente en la práctica clínica. En otro estudio, Acevedo P. et al., (2013), reportó una prevalencia entre un 56-71% de dolor corporal en estudiantes de odontología de la Universida Austral de Chile, distinguiendo las zonas más afectadas entre las que se incluyecuello, hombros y espalda baja. La misma autora y su equipo reportaron una prevalencia del dolor muscular de un 80% en estudiantes de odontología de la Universidad Austral de Chile, identificando los factores ergonómicos que causaron el dolor muscular, destacándose que podría tener relación con el incremento de horas y trabajo clínico.

Interesantemente, García et al. (2017) propone nuevas estrategias de enseñanza en las escuelas de odontología con el fin de que los estudiantes identifiquenaquellosfactores ocupacionales que podrían ocasionarsíntomas musculoesqueléticos. En ese sentido, creemos que es necesario reforzar en cada asignatura clínica de las escuela de odontologíalosconceptos de ergonomía e higiene postural previo a cada sesión por aquellos docentes con más experienciacon el fin de disminuir futuras lesiones.

El dolor de espalda en los dentistas data de mediados del siglo XX. En el año 1946 Biller, encontró que el 65% de los dentistas experimentaba dolor de espalda (Pamela Acevedo et al., 2013). Desde que, en 1982, el equipo del Dr. Daryl Beach del Human Perfomance Institute (HPI) de Atami (Japón), presentara a la OMS la postura de trabajo denominada «posición de máximo equilibrio» o «posición 0», y conocida en la literatura científica como posición Balanced home operating position o BHOP, la cual se ha ido adoptando por la inmensa mayoría del mundo odontológico. Esta postura le permite al odontólogo realizar su trabajo con el mayor número posible de músculos en semirrelajación, evitando problemas músculos-esquelético (Chomakhashvili N. et al., 2020). Está descrito que cuando el cuerpo humano es sometido a posturas estáticas y repetitivas, durante prolongado tiempo, se pueden iniciar una serie de eventos que derivan en dolor, injuria o algún desorden músculo-esqueletal (Pamela Acevedo et al., 2013).

El BHOP es válido tanto para estudiantes diestros como zurdos y permite una buena posición de trabajo para una asistencia en un método de cuatro manos ligeramente modificada que permite que se beneficie la asistencia. En el año 2017, Partido B. et al. (2017) reafirmó que los postulados BHOP están basados en el principio donde el cuerpo humano posee a la columna vertebral como un eje que le permite adoptar una posición relajada cuando está de pie . Cualquier desviación de esta posición, como la que ocurre durante el trabajo del odontólogo en bipedestación con flexión anterior del tronco o en incorrecta sedestación, provocará un desequilibrio que deberá ser compensado por la contracción de determinados músculos o por la presencia de apoyos externos (Gouvêa, G et. al., 2018).

Coincidentemente se observó en la postura de trabajo respecto al posicionamiento de la espalda, cuello y codo diversidad en las respuestas por los encuestados tanto De Sio et al.,(2018), Gómez C et al.,(2017) y Faust A et al., (2021), observaron este mismo fenómeno, donde el 89% de los estudiantes de su estudio no adoptaban una postura adecuada y homogénea durante las prácticas clínicas; el 67% cambiaba de postura corporal con frecuencia; y solo el 13% realizó ejercicios de estiramiento o pausas activas.

Es necesario sugerir que se requiere aumentar el uso de recursos y métodos sencillos para mejorar la enseñanza de la ergonomía e higiene postural incluyendo prácticas preclínicas dedicadas a aprender posturas correctas y pesquisar situaciones de riesgo donde la higiene postural se vea afectada, así como también el uso de recursos audiovisuales demostrativos sobre la correcta higiene postural según el tipo de tratamiento dental a desarrollar, incluso desarrollo de guías prácticas de mano o póster que puedan ser expuestos en lugares visibles dentro de la zona de preclínico y en la clínica docente asistencial. Considerando los resultados de esta investigación y lo encontrado en la literatura se convierte en el motor impulsor a futuras investigaciones para averiguar indicadores y factores tanto internos como externos de la razón o motivos que conducen a los estudiantes a no aplicar sus conocimientos existentes respecto a Higiene postural, Ergonomía, BHOP a sus prácticas clínicas, además considerar esto como valiosa evidencia para fundamentar la necesidad dentro de las escuelas de odontología adopten programas preventivos y de intervención, es decir, un curso electivo que contemple los contenidos de BHOP, Higiene postural y ergonomía para reforzar entregando herramientas a los estudiantes de pregrado de odontología con el fin de poner en práctica sus conocimientos en esta temática, mejorar su acción clínica, contribuir a disminuir los trastornos musculoesqueléticos y a mejorar la calidad de vida de los futuros odontólogos.

6. CONCLUSIONES

Los resultados del estudio indican que el 100% de los estudiantes conocen los conceptos de ergonomía e higiene postural, aunque solo el 44,4% el concepto Balanced Home Operating Position (BHOP), siendo desconocido para muchos de ellos. En la práctica clínica, solo el 20% cree que como operador tiene una postura adecuada e interesantemente, el 95,6% conoce las consecuencias a largo plazo de tener una postura inadecuada. Se concluye que los estudiantes poseen conocimientos sobre higiene postural, sin embargo, estos no son aplicados en la práctica clínica. Son necesarias futuras investigaciones para indagar los determinantes del porqué no son aplicados los conocimientos de higiene postural a la prácticaclínica por parte de los estudiantes de Odontología, así como proponer un curso electivo que permita reforzar los conocimientos sobre higiene postural.

7. REFERENCIAS

Acevedo **Ávila**, Pamela, Soto Subiabre, Verónica, Segura Solano, Cristina, & Sotomayor Castillo, Cristina. (2013). Prevalence of Symptoms Associated to Musculoskeletal Disorders in Dental Students. International journal of odontostomatology, 7(1), 11-16. https://dx.doi.org/10.4067/S0718-381X2013000100002

Araújo MS, Rodrigues VP, Marques RVCF, Cantanhede ALC, Prado IA, Lago ADN, Furtado GS, Marques DMC.(2021) Evaluation of knowledge and application towards ergonomic principles among undergraduate dental students.10(14). https://rsdjournal.org/index.php/rsd/article/view/21561

Becerra, R., Contreras., Delgado, S., González, K., Gutiérrez, D., Rivas, R y. Rueda, R. (2017). "Signos y síntomas de enfermedades músculoesqueléticas en odontólogos de la FOULA". Acta Bioclínica, 7(14),186-204. https://www.doi.org/10.53766/AcBio/

Carpio, R., Goicochea, S., Chavez, J., Snatayana, N., Collin, J., Robles, J., Hernández, A., Piscoya, A., Suarez, V., y Timana, R. (2018). Guía de practica clínica para el diagnóstico y tratamiento de lumbalgia aguda y subaguda en el Seguro Social del Perú (EsSalus). Anales de la Facultad de Medicina, 79(4), 351-359. https://dx.doi.org/10.15381/anales.v79i4.15643

Castro, G., Ardila, L., Orozco, y Sepúlveda, E., y Molina, C. (2017). Factores de riesgo asociados a desordenes musculo esqueléticos en una empresa de fabricación de refrigeradores. Revista Salud Pública, 20 (2), 182-188. https://doi.org/10.15446/rsap.V20n2.57015

Cervera-Espert, J., Pascual-Moscardó, A., & Camps-Alemany, I. (2017). Wrong postural hygiene and ergonomics in dental students of the University of Valencia (Spain) (part I). European journal of dental education: official journal of the Association for Dental Education in Europe, 22(1), e48–e56. https://doi.org/10.1111/eje.12255

Chomakhashvili, N., Chomakhashvili, Z., Zosidze, N., &Franchuki, K. (2020). ; Ergonomic principles in medicine and dentistry (review). Georgian medical news, (304-305), 158–163. https://pubmed.ncbi.nlm.nih.gov/32965268/

De Sio, S., Traversini, V., Rinaldo, F., Colasanti, V., Buomprisco, G., Perri, R., Mormone, F., La Torre, G., & Guerra, F. (2018). Ergonomic risk and preventive measures of musculoskeletal disorders in the dentistry environment: an umbrella review. PeerJ, 6. https://doi.org/10.7717/peerj.4154

Faust, A. M., Ahmed, S. N., Johnston, L. B., & Harmon, J. B. (2021). Teaching methodologies for improving dental students' implementation of ergonomic operator and patient positioning. Journal of dental education, 85(3), 370–378. https://doi.org/10.1002/jdd.12438
Fernandes IF, Nabarrette M, Carneiro DPA, Bianco VC. (2021). Prevalence of symptoms of musculoskeletal disorders related to self-reported work Dentistry student and professors. RSD;10(7). https://rsdjournal.org/index.php/rsd/article/view/16891
Garcia, P., Gottardello, A., Wajngarten, D., Presoto, C. D., & Campos, J. (2017). Ergonomics in dentistry: experiences of the practice by dental students. European journal of dental education : official journal of the Association for Dental Education in Europe, 21(3), 175–179. https://doi.org/10.1111/eje.12197
Garcia, P., Wajngarten, D., & Campos, J. (2018). Development of a method to assess compliance with ergonomic posture in dental students. Journal of education and health promotion, 7, 44. https://doi.org/10.4103/jehp.jehp_66_17
García Terán DA. (2020) Estudio del nivel de riesgo ergonómico y presencia de sintomatología relacionada con trastornos musculoesqueléticos en personal odontológico. http://repositorio.utn.edu.ec/handle/123456789/10507
Gómez García, F., & Jiménez del Valle, J. (2017). Impacto de la mala ergonomía en la práctica clínica odontológica.. Revista Mexicana De Estomatología, 4(2), 1 - 15. https://remexesto.com/index.php/remexesto/article/view/152
Gouvêa, G. R., Vieira, W. A., Paranhos, L. R., Bernardino, Í. M., Bulgareli, J. V., & Pereira, A. C. (2018). Assessment of the ergonomic risk from saddle and conventional seats in dentistry: A systematic review and meta-analysis. PloSone, 13(12). https://doi.org/10.1371/journal.pone.0208900
Jacome, N.C. y Gigena, P.C. (2014). Estrategia de intervención para disminuir el riesgo postural en estudiantes de odontología durante la atención clínica. Universidad Nacional de Córdoba. https://hdl.handle.net/11086/5465
Kissell, D., Partido, B. B., & Moore, W. (2019). Magnification and Coaxial Illumination in Dental Hygiene Education: Experience and attitudes of clinical educators. Journal of dental hygiene : JDH, 93(1), 7–15. https://pubmed.ncbi.nlm.nih.gov/30819841/
Lemaster, M. F., Kelleran, K. J., Moeini, M., & Russell, D. M. (2021). Electromyographical Assessments of Recommended Neck and Trunk Positions for Dental Hygienists. Journal of dental hygiene: JDH, 95(5), 6–13. https://pubmed.ncbi.nlm.nih.gov/34654710/
Martínez, S., Romero, H., Encina, A y Barrios, C. (2015). Ergonomía: una Ciencia que aporta al bienestar odontológico. Revista del Ateneo Argentino de Odontología, LIV (2), 36-39. https://www.ateneo-odontologia.org.ar/articulos/liv02 /articulo6.pdf.
Mieles,P. (2012).Ergonomía dental y su incidencia en las complicaciones musculoesqueléticas en odontólogos de la ciudad de Portoviejo(Tesis de pregrado). Universidad De San Gregorio de Portoviejo. http://repositorio.sangregorio.edu.ec/handle/123456789/149
Moreno, M. (2016). Ergonomía en la práctica odontológica. Revencyt, 4(1), 106-117. http://erevistas.saber.ula.ve/index.php/rvio
Obregón, M. (2016). Fundamentos de ergonomía. México : Grupo Editorial Patria, 2016. - 342p.:il.,diagrs. https://n9.cl/cqwu2i
Park, H. S., Kim, J., Roh, H. L., & Namkoong, S. (2015). Analysis of the risk factors of musculoskeletal disease among dentists induced by work posture. Journal of physical therapy science, 27(12), 3651–3654. https://doi.org/10.1589/jpts.27.3651

Parsons, J. L., MacDonald, L., Cayer, M., Hoeppner, M., Titterton, A., Willsie, J., & Webber, S. C. (2019). Functional fitness for dental hygiene students: Does it make them fit to sit?. Canadian journal of dental hygiene : CJDH = Journal canadien de l'hygiène dentaire : JCHD, 53(3), 149–156. https://pubmed.ncbi.nlm.nih.gov/33240353/

Partido B. B. (2017). Dental Hygiene Students' Self-Assessment of Ergonomics Utilizing Photography. Journal of dental education, 81(10), 1194–1202. https://doi.org/10.21815/JDE.017.077

Partido, B. B., & Wright, B. M. (2018). Self-assessment of ergonomics amongst dental students utilising photography: RCT. European journal of dental education : official journal of the Association for Dental Education in Europe, 22(4), 223–233. https://doi.org/10.1111/eje.12335

Partido B. B. (2019). Longitudinal effects of utilising photography on the accuracy of ergonomic self-assessments amongst dental hygiene students. European journal of dental education : official journal of the Association for Dental Education in Europe, 24(1), 63–70. https://doi.org/10.1111/eje.12468

Partido, B. B., Henderson, R., & Washington, H. (2020). Relationships between the postures of dentists and chairside dental assistants. Journal of dental education, 84(9), 1025–1031. https://doi.org/10.1002/jdd.12178

Partido, B. B., & Henderson, R. (2021). Reducing the Risks for Musculoskeletal Disorders Utilizing Self-Assessment and Photography among Dentists and Dental Hygienists. Journal of dental hygiene : JDH, 95(2), 36–41. https://pubmed.ncbi.nlm.nih.gov/33875528/

Partido, B. B., Henderson, R., & Lally, M. (2021). Impact of a seated-standing protocol on postures and pain among undergraduate dental hygiene students: A pilot study. Journal of dental hygiene : JDH, 95(4), 70–78. https://pubmed.ncbi.nlm.nih.gov/34376546/

Secretaría de Salud Laboral de Comité Obrero de Madrid. (2016). Métodos de evaluación ergonómica. IV Plan Director en Prevención de Riesgos Laborales de la Comunidad de Madrid (2013-2016). https://madrid.ccoo.es/54c00d40d3dea466094a35e6b6a867d9000045.pdf

Sim, E. B., Park, B. Y., Lee, K. T., Choi, E. M., Jeong, J. H., Yang, J. H., Moon, S. H., &Noh, H. J. (2021). Changes in dental hygiene students' working posture following digital sound feedback. European journal of dental education : official journal of the Association for Dental Education in Europe, 25(4), 641–648. https://doi.org/10.1111/eje.12641

ANÁLISIS DE ALTERACIONES EMOCIONALES Y VARIABLES TRANSDIAGNÓSTICAS EN PRACTICANTES DE PSICOLOGÍA CLÍNICA: UN ESTUDIO LONGITUDINAL

Fabiana Cordero Galindez[1], Jenniffer Dajan González Ferrer[1]

Estudio realizado en el marco de los procesos de investigación realizados en el Centro De Servicios Psicológicos IBERO de la Corporación Universitaria Iberoamericana en Bogotá Colombia.

1. INTRODUCCIÓN

Numerosos estudios se han centrado en examinar las implicaciones emocionales que experimentan los estudiantes universitarios (Advíncula, 2018; Adams et al., 2021; Barreto y Salazar, 2021; Basudan et al., 2017; Kebede et al., 2019; Mohamad et al., 2021). Estos estudios han concluido de forma consistente que las alteraciones emocionales son altamente prevalentes entre esta población, sugiriendo que estas dificultades tienen consecuencias negativas en su rendimiento académico, aumentando así la probabilidad de abandono académico, así como consecuencias para la salud mental (Domínguez et al., 2022; Santos et al., 2021; Silva et al., 2020; Valdivielso et al., 2020). Estos síntomas pueden ser atribuidos al hecho de que el ambiente académico implica una carga de trabajo significativa, así como la necesidad de desarrollar habilidades y competencias específicas para la formación profesional. En consecuencia, cada estudiante se enfrenta a una presión académica constante, con evaluaciones periódicas y la realización de trabajos, mientras que en su entorno también pueden existir dificultades adicionales de carácter social, familiar y económico (Espinosa et al., 2020; Truce et al., 2020).

En su estudio sobre la presencia de estrés, Valdivielso et al. (2020) mencionan que el estrés entre los estudiantes está asociado con la carga de trabajo, la organización y las obligaciones académicas. De igual forma, Domínguez et al. (2022), en su investigación que involucró a 152 estudiantes utilizando el Inventario de Ansiedad Estado-Rasgo (STAI), confirmaron que el 68.4% de los participantes exhibieron niveles de estrés académico, mientras que el 75.5% mostraron altos niveles de ansiedad, relacionando estas alteraciones emocionales con las posibles demandas dentro de su formación académica.

Una investigación llevada a cabo por Monterrosa et al. (2020) en la que participaron 671 estudiantes de atención sanitaria tenía como objetivo determinar los factores de ansiedad y depresión. El estudio concluyó que la ansiedad estaba presente en el 49,8% de los estudiantes, presentando síntomas como temblores, diarrea y hormigueo, mientras que

---

1. Corporación Universitaria Iberoamericana (Colombia)

la depresión afectaba al 80,3% de la población, estando estos síntomas asociados a las actividades académicas. El ámbito sanitario, por sus exigencias de ejercicio profesional necesario y obligatorio, conlleva un mayor nivel de estrés y ansiedad. Esta profesión exige conocimientos, competencias y habilidades que se adquieren a través de la formación práctica dentro del proceso de desarrollo profesional (Monterrosa et al., 2020).

Además, en relación con la información anterior, se ha indicado que los estudiantes de psicología suelen experimentar elevados niveles de estrés y malestar emocional durante sus prácticas clínicas (Benatuil y Laurito, 2015). Diversos estudios han demostrado que los practicantes experimentan un aumento de síntomas y agotamiento emocional durante los primeros meses de práctica. En consecuencia, pueden encontrarse con dificultades emocionales durante su formación clínica debido a diversos factores inductores de estrés, como la gestión de las emociones de los pacientes, el establecimiento de alianzas terapéuticas y la preocupación por lograr resultados satisfactorios. Estas circunstancias pueden generar sentimientos de incompetencia o frustración (Adams et al., 2021; Domínguez et al., 2022; Erazo et al., 2017; Romero y Moreira, 2018; Santos et al., 2021; Tribiño et al., 2019; Valdivielso et al., 2020).

Este estudio exploró las diversas formas en que los trastornos emocionales pueden manifestarse entre los aprendices de psicología clínica. La comprensión de estos efectos permitiría la implementación de prácticas de autocuidado adecuadas que no sólo beneficiarían a los aprendices de psicología clínica, sino que también contribuirían a la calidad del servicio y la salud mental de la comunidad a la que sirven.

2. OBJETIVOS

El objetivo de la presente investigación fue identificar la presencia y relación de alteraciones emocionales y variables transdiagnósticas durante el proceso de práctica en psicología clínica en un grupo de estudiantes de noveno semestre de psicología. Se realizaron dos mediciones en diferentes momentos del semestre para examinar las alteraciones, a la vez que se exploraron las relaciones entre estas alteraciones y el rendimiento académico.

Para lograr este objetivo, se evaluaron los cambios significativos entre los valores obtenidos en las dos mediciones de las evaluaciones que miden síntomas emocionales y variables transdiagnósticas. Posteriormente, se establecieron correlaciones entre las puntuaciones obtenidas en las dos mediciones y, por último, se examinó la relación entre las mediciones de las alteraciones emocionales, los factores transdiagnósticos y el rendimiento académico.

3. MARCO TEÓRICO

El proceso de formación profesional conlleva cambios y nuevas situaciones que hay que afrontar. Implica adaptarse a un ambiente educativo con exigencias académicas, adquirir competencias profesionales, organizar y entregar tareas, entre otros aspectos relacionados con la formación. Estas actividades suponen una tensión continua en el desempeño académico y personal (Barreto y Salazar, 2020). En la formación de pregrado de los psicólogos, los últimos semestres implican un proceso adicional conocido como práctica profesional. Esta práctica está vinculada a la adquisición de competencias esenciales requeridas para el trabajo profesional en diversos campos de la psicología. La investigación cataloga este periodo como uno de los más desafiantes para los estudiantes, ya que enfrentan cambios significativos en sus ámbitos familiar, social, personal y académico (Erazo et al., 2017; Romero y Moreira, 2018; Triviño et al., 2019).

La práctica profesional conlleva constantes procesos de evaluación por parte de los profesionales supervisores, un incremento en las actividades académicas y el entrenamiento de habilidades (Van-der Hofstadt Roman y Gras, 2013). Como resultado, los estudiantes se vuelven más susceptibles a los factores estresantes y están expuestos a diversos factores de riesgo que pueden repercutir en su salud física y/o mental (Adams et al., 2021). A menudo, los estudiantes encuentran dificultades para gestionar estas demandas, ya que las exigencias a las que se enfrentan conducen al agotamiento mental y físico (Domínguez et al., 2022). Esto se asocia con la sobrecarga de tareas, la falta de tiempo para completar las tareas académicas y prepararse para las evaluaciones. En consecuencia, los estudiantes se encuentran en situaciones potencialmente abrumadoras que exceden sus capacidades, lo que resulta en niveles elevados de estrés académico y una mayor susceptibilidad a los síntomas de ansiedad y/o depresión, afectando en última instancia a su rendimiento académico (Domínguez et al., 2022; Santos et al., 2021; Valdivielso et al., 2020). El estrés académico hace referencia a la respuesta fisiológica, emocional, cognitiva y conductual que se experimenta ante estímulos y acontecimientos relacionados con la vida académica (García y Zea, 2011).

En relación con lo anterior, se ha observado que la incidencia de estrés y ansiedad es mayor en disciplinas relacionadas con la salud como medicina, enfermería y psicología en comparación con otros campos académicos (Monterrosa et al., 2020). Los estudiantes sanitarios de primer curso presentan tasas de fracaso escolar superiores a la media institucional, especialmente en las asignaturas de ciencias básicas. Estas dificultades académicas repercuten en las tasas de abandono y finalización oportuna de la carrera (Barreto y Salazar, 2021; Monterrosa et al., 2020).

La práctica profesional en psicología puede desarrollarse en diversas áreas, una de ellas es el ámbito clínico. La práctica clínica se entiende como una práctica formativa en salud. En Colombia, con base en los lineamientos del Ministerio de Salud y Protección Social, la práctica en el campo clínico está regulada por el Decreto 2376 de 2010. Este decreto regula la relación docencia-servicio en los programas de formación de recurso humano en salud y define la práctica profesional en salud como una estrategia planeada y organizada desde una institución educativa que busca integrar la formación educativa con la prestación de servicios de salud (Ministerio de Salud y Protección, 2010). En este contexto, los practicantes de psicología clínica desempeñan un papel fundamental en el campo de la salud mental. Inicialmente, fortalecen y desarrollan competencias en psicología clínica al tiempo que brindan atención terapéutica y apoyo a las personas que buscan asistencia psicológica.

La práctica clínica en psicología implica una fuerte conexión emocional entre los aprendices y sus pacientes (Laverdière et al., 2019; Simionato y Simpson, 2018). Los aprendices están expuestos a una amplia gama de emociones intensas, tanto propias como de sus pacientes. Además, se enfrentan a una carga de trabajo significativa, demandas emocionales constantes y situaciones complejas y desafiantes. Esto puede conducir a fatiga emocional, disminución de la satisfacción académica y burnout, impactando negativamente en su calidad de vida y en la calidad de los servicios que prestan (Foladori, 2009; Bermúdez et al., 2022).

Diversos estudios han investigado las implicaciones emocionales que experimentan los estudiantes de psicología clínica en formación (Bermúdez et al., 2022; Hington y Sarango, 2022; López et al., 2022; Sánchez, 2014). Estas implicaciones pueden tener consecuencias negativas sobre el bienestar y el rendimiento de las personas en formación en psicología clínica. La exposición continuada a emociones intensas y la frustración por la falta de progreso pueden provocar agotamiento emocional. Estos factores pueden interferir en el rendimiento académico y provocar el abandono del proceso formativo. Es crucial entender cómo estos factores emocionales pueden afectar el bienestar y la salud mental de los aprendices para contribuir al desarrollo integral de los estudiantes y generar planes de acción para el cuidado de la salud mental.

4. METODOLOGÍA

Participantes:

La muestra inicial estuvo compuesta por 166 estudiantes de psicología de una universidad privada en Bogotá, Colombia, que se encontraban en su noveno semestre realizando prácticas clínicas en un centro de atención en psicología clínica. Esto se debe a que en Colombia, los estudiantes de pregrado realizan prácticas profesionales en campos aplicados durante el noveno y décimo semestre.

De la muestra inicial, 97 estudiantes completaron las pruebas en ambos momentos de aplicación, por lo tanto, los análisis y resultados de esta investigación se basan en los estudiantes que participaron en todo el estudio.

Instrumentos:

Acceptance and Action Questionnaire-II (AAQ-II): Este instrumento es un autoinforme que consta de 7 ítems que miden la evitación experiencial y la inflexibilidad psicológica en diferentes contextos. La versión en español, validada por Ruiz et al. (2016), ha demostrado buenas propiedades psicométricas, con un coeficiente alfa de Cronbach entre 0,88 y 0,91 y una estructura unifactorial en muestras colombianas.

Perseverative Thinking Questionnaire For Clinical Psychology Trainees (PTQ-CPT): Este instrumento de autoinforme consta de 9 ítems y se basa en el PTQ (Ehring et al., 2011). Está diseñado para evaluar la tendencia de los estudiantes de psicología clínica a participar en pensamientos negativos repetitivos relacionados con la práctica clínica. Este cuestionario ha mostrado una excelente consistencia interna (alfa de 0,93) y una sólida estructura unifactorial.

Depression Anxiety and Stress Scale-21 (DASS-21): Esta escala dimensional de autoinforme consta de 21 ítems y evalúa la sintomatología emocional relacionada con la depresión, ansiedad y estrés. Fue desarrollada por Antony, Bieling, Cox, Enns y Swinson (1998). La versión en español ha mostrado buenas propiedades psicométricas, con un coeficiente alfa de Cronbach de 0,92 a 0,95 para la escala completa.

Satisfaction with Life Scale (SWLS): Este instrumento de autoinforme consta de 5 ítems y fue desarrollado por Diener, Emmons, Larsen y Griffin (1985) para medir la satisfacción con la vida. La versión en español ha mostrado buenas propiedades psicométricas, con un coeficiente alfa global de 0,89 y una estructura unifactorial sólida.

Rendimiento académico:

Para evaluar el rendimiento académico, se tomaron en cuenta las calificaciones obtenidas por los practicantes durante el período en el que se realizaron las dos mediciones. Estas calificaciones son el resultado de la evaluación cuantitativa y cualitativa realizada por los supervisores de las prácticas clínicas, quienes acompañan y evalúan el desempeño y la adquisición de competencias y habilidades de los estudiantes en psicología clínica.

Procedimiento:

Se invitó a los estudiantes a participar voluntariamente en el estudio y se obtuvo su consentimiento informado. Posteriormente, se administraron los instrumentos a través de un formulario que también recopilaba datos sociodemográficos. La recolección de información se llevó a cabo de manera presencial en el Centro de Psicología, lo que permitió abordar cualquier inquietud que pudiera surgir al responder los ítems de cada instrumento.

Las dos mediciones se realizaron en condiciones similares y por las mismas personas. La primera medición se llevó a cabo al comienzo del semestre, mientras que la segunda se realizó 12 semanas después, después de los procesos de evaluación y entrega de calificaciones a mitad del semestre (que tiene una duración de 16 semanas).

Para el análisis de datos, se tuvieron en cuenta los mismos participantes que completaron ambas mediciones (97 estudiantes) para garantizar la consistencia de los datos. Además, se evaluó la presencia de datos faltantes que requirieran su exclusión, pero no se encontraron casos de este tipo.

Posteriormente, los datos fueron analizados mediante el software SPSS. Para evaluar si hubo cambios significativos entre las dos mediciones, se utilizó la prueba no paramétrica de Wilcoxon como primer objetivo específico. En cuanto al segundo y tercer objetivo específico, se empleó el coeficiente de correlación de Spearman para identificar la relación entre los puntajes de los instrumentos en cada medición y el rendimiento académico.

5. RESULTADOS

En la Tabla No. 1, se identifica que la edad de los participantes se encontró en un rango entre 20 y 46 años, con un promedio de 24 años.

	N	Mínimo	Máximo	Media	Desviación estándar
Edad	97	20	46	23,85	3,988
N válido	97				

Tabla 1. Descripción de la edad. Fuente: Elaboración propia.

En la Tabla No. 2, se evidencia la caracterización del sexo de los participantes, siendo 84 mujeres y 13 hombres que participaron en el estudio y dieron respuesta a las dos mediciones.

		Frecuencia	Porcentaje	Porcentaje válido	Porcentaje acumulado
Válido	Hombre	13	13,4	13,4	13,4
	Mujer	84	86,6	86,6	100,0
	Total	97	100,0	100,0	

Tabla 2. Descripción del Sexo. Fuente: Elaboración propia.

En la tabla No. 3, se logra evidenciar que el 91,8% de los participantes eran solteros y un 2,1% y 6,2% respetivamente estaban casados o en unión libre al momento de la investigación.

		Frecuencia	Porcentaje	Porcentaje válido	Porcentaje acumulado
Válido	Casado/a	2	2,1	2,1	2,1
	Soltero/a	89	91,8	91,8	93,8
	Unión libre	6	6,2	6,2	100,0
	Total	97	100,0	100,0	

Tabla 3. Caracterización del Estado Civil. Fuente: Elaboración propia.

En la Tabla No. 4, se identifica que los estudiantes eran de estrato 1, 2 y 3, esto teniendo en cuenta que en Colombia la estratificación socioeconómica es del 1 al 6, siendo el 1 el más bajo y 6 el más alto. Para la investigación se encuentra que el 61,9% de los estudiantes pertenecían al estrato 2, el 28,9% al estrato 3 y un 9,3% al estrato 1.

		Frecuencia	Porcentaje	Porcentaje válido	Porcentaje acumulado
Válido	1	9	9,3	9,3	9,3
	2	60	61,9	61,9	71,1
	3	28	28,9	28,9	100,0
	Total	97	100,0	100,0	

Tabla 4. Descripción Estrato Socioeconómico. Fuente: Elaboración propia.

En la Tabla No. 5, se logra evidenciar que existen diferencias significativas en la dimensión de estrés del DASS 21 entre las dos aplicaciones, de igual manera sucede en la escala de satisfacción con la vida y la escala de aceptación y acción II.

Estadísticos de prueba de WILCOXON						
	POS-DE-DASS - PRE-DE-DASS	POS-ANS-DASS - PRE-ANS-DASS	POS-EST-DASS - PRE-EST-DASS	POS SWLS - PRE SWLS	POS PTQ CPT - PRE PTQ CPT	POS AAQ II - PRE AAQ II
Z	-1,853[b]	-,949[c]	-2,687[b]	-8,543[c]	-1,099[c]	-2,929[c]
Sig. Asintótica (bilateral)	0,064	0,343	0,007	0,001	0,272	0,003

Tabla 5. Diferencias entre medias. Fuente: Elaboración propia.

En la table No. 6, se logra evidenciar la correlación de los valores obtenidos en la primera medición de depresión con ansiedad, estrés, y las variables transdiagnósticas que se estaban evaluando, todas estas relaciones positivas, excepto cuando se relacionó depresión y satisfacción con la vida que dicha relación es negativa, lo que representa que a mayor depresión menor satisfacción con la vida.

Esto mismo sucede en todas las correlaciones entre las variables, es decir, se encuentra que todas están correlacionadas de manera positiva entre sí. Para el caso de la satisfacción con la vida, está se correlaciona de manera negativa con todas.

			PRE-DE-DASS	PRE-ANS-DASS	PRE-EST-DASS	PRE SWLS	PRE PTQ CPT	PRE AAQ II
Rho de Spearman	PRE-DE-DASS	Coeficiente de correlación	1,000	,514**	,633**	-,514**	,418**	,600**
		Sig. (bilateral)		0,000	0,000	0,000	0,000	0,000
		N	97	97	97	97	97	97
	PRE-ANS-DASS	Coeficiente de correlación	,514**	1,000	,593**	-,297**	,547**	,604**
		Sig. (bilateral)	0,000		0,000	0,003	0,000	0,000
		N	97	97	97	97	97	97
	PRE-EST-DASS	Coeficiente de correlación	,633**	,593**	1,000	-,332**	,547**	,634**
		Sig. (bilateral)	0,000	0,000		0,001	0,000	0,000
		N	97	97	97	97	97	97
	PRE SWLS	Coeficiente de correlación	-,514**	-,297**	-,332**	1,000	-,243*	-,386**
		Sig. (bilateral)	0,000	0,003	0,001		0,016	0,000
		N	97	97	97	97	97	97
	PRE PTQ CPT	Coeficiente de correlación	,418**	,547**	,547**	-,243*	1,000	,531**
		Sig. (bilateral)	0,000	0,000	0,000	0,016		0,000
		N	97	97	97	97	97	97
	PRE AAQ II	Coeficiente de correlación	,600**	,604**	,634**	-,386**	,531**	1,000
		Sig. (bilateral)	0,000	0,000	0,000	0,000	0,000	
		N	97	97	97	97	97	97

Tabla 6. Correlación entre las primeras aplicaciones. Fuente: Elaboración propia.

En la Tabla No. 7, se puede evidenciar las correlaciones entre los valores obtenidos en las segundas mediciones, para el caso de la dimensión de Depresión del DASS 21, se puede evidenciar que se relaciona con las todas las variables, es decir, estrés, ansiedad y las variables transdiagnósticas. En el caso de la dimensión de Ansiedad, se correlaciona con todas, excepto con la satisfacción de la vida. La dimensión de estrés se correlaciona positivamente con todos los valores. La escala de satisfacción con la vida se correlaciona de manera negativa con depresión, estrés, pensamientos repetitivos, sin embargo, no se correlaciona con la ansiedad y con aceptación y acción. Los valores obtenidos en la escala pensamientos perseverativos en la formación en psicología clínica. Y por último en aceptación y acción se correlaciona de manera positiva con todos, excepto con la satisfacción con la vida.

			POS-DE-DASS	POS-ANS-DASS	POS-EST-DASS	POS SWLS	POS PTQ CPT	POS AAQ II
Rho de Spearman	POS-DE-DASS	Coeficiente de correlación	1,000	,687**	,712**	-,325**	,612**	,511**
		Sig. (bilateral)		,000	,000	,001	,000	,000
		N	97	97	97	97	97	97
	POS-ANS-DASS	Coeficiente de correlación	,687**	1,000	,773**	-,163	,540**	,353**
		Sig. (bilateral)	,000		,000	,111	,000	,000
		N	97	97	97	97	97	97
	POS-EST-DASS	Coeficiente de correlación	,712**	,773**	1,000	-,254*	,616**	,371**
		Sig. (bilateral)	,000	,000		,012	,000	,000
		N	97	97	97	97	97	97
	POS SWLS	Coeficiente de correlación	-,325**	-,163	-,254*	1,000	-,224*	-,048
		Sig. (bilateral)	,001	,111	,012		,027	,641
		N	97	97	97	97	97	97
	POS PTQ CPT	Coeficiente de correlación	,612**	,540**	,616**	-,224*	1,000	,376**
		Sig. (bilateral)	,000	,000	,000	,027		,000
		N	97	97	97	97	97	97
	POS AAQ II	Coeficiente de correlación	,511**	,353**	,371**	-,048	,376**	1,000
		Sig. (bilateral)	,000	,000	,000	,641	,000	
		N	97	97	97	97	97	97

Tabla 7. Correlación entre las segundas aplicaciones. Fuente: Elaboración propia.

En la tabla No. 8, se logra observar que las dos notas sacadas en diferentes momentos del semestre, no se relacionan de manera significativa con las variables evaluadas, excepto para el caso de la relación de las notas del segundo momento con la segunda evaluación de aceptación y acción, lo que nos indica que, a mayores notas obtenidas, menor evitación experiencial.

			POS-DE-DASS	POS-ANS-DASS	POS-EST-DASS	POS SWLS	POS PTQ CPT	POS AAQ II
Rho de Spearman	1erDP	Coeficiente de correlación	-0,125	-0,147	-0,090	0,147	-0,058	-0,060
		Sig. (bilateral)	0,224	0,151	0,381	0,150	0,575	0,557
		N	97	97	97	97	97	97
	2doDP	Coeficiente de correlación	-0,172	-0,085	-0,061	-0,175	-0,100	-,202*
		Sig. (bilateral)	0,093	0,410	0,553	0,87	0,332	0,047
		N	97	97	97	97	97	97

Tabla 7. Correlación entre las segundas aplicaciones y notas de los estudiantes. Fuente: Elaboración propia.

6. DISCUSIÓN

Varios estudios han informado sobre la prevalencia de afectaciones emocionales en psicólogos clínicos (Delgadillo et al., 2018; Simionato et al., 2019; Simionato y Simpson, 2018; Yang y Hayes, 2020), incluyendo a los estudiantes que realizan prácticas en el campo de la psicología clínica. En línea con lo mencionado por Ruiz et al. (2019), quienes encontraron que los estudiantes de noveno semestre experimentaron un aumento ºsignificativo en trastornos emocionales en comparación con los estudiantes de semestres anteriores, resulta pertinente investigar estos aspectos considerando las características de la población objetivo. Por lo tanto, el presente estudio se centró en identificar alteraciones en el estado de ánimo y variables transdiagnósticas durante el proceso de práctica en psicología clínica de un grupo de estudiantes de noveno semestre de psicología. Se realizaron dos mediciones en momentos diferentes del semestre para examinar estas alteraciones y su relación con el rendimiento académico. La primera medición se llevó a cabo en la primera semana de práctica profesional.

De acuerdo con Bukhari y Saba (2017), la depresión, la ansiedad y el estrés tienen un impacto significativo en la satisfacción con la vida. En este sentido, los practicantes de psicología clínica que experimentan altos niveles de depresión, ansiedad y estrés son más propensos a tener niveles bajos de satisfacción con la vida. Los resultados de esta investigación revelaron una correlación entre la depresión y la satisfacción con la vida en la primera medición, y en la segunda medición realizada doce semanas después del inicio de la práctica, se encontró una correlación entre la depresión, el estrés y la satisfacción con la vida. Sin embargo, no se encontró correlación entre la ansiedad en la segunda medición y la satisfacción con la vida. Esto podría deberse a que la ansiedad mostró puntuaciones más bajas en la segunda medición en comparación con la primera. Además, teniendo en cuenta lo mencionado por Dominguez et al. (2022), quienes señalan que el inicio de la práctica puede generar una mayor ansiedad debido a las expectativas asociadas con el proceso. En resumen, los hallazgos indican que, a menor satisfacción con la vida, mayores niveles de depresión y estrés se observan en los estudiantes a lo largo del noveno semestre durante la práctica profesional en psicología clínica.

Dereix et al. (2019) señalaron que el pensamiento negativo repetitivo puede dar lugar a dificultades emocionales en los estudiantes de psicología clínica, lo cual coincide con los resultados encontrados en esta investigación. Se observó una correlación negativa entre el pensamiento negativo repetitivo y la satisfacción con la vida, respaldando así lo afirmado por Dereix et al. (2019).

En relación al mismo tema, y en consonancia con lo mencionado por Wilson y Luciano (2002), quienes indicaron que la evitación experiencial está relacionada con la salud mental, así como con el estudio realizado por Valencia et al. (2017), que estableció una relación entre la evitación experiencial y la ansiedad, los resultados del presente estudio evidenciaron una correlación significativamente positiva entre la depresión, la ansiedad, el estrés y el pensamiento negativo repetitivo, y la escala de aceptación y acción (AAQ-II) en ambas mediciones. En la primera medición, se encontró una correlación negativa entre la evitación experiencial y la satisfacción con la vida.

En correspondencia con lo mencionado por Bukhari y Khanam (2017), quienes concluyeron que el rendimiento académico se relaciona significativamente de manera negativa con la depresión y de manera significativamente positiva con la satisfacción con la vida, se observó que el rendimiento académico no se relaciona con las variables evaluadas en este estudio. Sin embargo, al relacionar las calificaciones del segundo corte con la escala de aceptación y acción, se observó que, a mayores calificaciones obtenidas, menor es la evitación experiencial.

7. CONCLUSIONES

Considerando los resultados obtenidos en esta investigación y la evidencia teórica sobre las alteraciones emocionales que pueden experimentar los estudiantes de psicología durante sus prácticas en entornos clínicos, se vuelve imperativo continuar llevando a cabo investigaciones que permitan establecer relaciones causales y generalizar los datos a la población en general.

En el presente estudio, se administraron pruebas en dos momentos distintos para facilitar un análisis longitudinal que midiera tanto el malestar emocional como la presencia de variables transdiagnósticas. Según la evidencia teórica, estas variables tienden a estar interrelacionadas y cambian con el tiempo a medida que avanza el semestre, así como aumentan las exigencias académicas y clínicas. Sin embargo, para futuros estudios, resulta necesario ampliar la muestra y contar con un grupo cohorte que permita realizar comparaciones entre diferentes grupos.

Dadas estas investigaciones y los avances en protocolos breves para intervenir de manera efectiva en problemas asociados al malestar emocional, es crucial aplicar o adaptar protocolos de intervención que permitan abordar a los estudiantes en prácticas de psicología clínica, ya sea para modificar o prevenir el malestar. Estas aplicaciones pueden tener impactos positivos tanto en el proceso de formación y aprendizaje de los futuros psicólogos, como en la provisión de servicios de calidad a las personas que necesitan atención. Dado el aumento significativo de las problemáticas de salud mental según las estadísticas recientes, resulta esencial contar con psicólogos capacitados en el contexto clínico, quienes a su vez deben poseer los conocimientos y habilidades necesarios para brindar un servicio adecuado, lo que implica también el cuidado y la protección de la salud mental de los profesionales de la salud.

8. REFERENCIAS

Alonso González, M. (2021). Desinformación y coronavirus: el origen de las *fake news* en tiempos de pandemia. *Revista de Ciencias de la Comunicación e Información*, 26, 1-25. https://doi.org/10.35742/rcci.2021.26.e139

Adams, K., Saunders, K., Stoneman, C. y Duffy, A. (2021). Mental health trajectories in undergraduate students over the first year of university: a longitudinal cohort study.

Advíncula Coila, C. P. (2018). Regulación emocional y bienestar psicológico en estudiantes universitarios.

Barreto-Osama, D., y Salazar-Blanco, H. A. (2021). Agotamiento Emocional en estudiantes universitarios del área de la salud. Universidad Y Salud.

Basudan, S., Binanzan, N., y Alhassan, A. (2017). Depression, anxiety and stress in dental students. International journal of medical education.

Benatuil, D., y Laurito, J. (2015). El rol de las prácticas profesionales supervisadas en una muestra de estudiantes de psicología de una universidad de gestión privada argentina. Psiencia. Revista Latinoamericana de Ciencia Psicológica,

Bermúdez Muñoz, Á. M., Cortes Ramírez, Z., y Guevara Rodríguez, F. E. (2022). Factores asociados a los niveles de estrés en una muestra de estudiantes de práctica en psicología clínica (Bachelor's thesis, Psicología).

Bukhari, S. R., y Saba, F. (2017). Depression, anxiety and stress as negative predictors of life satisfaction in university students. Rawal Medical Journal.

Bukhari, S. R., y Khanam, S. J. (2017). Relationship of academic performance and well-being in university students. Pakistan Journal of Medical Research

Delgadillo, J., Saxon, D., y Barkham, M. (2018). Associations between therapists' occupational burnout and their patients' depression and anxiety treatment outcomes. Depression and anxiety, 35(9), 844-850.

Dereix-Calonge, I., Ruiz, F. J., Suárez-Falcón, J. C., y Flórez, C. L. (2019). Adapting the Perseverative Thinking Questionnaire for measuring repetitive negative thinking in clinical psychology trainees. Training and Education in Professional Psychology.

Domínguez, J. P. S., Mendoza, E. D., Osorio, M. C. P., y Salinas, E. A. B. (2022). Estrés académico y ansiedad en estudiantes de psicología. Dilemas contemporáneos: Educación, Política y Valores.

Espinosa Castro, J. F., Hernández Lalinde, J., Rodríguez, J. E., Maricarmen, C., y Bermúdez Pirela, V. (2020). Influencia del estrés sobre el rendimiento académico. Archivos venezolanos de farmacología y terapéutica.

Erazo, S. C. C., Sánchez, J. D. C. P., y Esparza, V. A. A. (2017). El desempeño profesional de los Estudiantes universitarios Un las Prácticas Pre-profesionales. Opuntia Brava.

Foladori, H. (2009). Temores iniciales de los estudiantes de psicología ante el inicio de la práctica de la psicología clínica. Terapia psicológica.

García, N. B., y Zea, R. M. (2011). Estrés académico. Revista de psicología Universidad de Antioquia.

Hington Mautong, S. A., y Sarango Ontaneda, P. D. (2022). Ansiedad en estudiantes de último ciclo de las carreras de la Facultad de Psicología de la Universidad del Azuay (Bachelor's thesis, Universidad del Azuay).

Kebede, M. A., Anbessie, B., y Ayano, G. (2019). Prevalence and predictors of depression and anxiety among medical students in Addis Ababa, Ethiopia. International journal of mental health systems.

Laverdière, O., Ogrodniczuk, J. S., y Kealy, D. (2019). Clinicians' empathy and professional quality of life. The Journal of nervous and mental disease.

López Usme, L. F., Aguirre Lemos, S. A., Polo Hernández, S. C., Arrieta García, B. S., y Flórez Gómez, M. (2022). Ansiedad y Depresión en Practicantes de Psicología Clínica del Tecnológico de Antioquia-Institución Universitaria: Un estudio pretest-postest.

Ministerio de protección social, decreto 2376 de 1 de julio de 2010, Por medio del cual se regula la relación docencia-servicio para los programas de formación de talento humano del área de la salud.

Monterrosa-Castro, Álvaro de J., Ordosgoitia-Parra, E., y Beltrán-Barrios, T. (2020). Ansiedad y depresión identificadas con la Escala de Golberg en estudiantes universitarios del área de la salud. MedUNAB. https://doi.org/10.29375/01237047.3881

Mohamad, N. E., Sidik, S. M., Akhtari-Zavare, M., y Gani, N. A. (2021). The prevalence risk of anxiety and its associated factors among university students in Malaysia: a national cross-sectional study. BMC public health, 21, 1-12. Sicre, E., y Casari, L. (2019). Estrategias de afrontamiento en estudiantes de Psicología. Revista de Psicología.

Romero Chávez, S. A., y Moreira Chica, T. K. (2018). La práctica preprofesional: un primer acercamiento al campo laboral. Contribuciones a las Ciencias Sociales.

Ruiz, F. J., Dereix-Calonge, I., y Sierra, M. A. (2019). The increase in emotional symptoms of novice clinical psychology trainees compared with a control cohort. Revista latinoamericana de psicología.

Sánchez Villegas, V. (2014). Niveles de ansiedad y depresión en estudiantes de Psicología Clínica de la Universidad San Francisco de Quito (Bachelor's thesis, Quito, 2014).

Santos Pazos, D. A., Ponce Guerra, C. E., Pazos Gálvez, P. E., y Moya Silva, T. J. (2021). Niveles de ansiedad-rasgo en estudiantes de la carrera de Odontología de la Universidad Central del Ecuador. Revista Eugenio Espejo.

Silva-Ramos, M. F., López-Cocotle, J. J., y Meza-Zamora, M. E. C. (2020). Estrés académico en estudiantes universitarios. Investigación y Ciencia.

Simionato, G. K., y Simpson, S. (2018). Personal risk factors associated with burnout among psychotherapists: A systematic review of the literature. Journal of clinical psychology.

Simionato, G., Simpson, S., y Reid, C. (2019). Burnout as an ethical issue in psychotherapy. Psychotherapy.

Triviño, L. E. R., García, C. C. C., y Cevallos, J. P. B. (2019). Competencias profesionales: Desafíos en el proceso de formación profesional. Opuntia Brava.

Trunce, S., Villarroel, G., Arntz, J., Muñoz, S. y Werner, K. (2020). Niveles de depresión, ansiedad, estrés y su relación con el rendimiento académico en estudiantes universitarios. Investigación educ.

Valencia, P. D., Paz, J. R., Paredes, E., León, M., Zuñe, C., Falcón, C., ... y Murillo, L. (2017). Evitación experiencial, afrontamiento y ansiedad en estudiantes de una universidad pública de Lima Metropolitana. Interacciones: Revista de avances en Psicología.

Valdivieso León, L., Lucas Mangas, S., Tous Pallarès, J., y Espinoza Díaz, I. M. (2020). Estrategias de afrontamiento del estrés académico universitario: educación infantil-primaria. Educación XX1: revista de la Facultad de Educación.

Van-der Hofstadt Roman, C., y Gras, J. M. G. (2013). Competencias y habilidades profesionales para universitarios. Ediciones Díaz de Santos.

Vega Luján, J. F. (2020). Evitación experiencial y procrastinación académica en estudiantes de una universidad pública de Lima Metropolitana.

Wilson, K. y Luciano, M. (2002). Terapia de aceptación y compromiso (ACT). Un tratamiento conductual orientado a los valores. Pirámide

Yang, Y., y Hayes, J. A. (2020). Causes and consequences of burnout among mental health professionals: A practice-oriented review of recent empirical literature. Psychotherapy.

HÁBITOS DE VIDA Y RECURSO HUMANO EN EL ÁREA DE LA SALUD

Hernán Óscar Cortez Gutiérrez[1], Braulio Pedro Espinoza Flores[1], César Ángel Durand Gonzales[1], César Miguel Guevara Llacza[1], Milton Milcíades Cortez Gutierrez[2]

La presente investigación forma parte de las investigaciones realizadas en la Facultad de ciencias de la salud de la Universidad Nacional del Callao (Perú) basada en el proyecto: "Estilo de vida saludable y carga mental laboral en estudiantes de la Facultad de ciencias de la salud -Universidad Nacional del Callao- 2023".

1. INTRODUCCIÓN

Los hábitos de vida saludable pueden tener un impacto positivo en la gestión de recursos humanos en salud.Fomentar hábitos saludables en los empleados puede mejorar su motivación y rendimiento. Además, adoptar hábitos saludables puede ayudar a prevenir enfermedades y reducir el riesgo de sufrir problemas de salud comunes y prevenibles, como la enfermedad cardíaca, el accidente cerebrovascular, el cáncer, la diabetes tipo 2 y la obesidad. En cuanto a los modelos de regresión logística para predecir riesgos, éstos pueden ser útiles para identificar factores de riesgo y predecir la probabilidad de un evento.

En resumen, fomentar hábitos de vida saludable en los empleados puede tener un impacto positivo en la gestión de recursos humanos en salud.Los modelos de regresión logística y el test de Hosmer-Lemeshow pueden ser herramientas estadísticas útiles para predecir riesgos y evaluar la bondad de ajuste de un modelo de regresión logística.

Para el trabajo con la regresión hemos seguido los trabajos de publicaciones realizadas en *Human Review* por Cortez Gutierrez *et al.* (2022 y 2023).

2. OBJETIVOS

Esta investigación tiene como objetivo general analizar la validez del modelo predictivo para el hábito de vida según gestión de recurso humano.

---

1. Universidad Nacional del Callao (Perú)
2. Universidad Nacional de Trujillo (Perú)

3. METODOLOGÍA

Esta investigación representa un diseño correlacional de corte transversal. Toma en cuenta una muestra significativa de tamaño 23 cuya unidad de análisis son las enfermeras.

La metodología va considerar la importancia de filtración de datos y la correcta calificación de los instrumentos. Eso va requerir un buen manejo de las Tecnologías informáticas y de la comunicación.

El filtrado de datos va a eliminar encuestas que no tienen la confiabilidad del instrumento, de esta manera la correcta calificación de instrumentos contribuirá a obtener relaciones directa e inversa de variables de manera correcta. También se realiza el uso de una buena clasificación de datos usando Estañones.

3.1. Regresión Lineal múltiple (RL)

3.1.1. La ecuación de regresión indica un bajo impacto de la carga mental sobre la gestión de recurso humano

		B	t	p	Límite inferior	Límite superior
	(Constante)	19,094	1,511	,146	-7,265	45,452
1	Carga física	,248	,754	,460	-,438	,935
	Carga mental	,654	1,174	,254	-,508	1,815

Tabla 1. Impacto de las carga física y mental en la gestión de recurso humano. Fuente: Elaboración propia.

3.2. Regresión logística (RL)

La regresión logística relaciona una variable dicotómica dependiente "Y" con un grupo de variables independientes continuas o categóricas o nominales. Y denota la presencia (Y=1) o ausencia (Y=0). Así, Y=1 puede representar un éxito o también presencia de una enfermedad en casos de salud. Y=0 representa un fracaso. Denotamos por p la probabilidad del éxito. Se asume que la relación entre los predictores y p es según la ecuación 1:

$$\log\left(\frac{p}{1-p}\right) = \beta_0 + \beta_1 X_1 + \ldots + \beta_n X_n$$

Todos los modelos aseguran un porcentaje de predicción correcta global así como una sensibilidad y especificidad.

4. RESULTADOS DESCRIPTIVOS, INFERENCIALES Y PREDICTIVOS

Los resultados descriptivos basados en medidas de tendencia central y de dispersion ayudan a obtener una clasificacion de casos y controles usando la media digamos de la variable recurso humano. Una clasificación similar se obtiene usando la media. Esta clasificacion puede influenciar en las predicciones del modelo y en la forma analítica de la ecuación 1. La categorización de la tabla 2 utilizó la mediana para la variable hábito de vida saludable. La mediana fue de 130 puntos.

4.1. Resultado predictivo

La ecuación 1 puede tomar tres modelos de regresión logística binaria:

$$\log\left(\frac{p}{1-p}\right) = \beta_0 + \beta_1 X_1 + \ldots + \beta_n X_n$$

La prueba de Hosmer y Lemeshow indica un Chi-cuadrado de 2.25 y p valor = 0.15 para los datos de la tabla 1.

En la gráfica ROC se puede apreciar que la sobrecarga laboral es un buen predictor para la gestión de recurso humano. Se establece que la sobrecarga laboral está relacionada de manera significativa con la gestión del recurso humano (tabla 1). Se observa un error del tipo I aproximado al 10%.

Sobrecarga laboral	Gestión recurso humano	Horas sueño	Hábitos de vida
71	47	0	127
77	49	0	132
81	57	1	126
72	44	0	126
70	43	1	118
70	36	1	114
68	53	1	152
79	41	0	124
78	48	1	129
68	67	1	159
72	54	1	136
76	45	0	124
72	45	0	146
48	30	0	126
50	41	0	132
70	44	0	129
72	42	0	154
69	49	1	154
78	38	1	153
85	54	1	137
68	43	1	114
89	55	1	130
72	54	1	147

Tabla 2. Datos de la gestión de recurso humano según las dimensiones de la sobrecarga laboral y hábitos de vida. Fuente: Elaboración propia.

Factores asociados	OR	Límite inferior	Límite superior
Carga física	1.89	0.3	11
Carga mental	4.22	0.5	29

Tabla 3. Factores asociados con la gestión de Recurso humano. Regresión Logística. Fuente: Elaboración propia.

La gráfica ROC se puede apreciar que la sobrecarga laboral es un buen predictor para la gestión de recurso humano. Asimismo la sobrecarga laboral está relacionada de manera significativa con la gestión del recurso humano con un error del tipo I aproximado al 10%. Las horas de sueño tienen un efecto protector.

La Curva ROC se encuentra por encima de la diagonal lo que garantiza un corte del 50% (figura 2).

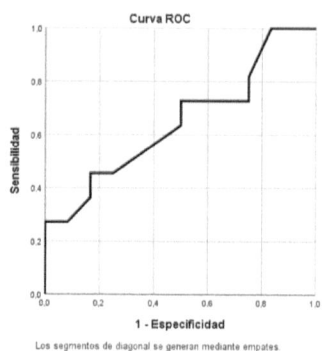

Figura 1. Curva ROC. Fuente: Elaboración propia.

La figura 2 establece que la sobrecarga laboral refleja una buena prueba para diagnosticar la gestión del recurso humano.

Todos los modelos aseguran un porcentaje de predicción correcta global así como una sensibilidad y especificidad. El modelo predictivo de regresión logística ofrece una predicción correcta de aproximadamente un 70%. Una especificidad del 75% y sensibilidad del 64%.

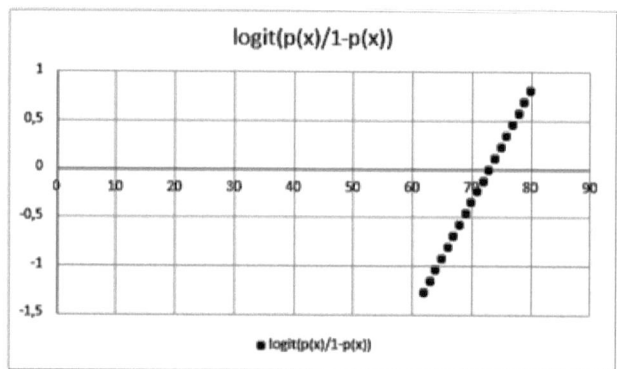

Figura 2. Grafica de la función logit (p/1-p). Fuente: Elaboración propia en base a los instrumentos de gestión de recurso humano y sobrecarga laboral en enfermeras de una muestra de tamaño 24.

Para p=1/2 se tiene el punto de corte en la figura 2.

Función logit	p	Sobrecarga laboral
Log(p/1-p)=-8.44+0.115*sobrecarga laboral=0	0.5	73

Tabla 4. Punto de corte para la sobrecarga laboral tenga posibilidades del 50% de que la gestión de recurso humano sea aceptable. Fuente: Elaboración propia en base a los instrumentos de gestión de recurso humano y sobrecarga laboral en enfermeras de una muestra de tamaño 24.

Años de servicio	Índice de masa corporal	Hábito de vida
6	28.45	127
9	31.3	132
4	24	126
1	28.3	126
8	27.5	118
5	20.5	114
5	20.1	152
3	20.8	124
5	22.27	129
5	29	159
10	23.37	136
6	25.8	124
20	23.04	146
5	36	126
3	28	132
12	28	129
25	24.5	154
15	31	154
7	27.04	153
18	24	137
8	28.8	114
10	39	130
2	24.6	147
7	24.5	123

Tabla 5. Hábito de vida según Índice de masa corporal y años de servicio de enfermeras de la Facultad de ciencias de la salud de la Universidad Nacional del Callao-Perú, 2023.

Fuente: Elaboración propia en base a los instrumentos de hábito de vida y años de servicio en enfermeras de una muestra de tamaño 24.

Los años de servicio representados en la carga laboral impactan en los hábitos de vida según los resultados de la figura 3. El índice de masa corporal no representa impacto en los hábitos de vida. Todo está evidenciado en la regresión lineal múltiple de la tabla 3 procesado con el paquete estadístico SPSS.

Predictores de los hábitos de vida	P valor	Interpretación
Años de servicio	0.073	Error tipo I del 10% es significativo
Índice de masa corporal	0.829	No es significativo estadísticamente con ningún alfa de error.

Tabla 6. Hábitos de vida según Índice de masa corporal y años de servicio de enfermeras de la Facultad de ciencias de la salud de la Universidad Nacional del Callao-Perú, 2023. Fuente: Elaboración propia en base a los instrumentos de hábito de vida y años de servicio en enfermeras de una muestra de tamaño 24.

Correlaciones

			ESTILOS_VIDA	años_servicio
Rho de Spearman	ESTILOS_VIDA	Coeficiente de correlación	1,000	,285
		Sig. (bilateral)	.	,178
		N	24	24
	años_servicio	Coeficiente de correlación	,285	1,000
		Sig. (bilateral)	,178	.
		N	24	24

Figura 3. Coeficientes de correlación entre estilos de vida y tiempo de servicio en enfermeras de la Facultad de ciencias de la salud de la Universidad Nacional del Callao. Fuente: Elaboración propia en base a los instrumentos de hábito de vida y años de servicio en enfermeras de una muestra de tamaño 24.

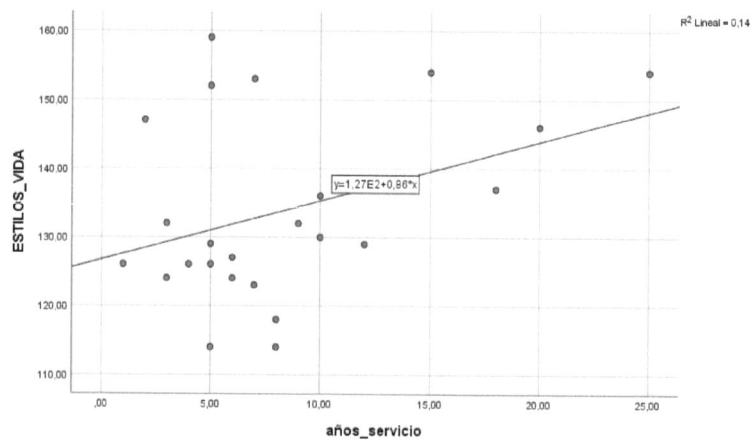

Figura 4. Estilos de vida según años de servicio en enfermeras de la Facultad de ciencias de la salud de la Universidad Nacional del Callao. Fuente: Elaboración propia en base a los cuestionarios de hábitos de vida y predictores años de servicio e índice de masa corporal en enfermeras de una muestra de tamaño 24 de la facultad de ciencias de la salud de la Universidad Nacional del Callao-Perú, 2023.

4.2. Resultados basados en el modelo simple de regresión logística de hábito de vida según gestión de recurso humano

La ecuaciónen base a la tabla 5 toma la forma:

log(p/1-p)=-4.685+0.098*gestión de recurso humano.

La validez del modelo de regresión logística (RL) está establecido por el Test de Hosmer-Lemeshow con chi-cuadrado de 12.31 y p valor = 0.13 < 0.05. No se tiene un valido modelo de ajuste de datos para pronóstico dado que el p valor es menor que 0.05.

5. CONCLUSIONES

Se concluye que existe un impacto de la gestión de recurso humano sobre los hábitos de vida con un punto de corte de nivel de gestión de recurso humano de 48 para tener posibilidades de un 50% de hábito de vida saludable.

La predicción correcta del modelo de regresión logística binaria llega a un 70%. Asimismo, la sensibilidad es del 66.7% y la Especificidad del 72.7%.

Las pruebas de Hosmer y Lemeshow señalan un p = 0.13 menor a 0.05, indicando un regular ajuste de modelo predictivo de regresión logística binaria para el hábito de vida saludable según el nivel de gestión de recurso humano.

6. REFERENCIAS

Cortez, H., Cortez, M., Grados, J., Rubiños, S. y Espinoza B. (2023). Association between academic perfomance and eating habits. *Human review. International Humanities Review/Revista Internacional de Humanidades*. https://doi.org/10.37467/revhuman.v19.4997

Cortez, H., Cortez, M., Durand, C., Espinoza, B. y Guevara, C. (2022). Pearson and yates statistics for professional performance according to job quality. *Human review. International Humanities Review/Revista Internacional de Humanidades*. https://doi.org/10.37467/revhuman.v11.4135

IMPACTO DOS JOGOS DIGITAIS NA MEMÓRIA DE CURTO PRAZO EM ESTUDANTES UNIVERSITÁRIOS

Nuno Cravo Barata[1]

O presente artigo nasce de um projeto incluído na Unidade Curricular Psicologia Experimental da Universidade Fernando Pesssoa.

1. INTRODUÇÃO

Jogadores experientes de videojogos geralmente superam os não jogadores em medidas de atenção básica, memória e desempenho. Essas diferenças podem resultar da exposição a videojogos ou podem refletir outras diferenças de grupo entre as pessoas que jogam ou não jogam videojogos. Pesquisas recentes sugeriram uma relação causal entre jogar videojogos de ação e melhorias em uma variedade de habilidades visuais, de atenção e memória (Green & Bavelier, 2003). O videojogo de ação modifica a atenção seletiva visual e consequentemente a memória de curto prazo. As pesquisas atuais procuraram replicar e estender esses resultados examinando as diferenças entre especialistas e não jogadores e os efeitos do jogo de videojogo em tarefas que abrangem uma ampla gama de habilidades cognitivas, incluindo atenção, memória e controle executivo. Por conseguinte, alguns estudos apontam que jogadores de videojogos e não jogadores diferiam em várias habilidades cognitivas básicas: os especialistas podiam rastrear objetos que se moviam em velocidades maiores, detetar melhor as alterações nos objetos armazenados na memória visual de curto prazo, alternar mais rapidamente de uma tarefa para outra e objetos rotacionados mentalmente mais eficientemente (Ball & Sekuler, 1982). Neste sentido, a prática extensiva de videojogo aponta para uma melhoria substancialmente do desempenho de não-jogadores na maioria das tarefas cognitivas.

Tendo em vista o impacto comportamental gerado pelos jogos, pesquisadores de todo o mundo, mas principalmente dos Estados Unidos, começaram a estudar o impacto que o videojogo poderia exercer sobre os diversos processos cognitivos, inicialmente a perceção (Greenfield, 1988). Mesmo em jogos que atualmente são considerados simples, como Pacman® e Space Fortress®, os pesquisadores encontraram importantes mudanças comportamentais geradas pelo videojogo (Clark *et al.*, 1987). Pesquisas recentes sugerem que os videojogos, mesmo quando jogados por um período relativamente curto de tempo, promovem melhora no desempenho dos jogadores de videojogos (JVJ) em um número grande de tarefas de perceção visual e de atenção. De fato, diversos estudos sugerem que

---

1. Universidade Fernando Pessoa & Instituto Piaget (Portugal)

os participantes que foram expostos a 10 horas ou mais de videojogo apresentam melhora em diversas tarefas laboratoriais que, aparentemente, eram diferentesdo videojogo em si (Feng et al., 2007; Green & Bavelier, 2003, 2006, 2007), levando-os a propor que a experiência de jogar videojogo melhora funções cognitivas básicas (como as habilidades espaciais), que podem ser generalizadas a tarefas e estímulos novos.

Mais se acrescenta, que algumas investigações com jogos de vídeo e tarefas cognitivas (Palaus et al., 2017) os jogos foram associados a benefícios atencionais, incluindo melhorias na atenção, otimização de recursos de atenção, integração entre áreas atencionais e sensório-motoras e melhorias na atenção seletiva e atenção visual periférica. Os JVJ também podem beneficiar de uma capacidade aprimorada de memória de trabalho visuoespacial de acordo com Boot e colaboradores (2008), que descobriram que os JVJ superaram os não jogadores de videojogos (NVJ) em várias tarefas de memória de trabalho visuoespacial, como rastreamento de objetos múltiplos, rotação mental e deteção de mudança. Melhorias na memória de trabalho e curto prazp foram encontradas de forma semelhante após o treino com videojogo em projetos de pesquisa de grupos experimentais versus de controle (Boot et al., 2008; Blacker et al., 2014). Essa descoberta é consistente com outros estudos que sugerem que mesmo paradigmas curtos de treino com videojogo podem melhorar as funções relacionadas ao controle cognitivo por longos períodos, como leitura habilidades em crianças disléxicas (Francheschini et al., 2013) e, mais particularmente, memória de trabalho e curto prazo (Palaus et al., 2017).

No mesmo sentido, múltiplos estudos recentes, nomeadamente em artigos de revisão sistemática (Pallavicini et al., 2018), de base laboratorial e investigação aplicada (Murphy et al., 2012), ou de natureza experimental (Blacker et al., 2014), têm indicado a associação, nomeadamente em utilizadores jovens ou adultos, entre os resultados nas medições da memória de curto prazo com a frequência e intensidade na prática de jogos sob variadas formas de suporte eletrónico, globalmente designados de jogos digitais (JD).

No plano de uma possível definição genérica, o «jogo», no âmbito da atividade social humana (Angelides & Agius, 2014), corresponde a um comportamento voluntário, individual ou coletivo, sustentado em raciocínios e ações a partir de regras e objetivos quantificáveis que incluem etapas e/ou conclusões, envolvendo um ou mais sujeitos em desafio ou oposição competitiva. Os mesmos pressupostos são aplicáveis aos JD, embora com complemento de termos, atendendo que um dos opositores principais e toda a restante atividade lúdica são geridos por programas informáticos (softwares) e executados em suportes físicos de equipamentos (hardwares) sob bases computacionais. Alicerçadas em múltiplas linguagens de programação, os JD têm sido utilizados em três categorias de equipamentos: videojogos, computadores pessoais e equipamentos ou dispositivos móveis.

A linha caraterística comum entre eles resulta em quatro determinantes essenciais, a saber: i) informações visuais e/ou auditivas maioritariamente em suporte de ecrã, ii) intensidade competitiva variada, iii) alteração de condicionantes ou níveis de ação, jogos individuais ou coletivos sob as formas de jogador(es)/equipamento(s) e iv) jogador(es) vs. equipamento(s), sendo aqui entendido o(s) equipamento(s) como conjugação de softwares e hardwares em produto(s). Esta definição sobre JD, alicerçada em respostas físico-inteletuais a estímulos audiovisuais, ações mentais de base cognitiva, desafios em bases individuais ou coletivos sociais, ou simplesmente sob a forma de passatempo, ou até mesmo como recurso terapêutico, é base comum de interação humana nas últimas décadas.

Observa-se que adultos e jovens adultos, menos propensos a uma infoexclusão digital e mais capacitados para a celeridade procedimental, estão cognitivamente habilitados para não só se integrarem nestas atividades de âmbito tecnológico como a preferirem interagir através delas. Tal também tende a ser constatado (Whitton, 2010) junto de estudantes do ensino superior, podendo mesmo constituir uma ferramenta de trabalho para a melhoria das competências nas comunicações e aprendizagens. Num estudo de âmbito psicopedagógico (Nunes & Oliveira, 2010) sobre uma amostra de estudantes de ensino superior que incide sobre o eixo temático explorado (relação entre memória de curta duração e prática de jogos, nomeadamente digitais), mas orientado para a administração tradicional de um instrumento de avaliação cognitiva não sustentada em suporte informático, foram apresentados os seguintes resultados: reduzido índice da prática de JD na escala de autoavaliação da prática de jogos; no quadro cognitivo, baixo índice de retenção na informação recente. Ainda segundo o mesmo trabalho, embora diminuta, e sob uma hipótese inicial levantada, há demonstração estatística de que a prática de jogos contribui para a memoria curto prazo. É também realçado o elevado interesse exibido pelos participantes sobre o tema, levando à análise prospetiva de que a integração desse projeto sob a forma de estimulação sensorial baseada em suporte informático (com menor grau de intervenção entre intervenientes nos automatismos de registo escrito das respetivas respostas) poderia contribuir para o processamento mental de base cognitiva dos alunos com eventuais impactes na memoria curto prazo. Enquadrado nos softwares usados para gerar e executar experimentos psicológicos em computador, o SuperLab (v.6) constitui um produto dentro das opções hoje disponíveis (Stahl, 2006), presente há cerca de 30 anos em psicologia experimental. A partir de uma revisão da literatura disponível é possível determinar a existência de investigação realizada e publicada em internacionalmente com recurso ao SuperLab. Este software tem permitido um campo de investigação e de análise, em Psicologia e Neuropsicologia trabalhados de forma experimental sobre temas ou áreas de incidência genericamente centrados nos campos da cognição ou perturbações nas atividades e respetivas conexões das áreas cerebrais (e.g., memórias, palavras, letras, objetos, emoções, expressões, reconhecimentos faciais, comunicação, fala, língua, semântica, fluência verbal, perturbações de ansiedade).

Das pesquisas com particular relevância metodológica e instrumental para contextualização do atual estudo no que concerne o recurso a estímulos eletrónicos orais e visuais pela via do software SuperLab, e que têm por base a referência a uma medida de avaliação da função cognitiva relacionada com a flexibilidade do processamento da informação associada à capacidade de cálculo, surgem indicados na ScienceDirect dois trabalhos nos Archives of Clinical Neuropsychology. O primeiro (Murphy et al., 1998) centrado numa versão revista do teste de atenção auditiva ritmada com apresentação visual e auditiva por computador. O segundo (Muellert et al., 1998) aplicado ao diagnóstico de doença mental a partir de um modelo WAIS apoiado numa investigação centrada em grupos experimentais.

A presente investigação está cientificamente ancorado sob a seguinte premissa de trabalho: i) existência de uma possível relação entre memoria de curto prazo e a prática intensiva de JD em grupos de estudantes do ensino superior.; ii) a incidência nos resultados da pesquisa sobre avariável de medição da memoria de curto prazo não alude ou avalia dados de natureza sociológica relativos a género/sexo, idade, ano de curso, ou sobre outra variável independente ou de trabalho com implicação sociométrica, mas é unicamente determinada pelo critério de autoavaliação prática intensiva de JD para formação de grupos experimentais; iii) de caraterísticas únicas, sem acomodar um estudo de continuidade, corresponde a um projeto de psicologia experimental estruturado em torno de um software de apresentação de estímulo especificamente constituído para o efeito de registo, de modo a auxiliar na resposta aos termos condicionais da hipótese genérica formulada: observação, ou não, de diferença estatística nos resultados alcançados entre grupos de estudantes sobre a relação entre memoria de curto prazo e uso de JD.

2. OBJETIVOS

A construção de uma experiência sustentada no programa informático SuperLab6 procura avaliar através de uma amostra populacional de estudantes universitários constituídas para o efeito (obtida através de uma escala de autoavaliação da prática de jogos nas modalidades de JD), uma forte utilização (≥1hora diária, com 7 ou mais horas de jogo por semana no último ano) e outra não (que jogaram 1 hora ou menos por semana no mesmo intervalo temporal), sobre uma variável de medição da função cognitiva, especificamente a memoria curto prazo, através dos resultados da aplicação de um instrumento de avaliação, o digit span (ou memória de dígitos), comparando os seus resultados.

3. METODOLOGIA

O presente estudo quantitativo, transversal e de caraterística laboratorial/experimental foi aplicado à avaliação da memória de curto prazo (MCP) junto de estudantes universitários, tendo por base uma análise comparada entre dois grupos, um de utilizadores intensivos de jogos digitais (IJD), e outro não utilizador intensivo de jogos digitais (NJD), confrontando estatisticamente os dois resultados. A hipótese de partida sustenta que é possível estatisticamente demonstrar que os sujeitos que usam intensamente JD apresentam, quando testados em contexto laboratorial, resultados mais elevados nos testes de MCP.

Por conseguinte, considera-se a seguinte hipótese, a saber: Os sujeitos do grupo da amostra oriundos de uma população de estudantes universitários que usam com frequência (≥1 hora diária) jogos digitais produzem resultados mais elevados sobre uma variável dependente de medida da memória de curta duração (digit span) do que os sujeitos de outro grupo da amostra que habitualmente não jogam com a mesma frequência ou intensidade. Os dados observados no procedimento experimental serão tratados no quadro de hipóteses, através de procedimento estatístico que auxilia na tomada de uma decisão entre duas ou mais hipóteses (hipótese nula H0, ou hipótese alternativa H1), permitindo aceitar ou rejeitar a hipótese nula (H0), a saber, H0: não há diferença estatística (significativa) entre grupos; H1: há diferença estatística entre grupos.

4. DESARROLLO DE LA INVESTIGACIÓN

4.1. Amostra

A amostra é composta por 84 estudantes universitários, com distribuição idêntica relativamente ao género, oriundos de uma instituição de o ensino superior do Porto, Portugal, com média de idades de 21,30 (DP=2,73), sendo 40% do género feminino e 60% do género masculino. Foram criados dois grupos de investigação um de utilizadores intensivos de jogos digitais (IJD), e outro não utilizador intensivo de jogos digitais (NJD). Ambos os grupos eran constituídos por 41 estudantes universitários. A homogeneidade pretendida na seleção dos dois grupos de candidatos ou proponentes face à amostragem delineada foi potencialmente assegurada pela seleção prévia oriunda do questionário inicial individual de autoavaliação sobre a intensidade de utilização de JD. Esse procedimento também reduziu a expetativa potencial sobre viés de não-resposta, uma vez que os participantes selecionados colaboraram de forma esclarecida sob o quadro das determinantes da pesquisa. O controlo específico sobre a constituição da amostra tendeu a atenuar o surgimento de variáveis parasitas ou de outliers significativos, promovendo também uma maior evitação de erros de tipo I e na testagem das hipóteses.

4.2. Material

Utilizou-se uma escala autoavaliativa de utilização dos JD, constituída para o efeito a partir de um questionário genérico sobre jogos de regras aplicado à problemática, procurando observar se o sujeito inquirido os utiliza (sim/não) e, se sim, qual sua frequência e intensidade (dias da semana e número médio diário de horas/minutos).

Recorreu-se, igualmente, à adaptação da Escala de Inteligência de Wechsler para Adultos (WAIS III/IV) (Wechsler, 2002; 2008b). Recorreu-se subteste Digit Span/Memória de Dígitos, para efeito de pesquisa em contexto experimental. O Wechsler Adult Intelligence Scale (WAIS III/IV; Wechsler, 2008b) é um instrumento clínico abrangente usado para avaliar as habilidades intelectuais de adolescentes e adultos mais velhos ($\geq 16 \leq 90$ anos), fornecendo pontuações intelectuais verbais e não verbais com base no desempenho individual. É composto por subtestes que avaliam o processamento simultâneo e sequencial, a atenção, e a concentração; inclui dois subtestes principais, o digit span (processamento auditivo, atenção/concentração, manipulação mental) e o de aritmética; compreende também, de forma suplementar, um subteste de sequências de letras e números. O digit span corresponde a uma tarefa em que se solicita ao avaliado operar com números, de 0 (zero) a 9 (nove). Constituída por três partes no quadro da usual metodologia de aplicação (Digit Span, subteste do The Wechsler Adult Intelligence Scale - WAIS), nos dígitos de ordem direta (DOD) lê-se ao avaliado uma sequência de números a qual deve repetir na mesma ordem; nos dígitos de ordem inversa (DOI) lê-se ao avaliado uma sequência de números que deverá repetir em ordem inversa; nos dígitos de sequenciação (DSQ) o avaliado deve repetir os números apresentados em ordem ascendente. No quadro da avaliação do funcionamento cognitivo ou intelectual, a aplicação do teste não tem limite de tempo e não tem retorno. Para cotação, em cada elemento poderá obter 0, 1 ou 2 pontos, de acordo com os critérios seguintes, a saber, 2 pontos se o sujeito realizar corretamente os dois ensaios, 1 ponto se for um exercício, 0 pontos se não concretizar qualquer um dos ensaios, sendo 16 pontos a pontuação máxima alcançável. Também inclui outro resultado, «Sequência Maior de DOD/DOI/DSQ», referente ao número de dígitos recordados no último teste com a pontuação 1 (habitualmente contabilizados, para um total máximo de 9, mas não na versão do presente estudo). No formato original o teste termina quando o sujeito obtém 0 (zero) pontos nos dois ensaios de um elemento; esse procedimento não foi incluído para a experiência, sendo apresentadas sequencialmente todas as propostas do subteste, com posterior acerto aquando da verificação e conciliação de dados. O mesmo foi determinado para o cálculo do número de dígitos recordados no último teste em que 1 (um) ponto ou mais foram alcançados (sinaléticas SDOD, SDOI, SDSQ), não sendo utilizado para a experiência delineada. Para a utilização do instrumento num contexto laboratorial de incidência experimental, em particular à luz do suporte informático SuperLab6, foi constituída uma adaptação dos procedimentos técnicos e metodológicos sob a forma de produção digital. No quadro de uma delimitação procedimental prévia, para além da componente auditiva também foram inseridas anotações visuais dos números indicados de modo a retirar a intervenção humana (diferença de entoação, produção rítmica narrativa, etc.), promovendo o maior automatismo possível na aplicação experimental.

O instrumento, dividido no procedimento original sob as provas DOD/DOI/DSQ, foi transformado em modelos A/B/C. Sendo apresentadas sequências escritas e faladas de números, na página seguinte a cada apresentação surge uma caixa de resposta cujo preenchimento é auxiliado pelo teclado numérico; os usuários digitam os números na ordem pretendida, aumentando o número de dígitos até atingir o modelo seguinte e finalizar a prova.

4.3. Análise Estatística

O estudo delineado recorre a uma a amostragem de natureza não probabilística (por conveniência, na forma de seleção intencional/racional sobre a população acessível numa amostra aleatória desse grupo de estudantes. As medidas são diretas, não sendo os dados transformados em variáveis de escala ou intervalares referentes, por exemplo, ao número de horas de contato com JD ou aos grupos de idades que os usam, constituindo notação de "não critério" (e.g., correlação r entre variáveis) na produção da pesquisa. Para efeito estatístico a partir do desvio da média, não foram tidos em consideração resultados sobre níveis de MCP relativos uma eventual média prévia comparada oriunda de estudos anteriores. No contexto experimental delineado, o pressuposto de um n≥30 sujeitos de pesquisa permitiria o recurso ao cálculo de um tstudente respeitante à diferença entre grupos a partir do estudo da homogeneidade da amostra.

Tomando os pressupostos anteriores em H1, haveria efeito dos grupos nas médias se o teste student demonstrar que o grupo dos usuários de JD tem efeito sobre os resultados do instrumento de avaliação.

4.3.1. Resultados

Com transposição de dados dos relatórios de Superlab6 para suporte estatístico informático IBM® SPSS® 26.0 (comummente designado «SPSS»), foram constituídas tabelas de dados e variáveis, e extraídos resultados sob a forma de produtos estatísticos provenientes de um projeto de psicologia experimental.

Depois da investigação no instrumento digit span com base nos modelos produzidos através de software de apresentação de estímulo, constat-se que o grupo dos IJD pontua sempre de uma forma mais elevada nos dígitos de ordem direta (DOD) (IJD: $\bar{x}$ = 9, 90, σ = 1, 57; NJD: : $\bar{x}$ = 7, 90, σ = 1, 37), seguido dos dígitos de ordem inversa (DOI) (IJD: $\bar{x}$ = 8,80, σ = 1,40; NJD: : $\bar{x}$ = 7, 20, σ = 1, 25) e dos dígitos de sequenciação (DSQ) (IJD: $\bar{x}$ = 7, 30, σ = 1, 32; NJD: $\bar{x}$ = 6, 10, σ = 1, 20).

Assim, as diferenças na presença de pontuações na memória a curto prazo, foram estatisticamente significativas. Os resultados do teste t student indicaram a presença de diferenças estatisticamente significativas entre os grupos. Assiste-se, a diferenças significativas entre os grupos relativamente à MCP de acordo com o DOD [t_{84} = 1,65; p =, 05], DOI [t_{84} =-5.38; p =.00]e DSQ [t_{84} =-4.99; p =.00].

5. DISCUSSÃO

Neste estudo, em comparação com IJD e NJD foram encontradas diferenças na tarefa executada que parecem predizer alterações comparativas nos grupos de investigação relativamente à memória a curto prazo permitindo, porventura, predizer um melhor desempenho cognitivo na memória a curto prazo em regiões-chave do córtex responsáveis pelo processamento visual, de atenção e de memória (Blacker et al., 2014; Boot et al., 2008; Franceschini et al., 2013; Palaus et al., 2017). Com um instrumento específico de caráter experimental aplicado sobre uma amostra de dois grupos de estudantes universitários, a qual apresentou uma boa recetividade enquanto atividade de colaboração voluntária num experimento em contexto laboratorial, os dados obtidos determinam uma relevância estatística entre sujeitos que usam intensamente os vídeojogos nos resultados de MCP face ao grupo dos que nada ou pouco os utilizam o que vai de encontro à comprovação empírica da principal hipótese de trabalho,

Os dados preliminares resultantes de estudos comparáveis (Nunes & Oliveira, 2010) sobre MCP no ensino universitário e prática de jogos já tinham empiricamente sustentada a ocorrência de resultados que identificavam diferenças entre grupos semelhantes aos da presente investigação. Na conclusão, os autores, baseados nos mesmos princípios analíticos, mas ancorados por uma metodologia não experimental, sustentam que os dados obtidos demonstram, de modo indireto, a hipótese de existir uma conexão estatisticamente demonstrável, nomeadamente através de trabalhos complementares

As diferenças encontradas em ambos os grupos, foram consistentes com uma associação entre os videojogos e habilidades cognitivas que parecem envolver uma maior capacitação de resposta e memória de trabalho. Por conseguinte, os resultados revelaram que os participantes, de ambos os grupos, apresentam diferenças assinaláveis de acordo com a efetividade da presença dos videojogos no seu dia a dia, o que vai de encontro com variados estudos (Blacker *et al.*, 2014; Chaarani *et al.*, 2022; Pallavicini *et al.*, 2018; Stahl *et al.*, 2006).

Com base nessas constatações e nos objetivos propostos neste estudo empírico, confirma-se que existem diferenças entre os participantes IJD e NJD, o que é consistente com pesquisas anteriores (Angelides & Agius, 2014; Blacker *et al.*, 2014; Boot *et al.*, 2008; Chaarani *et al.*, 2022; Franceschini *et al.*, 2013; Nunes & Oliveira, 2010; Pallavicini *et al.*, 2018; Palaus *et al.*, 2017).

6. CONCLUSÃO

No geral, mesmo considerando a natureza correlacional dos dados transversais, as descobertas atuais são consistentes com o fato de os videojogos parecerem estar associados a um melhor desempenho em testes cognitivos que envolvem inibição de resposta e memória de trabalho.

Os resultados parecem predizer que existe uma franca possibilidade de que os videojogos possam fornecer uma experiência de treino cognitivo com efeitos neurocognitivos mensuráveis.

No entanto, parece importante, que futuras investigações permitam, aos investigadores, testarem os efeitos longitudinais dos videojogos na melhoraria da inibição da resposta, da memória de trabalho e outras funções cognitivas. O desenho longitudinal do estudo permitirá testar, dentro dos participantes, os correlatos da prática acumulada de videojogos ao longo dos anos. usando métodos como correlações cruzadas ou inferência causal

Assim sendo, e imbuída de uma índole exploratória, também a investigação não incorporou nos procedimentos experimentais a inclusão de outras possíveis observações nas categorias adotadas, ou noutras a serem consideradas no desenho da investigação, como os efeitos associação ou relação com as variáveis género, idade, ano e curso de pré-graduação frequentados, bem como todos os que permitissem refinar procedimentos e potenciar problemáticas particulares.

O exercício de psicologia experimental decorreu com um marcado interesse por parte dos grupos de estudo, não sendo difícil a admissão do raciocínio que associa o maior à vontade das populações de jovens adultos na operação e interação com tecnologias de base informática. A problemática centrada nos JD também não envolveu qualquer resistência interpretativa sobre os objetivos determinados junto dos inquiridos, nomeadamente os de carácter cognitivo, quando associados a uma perspetiva de jogo ou simples desafios lógicos de raciocínios e respostas.

Acresce a essas conclusões que o programa informático produzido oferece capacidades adaptativas às mais variadas populações em todas as áreas de Psicologia, com aporte integrativo em observações experimentais ou desenhos baseados em metodologia quase-experimental, sempre que o recurso a um instrumento de recolha de informação para medição da MCP respeite o armazenamento temporário de informações relacionadas com números segundo uma ordem determinada. Pelo seu potencial geral, são recomendados a sua utilização e o seu melhoramento em contexto de futuras investigações experimentais sustentadas em software de apresentação de estímulo sobre MCP entre sujeitos e grupos nas variadas modalidades de avaliação ou intervenção psicológica, com natural inclusão, entre outras, das áreas clínicas, sociais, de desenvolvimento, da educação, da saúde ou da neuropsicologia.

7. REFERÊNCIAS

Angelides, M., & Agius (Eds) (2014). *Handbook of Digital Games*. Wiley-IEEE PRESS.

Blacker, K. J., Curby, K. M., Klobusicky, E., & Chein, J. M. (2014). Effects of action video game training on visual working memory. *Journal of Experimental Psychology: Human Perception and Performance, 40*(5), 1992-2004. https://doi.org/10.1037/a0037556

Ball, K., & Sekuler, R. (1982). A specific and enduring improvement in visual motion discrimination.*Science,*218, 697-698. https://doi.org/10.1126/science.7134968

Boot, W. R., Kramer, A. F., Simons, D. J., Fabiani, M., & Gratton, G. (2008). The effects of videogame playing on attention, memory, and executive control. *Acta Psychologica, 129*(3), 387-398. https://doi.org/10.1016/j.actpsy.2008.09.005

Blacker,K. J., Curby, K. M., Klobusicky, E., & Chein, J. M. (2014). Effects of action video game training on visual working memory.*Journal of experimental psychology. Human Perception and Performance, 40*(5), 1992-2004. https://doi.org/10.1037/a0037556

Chaarani, B.,Ortigara, J.,Yuan, D.,Loso, H.,Potter, A.,& Garavan, H. P. (2022). Association of video gaming with cognitive performance among children.*JAMA Netw Open, 5*(10), e2235721. https://doi.org/10.1001/jamanetworkopen.2022.35721

Franceschini, S., Gori, S., Ruffino, M., Viola, S., Molteni, M., & Facoetti, A. (2013).Action video games make dyslexic children read better.*Curr Biol, 23*(6), 462-466. https://doi.org/10.1016/j.cub.2013.01.044

Mueller, R. M., Crossen, J. R., Primus, E. A., & Wiens, A. N. (1998). Concurrent validity and clinical utility of a seven-subtest WAIS-R short form in patients with cerebral tumors. *Archives of Clinical Neuropsychology, 13*(1), 91-92. https://doi.org/10.1016/S0887-6177(98)90530-3

Murphy, J., Tucker, D., & Price, C. (1998). A revised version of the paced auditory serial attention test: Presented visually and aurally by computer. *Archives of Clinical Neuropsychology, 13*(1), 91- 92. https://doi.org/10.1016/S0887-6177(98)90531-5

Murphy, K., Andrews, G., & Williams, K. (2012). Does video game playing impact on short-term memory task performance? In G. Andrews & D. Neumann (Eds.), *Beyond the lab:*

Applications of cognitive research in memory and learning (pp. 1-24). Nova Science Publishers.

Nunes, O., & Oliveira, V. B. (2010). A memória de curto prazo do universitário e a prática de jogos: um estudo comparativo. *Revista Psicopedagogía, 27*(82), 59-67. https://acortar.link/0omqyo

Palaus, M., Marron, E. M., Viejo-Sobera, R., & Redolar-Ripoll, D. (2017). Neural basis of video gaming: a systematic review. *Front Hum Neurosci.* 11, 248. https://doi.org/10.3389/fnhum.2017.00248

Pallavicini, F., Ferrari, A., & Mantovani, F. (2018). Video Games for Well-Being: A Systematic Review on the Application of Computer Games for Cognitive and Emotional Training in the Adult Population. *Frontiers in Psychology, 9*, 2127. https://doi.org/10.3389/fpsyg.2018.02127

Stahl, C. (2006). Software for generating psychological experiments. *Experimental Psychology, 53*(3), 218-232. https://doi.org/10.1027/1618-3169.53.3.218

Wechsler, D. (2002). *WAIS-III: Manual de Aplicação e Cotação da Forma Experimental Portuguesa* (Maria João Afonso). Centro de Psicometria e de Psicologia da Educação.

Wechsler, D. (2008a). *WAIS-IV Administration and Scoring Manual.* The Psychological Corporation.

Wechsler, D. (2008b). *Escala de Inteligência de Wechsler para Adultos.* [Wechsler Adult Intelligence Scale-Third Edition. Manual]. CEGOC-TEA.

Whitton, N. (2010). *Learning With Digital Games: A Practical Guide to Engaging Students in Higher Education.* Routlege.

INFLUENCIA DE LOS HÁBITOS SALUDABLES EN LA EXPERIENCIA DE *BURNOUT* ACADÉMICO EN ESTUDIANTES UNIVERSITARIOS

Elena Cuevas Caravaca[1], *Elisa Isabel Sánchez Romero*[1]

1. INTRODUCCIÓN Y MARCO TEÓRICO

El síndrome de *burnout* arranca su estudio en la literatura científica con el trabajo de Freudenberger en 1974, cuando al atender a un trabajador que presentaba sintomatología de índole "neurótica", el psicoanalista no supo cómo encajarlo diagnósticamente en otros trastornos psicológicos como la depresión o la ansiedad. Sí tuvo claro, en cualquier caso, que el estado descrito por su paciente tenía que ver con el sufrimiento continuado e intenso de un potente estrés. Fue entonces cuando lo denominó *burnout*, haciendo referencia a la sensación de vaciamiento existencial que lleva a un agotamiento extenuante.

A partir de ese momento comienza un extenso trabajo de investigación sobre este nuevo síndrome, sobre todo en el ámbito organizacional, siendo las autoras Maslach y Jackson (1981) las que pondrían en el contexto investigador la realidad de este síndrome. Además de la prolífica investigación, construyeron un inventario para su medida: el *Maslach Burnout Inventory*, que permitió, desde entonces, poder evaluar la intensidad del síndrome, aunque centrándolo exclusivamente en aquellas profesiones o trabajos que se consideran de ayuda humana.

Tras las investigaciones de Maslach y Jackson (1981), el *burnout* se entiende como un síndrome que padece el trabajador como consecuencia del sufrimiento de un estrés intenso y duradero que da lugar a una serie de fases que, siguiendo un mismo orden, se caracterizan por lo siguiente:

- Agotamiento emocional. Esta primera fase del síndrome implica un cansancio no acorde a aspectos objetivos de índole físico que puedan ocasionarlo, pudiéndose demostrar la carga emocional asociada. El sujeto manifestará este agotamiento en un primer momento, al inicio del *burnout*.
- Despersonalización. El sujeto que no puede afrontar razonablemente el cansancio emocional establece una estrategia de afrontamiento, defensiva en cualquier caso, hacia aquellas personas o contextos que considera que le provocan el malestar psicológico, permitiendo que se dé un distanciamiento emocional hacia los mismos que termina por generar la despersonalización que finalmente siente. Podríamos estar en el momento clave y trágico del síndrome.

---

1. Universidad Católica de Murcia (España)

- Reducida realización personal. Por último, cuando el sujeto percibe que con la estrategia de afrontamiento escogida no mejora su estado psicológico, comienza a reelaborar la evaluación perceptiva personal llegando a la conclusión de que con la tarea asociada a su problema siente la ausencia de una realización personal que le permita seguir motivado con la misma.

Como puede observarse, el proceso del síndrome fue desarrollado en el entorno laboral, ya que eran tiempos en los que *burnout* y estrés laboral eran entendidos como casi sinónimos. Sin embargo, algunos autores comenzaron a plantear que existían otros ámbitos no necesariamente laborales donde podía percibirse la existencia del problema. Es el caso del trabajo de Garcés de Los Fayos (1993), que avanzó la posibilidad de que pudiese observarse en deportistas no profesionales, llegando a plantear que el *burnout* podía observarse en niños y adolescentes donde no existe el trabajo como concepto aunque sí la presencia de presiones similares, como sucede en los entornos educativos y deportivos.

Era la década de los noventa y con cierta timidez, se comenzaba a abrir el concepto del *burnout* más allá de lo puramente organizacional, desde luego superándose que solo afectara a los profesionales de ayuda humana. Es en ese momento cuando comienza a estudiarse la presencia de *burnout* en el entorno educativo, superando el habitual trabajo centrado en los profesores para centrarse ahora en los estudiantes, por ser una población susceptible de padecerlo. Tras varias décadas de trabajo en esta dirección, hoy nadie pone en duda esta realidad, tal como recogen diversos trabajos (Hernesniemi et al., 2017; Liébana et al., 2019; Marenco et al. 2017).

Por su parte, Gerbert et al. (2013), manifestaron la necesidad de ahondar en todos los aspectos referentes al conocimiento de la incidencia del síndrome y cómo actuaba en jóvenes estudiantes, para poder establecer estrategias de intervención y preventivas para evitar lo que comenzaba a presentarse como un problema no menor. Los autores concluyeron que solo disminuyendo los niveles de *burnout* mejoraba la calidad de vida. Y en esta calidad es en la que podemos asentar la salud mental de los estudiantes.

Desde entonces la línea de trabajo acerca del *burnout* en estudiantes se ha ampliado al análisis de multitud de variables que puedan estar en el trasfondo del origen y desarrollo del síndrome, tal como demuestra un trabajo reciente de Choy y Prieto (2021) en el que se analizan las relaciones entre el *burnout* en estudiantes y múltiples variables : rendimiento académico, apoyo social, hábitos saludables, horas de estudio, presencia de problemas físicos variados, presencia de un patrón de personalidad previo que facilite o limite los efectos del *burnout*, o realización de actividad física, entre otros.

Con relación a este último aspecto hay que considerar lo que García et al. (2020) plantean acerca de la necesidad de diferenciar entre la realización de actividad física como estrategia de afrontamiento de *burnout* (pues en este sentido Anamiya et al. (2019) ya demostraron que la realización de una actividad física o moderada puede ayudar a disminuir los efectos del *burnout*, incluso su presencia), frente a lo que plantean los autores en cuanto al padecimiento del *burnout* como consecuencia de una actividad deportiva intensa relacionada con el alto rendimiento.

La literatura también arroja la necesidad de seguir investigando acerca de otros hábitos saludables y su relación con el desarrollo del síndrome. Son prolíficos los estudios sobre consumo de alcohol y sustancias entre el alumnado de la carrera de medicina, habiendo consenso en que la prevalencia del uso de sustancias es mayor en esa población. González-Urbieta et al. (2020) confirman una mayor calidad de vida, tanto en el área emocional como física, en los estudiantes que no consumen alcohol.

Nuestro trabajo pretende aportar nuevos conocimientos entorno a la presencia del síndrome de *burnout* teniendo en cuenta algunos de los hábitos relacionados con la salud que están presentes en la mayoría de los estudiantes universitarios, tanto desde la perspectiva positiva, como puede ser la gestión adecuada del sueño, como aquellos negativos como puede ser el consumo de drogas. Para ello se ha analizado una amplia muestra de estudiantes universitarios de los grados de Educación por tratarse de una disciplina que siempre ha sido transversal en el estudio de investigación de este síndrome en el ámbito profesional pero no tanto en el pre-profesional.

2. OBJETIVOS

Con el fin de ahondar en el estudio del síndrome en población universitaria, la presente investigación tiene los siguientes objetivos: 1) conocer la prevalencia del síndrome de *burnout* en estudiantes universitarios; y 2) analizar la relación del *burnout* académico con el mantenimiento de hábitos saludables y otras variables personales.

3. METODOLOGÍA

3.1. Sujetos

La muestra, seleccionada a través de un muestreo no probabilístico intencional, estuvo formada por 1001 estudiantes universitarios (19.6% hombres; 80.4% mujeres), con edades entre los 18 y los 48 años ($M = 22.43$, $DE = 4.058$). Todos cursaban estudios de grado (12.2% primer curso; 20.7% segundo; 40.5% tercero; 26.7% cuarto) de Educación Infantil (53.5%) y Educación Primaria (46.5%). Los participantes dedicaban al estudio una media de 7.75 horas semanales ($DE = 6.58$), de los cuales un 76.7% simultaneaban trabajo ($M_{horas\ trabajo/semana} = 2.9$; $DE = 7.846$) y estudios.

3.2. Instrumentos

En primer lugar, se administró un cuestionario realizado *ad hoc* para obtener datos sociodemográficos, académicos y de salud.

Para la medición del *burnout* académico se utilizó el *Maslach Burnout Inventory-Student Survey* (MBI-SS; Maslach et al., 1996) en su versión española (Schaufeli et al., 2002). Se trata de un instrumento con 15 ítems y tres dimensiones: 1) agotamiento emocional, con cinco ítems (ejemplo: "Estoy cansado cuando me levanto por la mañana y tengo que afrontar otro día en la Universidad"); 2) cinismo, con cuatro ítems (ejemplo: "He perdido interés en la carrera desde que empecé en la Universidad"); y 3) eficacia, con seis ítems (ejemplo: "Puedo resolver de manera eficaz los problemas que surgen relacionados con mis estudios"). Con un formato de respuesta tipo Likert, presenta valores desde 0 (Nunca) hasta 6 (Todos los días). Altos valores en las dimensiones agotamiento emocional y cinismo, y bajos en la dimensión eficacia reflejan altos valores de *burnout* académico. En el presente estudio se obtuvieron valores *Alpha* de Cronbach de agotamiento .84 para la dimensión agotamiento, .75 para cinismo y .74 para eficacia, similares a los registrados por Schaufeli *et al.* (2002), con .74, .79 y .76 para las dimensiones de agotamiento, cinismo y eficacia, respectivamente.

3.3. Diseño y procedimiento

Se llevó a cabo un diseño *ex post facto* retrospectivo de grupo único (Ato et al., 2013), en el cual se analizó el *burnout* académico y variables sociodemográficas.

Tras obtener el permiso del comité de ética de la universidad, se contactó con los decanos de las facultades para explicarles el propósito del estudio y concertar citas para la aplicación de los cuestionarios. Los participantes firmaron un consentimiento informado y contaron en todo momento con la presencia y el asesoramiento del equipo investigador que supervisó las sesiones en las que se pasaron los cuestionarios, que duraron aproximadamente 35 minutos.

3.4. Análisis estadístico

Se realizó un análisis descriptivo inicial del *burnout* académico con estadísticos básicos (media, desviación típica), se calculó el estadístico t de Student para el contraste de hipótesis sobre la diferencia de medias entre dos grupos, así como el coeficiente de correlación de Pearson para analizar las relaciones entre variables. Todos los análisis se llevaron a cabo mediante IBM SPSS Statistics, versión 25.

4. RESULTADOS

En cuanto al sexo (tabla 1), los hombres refirieron tasas superiores de *burnout* académico en las dimensiones agotamiento y cinismo, y menor eficacia que las mujeres, con diferenciación significativa en las dimensiones cinismo y eficacia. En la misma tabla se observa cómo los estudiantes del grado de Educación Primaria presentaron índices más altos de *burnout* académico de manera general, con diferenciación estadísticamente significativa en las tres dimensiones.

Tabla 1. Burnout académico en función del sexo y el grado cursado. Fuente: Elaboración propia.

Tabla 1
Burnout académico en función del sexo y el grado cursado

	Sexo			Grado		
	Hombre M(DE)	Mujer M(DE)	t(999)	Infantil M(DE)	Primaria M(DE)	t(999)
Agotamiento	10.20(6.067)	9.87(5.929)	.710	9.52(5.713)	10.40(6.194)	-2.337*
Cinismo	5.39(4.542)	3.72(3.839)	5.276***	4.56(4.109)	3.46(3.878)	4.327***
Eficacia	6.99(3.882)	5.98(3.671)	3.414***	6.43(3.850)	5.88(3.574)	2.343*

*$p < .05$; **$p < .01$; ***$p < .001$

Tal y como se recoge en la tabla 2, los estudiantes que compaginan estudios y trabajo presentaron también niveles más altos de *burnout* académico en todas las dimensiones, con diferenciación estadísticamente significativa en agotamiento y cinismo. El hecho de consumir drogas aumentó también el *burnout* académico experimentado por los universitarios en las dimensiones cinismo y eficacia de manera significativa.

Tabla 2. Burnout académico en función del trabajo y consumo de drogas. Fuente: Elaboración propia.

Tabla 2
Burnout académico en función del trabajo y consumo de drogas

	Trabajo			Consumo de drogas		
	Sí M(DE)	No M(DE)	t(996)	Sí M(DE)	No M(DE)	t(971)
Agotamiento	10.59(6,667)	9.70(5,683)	-1.982*	10.05(5.722)	9.95(5.970)	-.109
Cinismo	4.83(4,736)	3.80(3,771)	-3.394**	5.52(4.526)	3.97(4.010)	-2.500*
Eficacia	6.04(3,616)	6.21(3,768)	.592	7.73(4.054)	6.11(3.703)	-2.811**

*$p < .05$; **$p < .01$; ***$p < .001$

Por otro lado, los participantes que realizaban algún tipo de deporte o actividad física en comparación con los que no realizaban, mostraron niveles más bajos de *burnout* académico en todas las dimensiones, observándose diferencias estadísticamente significativas en la dimensión agotamiento ($M_{si\ deporte}$ = 9.67; $M_{no\ deporte}$ = 10.53; $t = -2,107_{(999)}$, $p < .05$).

La edad de los estudiantes (tabla 3) correlacionó negativamente con las dimensiones agotamiento y eficacia, y de manera significativa en esta última. El trabajo (medido en horas semanales) no fue una variable que influyera en el *burnout* de los sujetos. La variable horas de estudio semanales correlacionó también de manera muy baja con el *burnout* académico, observándose una relación negativa y estadísticamente significativa en la dimensión eficacia. Por su parte, las horas de sueño también se relacionaron de manera significativa con el *burnout* académico en las dimensiones agotamiento y cinismo, aunque todas las relaciones observadas fueron muy bajas.

Tabla 3. Correlaciones de Pearson entre burnout académico, edad y otras variables. Fuente: Elaboración propia.

Tabla 3
Correlaciones de Pearson entre *burnout* académico, edad y otras variables

	M(DE)	1	2	3	4	5	6	7
1. Edad	22.43(4.058)	1	.260**	.086**	-.142**	-.036	.027	-.087**
2. Trabajo	2.85(7.846)		1	.059	-.180**	.052	.011	-.015
3. Estudio	7.65(6.586)			1	.053	.020	-.057	-.081*
4. Sueño	7.161(1.867)				1	-.084**	-.080*	-.026
5. Agotamiento	9.93(5.955)					1	.517**	.148**
6. Cinismo	4.05(4.039)						1	.273**
7. Eficacia	6.18(3.733)							1

Trabajo = horas de trabajo semanales; Estudio = horas de estudio semanales; Sueño = horas de sueño diarias
*$p < .05$; **$p < .01$

5. DISCUSIÓN Y CONCLUSIONES

Cada vez los trabajos de investigación se adentran más en el estudio del *burnout*, sobre todo desde los planteamientos que están relacionados con el origen y desarrollo del mismo. En este trabajo pretendemos arrojar cierta luz sobre aspectos específicos que se relacionan con los hábitos de salud de los estudiantes y la presencia o no del síndrome. En este sentido, tal como señalan Guerrero et al. (2023) y Londoño et al. (2022), comienzan a ser necesarios estudios más específicos como el que aquí se presenta, pues la diferenciación entre unos estudiantes u otros en función de la carrera académica decidida no deja de ser una variable a considerar, como es el caso de los estudios de Educación. Esta estrategia investigadora ha de permitir en un futuro próximo que el diseño de las acciones evaluativas e interventivas, las herramientas terapéuticas que se planteen o el diseño de los programas preventivos, se realicen en función de la realidad de cada entorno, de las necesidades detectadas y de la solicitud de los afectados, pues aumentará de manera decisiva la eficacia del trabajo de los profesionales de la salud que deban atender los casos cada vez más frecuentes de estudiantes con *burnout*.

En el trabajo presentado se ha observado que el síndrome de *burnout* está más presente en hombres que en mujeres, lo que nos lleva a concluir la necesidad de observar la razón por la cual se ha llegado a este resultado. Siguiendo lo que ya planteaba Dyrbye et al. (2012), deberíamos preguntarnos si esta asociación es debida a que las mujeres son más resistentes que los hombres en situaciones de estrés severo o quizás manejan estrategias de afrontamiento más eficaces que los hombres, o ellas desisten antes de seguir enfrentándose a este problema. Se abre, sin duda, una línea de trabajo que ha de ofrecer claridad en ese sentido.

Los estudiantes de educación infantil muestran menos *burnout* que los de primaria. No resulta fácil concluir en este sentido pues serían necesarios estudios cualitativos que nos ayuden a analizar esta variable, si bien los datos son compatibles con trabajos también realizados con estudiantes de esta disciplina como es el caso del ofrecido por Aguayo et al. (2019).

Los estudiantes que manifiestan consumir drogas presentaron puntuaciones más elevadas en los factores que constituyen el *burnout* académico. Este hecho abre una línea de trabajo necesaria al tratarse de un asunto complejo de afrontar, debido a que el consumo de sustancias trae consigo múltiples consecuencias negativas para la calidad de vida de los estudiantes (González-Urbieta et al., 2020) y requerirá propuestas metodológicas, quizá cualitativas, que ayuden a dar más luz a esta relación.

En cuanto a las horas de sueño, se ha demostrado que los estudiantes que peor gestionan este hábito presentan mayores indicadores de *burnout*, siendo coincidente con el trabajo realizado por Santes et al. (2019), que ya remarcaban la necesidad de atender este aspecto, pues el deterioro de la salud era un predictor de la presencia de *burnout* ante la ausencia de estrategias de afrontamiento óptimas.

También se han obtenidos datos complementarios con estudios anteriores, como el de Liébana et al. (2018), en lo relativo a la edad de los estudiantes, siendo los más jóvenes los más proclives a sufrir el síndrome, o la sensación y percepción de autoeficacia en el sentido de que a peor percepción de la misma más presencia de indicadores relacionados con el *burnout*.

Por último, está claro que la actividad física es una adecuada estrategia frente al *burnout*, tanto desde la perspectiva terapéutica como preventiva, tal como señalan nuestros datos, coincidentes con los de Gerbert et al. (2013) o Anamiya et al. (2019). Es incuestionable que a más realización de actividad física menos presencia de indicadores de *burnout*, si bien, como comentábamos al inicio de este estudio, hay que establecer un adecuado uso de la actividad física, tal como sugiere García et al. (2020), pues de lo contrario podríamos generar el efecto contrario y asociar la práctica deportiva mal gestionada con la presencia del síndrome.

6. REFERENCIAS

Aguayo, R., Cañadas, G.R., Assbaa, L., Cañadas G.A., Ramírez, L. y Ortega, E. (2019). A Risk Profile of Sociodemographic Factors in the Onset of Academic Burnout Syndrome in a Sample of University Students. *International Journal Environment Research and Public Health, 16*, 707. https://doi.org/10.3390/ijerph16050707

Amemiya, R. y Sakairi, Y. (2019). The role of mindfulness in performance and mental health among Japanese athletes: An examination of the relationship between alexithymic tendencies, burnout, and performance. *Journal of Human Sport and Exercise, 14*(2), 456-468. https://doi.org/10.14198/jhse.2019.142.17

Ato, M., López, J. y Benavente, A. (2013). Un sistema de clasificación de los diseños de investigación en psicología. *Anales de Psicología, 29*(3), 1038-1059. http://doi.org/10.6018/analesps.29.3.178511

Choy, R.A. y Prieto, D.E. (2021). Revisión sistemática sobre la prevalencia del síndrome de Burnout en el sector académico. *Revista de Investigación en Psicología, 24*(2), *163-182.* https://doi.org/10.15381/rinvp.v24i2.21507

Dyrbye, L.N., Harper, W., Moutier, C., Durning, S.J., Power, D.V., Massie, F.S., Eacker, A., Thomas, M.R., Satele, D., Sloan, J.A. y Shanafelt, T.D. (2012). A Multi-institutional Study Exploring the Impact of Positive Mental Health on Medical Students' Professionalism in an Era of High Burnout. *Academy Medical, 87*, 1024–1031. https://doi.org/10.1097/ACM.0b013e31825cfa35

Freudenberger, H. J. (1974). Staff burnout. *The Journal of Social Issues, 30*(1), 159-166. http://dx.doi.org/10.1111/j.1540-4560.1974.tb00706.x

Garcés de Los Fayos Ruiz, E. J. (1993). Frecuencia de burnout en deportistas jóvenes: estudio exploratorio. *Revista de Psicología del Deporte, 4*, 55-63. https://archives.rpd-online.com/article/view/291.html

García, M.D., Garcés de Los Fayos, E.J., González, J. y Ortín, F. (2020). Incidencia de la personalidad y resiliencia en la aparición del burnout en una muestra de deportistas españoles. *SPORT TK-Revista EuroAmericana de Ciencias del Deporte,9*(2), 95–102. https://doi.org/10.6018/sportk.431181

Gerber, M., Lang, C., Feldmeth, A.K., Elliot, C. Brand, S., Holsboer-Trachsler, E. y Pühse, U. (2013). Burnout and Mental Health in Swiss Vocational Students: The Moderating Role of Physical Activity. *Journal of Research on Adolescence, 25*(1), 63–74. https://doi.org/10.1111/jora.12097

González-Urbieta I, Alfonzo A, Aranda J, Cameron S, Chávez D, Duré N, Pino, A., Penner, D., Ocampo, S., Villalba, S. y Torales, J. (2020). Síndrome de Burnout y dependencia al alcohol en estudiantes de medicina. *Medicina clínica y social, 4(*29), 52-59. https://doi.org/10.52379/mcs.v4i2.147

Guerrero, K.K., Navarro, B.C., Carpio, J. y Durán, M. (2023). Síndrome de burnout en profesionales educativos. *Horizontes. Revista de Investigación en Ciencias de la Educación, 7*(28), 690-697. https://doi.org/10.33996/revistahorizontes.v7i28.547

Hernesniemi, E., Räty, H., Kasanen, K., Cheng, X., Hong, J. y Kuittinen, M. (2017). Burnout among Finnish and Chinese university students. *Scandinavian Journal of Psychology, 58*, 400–408. https://doi.org/10.1111/sjop.12380

Liébana, C., Fernández, E., Vázquez, A.M, y Rodríguez, M.A. (2018). Burnout y engagement en estudiantes universitarios de enfermería. *Enfermería Global, 50*, 142-152. https://doi.org/10.6018/eglobal.17.2.268831

Londoño, J.D., Flórez, L. y Patiño T. (2022). *Características del síndrome de burnout académico en estudiantes de enfermería.* Universidad del Área Andina, Seccional Pereira. https://digitk.areandina.edu.co/handle/areandina/4659

Marenco, A., Suárez-Colorado, Y. y Palacio-Sañudo, J. (2017). Burnout académico y síntomas relacionados con problemas de salud mental en universitarios colombianos. *Psychologia, 11*(2), 45-55. https://doi.org/10.21500/19002386.2926

Maslach, C. y Jackson, S. E. (1981). The measurement of experienced burnout.*Journal of organizational behavior,2*(2), 99-113. https://doi.org/10.1002/job.4030020205

Maslach, C., Jackson, S. E. y Leiter, M. (1996). The Maslach Burnout Inventory-test Manual (3rd ed.). En C. P. Zalaquett, R. J. Wood (eds.), *Evaluating Stress: A Book of Resources* (pp. 191-218). The Scarecrow Press.

Santes, M.C., Meléndez, S., Martínez, N., Ramos, I., Preciado, M.L. y Pando, M. (2009). La salud mental en estudiantes de enfermería. *Revista Chilena de Salud Pública, 13*(1), 23-29. http://dx.doi.org/10.5354/0717-3652.2009.656

Schaufeli, W., Martinez, I., Marques-Pinto, A., Salanova, M. y Bakker, A. (2002). Burnout and engagement in university students: A crossnational study. *Journal of Cross - Cultural Psychology, 33* (5), 464. https://doi.org/10.1177/0022022102033005003

ANÁLISE DA CAMPANHA PUBLICITÁRIA DE SENSIBILIZAÇÃO PARA O CANCRO DA MAMA "O MEU É DIFERENTE DO SEU": UMA ABORDAGEM SEMIÓTICA E ARGUMENTATIVA

Dina Maria da Silva Baptista[1], Sara Topete de Oliveira Pita[1]

1. INTRODUÇÃO

Durante o mês de outubro, é comum a realização de campanhas de consciencialização sobre o cancro de mama. Por isso, outubro é reconhecido globalmente como o *Mês de Consciencialização do Cancro da Mama*. Embora os eventos e iniciativas específicas possam variar de país para país, o objetivo geral de consciencialização sobre o cancro da mama é consistente. Estas campanhas têm como objetivo educar o público sobre o cancro da mama, promover o diagnóstico precoce e angariar fundos para pesquisa e serviços de apoio para as pessoas afetadas. Nestas ações, as marcas frequentemente utilizam argumentos para partilhar conhecimentos, no sentido de consciencializar o seu público-alvo a mudar comportamentos. Isso ocorre porque, segundo Charaudeau (2016), o locutor ao produzir um ato de linguagem visa influenciar o ouvinte. Neste sentido, estas campanhas, que tomam por base os princípios do marketing social, são uma das principais ferramentas à sua disposição para exercer esse poder.

As campanhas de prevenção do Cancro da Mama têm grande importância na conscientização, sobretudo da população feminina, sobre a necessidade do diagnóstico precoce da doença. As marcas, na maioria, abraçam a causa e divulgam a prevenção, utilizando uma comunicação clara e objetiva e tendencialmente positiva. Através da argumentação, as marcas e/ou instituições sem fins lucrativos visam contribuir para a conscientização do cancro da mama, tornando-se, assim, aliadas de uma causa de grande importância para a sociedade e, por conseguinte, para o bem-estar comum.

O estudo em questão tem como objetivo analisar a campanha publicitária "O meu é diferente do seu", lançada em outubro de 2022 pela empresa portuguesa Netfarma, que tem um portal destinado a todos os profissionais do setor farmacêutico e estudantes de Ciências Farmacêuticas. O objetivo da campanha é sensibilizar sobre os quatro subtipos de cancro da mama, através da partilha de histórias de quatro mulheres que foram diagnosticadas com diferentes tipos de cancro da mama. A estratégia da campanha assenta no facto de que, assim como não existem gostos musicais, desportivos, culturais ou religiões iguais para toda as pessoas, o Cancro da Mama também não é igual para todas. Embora as mulheres partilhem a mesma condição, cada uma delas possui um subtipo

---

1. Universidade de Aveiro (Portugal)

de cancro da mama diferente, com características únicas e necessidades específicas de tratamento. O que significa que aquilo as une é também aquilo que as separa.

A análise composicional dos cartazes da campanha será realizada com base na Gramática do Design Visual (GDS) de Kress e Leeuwen (1996), tendo por base um dos três eixos identificados pelos autores para a observação de todos os produtos (o representacional, o interacional e o composicional. Pretende-analisar particularmente a estrutura e a materialidade linguística e visual dos cartazes, tomando-se como referência apenas o eixo composicional da GDS, para se determinar os elementos que contribuíram para a mensagem global (a mancha gráfica, o tamanho de letras e a imagem, explorando o que representam, como interagem e como estão estruturados) e os elementos linguísticos presentes no texto argumentativo, particularmente, os esquemas argumentativos e os índices de pessoa.

O trabalho que se apresenta tem uma natureza exploratória, e integra-se num estudo mais amplo, composto por um *corpus* alargado, que servirá de ponto de partida para efetuar uma análise contrastiva da materialidade visual e linguística em diferentes contextos. Neste artigo em concreto, a análise assenta num enquadramento teórico que toma como referência as características do género multimodal e a publicidade, enquanto serviço público e ferramenta do marketing social.

Perspetiva-se que os resultados contribuam para o despontar de questões interessantes, nomeadamente no que se refere à composição visual geral da campanha, compreendendo de que forma uma mancha gráfica equilibrada e harmoniosa pode contribuir para uma melhor mensagem global e para a perceção do público-alvo sobre a necessidade de mudança de comportamentos; de que forma o tamanho das letras pode ajudar a transmitir a mensagem e a guiar a leitura e a compreensão do conteúdo e ainda compreender de que forma a escolha e a posição das imagens numa campanha de sensibilização para o cancro da mama podem ser cruciais para representar de forma clara e impactante a mensagem que se deseja transmitir. Além dos elementos visuais, perspetiva-se que a análise dos elementos linguísticos presentes no texto argumentativo da campanha, em particular os esquemas argumentativos e os índices de pessoa, pode ajudar a construir uma argumentação convincente e emocionalmente envolvente. E, por fim, pretende-se compreender de que forma os índices de pessoa, enquanto elementos linguísticos que estabelecem uma relação direta com o público, contribuem para a inclusão do público-alvo na mensagem e afetam a perceção e a identificação do público com a causa.

Em suma, pretende-se que este estudo, assente na análise das características composicionais da campanha, ajude a compreender como os elementos visuais e textuais interagem para transmitir a mensagem global e alcançar os objetivos estabelecidos no contexto da sensibilização para o cancro da mama.

2. QUADRO TEÓRICO

2.1. Género multimodal

Uma das características fundamentais do género é a sua relação com a atividade social, o meio e os objetivos comunicativos que o espoletam. Nesta perspetiva, todos os produtos textuais devem ser enquadrados numa prática social que os determina e os condiciona. Como referia Fairclough (1995, p. 14), "(genre is) a socially ratified way of using language in connection with a particular type of social activity".

Ainda que exista uma certa convenção no uso de alguns artefactos textuais, isso não significa um determinismo absoluto, na medida em que existe uma certa abertura à inovação e à adequação social. Assim, é possível imprimir renovações e alterações aos géneros, em função dos propósitos comunicativos, das atividades e das relações sociais, e dos suportes. Swales, na sua definição de género, aborda precisamente esta questão:

> (...) a class of communicative events, the members of which share some set of communicative purposes. These purposes are recognized by the expert members of the parent discourse community, and thereby constitute the rationale for the genre. This rationale shapes the schematic structure of discourse and influences and constrains choice of content and style. ... In addition to purpose, exemplars of a genre exhibit various patterns of similarity in terms of structure, style, content and intended audience. (Swales, 1990, p. 58)

Tradicionalmente, no estudo do género, o texto adquire um estatuto de líder sobre a imagem, condicionando inclusivamente a leitura desta; porém, na atualidade, o texto e a imagem estão no mesmo plano. Num mundo em que os indivíduos usam diferentes modos semióticos para comunicar, seria irracional continuar a considerar os géneros como monomodais ou a separar a mensagem em função do modo semiótico.

Kress e van Leeuwen (1996) defendem que o texto e a imagem não estão dependentes um do outro, ao contrário do que Barthes postulava (1964); pelo contrário, são dois componentes que cooperam entre si para produzir significado, mas cuja leitura pode ser realizada de forma autónoma. As imagens podem conter diferentes significados ou podem potenciar diferentes leituras, o que lhes atribui um grande poder comunicativo. Por esse motivo, a escolha das imagens é um processo consciente e cuidado, porque é necessário selecionar as que melhor representam o que se pretende transmitir e as que se ajustam melhor a esse propósito (Kress e van Leeuwen, 1996).

Esta conceção do género deve ser estendida ao conteúdo visual, integrada no "estilo" e "estrutura" a que Swales faz referência, e é isso que a Gramática do Design Visual de Kress e van Leeuwen (1996) procura realizar: identificar algumas regularidades em géneros multimodais.

Segundo Bateman et al. (2007), os géneros multimodais usam os modos semióticos de que o meio dispõe para atingir um determinado objetivo comunicativo. Portanto, à medida que o meio vai evoluindo, também os géneros se vão adaptando e inovando.

Embora a Linguística Funcional veja o género como uma forma de antever a presença de alguns elementos linguísticos que o integram (Bateman et al., 2007), no caso da publicidade, não é possível confiná-la a um género específico, pois partilha características com outros géneros (Cook, 1992). Aliás, muitas vezes esse cruzamento com outros géneros é o ponto de partida para a criação de alguns anúncios, apostando no reconhecimento como forma de chegar ao consumidor.

Swales, na citação precedente, refere, por exemplo, uma certa regularidade ao nível da audiência pretendida, mas os textos do género publicitário não visam sempre o mesmo público. Além desta questão que dificulta a definição da genericidade da publicidade, existe o facto de esta ter várias funções (Cook, 1992); se para o produtor do bem, a publicidade serve um propósito de venda, para o criador de conteúdo já pode servir para passar uma mensagem.

Os anúncios que se analisam neste artigo não têm o objetivo comunicativo de aumentar o consumo; pelo contrário, eles procuram partilhar uma informação com o leitor, contribuindo para a sua literacia e, simultaneamente, chamar a atenção para um problema de saúde que afeta muitas mulheres. Neste sentido, estes anúncios publicitários de serviço público podem ser considerados como ferramentas utilizadas pelo marketing social para criar campanhas impactantes e persuasivas que levem o público-alvo a adotar comportamentos desejáveis ou a apoiar determinadas causas sociais.

2.2. Marketing social e servico público

O termo marketing social adquire relevância académica nos inícios do anos de 1970, quando Kotler e Zaltman (1971) o definem como a aplicação dos princípios, técnicas e estratégias do marketing, especificamente orientado para influenciar o comportamento de um grupo-alvo segmentado, com vista à aceitação de determinada prática ou ideia para melhorar o seu bem-estar pessoal e social. Posteriormente, em 1985, a obra *Social Marketing - New Imperative for Public Health*, de Richard Manoff, foca a questão do marketing social, enquanto estratégia fundamental colocada ao serviço público, e alguns anos depois, em 1992, Kotler e Eduardo Roberto, no livro *Marketing Social - Estratégias para Alterar o Comportamento Público*, sistematizam o conceito, focando-o no âmbito de organizações governamentais e não governamentais, sem fins lucrativos com impacto social, como a OMS, a AID, ou a UNICEF, com esta mesma intenção de mudança de comportamentos.

Contudo, apesar dos estudos académicos identificados, o conceito parece ser muito anterior, dado que "desde sempre, os seres humanos tentaram informar, persuadir, influenciar e motivar outros seres humanos para causas que julgam justas" (Brites, 1998, p. 1) Além disso, ainda que Kotler (1978), seu livro, *Marketing para Organizações que não visam o Lucro*, identifique três diferenças entre o marketing comercial e o marketing social, na opinião do autor Brites, há inevitavelmente um objetivo comum: "maximizar a reacção do grupo-alvo, levando-o a adquirir o produto", que pressupõe a "selecção de um grupo-alvo a quem se procura fazer aceitar um produto (ideia), recorrendo a técnicas como a segmentação de mercado, pesquisa de consumidores, e design de mensagens" (Brites, 1998, pp. 4-5). A única variante é que no marketing social não há propriamente um produto/serviço para adquirir, mas a indução de uma mudança social positiva, que promove a intervenção e a educação para a saúde pública, contribuindo para a resolução de problemas sociais (Lefebvre, 2013). Esta intervenção pode ser feita através da sensibilização para várias causas como o abuso e dependências de estupefacientes, tabaco e álcool, a SIDA/HIV, a violência doméstica, a subnutrição, o cancro, entre outros (Weinreich, 1999). Uma das formas de concretização deste objetivo é através da publicidade de serviço público que, segundo Cardoso e Teixeira, tem como objetivo "sensibilizar, informar e motivar um grupo de destinatários no sentido de um determinado tema social de interesse comum" (2007, p. 313). Neste sentido, para que uma campanha seja bem-sucedida, é necessário que esta seja segmentada, com base numa análise cuidadosa do público-alvo, do contexto social e também de fatores que influenciam o comportamento das pessoas (Andreasen, 1995). Além disso, é importante que a campanha utilize estratégias de comunicação persuasivas, assentes em argumentos, cujas mensagens, de acordo com o estudo de alguns autores (Gordon et al., 2011), evidenciam uma tendência para um enquadramento positivo, porque se focam numa perspetiva mais preventiva, que procura criar empatia e proximidade com o público-alvo, mais do que propriamente no destaque das consequências chocantes como resultado dos comportamentos de risco.

2.2.1. Panorama geral do cancro da mama em Portugal

De acordo com o relatório sobre o "Estado da Saúde na UE - Portugal Perfil de saúde do país 2021", um dos fatores de sucesso da elevada adesão aos programas de rastreio e, por conseguinte, à deteção precoce do cancro da mama deve-se ao encaminhamento por parte dos médicos de família para o rastreio deste cancro e pela facilidade de acesso que a população-alvo tem a esses serviços (OCDE, 2021). Contudo, de acordo com o mesmo estudo, a pandemia covid-19 terá sido um fator que afetou a adesão a estes programas, e que fez com que o número de mulheres rastreadas no grupo etário alvo do rastreio do cancro da mama tivesse diminuído mais de 52 % em 2020, quando comparado com 2019 (OCDE, 2021, p. 14). Este facto explica que, em Portugal, com 5 milhões de mulheres, tivessem sido diagnosticados em 2020 apenas cerca de 7.000 novos casos de cancro da mama e 1.800 mulheres tivessem morrido com esta doença (Liga Portuguesa Contra o Cancro, 2022). Estes dados fizeram com que, de acordo com as indicações da Comissão Europeia, uma das prioridades do Programa Nacional para as Doenças Oncológicas consistisse em alargar a cobertura destes programas de rastreio do cancro, para alcançar 90 % da população-alvo no que respeita ao cancro da mama (OECD, 2021, p.14). Segundo dados de janeiro de 2022, o esforço feito para aumentar as taxas de rastreios parece ter surtido efeito, dado que se verificou uma recuperação e uma melhoria significativa dos dados: Face a 2021, verificou-se um aumento de menos 31% do número de mamografias realizadas: (16.193 vs 12.403); do número de mulheres encaminhadas para o hospital (+ 13%) para consulta de oncologia: 131 vs 116 (2021) e mais 29,3% de encaminhamento para Consultas de Aferição: 1.314 vs 1.016.

Os dados disponibilizados pela OECD, em 2023, no relatório "Portugal- Perfil sobre cancro por país 2023", indicam que o esforço que tem vindo a ser feito nos programas de rastreio do cancro da mama têm surtido efeito, uma vez que a adesão ao rastreio do cancro da mama no grupo etário 50-69 é superior à média da UE. O mesmo relatório destaca também a deteção precoce como fator positivo, reconhecendo, em Portugal, a existência de programas de rastreio de base populacional financiados por fundos públicos que estão bem estabelecidos para os cancros da mama" (OECD, 2023, p. 3).

Em Portugal, a Liga Portuguesa Contra o Cancro (LPCC) e a Sociedade Portuguesa de Senologia (SPS) são duas instituições que têm tido um papel ativo na prevenção e no acompanhamento do cancro da mama. A LPCC é representante da EUROPA DONNA (Coligação Europeia Contra o Cancro da Mama) e, através do Movimento "Vencer e Viver", todos os anos promove campanhas de marketing social, no mês de outubro, no âmbito da iniciativa "Outubro Rosa", Pink October) nascida nos Estados Unidos da América, na década de 90 do século passado, com o objetivo de consciencializar sobre a prevenção e deteção precoce do cancro da mama, através da realização de rastreios e divulgação de informações.

A SPS promoveu a sua primeira campanha em outubro de 2021 intitulada "Viver depois do Cancro da Mama", para apoiar sobreviventes de cancro da mama. A campanha, além de *webinares* e de vídeos, inclui um guia para sobreviventes, com informações úteis e relevantes sobre a vida após o cancro da mama, como nutrição, exercício e relaxamento. O objetivo é capacitar os sobreviventes a viver plenamente (Sociedade Portuguesa de Senologia, 2023).

Face ao decréscimo de diagnóstico por força do contexto pandémico, além da campanha lançada pela SPS, também a Associação de Investigação de Cuidados de Suporte em Oncologia lançou uma campanha de sensibilização intitulada "Outubro Rosa - Campanha AICSO 2021", composta por 19 vídeos informativos, lançados do YouTube da Associação

(AICSO, 2021) em que participaram profissionais de saúde e doentes, com o objetivo de "explicar as várias etapas da doença oncológica e desmistificar a vivência com o cancro da mama" (Diário de Notícias, 2021). Lançada em outubro de 2021, esta campanha nacional foi feita em parceria com a Sociedade Portuguesa de Senologia e pretendia sensibilizar especificamente para o cancro da mama metastático.

3. METODOLOGIA

As campanhas de sensibilização para o cancro da mama são uma das formas encontradas pelas entidades para passar informação importante para o público em geral, usando, não raras vezes, figuras conhecidas para esse efeito. De acordo com um estudo realizado pela Novadir em 2007, a maioria dos médicos portugueses consideravam que a presença de personalidades aumentava o impacto junto dos pacientes (Marktest, 2007). Contrariando esta tendência, a campanha publicitária que se analisa neste artigo, intitulada "O meu é diferente do teu", lançada em 2022 pelo Netfarma, recorre a quatro mulheres anónimas. Mas será esta opção um erro ou será um sucesso?

Sempre que um locutor produz um ato de linguagem está a tentar influenciar o outro (Charaudeau, 2016) ou a reforçar ou a orientar a visão do outro sobre uma dada questão (Plantin, 2002). Tal significa que todo o produto comunicativo é uma forma de agir sobre o outro.

A campanha de sensibilização assenta na partilha de conhecimento sobre os quatro subtipos de cancro da mama a partir da perspetiva de quatro mulheres. Cada mulher é única, nomeadamente nos gostos musicais ou no desporto praticado, e o mesmo princípio se deve aplicar relativamente ao cancro, incidindo, portanto, na ideia da diferenciação. Nesta campanha foram produzidos dois anúncios publicitários, que a seguir se reproduzem (figuras 1 e 2).

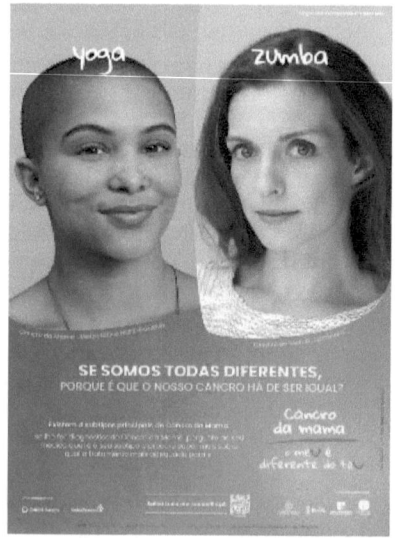

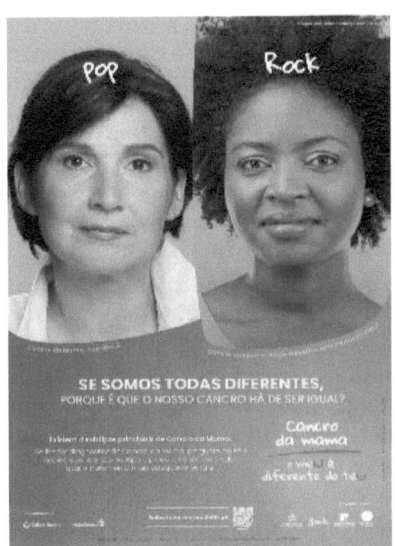

Figuras 1 e 2. Anúncios publicitários inseridos na Campanha de Sensibilização do Cancro da Mama: o meu é diferente do teu. **Fonte:** Ganhão, C. (2022)

As campanhas de marketing social para o Cancro da Mama geralmente envolvem a colaboração de organizações de saúde, empresas e indivíduos, com o objetivo de educar e consciencializar o público sobre a importância da prevenção e detecção precoce da doença. Neste sentido, a campanha "Cancro da Mama – O meu é diferente do teu" juntou as associações Careca Power e Evita, a Liga Portuguesa contra o Cancro, a Sociedade Portuguesa de Senologia, a AstraZeneca e a Daiichi Sankyo. Além disso, contou com a colaboração de duas embaixadoras – Joana Cruz, animadora de rádio e Sara Rodrigues, criadora de conteúdos digitais – duas mulheres diferentes, mas que enfrentaram um mesmo desafio, o cancro.

Os dois anúncios foram analisados com base na Gramática do Design Visual (GDV) de Kress e van Leeuwen (1996), segundo a qual as componentes visual e textual promovem uma relação entre o produtor e o recetor do anúncio contribuindo para a divulgação da mensagem. Neste pressuposto, analisaram-se não só as imagens contidas nos anúncios, mas também o texto. Em específico, no que à componente visual diz respeito, observou-se a mancha gráfica, o *lettering* e a imagem; no que ao texto concerne, estudou-se a construção argumentativa, quer sob a forma dos esquemas usados, quer sob a perspetiva enunciativa.

4. RESULTADOS

Os anúncios publicitários, na linha do que se defendeu em secções anteriores, são resultado da combinação entre texto e imagem, contribuindo ambos para a produção de significado. De seguida, apresentam-se os dados das componentes visual e textual separadamente, por questões de organização, discutindo-se, no entanto, a interação entre as duas sempre que possível.

4.1. Componente visual

A partir de uma análise preliminar destaca-se o uso de um esquema de cores, em tom de rosa, que está associado à sensibilização para o cancro da mama. Esta cor tem vindo a ser usada desde a década de 90 do século passado, altura em que surgiu o movimento Pink October, nos Estados Unidos da América, que procurava consciencializar a sociedade para a luta contra o cancro da mama. A partir desta altura, a cor rosa passou a ser usada em todo o mundo para homenagear as mulheres com cancro da mama, e simultaneamente a ser usada em campanhas de prevenção e diagnóstico precoce. Em Portugal, a Liga Portuguesa Contra o Cancro (LPCC) promove anualmente, no mês de outubro, campanhas de marketing social, no âmbito da iniciativa "Outubro Rosa".

Para contrastar, o texto surge a branco, em diferentes tamanhos e fontes, chamando a atenção do leitor para a informação e distinguindo-a entre si.

Aplicando a GDV, as figuras assumem o papel de Atributos, na medida em que representam as partes do Cancro da Mama (o portador). O Portador não surge na imagem, mas no texto que a acompanha, como se se pretendesse colocá-lo numa posição secundária face às mulheres. Estes factos são relevantes, em termos de significado, porque procuram simbolizar a unicidade de cada mulher.

Os participantes representados - as mulheres - estão alternados em termos raciais em cada um dos anúncios. Considera-se que o produtor do anúncio procurou evitar outras leituras, tendo a preocupação de demonstrar que nenhuma tem mais importância.

As imagens selecionadas apenas apresentam o perfil das mulheres, sem qualquer pano de fundo, tendo-se optado pelo corte na zona dos ombros. Este campo de visão representa uma distância pessoal próxima (Hall, 1964), procurando aumentar o grau de intimidade entre o consumidor e os participantes humanos na imagem. Trata-se, evidentemente, de forjar uma relação de proximidade e, dado o contexto e a temática, uma relação de empatia.

As fotografias procuram ser naturais, representando as mulheres tal como são na vida real, embora se denote que houve orientação de um fotógrafo. Por outras palavras, nestas fotos não há encenação de uma atividade da vida, apenas a representação natural das mulheres.

As roupas usadas pelas mulheres, nas imagens em que esse pormenor se pode visualizar, são de cores neutras, pois pretende-se focalizar toda a atenção do leitor na figura das mulheres, evitando outras distrações. De notar que existe uma assimetria entre as imagens de cada cartaz: uma mulher surge com a zona do peito/pescoço descoberta e outra coberta; todavia, quando se olha para os dois anúncios, a ideia é totalmente oposta. Considera-se também que é uma decisão ponderada que visa representar o contraste entre a formalidade e a descontração.

O fundo das imagens é numa cor neutra, notando-se uma ligeira diferença na saturação, o que pode ser intencional. As cores das fotos são autênticas, pois a intenção do produtor do anúncio é conferir realismo, como se pode observar nos olhos da segunda mulher na Figura 1.

Em todas fotos, o olhar dos participantes representados dirige-se ao leitor, estabelecendo-se uma relação entre as duas entidades, e converge para o centro, técnica usada para manter a atenção do leitor. O contacto direto serve para "exigir" uma ação por parte do leitor/consumidor (Halliday, 1985), especificamente a promoção de uma identificação emocional com aquelas mulheres e, em simultâneo, a chamada de atenção para o tema. Em dois cartazes, as mulheres sorriem, por contraponto aos outros em que estão mais sérias, mas não sisudas; o sorriso é também uma forma de fomentar a relação de afinidade anteriormente referida.

Nos cartazes, os participantes representados surgem numa posição frontal ou semifrontal, o que promove o envolvimento com o leitor.

Para concluir, a disposição dos participantes representados, lado a lado, ao mesmo tempo que valoriza a diferenciação, através do estilo de vida e da etnia, realça o facto de todas estas mulheres partilharem uma mesma necessidade.

Ao contrário do nome da campanha, no qual existe uma representação objetiva e literal, a composição visual não destaca o peito, enquanto materialização do Cancro, quase como se não pretendesse destacar o elemento que é simultaneamente sinal de doença, mas também de esperança, dado que um diagnóstico precoce é fundamental para um tratamento mais eficaz. E assim se compreende que a imagem, que apenas evoca, através de uma ilusão de ótica, o peito feminino, ocupe o topo da imagem, não só porque o que realmente importa é a mulher enquanto ser único, mas também aquilo que é o objetivo da campanha e particularmente do marketing social: motivar o público-alvo para a mudança de comportamentos, com vista ao bem-estar público.

Quanto aos elementos linguísticos, todos a branco, para maior contraste, surgem em diferentes tamanhos e fontes, captando a atenção do leitor/consumidor para alguns detalhes e, simultaneamente, distinguindo a informação entre si.

Imediatamente por baixo de cada imagem, em tamanho reduzido, surge a indicação do tipo de Cancro que, supostamente, foi diagnosticado, demonstrando cientificamente que são subtipos diferentes, tal como diferentes e únicas são também estas mulheres.

A pergunta que surge abaixo das imagens - "Se somos todas diferentes, porque é que o nosso cancro há de ser igual?" - interliga-se com a exigência de que acima se falou a propósito do olhar. Como preconizam Kress e van Leeuwen (1996), o sorriso e o olhar representam um ato de fala, no qual se interpela o leitor/consumidor a agir, e a pergunta vem corroborar esta interpelação, solicitando uma resposta. A questão aparece, deliberadamente, em letras maiúsculas, e a oração subordinada adverbial condicional, a negrito; esta opção de formatação atrai a atenção do leitor/consumidor e mostra a importância de uma informação. Portanto, se negrito e letras maiúsculas aumentam a visibilidade, pode-se organizar a informação do anúncio por ordem de importância (figura 3).

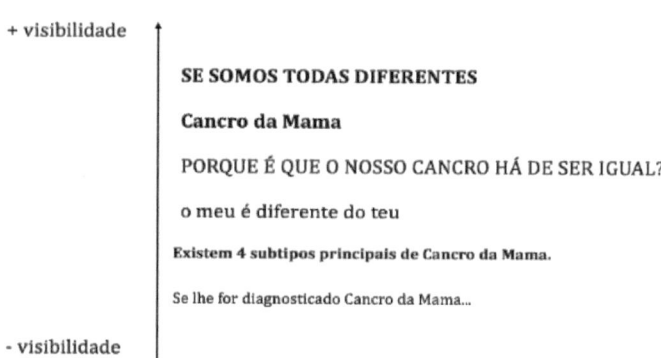

Figura 3. Relação visibilidade-importância. **Fonte:** Elaboração própria.

4.2. Componente textual

O nome da campanha - "O meu é diferente do teu" - surge com um tipo de fonte manuscrita, porque se pretende criar a ilusão de que é uma das testemunhas a escrever a frase, potencialmente uma das mulheres na imagem. A corporização tem um efeito persuasivo, pois suscita empatia e proximidade.

Na secção anterior, mencionou-se a frase "Se somos todas diferentes, porque é que há de o nosso cancro ser igual?" numa perspetiva visual. Agora, importa analisá-la linguística e pragmaticamente.

A questão, embora retórica, dado que a relação entre os intervenientes é fictícia, procura estimular a reflexão sobre o tema e a necessidade de evitar generalizações. Este tipo de perguntas parece integrar-se no âmbito de estratégias de publicidade de serviço público, para os quais é fundamental observar e compreender as motivações do público-alvo (Atkin, 2001). E no caso concreto da campanha "Cancro da Mama: o meu é diferente do teu" parece ser possível identificar a motivação que dá origem a esta questão: a mulher, desconhecendo a existência de pelo menos 4 variantes de cancro, acaba por limitar a sua pesquisa, e por conseguinte, a informação obtida relativamente ao mesmo.

Além disso, a pergunta retórica visa explicar o conceito que subjaz ao nome da campanha a partir de um raciocínio condicional lógico *Se P → Q*. O nome da campanha "Cancro da Mama: o meu é diferente do teu" assenta no raciocínio: "SE nós somos diferentes, SE nós temos gostos musicais diferentes, SE nós temos interesses desportivos diferentes, ENTÃO o meu cancro da mama é diferente do teu."

A frase é cativante em termos comunicativos pelo facto de integrar uma antítese a partir de dois termos opostos ("diferentes" e "igual"). As figuras de estilo não são apenas formas meramente ornamentais; na verdade, têm um enorme potencial persuasivo, espoletando emoções no leitor (Reboul, 2004). Neste caso, entende-se que as palavras antitéticas apelam ao sentimento inato de diferenciação face ao outro.

Na frase, destaca-se o uso da 1.ª pessoa do plural, tanto na forma verbal "somos", como no pronome possessivo "nosso", que confere uma maior proximidade entre os participantes representados e o leitor/consumidor. Halliday (1985) refere que os pronomes podem indicar o posicionamento do próprio produtor do texto, impondo maior ou menor distanciamento em relação ao que é dito; entende-se que, neste caso, o produtor parece incluir-se no discurso, nesse "nós" que é aqui criado. A escolha do possessivo também pode potenciar uma outra leitura; com efeito, a conceptualização do cancro como um bem que se detém revela uma certa intimidade com a doença, um vínculo emocional que é, naturalmente, subjetivo, pessoal. O mesmo efeito é promovido com a frase "o meu é diferente do teu", mimetizando um comportamento possessivo e de (sobre)valorização do eu.

As imagens presentes no anúncio já denunciavam que o público-alvo era claramente feminino, mas o quantificador "todas" vem confirmar este ponto. Trata-se de uma opção compreensível já que o Cancro da Mama em Portugal afeta apenas 1% dos homens, de acordo com informação disponível na Liga Portuguesa contra o Cancro (Liga Portuguesa Contra o Cancro, s.d).

O texto argumentativo inicia-se com uma frase declarativa, na qual se afirma a existência de quatro subtipos de Cancro da Mama.

De acordo com os estudos apresentados na secção 2.2.1, os anúncios de sensibilização para o Cancro da Mama têm, por norma, um intuito preventivo. No texto argumentativo, que a seguir se reproduz, apela-se à pesquisa de informações sobre os subtipos de Cancro e os tratamentos disponíveis, claramente numa lógica preventiva / informativa.

"Se lhe for diagnosticado Cancro da Mama, pergunte ao seu médico qual é o seu tipo e procure saber mais sobre qual o tratamento mais adequado para si."

Neste texto, destaca-se um registo mais formal e de maior distanciamento, como demonstram as formas pronominais e verbais "lhe", "seu", "si", "pergunte" e "procure". A oração subordinada adverbial condicional apresenta uma hipótese, linguisticamente materializada pelo Futuro do Conjuntivo. Esta forma verbal encontra-se na voz passiva, o que, na perspetiva da Halliday (1985), denota impessoalidade; isto porque se atribui a agência da ação a uma entidade que não está presente. Além disso, a escolha lexical, particularmente do verbo "diagnosticar" aponta para a fase inicial de deteção do Cancro, corroborando, uma vez mais, a intenção informativa do anúncio. Este elemento linguístico corrobora a apreciação positiva feita pela OCDE, em 2023, relativamente ao facto de Portugal ser um dos países que tem programas de rastreio financiados por fundos públicos bem estabelecidos para o Cancro da Mama. Neste sentido, a campanha contribuiu, por um lado, para que, em 2022, as taxas de rastreio tivessem aumentado, por outro lado, para que a incidência do cancro, em geral, em Portugal tivesse sido uma das mais baixas na União Europeia (OECD, 2023, p. 4).

As orações subordinantes registam os verbos no Imperativo ("pergunte" e "procure"), modo que visa condicionar a ação do interlocutor (Halliday, 1985), instruindo o leitor a informar-se. Note-se que há uma referência clara à entidade que detém informação - "o médico" -, a figura de autoridade que tem legitimidade para discutir este assunto. A convocação desta figura confere credibilidade ao anúncio, assim como os logótipos das entidades de Saúde, o que contribui para o aumento da eficácia persuasiva.

As campanhas de sensibilização para o Cancro da Mama têm um tom positivo e não acusatório (ao contrário do que se observa, por exemplo, nas campanhas antitabágicas que mostram corpos dilacerados), quer em termos visuais, quer em termos textuais. A este propósito, veja-se a expressão "saber mais", na qual se parte do princípio que o leitor já detém algum conhecimento.

5. CONCLUSÕES

A campanha publicitária visa ajudar as mulheres a aumentar a consciencialização sobre a doença e a incentivar a adoção de medidas preventivas, como a realização de exames de rotina e o autoexame das mamas, mas consegue, sobretudo, desmistificar as motivações que levam as mulheres a nem sempre procurarem a ajuda de especialistas no momento certo, mas sobretudo a esclarecer as mulheres sobre a existência de diferentes tipos de cancros, com diferentes tratamentos e diferentes resultados.

Uma das características diferenciadoras da campanha publicitária analisada - "O meu é diferente do teu"- é a utilização de elementos visuais simples e comuns e a conjugação de imagens quase sobrepostas de mulheres comuns, que parecem transmitir uma sensação de unidade e propósito em torno de uma causa que tem tanto de único como de diferente. A opção pelo rosa e branco surge perfeitamente integrada na iniciativa "Outubro Rosa", como símbolo de esperança e de esforços empreendidos para combater o cancro da mama. O uso do branco, por outro lado, além de destacar o rosa, como a cor-símbolo deste tipo de cancro, parece representar uma sensação de paz e serenidade, sugerindo a importância do equilíbrio e da harmonia emocional durante o processo de tratamento do cancro. Uma espécie de harmonia cromática que contribui também para passar uma mensagem global positiva e de esperança.

A pergunta de retórica pretende explicar o conceito subjacente ao nome da campanha, partindo de um raciocínio lógico ("SE nós somos diferentes, SE nós temos gostos musicais diferentes, SE nós temos interesses desportivos diferentes, ENTÃO o meu cancro da mama é diferente do teu") que contraria o senso-comum que assume o cancro da mama como algo homogéneo, desconhecendo a existência de diferentes tipos de cancro da mama. O objetivo desta pergunta é contribuir para a mensagem global que se pretende passar e, por conseguinte, informar que existem diferentes formas de cancro da mama e que cada uma delas requer uma abordagem de tratamento específica, para que assim possam ser tomadas as melhores decisões possíveis. Desta forma, a campanha cumpre o propósito de informar e sensibilizar, no sentido de fomentar a mudança de comportamentos e o bem-estar público, como é objetivo do marketing social.

A simplicidade dos elementos visuais, associada a um tratamento informal, através da 1.ª e da 2.ª pessoas ("meu", "teu", "nosso" e "somos") e da própria referência a interesses que individualizam as mulheres e as integram num contexto real e familiar, assumem-se como argumentos persuasivos que, mais do que chamar a atenção, conseguem envolver o público de forma emocional: é quase como se se pretendesse lembrar que o cancro da mama afeta milhares de mulheres de todo o mundo e que é preciso unir esforços para combatê-lo.

6. REFERÊNCIAS

AICSO (2021). *Outubro Rosa - Campanha AICSO 2021*. YouTube. www.youtube.com/@aicso4621/videos

Andreasen, A. R. (1995). *Marketing social change: Changing behavior to promote health, social development, and the environment.* Jossey-Bass.

Atkin, C. (2001). Theory and principles of media health campaigns, En C. Atkin & R. Rice (Eds.). *Public Communication Campaigns*. SAGE. https://doi.org/10.4135/9781452233260

Barthes, R. (1964). *Elementos de Semiologia*. Edições Brasil.

Bateman, J., Delin, J., & Henschel, R. (2007). Mapping the multimodal genres of traditional and electronic newspapers, in Royce, T. e W. Bowcher. (Eds.). *New Directions in the Analysis of Multimodal Discourse*. Lawrence Erlbaum Associates.

Bem, N. X., & Cunha, G. R. (2023). A percepção de mulheres jovens diagnosticadas com câncer de mama em campanhas de marketing social. *REFAS: Revista FATEC Zona Sul*, 9(3), 1-21. https://doi.org/10.26853/Refas_ISSN-2359-182X_v09n03_02

Brites, R. (1998). Marketing Social – Uma estratégia para a mudança Social. *Anais Universitários. Ciências Sociais e Humanas*, 9, 67-89. https://www.academia.edu/5378229/Marketing_Social

Cardoso, P. R., & Teixeira, F. J. (2007). Publicidade de serviço público, uma abordagem exploratória à atitude do [sic] seus destinatários. *Comunicación e Cultura en Galicia e Portugal. Relatorios e comunicacións do III Congreso luso-galego de Estudos Xornalísticos*, 313-326. https://tinyurl.com/3rtxjtea

Charaudeau, P. (2016). A argumentação em uma problemática da influência. *ReVEL*, 14(12). https://tinyurl.com/3tpxu8uf

Cook, G. (1992). *The discourse of advertising*. Routledge.

Diário de Notícias (2021 novembro 24). *19 vídeos informativos para viver com e para além do cancro da mama*. https://tinyurl.com/yzs8fdfv

Fairclough, N. (1995). *Critical discourse analysis*. Longman.

Gordon, R., McDermott, L., & Stead, M. (2011). The effectiveness of social marketing interventions for health improvement: what's the evidence? *Public health*, 125(6), 369-373. https://doi.org/10.1016/j.puhe.2011.03.017

Hall, E. (1964). Silent assumptions in social communication. *Disorders of Communication*, 42, 41-55. https://doi.org/10.4324/9781315126197-12

Halliday, M. A. K. (1985). *An Introduction to Functional Grammar*. Edward Arnold.

Ganhão, C. (2022, 14 de outubro). Se as mulheres são todas diferentes, porque haveria o cancro da mama de ser igual?. *Imagens de Marca*. https://n9.cl/treljm

Kotler, P. (1978). *Marketing para Organizações que não visam o Lucro*. (1.ª ed.). Atlas.

Kotler, P., & Zaltman, G. (1971). Social marketing: An approach to planned social change. *Journal of Marketing*, 35(3), 3-12. https://doi.org/10.1177/002224297103500302

Kotler, P., & Roberto, E. (1992). *Marketing Social - Estratégias para Alterar o Comportamento Público*. Editora Campus.

Kress, G. & van Leeuwen, T. (1996). *Reading Images: the grammar of visual design*. Routledge.

Lefebvre, R. C. (2013). *Social marketing and social change: Strategies and tools for improving health, well-being, and the environment*. John Wiley & Sons.

Liga Portuguesa Contra o Cancro (2022, 25 fevereiro). Índices do Rastreio do Cancro da Mama no Norte aumentam. Notícias. https://tinyurl.com/5ddvt5x4

OCDE (2021). *Estado de saúde na UE. Portugal - Perfil de saúde do país 2021*. https://health.ec.europa.eu/system/files/2021-12/2021_chp_pt_portuguese.pdf

OCDE (2023). *Perfil sobre cancro por país: Portugal 2023*, OECD Publishing. https://doi.org/10.1787/40186a6b-pt

Reboul, O. (2004). *Introdução à Retórica*. Martins Fontes.

Richard, K. M. (1985). *Social Marketing: New Imperative for Public Health*. Praeger.

Plantin, C. (2002). *Analyse et critique du discours argumentative. Après Perelman: quelles politiques pour les nouvelles rhétoriques?* L'Harmattan.

Sociedade Portuguesa de Senologia (2021). *Viver depois do Cancro da mama - Guia para sobreviventes*. https://viverdepoisdocancrodamama.pt/guia-para-sobreviventes

Smith, W. (2006). Social marketing: an overview of approach and effects. *Injury Prevention*, *12*(1), 38-43. https://doi.org/10.1136/ip.2006.012864

Swales, J. (1990). *Genre Analysis: English in academic and research settings*. Cambridge University Press.

Weinreich, N. K. (1999). *Hands-On Social Marketing: A Step-by-Step Guide*. SAGE Publications.

METODOLOGÍA "HASEN": DISEÑO DE UN PROGRAMA DE INTERVENCIÓN PARA LA MEJORA DE LA SALUD EMOCIONAL, NUTRICIONAL Y FÍSICA DE PERSONAL LABORAL

Paz de la Cruz Medina[1], Noelia Belando Pedreño[1], Maria Ascensión Blanco[1], Lidia B. Alejo[1]

Agradecemos a la Universidad Europea de Madrid su apoyo en la sostenibilidad de HaSEN desde el 2017 hasta la actualidad.

1. INTRODUCCIÓN

La salud según la OMS es un estado de completo de bienestar físico, mental y social, por lo que, la salud debe ser entendida desde la perspectiva del desarrollo óptimo del ser humano a nivel biopsicosocial (Nutbeam, 1998). Por ello, es necesario generar entornos sociales, entre los que se deben incluir los entornos laborales, que fomenten la interacción de factores ambientales, organizativos y personales que promuevan el desarrollo integral de la salud y el bienestar general de las personas (OMS, 2010). En este sentido, Marc Lalonde (1974) propuso hace más de cuatro décadas que la salud dependía en un 60% del estilo de vida y el ambiente en el que se desarrolla el individuo, que un 30% podría ser atribuible al componente genético y un 10% a la atención recibida en el Sistema Sanitario de Salud (SSS).

Por otra parte, el estilo de vida es concebido como un conjunto de conductas consistentes en el tiempo, que influyen en el proceso de salud-enfermedad en combinación con la vulnerabilidad biológica, la edad, el sexo, la reactividad psicofisiológica y las redes de apoyo (Nutbeam, 1998). Dicho concepto abarca comportamientos físicos, psicológicos y sociales como: la práctica regular de actividad física, el aprovechamiento del tiempo libre, la conducta alimentaria, la atención médica, y el sueño recuperador. Asimismo, hay conductas humanas no favorables para la salud como el consumo de tabaco, de sustancias nocivas, la compulsión por la comida y/o el ejercicio, el sedentarismo, el estrés etc. y que se consideran factores de riesgo modificables de las enfermedades no transmisibles (ENT) como la obesidad, la diabetes, hiperlipidemias, patologías neurodegenerativas entre otras (OMS, 2017). Los datos de prevalencia conjunta de obesidad y sobrepeso en España en adultos, según la Encuesta Europea de Salud en España (EESE, 2020) son del 53,6% (61,4% de los hombres y 46,1% de las mujeres). En este mismo informe en cuanto al indicador de salud relacionado con el sedentarismo, se indica que un 36,4% de la población española refiere que su tiempo libre lo ocupa en actividades casi completamente sedentarias, (32,3% de los hombres y 40,3% de mujeres).

---

1. Universidad Europea de Madrid (España)

En línea con los datos indicados anteriormente, una estrategia de intervención conductual en población general como herramienta para minimizar los datos de prevalencia de ENT y como instrumento coadyuvante a las intervenciones clínicas de dichas patologías, podría centrarse en el aumento de la actividad física, promoviendo la práctica regular de ejercicio físico (EF) actuando de esta manera sobre prevención primaria y secundaria (WHO, 2018; Córdoba García, 2022; Pedersen & Saltin, 2015).

De hecho, las intervenciones en las que se recomienda un aumento de actividad física a través del EF regular han demostrado su rentabilidad coste-beneficio tanto en programas de salud pública como en salud laboral, mejorando la calidad de vida y reduciendo las visitas médicas y las bajas laborales (GRUPO GENUD TOLEDO, 2021) (Frew, E. et al., 2012). Por ende, los programas de intervención dirigidos a mejorar el estilo de vida deben incluir variables relacionadas con la regulación emocional, con la motivación al cambio de los hábitos de vida, de la conducta alimentaria y el ejercicio físico regular. (Córdoba García, 2022).

En esta línea el Instituto Nacional de Seguridad e Higiene en el Trabajo (INSHT) en colaboración con el Ministerio de Sanidad, Servicios Sociales e Igualdad, el Consejo Superior de Deportes, y las Comunidades Autónomas, impulsa el proyecto de la "Red española de empresas saludables" con un procedimiento para el reconocimiento de "Buenas prácticas empresariales en promoción de la salud" (INSHT, 2013).

Actualmente existen algunas iniciativas en entornos laborales como el programa IPHASAL (García-Solano et al., 2021) relacionadas con promoción de hábitos saludables: deshabituación tabáquica, manejo del estrés, programa de ejercicio en grupo, educación nutricional. Pero casi todos los programas trabajan una sola vertiente, como la empresa Mahou San miguel, en la que se implementó un programa de ejercicio para sus empleados, obteniendo una mejora en el perfil lipídico, glucémico, en el IMC, y en la tensión arterial después de un año de programa, disminuyendo a la mitad las bajas anuales en comparación con trabajadores sedentarios (París Roche et al., 2013).

Es importante destacar que la Universidad como entidad corporativa es un buen ambiente para plantear este tipo de intervenciones, por un lado, por ser un centro de trabajo, además de centro educativo y, por ser una institución de especial relevancia para el desarrollo de la investigación. La Universidad no solo debe adquirir el compromiso de educar para la salud, sino que debe ser agente activo, promotor de bienestar y calidad de vida para las personas que en ella desarrollan sus actividades bien sean estudiantes o trabajadores (Ministerio de Sanidad, 2008).

En este contexto se plantea el proyecto HaSEN, como un programa de intervención en estilos de vida saludables que fomenten adherencia a través de herramientas de cambio de conducta en psiconutrición y ejercicio dirigido a los empleados de la universidad europea de Madrid (UEM). El objetivo final es intervenir en la creación de nuevos hábitos en los empleados, que tengan un carácter adaptativo y sostenible en su tiempo de trabajo, esperando como resultado una disminución de la prevalencia de sobrepeso-obesidad, que como se puede contrastar en la figura 1 llega a alcanzar el 35% de los empleados que voluntariamente se realizaron el reconocimiento de empresa en 2018-2019, así como, la inclusión de cambios saludables en la vida cotidiana de los trabajadores.

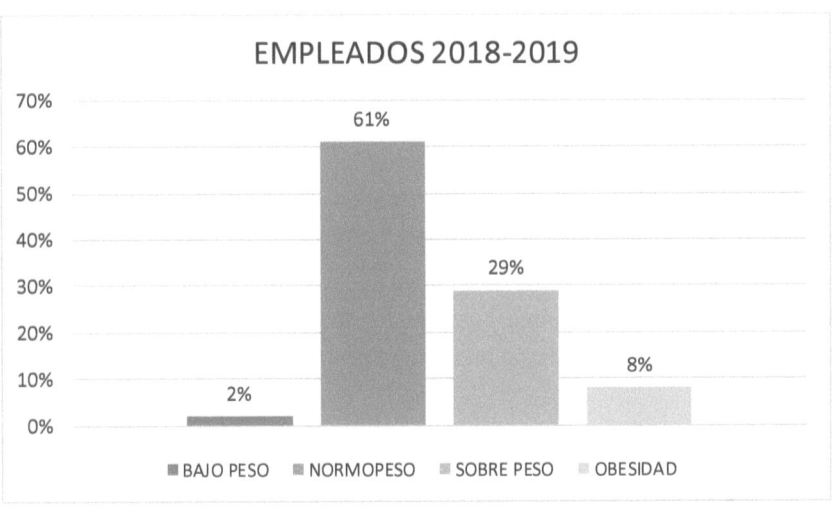

Figura 1. Clasificación de obesidad en muestra de empleados de la UEM que se realizaron el reconocimiento médico de empresa 2018-2019. Fuente: Elaboración propia.

Por otro lado, dentro de los hábitos de salud que el programa HASEN ha empleado para mejorar el estilo de vida de los participantes, se encuentran la regulación emocional y el estrés. Estas dos variables han sido medidas en este programa ya que hay evidencias científicas que indican que la alimentación se ve alterada por los cambios emocionales, el estrés laboral (Díaz Franco, J.J., 2007) y situaciones críticas en la vida de los individuos. Pues bien, la alimentación es a veces utilizada como fuente de recompensa y modo de regular o controlar los estados de ánimo (depresión, ansiedad, estrés), y conocida como "alimentación emocional". Algunos trabajos estudian el impacto del estrés laboral sobre las formas de alimentación de un individuo, como indica un estudio que analiza como el tipo de trabajo y el estrés producido por la sobrecarga laboral, puede alterar los patrones de conducta del individuo y en especial los patrones de alimentación. Usar la alimentación como fuente de recompensa emocional para regular los niveles de estrés y ansiedad dentro de un ambiente de sobrecarga, tiene un impacto directo sobre las formas de alimentación y por ende, sobre el estilo de vida de los trabajadores (Díaz Franco, J. J., 2007).

Las intervenciones en prevención y promoción de la salud deben realizarse en todas las etapas etarias dado que los factores de riesgo se gestan desde la infancia aunque la enfermedad aparezca en edades tardías, por lo que se considera de interés educar a la población en la mejora del estilo de vida, no solo desde la atención primaria, sino también, desde los servicios médicos de empresa y no sólo llegar a los trabajadores, sino fomentar la repercusión en la sociedad (Vicente-Herrero *et al.*, 2022). Existen escasos programas de intervención multifactoriales e interdisciplinares que vayan dirigidos a población general trabajadora, con objeto de prevenir ENT razón por la se plantea el programa HaSEN.

2. OBJETIVOS

A la hora de diseñar la metodología del programa de intervención en hábitos saludables se plantean las siguientes preguntas de investigación

- ¿Que tipo de educación nutricional tienen los trabajadores universitarios para el desarrollo de hábitos nutricionales saludables?
- ¿Qué nivel de adherencia tienen los trabajadores universitarios al desarrollo y mantenimiento de un estilo de vida activo?
- ¿Qué tipo de intervención provocará cambios antropométricos, en biomarcadores, a nivel psicologico o de estilo de vida?

Teniendo en cuenta estas preguntas se plantea el objetivo principal del presente trabajo:

Describir el diseño y las fases de implementación de un programa de intervención, HaSEN, fundamentado en la creación de hábitos de estilo de vida saludables a nivel psiconutricional, de ejercicio físico y niveles de motivación al cambio para trabajadores de la UEM involucrando a los alumnos como dinamizadores del cambio.

Se formulan las hipótesis en relación al objetivo propuesto y a la revisión de la literatura científica:

- Tras el desarrollo de la metodologia del programa HaSEN, se espera una mejora de los niveles de adherencia a un estilo de vida saludable y en la motivación al cambio en la población objeto de estudio.
- El programa HaSEN permitirá a los alumnos implicados realizar prácticas curriculares vinculadas al futuro desempeño profesional.

3. METODOLOGÍA

3.1. Diseño de investigación

Se trata de un proyecto de investigación desarrollado bajo una metodología cuantitativa y cualitativa, con un tipo de diseño randomizado no aleatorizado. Se realizan estudios descriptivos (recogida de datos [medias y desviaciones típicas] acerca del estilo de vida de la población estudiada), así como, estudios cuaxiexperimentales con grupo de intervención o grupo experimental (GE). Los análisis cualitativos se llevan a cabo por medio de entrevista semiestructurada. El protocolo de estudio se adhiere a la "Ethics Guidelines of the Declaration of Helsinki" (2013). Proyecto registrado en el Comité de Ética de la Investigación con Medicamentos Regional de la Comunidad de Madrid (CEIm-R) con nº CEIC-R: 42/19.

HaSEN es un programa de intervención con acompañamiento experto, creado para cambiar hábitos de vida, desde tres áreas: psiconutrición (herramientas de regulación del estrés e instauración de hábitos de alimentación equilibrados) estilo de vida activo (practica regular y supervisada de ejercicio físico) y motivación para cambiar hábitos de forma individual y grupal. El programa integra actividades de educación nutricional, técnicas de ejercicio físico diario y estrategias motivacionales, con asesoramiento y supervisión guiado por psicólogos/as, nutricionistas y profesionales de la actividad física.

Se espera que este proyecto ayude a potenciar el crecimiento y desarrollo de la UEM en varias vertientes: una vertiente laboral en la que se favorecerá por un lado, la consolidación de hábitos saludables en los trabajadores que repercutirá en un mayor bienestar, mayor productividad y menor absentismo laboral por enfermedades asociadas a hábitos inadecuados; por otro lado, al coincidir empleados de diferentes departamentos reforzará las relaciones interdepartamentales, mejorando la comunicación y participación en actividades conjuntas del desarrollo diario de la Universidad.

También se trata de un proyecto formativo, ya que los asesores nutricionales y de ejercicio son alumnos de grado y postgrado supervisados por profesores e investigadores expertos en esta área de interés, permitiendo desarrollar competencias de aprendizaje a través de la experiencia real y participación en actividades formativas para los empleados, además, de las actividades de investigación de campo, ayudando en la mejora del estilo de vida de los participantes (trabajadores de la UEM). Los estudiantes aprender directamente, trabajando en dicho contexto laboral real y podrán aplicar los conocimientos técnicos y competenciales adquiridos en su carrera.

3.2. Participantes

El universo muestral está formado por trabajadores de la UEM (personal de administración y servicios, PAS, y personal docente e investigador, PDI). La N se estima en relación a los estudios de revisión Sistemática y Metaanálisis en la misma línea de estudio. Además, se emplea el software de estimación del tamaño muestral G*power con un intervalo de confianza de 95-99% y un valor de alpha de 0,25.

Para cada edición de HaSEN (12 meses) la población proviene de muestreo no probabilístico por conveniencia (Ozten y Manterola, 2017) del servicio médico de la UEM (hombres y mujeres mayores de edad) N dependiente de la ratio de alumnos del grado en CAFYD (Ciencias en Actividad Física y Deporte).

Todos los participantes expresan su voluntad de participar en el estudio a través de la firma del consentimiento informado y de acuerdo con el cumplimiento de los criterios de inclusión y exclusión (Tabla 1).

Criterios de inclusión	Criterios de exclusión
Personal en edad laboral de la UEM.	Tener una enfermedad crónica diagnosticada.
No cumplir con las recomendaciones de ejercicio físico de la OMS según cuestionario G-PAQ.	Tener daño musculoesquelético contraindicado para la práctica de ejercicio físico.
Encontrarse en la fase de contemplación según el cuestionario URICA.	
No tener buenos hábitos de alimentación según cuestionario MEDAS	

Tabla 1. Criterios de inclusión y de exclusión. Fuente: Elaboración propia.

3.3. Medidas

Variables de criterios de inclusión

a) El *nivel de actividad física* se evaluó con el cuestionario *Global Physical Activity Questionnaire* (GPAQ) (Cleland *et al.*, 2014). Consta de 16 ítems que se dividen en tres dimensiones: actividades laborales, desplazamientos y ocio. Esta prueba categoriza el ejercicio físico en dos niveles: ejercicio físico intenso y ejercicio físico moderado contemplando también el tiempo de comportamiento sedentario. El cuestionario permite clasificar a los participantes en aquellos que cumplen o no las recomendaciones de ejercicio físico de la OMS (2010).

b) La *adherencia a la dieta mediterránea* se valora con el Cuestionario *Mediterranean Diet Adherence Screener* (MEDAS) conformado por 14 ítems. Cada ítem suma 0 o

1 punto, para obtener un resultado de buena adherencia a la dieta mediterránea la suma ha de ser igual o superior a 9 puntos (Shröder *et al.*, 2011).

c) La *disposición al cambio* se valora con *la Escala de Evaluación del Cambio de la Universidad de Rhode Island* (URICA) (Mónica Gómez-Peña *et al.*, 2011) que divide a los participantes en estado de pre-contemplación, contemplación, acción y mantenimiento. Consta de 32 ítems que se contestan por medio de una escala tipo Likert que va de 1 (fuertemente en desacuerdo) a 5 (fuertemente de acuerdo).

3.3.1. Variables dependientes del proyecto

Variables Antropométricas

Se mide la masa corporal total (en kg) con la báscula Asimed T2® (Barcelona, España) y la talla (en cm) con el tallímetro Ano Sayol S. L® (Barcelona, España). A partir de estos datos se calcula el índice de masa corporal (IMC, en kg/m^2).

Para valorar la composición corporal teniendo en cuenta la edad del sujeto (en años), y se realiza una prueba de cuerpo completo mediante absorciometría de rayos X de energía dual (DEXA. Hologic QDR Discovery, Bedford, MA, EEUU), habiendo firmado previamente el consentimiento informado. Con esta prueba se analizan: índice de grasa corporal (%) (BAI), índice de masa grasa (%) (FMI), área de grasa visceral (VAT área), índice de masa muscular (%) (SMI), índice de masa muscular en las extremidades (%) (ASM), distribución de la masa grasa en las diferentes partes del cuerpo, y distribución de la masa muscular en las diferentes partes del cuerpo.

Biomarcadores

Se analizan los perfiles glucémico y lipídico. Tras una extracción de sangre por venopunción en ayunas de 8 horas. Un laboratorio de análisis clínicos externo (UNILABS®) analizan los siguientes biomarcadores (en mg/dl): glucosa, colesterol total, triglicéridos, HDL colesterol y LDL colesterol.

Estilo de Vida

Para conocer el estilo de vida se aplica el *Cuestionario de estilo de vida promotor de salud* (PEPS II) validado al contexto español por Hulme (2003). Consta de 52 ítems que se responden con una escala alfanumérica: N (nunca = 1 punto), A (algunas veces = 2 puntos), M (frecuentemente = 3 puntos) y R (rutinariamente = 4 puntos). La puntuación mínima es 52 y la máxima 208. La puntuación de 52 a 104 se corresponde con bajo estilo de vida, de 105 a 156 se considera un estilo de vida promedio y buen estilo de vida promotor de salud se obtiene con un rango de puntuación de 157 a 208. Estas puntuaciones se transforman de 0 a 100 (el mejor estilo de vida), organizadas en 6 categorías: Responsabilidad en salud (mínimo 9 y máximo 38 puntos), Actividad física (mínimo 8 y máximo 32 puntos), Nutrición (mínimo 9 y máximo 38 puntos), Crecimiento espiritual (mínimo 9 y máximo 38 puntos), Relaciones interpersonales (mínimo 9 y máximo 38 puntos) y Manejo del estrés (mínimo 8 y máximo 32 puntos).

Variables Psicológicas

La *ansiedad estado-rasgo* se mide con el *Cuestionario de Ansiedad Estado-Rasgo* (STAI) validado al contexto español por Fonseca-Pedrero *et al.* (2012). Este cuestionario evalúa dos conceptos independientes de la ansiedad: la ansiedad como estado (estado emocional transitorio) y la ansiedad como rasgo (propensión ansiosa relativamente estable). Estos dos conceptos constituyen dos subescalas de 20 ítems que deben contestarse de 0 a 3 (0 = casi nunca/nada; 1= algo/a veces; 2= bastante/a menudo; 3= mucho/casi siempre). En ambas subescalas la puntuación oscila de 0 a 60 puntos. En hombres adultos se consideran puntuaciones altas (mucha ansiedad) 28 para ansiedad estado y 25 para ansiedad rasgo. En mujeres se considera puntuación alta 31 para estado y 32 para rasgo.

La *motivación al logro* se evalúa con el *Cuestionario de Motivación al logro* (Manassero-Más y Vázquez-Alonso, 1998), integrado por 22 ítems que se responden a través de una escala tipo Likert de 1 (puntuación más baja) a 9 (puntuación más alta).

3.4. DESARROLLO DE LA INTERVENCIÓN

En cada edición de 12 meses, la intervención (como variable independiente) en hábitos saludables con HaSEN se basa en un programa de 3 fases de desarrollo que abarca de enero a diciembre de cada año desde 2019 hasta la fecha (figura 2) y con 3 momentos de valoración de los participantes (Tabla 2)

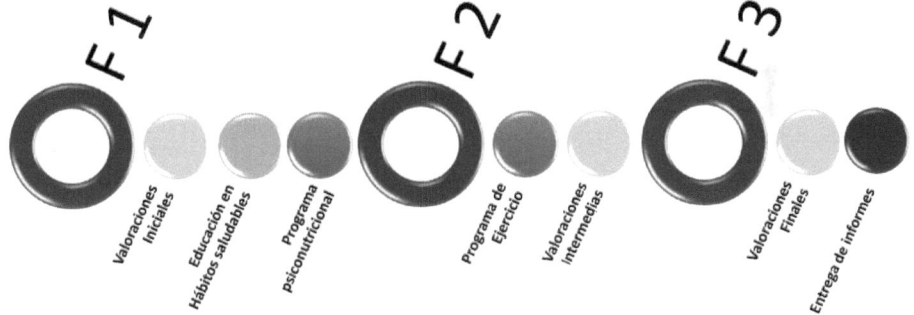

Figura 2. Cronograma de flujo del participante. Fuente: Elaboración propia.

Valoraciones de los participantes
(Inicial, intermedia y final)
Nivel de actividad Física
Adherencia a Dieta Mediterránea
Motivación al Cambio
Antropometría
Composición Corporal
Biomarcadores
Estilo de Vida
Psicológicas

Tabla 2. Variables medidas en las valoraciones de los participantes.
Fuente: Elaboración propia.

3.4.1. Fases de intervención

Fase 1. Se llevan a cabo las valoraciones iniciales (antropometría, biomarcadores) pre-intervención y se da acceso a los empleados a la plataforma de formación de la empresa. Se espera por parte del empleado la visualización de 12 píldoras (una por semana) basadas en educación de hábitos saludables y la asistencia a 8 talleres psiconutricionales siguiendo el modelo de las 5 Aes del United States Preventive Services Task Force (USPSTF, 2000) recomendado por Córdoba García (2022) en gestión emocional y conducta alimentaria (1/sem.) facilitados por profesionales de la psicología, nutrición y enfermería del Máster en Obesidad y Trastornos de la Conducta Alimentaria. Durante el tiempo que duran los talleres se realiza un acompañamiento semanal individual para revisar los objetivos individuales y los boicots (tabla 3).

Contenidos de educación en hábitos saludables	Contenidos de los talleres psiconutricionales	
Motivación al cambio	Objetivos Smart	Cómo estoy, toma de conciencia
Nutrientes, fibra y agua	Imagen corporal	Planificación semanal. Pirámide
Frecuencia de alimentos	Emociones	Alimento/procesado/ultraprocesado
Desayuno y ¿entre horas?	Termómetro de Ansiedad	Desayuno, empezando el día
Del mercado a tu boca	Tipos de Hambre	Técnica del plato en comidas principales
Ritmo circadiano	Toma de decisiones	Lista de la compra, nevera y despensa
Recomendaciones de ejercicio	Modelo DAFO	Del mercado a tu boca
Falsos mitos alimenticios y ejercicio	Valores personales	Mejorando mi alimentación
Valores de referencia corporales		
Enfermedades crónicas		
Estrategias nutricionales		
Estrategias de ejercicio		

Tabla 3. Contenidos fase 1. Fuente: Elaboración propia.

Fase 2. Se implementan los ejercicios físicos para el entrenamiento de la resistencia cardiorrespiratorio (de carácter aeróbico de intensidad moderada-alta) y entrenamiento de fuerza a través de ejercicios de empuje y tracción de los diferentes segmentos anatómico funcionales (según recomendaciones del American College of Sports Medicine (ACSM) y OMS). El programa tiene una duración 6 semanas, en el que se asignan 2 estudiantes-entrenadores del Grado en Ciencias de la AF y del Deporte por participante, todo ello, bajo supervisión del profesorado experto. Una vez finalizadas las intervenciones se realizan las valoraciones intermedias.

Fase 3. Tras 5 meses de intervención a través de los talleres psiconutricionales y la implementación del programa de entrenamiento mutimodal, se realizan de nuevo las valoraciones finales entregando los informes de los resultados del programa a nivel individual a cada participante.

El programa de desarrolla en las instalaciones de la UEM dentro de la jornada laboral de los trabajadores y respaldado por el Departamento de Recursos Humanos. Para garantizar la seguridad física y psicosocial de los participantes, cualquier incidente y encontrándose el participante en horario laboral se consideraría accidente laboral para el empleado. En el caso de los estudiantes que intervienen en el programa, al incluirse HaSEN programa curricular están cubiertos por el seguro escolar.

Los datos de las valoraciones de los participantes se introducirán en una base de datos para su análisis descriptivo e inferencial a través de programa estadístico aportando resultados anuales.

5. DISCUSION Y CONCLUSIONES

El objetivo principal del proyecto HaSEN es promover la incorporación de hábitos saludables a nivel psiconutricional y de estilo de vida activo en empleados del ámbito universitario. Además, pretende influir en la reducción del riesgo de desarrollo de enfermedades no transmisibles (cardiovasculares y metabólicas, entre otras). En esta línea y teniendo en cuenta las repercusiones de la situación de pandemia atravesada en estos último tres años, hace que se otorgue mayor importancia al autocuidado y el mantenimiento de la salud integral de la población laboral (Calpa et al.,2019; García-Solano et al., 2021; Rosado Martín et al., 2016).

Por lo tanto una metodología de intervención en la que se trabaja los estilos de vida saludables a través de herramientas de cambio de conducta en psiconutrición y ejercicio fomentando la adherencia y en el que además participan alumnos, como dinamizadores de la motivación al cambio de hábitos saludables de los empleados, tendrá un efecto de mejora en el estilo de vida que se podrá ver reflejado en un beneficio para la empresa (UEM), en la productividad de sus trabajadores y en el desarrollo de un aprendizaje experiencial para los alumnos.

Cabe destacar que la sostenibilidad en el tiempo de HaSEN y su carácter multidisciplinar colaborando el servicio médico de empresa junto con los profesionales de la docencia aporta un valor añadido esperando que en futuras ediciones se pueda evaluar en términos de coste-efectividad como apuntan otros autores en intervención similar (Monteagudo, 2021).

En cuanto a las fortalezas de este estudio, se destacan las contribuciones científico-técnicas esperables del proyecto, beneficios para el avance del conocimiento y la tecnología, así como los resultados de una intervención integral a corto, medio y largo plazo.

6. REFERENCIAS

Calpa Pastas, A. M., Santacruz Bolaños, G. A., Álvarez Bravo, M., Zambrano Guerrero, C. A., Hernández Narváez, E. de L. y Matabanchoy Tulcan, S. M. (2021). Promoción de estilos de vida saludables: estrategias y escenarios. *Hacia La Promoción de La Salud, 24*(2), 139-155. https://doi.org/10.17151/hpsal.2019.24.2.11

Cleland, C. L., Hunter, R. F., Kee, F., Cupples, M. E., Sallis, J. F. y Tully, M. A. (2014). Validity of the Global Physical Activity Questionnaire (GPAQ) in assessing levels and change in moderate-vigorous physical activity and sedentary behaviour.*BMC Public Health*,14, 1255. https://doi.org/10.1186/1471-2458-14-1255

Córdoba García, R., Camarelles Guillem, F., Muñoz Seco, E., Gómez Puente, J. M., San José Arango, J., Ramírez Manent, J. I., Martín Cantera, C., Del Campo Giménez, M., Revenga Frauca, J., Egea Ronda, A., Cervigón Portaencasa, R., Rodríguez Benito, L. y Grupo Educación Sanitaria y Promoción de la Salud del PAPPS (2022). Recomendaciones sobre el estilo de vida. Actualización PAPPS 2022 PAPPS expert group: Lifestyle recommendations.*Atencion primaria,54* Suppl 1, 102-442. https://doi.org/10.1016/j.aprim.2022.102442

Díaz Franco, J. J. (2007). Estrés alimentario y salud laboral vs. estrés laboral y alimentación equilibrada.*Medicina y Seguridad del Trabajo,53*(209), 93-99. https://n9.cl/x1r52d

Frew, E., Bhatti, M., Win, K. Y., Sitch, A. J., Lyon, A., Pallan, M. J. y Adab, P. (2012).Rentabilidad de un programa comunitario de actividad física para adultos (Be Active) en el Reino Unido: un análisis económico dentro de un experimento natural.*Revista Británica de medicina Deportiva,* 48, 207-212.

Fonseca-Pedrero, E., Paino, M., Sierra-Baigrie, S., Lemos-Giráldez, S. y Muñiz, J. (2012). Propiedades Psicométricas del "Cuestionario de Ansiedad Estado-Rasgo" (STAI). En Universitarios, *Behav Psychol Psicol Conduct, 20*(3), 547–61.

García-Solano, M., Gutiérrez-González, E., Santos-Sanz, S., Yusta-Boyo, M. J., Villar-Villalba, C. y Dal Re-Saavedra, M. A. (2021). Intervención grupal de promoción de hábitos saludables en el ámbito laboral: Programa IPHASAL. *Medicina y Seguridad del Trabajo, 67*(262), 24-36. https://dx.doi.org/10.4321/s0465-546x2021000100003

Gómez-Peña, M., Penelo, E., Granero, R., Fernández-Aranda, F., Álvarez-Moya, E., Santamaría, J. J., Moragas, L., Aymamí, M. N., Bueno, B., Gunnard, K., Menchón, J. M. y Jiménez-Murcia, S. (2011). Motivation to change and pathological gambling: analysis of the relationship with clinical and psychopathological variables. *British Journal of Clinical Psychology*, 50(2), 196-210. https://doi.org/10.1348/014466510X511006

GRUPO GENUD TOLEDO (universidad castilla-la mancha) (2021). *Informe sobre estrategias de promoción de la actividad física en el entorno laboral* [Archivo PDF]

Hulme, P. A., Walker, S. N., Effle, K. J., Jorgensen, L., McGowan, M. G., Nelson, J. D. y Pratt, E. N. (2003). Health-promoting lifestyle behaviors of Spanish-speaking Hispanic adults.*Journal of Transcultural Nursing, 14*(3), 244–254.https://doi.org/10.1177/1043659603014003011

INSST. Instituto Nacional de Seguridad y Salud en el Trabajo. *Red Española para la Seguridad y Salud en el Trabajo.* https://n9.cl/cgd6o

Instituto Nacional de Estadística. *La Encuesta Europea de Salud en España (EESE) 2020.* https://n9.cl/nrbyw

Manassero Más, M. A. y Vázquez Alonso, A. (1998), Validación de una escala de motivación de logro,*Psicothema,10*(2), 333-351, https://n9.cl/9zb26

Ministerio de sanidad (2008). *Red Española de Universidades Promotoras de Salud* (REUPS). https://n9.cl/d48f9

Ministerio de Sanidad. *La estrategia de salud pública 2022. Mejorando la salud y el bienestar de la población* (2022). https://n9.cl/7g86s

Monteagudo Chiner, P., Herreros, J. L., Beltrán, J., Cordellat Marzal, A., Roldán Aliaga, A. y Blasco-Lafarga, C. (2021). Retos y análisis de un programa municipal de prescripción de ejercicio físico para la salud: El programa VIU-ACTIU (Challenges and analysis of a local program of exercise prescription for health: The VIU-ACTIU program).*Retos,39*, 993–997. https://doi.org/10.47197/retos.v0i39.77880

Nutbeam D. (1998). *Glosario Promoción de la Salud.* Ginebra: Organización Mundial de la Salud. https://n9.cl/vw7pp

Organización Mundial de la Salud, OMS (2010). Entornos laborales saludables Interrelaciones entre Trabajo, Salud y Comunidad. *Entornos Laborales Saludables: Fundamentos y Modelo de La OMS: Contextualización, Prácticas y Literatura de Apoyo.,* 1–121. http://www.who.int/occupational_health/evelyn_hwp_spanish.pdf

OMS. *Recomendaciones mundiales sobre actividad física para la salud. (2010).* Recomendaciones mundiales sobre actividad física para la salud (who.int)

OMS. (2017). *Lucha Contra Las ENT. Mejores inversions.* https://n9.cl/umqit

Otzen, T. y Manterola, C. (2017). Técnicas de Muestreo sobre una Población a Estudio. *International Journal of Morphology, 35*(1), 227-232. https://n9.cl/qx4d

París Roche, F., Franco-García, A. y París, A. (2013).*Valoración socioeconómica de un Programa de Actividad Física para los trabajadores de una empresa.* [online]. Madrid: Consejo Superior de Deportes. Ministerio de Educación, Cultura y Deporte; Instituto Nacional de Seguridad e Higiene en el Trabajo.

Pedersen, B. K. y Saltin, B. (2015). Exercise as medicine - evidence for prescribing exercise as therapy in 26 different chronic diseases.*Scandinavian journal of medicine & science in sports,*25, 1–72. https://doi.org/10.1111/sms.12581

Rosado Martín, F. J., García Gregorio, M. M., Doporto, M., Gómez López, J. M. y Moreno Villena, A. (2016). Eficacia de los Consejos de Hábitos saludables en la reducción del Nivel de Riesgo Cardiovascular (NCR) en la empresa.*Revista de la Asociación Española de Especialistas en Medicina del Trabajo,25*(2), 73-85. https://n9.cl/4lms4

Schröder, H., Fitó, M., Estruch, R., Martínez-González, M. A., Corella, D., Salas-Salvadó, J., Lamuela-Raventós, R., Ros, E., Salaverría, I., Fiol, M., Lapetra, J., Vinyoles, E., Gómez-Gracia, E., Lahoz, C., Serra-Majem, L., Pintó, X., Ruiz-Gutierrez, V. y Covas, M. I. (2011). A short screener is valid for assessing Mediterranean diet adherence among older Spanish men and women.*The Journal of nutrition,141*(6), 1140–1145. https://doi.org/10.3945/jn.110.135566

Vicente-Herrero, M. T., Ramírez-Iñiguez-de la Torre, M. V. y Capdevila-García, L. (2022). La promoción de la salud en el trabajo. Un paso más en prevención de riesgos laborales. Revisión. *Revista de la Asociación Española de Especialistas en Medicina del Trabajo, 31*(3), 300-309. https://n9.cl/7os9v7

World Health Organization.*Global action plan on physical activity 2018-2030. More active people for a healthier world* (2018). https://apps.who.int/iris/bitstream/handle/10665/272722/9789241514187-eng.pdf

World Medical Association (2013). World Medical Association Declaration of Helsinki: ethical principles for medical research involving human subjects.*JAMA,310*(20), 2191–2194. https://doi.org/10.1001/jama.2013.281053

LA CRISIS DE LA COVID-19 Y SU REPERCUSIÓN SOBRE EL SECTOR DEL TURISMO: LA DEFINICIÓN DE SOLUCIONES PARA IMPULSAR LOS MERCADOS

José Antonio Díaz Fernández[1]

Esta investigación forma parte de las líneas de trabajo abiertas en el seno del Proyecto de Investigación: "Élites, tecnocracia y cambio político en Galicia y norte de Portugal" (1967-1977), REF. PID2021-127140NB-I00.

1. INTRODUCCIÓN

La planificación estratégica turística constituye la herramienta básica en torno a la que se van a diseñar las líneas de acción estructurantes destinadas a potenciar un sector productivo estratégico para España. La trazabilidad de la planificación estratégica nos aconseja estudiar con detalle el contexto en el cual se encuentran los principales mercados turísticos españoles, al efecto de alcanzar un conocimiento preciso sobre las necesidades cambiantes que está exteriorizando la demanda. El estudio del comportamiento de nuestra oferta y nuestra demanda nos reportará conocimiento de los hándicaps que acusan nuestros productos turísticos. La gobernanza turística debe sustentarse en la definición de aquellas políticas que pueden contribuir a hacer más atractiva nuestra oferta al concurrir en unos mercados muy selectivos en calidad y precio. Para lograr unas expectativas mínimas de éxito, es esencial que se disponga de las partidas de capitales destinadas a la constitución de un staff de recursos humanos muy especializados en el diseño y en el desarrollo de las diferentes líneas de la planificación indicativa para la materia turística. La incorporación del saber hacer (know-how) a este tipo de sectores económicos resulta la "piedra angular" para poder definir un modelo de política turística bien diseñada para nuestros mercados. La irrupción virulenta de la pandemia de la covid-19 nos ha dejado a la luz las nitiditas consecuencias que ha acusado el sector del turismo. Los niveles de nuestra demanda cayeron hasta unas cotas impensables. Unos registros que si los contrastamos con los obtenidos en el año 2019 (etapa pre-pandemia) advertimos el grave impacto que la covid-19 les ocasionó a sectores geoestratégicos tales como el turismo. Por tal causa, ahora toca revertir esa dramática situación. Para ello, la herramienta básica no es otra que diseñar una política indicativa estratégica en materia turística creada por un know-how muy especializado y conocedor del turismo.

---

1. Universidad de Vigo (España).

2. OBJETIVOS

El presente estudio propone los siguientes objetivos de investigación:
1. Conocer los efectos de la crisis de la pandemia de la covid-19 sobre los mercados oferentes de demanda.
2. Estudiar las estrategias de acción propuestas por la oferta del sector turístico.
3. Analizar políticas indicativas adoptadas por las diferentes AA.PP. para poder paliar los efectos de la crisis de la covid-19 sobre el mercado turístico.
4. Implementar políticas activas de dinamización territorial para poder fortalecer el mercado oferente del producto turístico.
5. Proponer la adopción de un protocolo de actuación para que en el futuro se pueda hacer frente a otras posibles crisis de carácter disruptivo.

2.1. El mercado turístico en el marco de un escenario convulso

Desde la década de los años 1960, en países como España, y en otros ya desde bastante antes, un sector productivo ha estado experimentando una progresión muy relevante en su aportación al PIB. El relieve que este sector productivo ha alcanzado en lo concerniente a su contribución al desarrollo económico y social de los territorios regionales (Díaz Fernández y Prada Rodríguez, 2023) dotados de potencialidades para el disfrute del ocio y el esparcimiento se ha visto traducido en un relevante impacto sobre la generación de empleo; crecimiento de las actividades productivas del sector secundario (construcción e industria), así como ha contribuido a impulsar un cambio social y cultural en países como es el caso de España (Díaz Fernández, 2023). El relevante esfuerzo inversor en infraestructuras del transporte y las comunicaciones que han efectuado algunos países europeos, como es el caso de España, ha dado lugar a un relevante efecto sobre los mercados turísticos oferentes de la demanda. La modernización creciente de la oferta intermodal del transporte según la política inversora de la UE, supuso la ganancia neta de índices de conectividad territorial por infraestructuras dotadas de alta capacidad de carga (autovías y autopistas; aeropuertos de última generación; autopistas del mar; ferrocarril operativo con ancho internacional y en alta velocidad con los trenes AVE, etc.), así como en índices de accesibilidad para los mercados emisores respecto de los destinos turísticos radicados en el territorio español. Los resultados de la modernización de las infraestructuras han dado lugar a que los destinos turísticos de países del espacio mediterráneo europeo resultasen muy accesibles. Así, aquellos mercados que hasta la década de 1980 veían a la oferta española poco accesible (Hernández Luis, 2005, 2023), progresivamente se han decantado por demandar este tipo de productos turísticos. En este sentido, factores tan relevantes como las ventajas comparativas de los costes de los productos; el tipo de cambio monetario; las ventajas fiscales instrumentadas para la inversión extranjera directa, etc., originaron una relevante dinamización económica, donde las infraestructuras y el turismo habían ejercido de motor tractor.

El desarrollo de la actividad turística en España experimentó un relevante desarrollo desde la década de los años 1990 hasta el año 2019. Los niveles de afluencia de la demanda turística no dejan lugar a la discusión. Este sector productivo, al igual que ha sucedido en países tales como Portugal, Francia, Italia, Grecia, etc., se ha convertido en estratégico para la dinamización de la economía nacional. No obstante, esta fase expansiva en cuanto al desarrollo y crecimiento de la oferta turística y a la llegada de la demanda procedente de mercados internacionales cada vez más selectivos en calidad de los productos comercializados, tuvo que sortear con hasta cuatro grandes escollos. En primer lugar, cabe hacer mención del impacto que sobre el sector del turismo y sobre los destinos turísticos ha tenido el problema de la inseguridad ciudadana ocasionada por las amenazas terroristas contra los países occidentales. El acontecimiento de crisis por la seguridad nacional que más repercusión tuvo para los destinos turísticos y para los flujos del transporte internacional fue, sin duda, los atentados del 11S contra las Torres Gemelas norteamericanas, así como el intento de ataque al Pentágono. Las medidas de seguridad, después de este atroz acontecimiento, no hicieron otra cosa más que reforzarse y extremarse al máximo nivel. Los problemas de inseguridad para los destinos turísticos de países occidentales continuaron teniendo en el terrorismo a uno de los agentes distorsionantes del crecimiento de la afluencia de turistas. El ataque que el 11 de marzo del año 2004 había sufrido España, con la explosión del tren de la línea Alcalá de Henares-Madrid, supuso una relevante crisis de seguridad nacional. Ningún destino turístico occidental estaba exento de amenazas. Los ataques a Londres; Saint Denis (Francia); Bélgica, Roma; Las Ramblas de Barcelona; la casa española en Marruecos; etc., confirman el relieve y la preocupación que para la gobernanza está originando este grave problema, donde el sector del turismo sale muy perjudicado.

El segundo de los escollos que tuvo que salvar este sector productivo fue la crisis económica financiera mundial de las subprimes. La repercusión de este factor se dejó sentir de manera clara sobre las clases medias de los países occidentales, toda vez que se había contraído mucho los niveles del consumo. La falta de liquidez de las entidades financieras ocasionó un problema grave con la subida de los tipos de interés (Reserva Federal Norteamericana, BCE), produciéndose la subida de éstos desde el 1% hasta el 5,25% y la paralización de sectores productivos tales como el de la construcción de vivienda; obra pública; etc. Los precios de la vivienda, que habían estado experimentado incrementos relevantes entre 2000 y 2005, pronto experimentaría un descenso relevante por el impago de los préstamos (Raghuram Rajan y Zingales, 2003). La repercusión más clara fue la caída de varias relevantes entidades financieras internacionales (Lehman Brothers; Merrill Lynch; Washington Mutual); las nacionalizaciones bancarias[2]; las intervenciones de los bancos centrales de las principales economías mundiales (USA; UE; Canadá; Japón); las caídas bursátiles y, por concluir, el deterioro de los sistemas productivos de numerosos países con economías de mercado (Soros, 2008).

El tercero de los grandes problemas en el turismo fue, como es conocido, el efecto de la covid-19 sobre los mercados oferentes y de destino mundiales. La irrupción de la fiebre del virus SARS-CoV-2 dio lugar a una de las más relevantes crisis económicas mundiales. La seguridad sanitaria de la población no estaba garantizada. Los diferentes Estados pasaron a decretar los Estados de Alarma para potenciar los cierres de fronteras, restringir la movilidad de la población, y de este modo evitar la propagación de la pandemia. A estas medidas había que añadirle los cierres perimetrales entre municipios; la decretación de los confinamientos domiciliarios; la restricción de los tráficos que no fuesen de movimiento de mercancías, etc. La situación había sido *crítica* entre marzo de 2020 y marzo de 2021,

---

2. La Reserva Federal Americana intervino para que el Banco de Inversión Bear Stearns lo comprase a un coste bajo Morgan Chase.

teniendo que estar esperando a que se produjese el descubrimiento de una vacuna que tratase de contrarrestar estos perversos efectos.[3]

La tabla 1 nos aporta información sobre el ranking de los diez países más visitados del mundo antes de la Pandemia de la covid-19. Los valores consignados indican la relevante importancia que presenta el turismo para varios países europeos. En el ranking apreciamos el peso específico que este sector productivo ocupa en el destino España. Ahora bien, al estudiar las caídas de los valores por llegadas de turistas entre 2020 y 2022 se advierte el elevado impacto de la pandemia sobre los registros de 2019. Los porcentajes de las caídas de turistas llegados a Francia, España y USA se habían establecido holgadamente (salvo USA) en el orden del 80% para los años de la pandemia: 2020-2022, respecto de los registros obtenidos en 2019. El descenso de la afluencia de turistas se detecta a partir de 2021 y se confirma en el año 2022, por la puesta en funcionamiento de varias vacunas pertenecientes a laboratorios internacionales. La vacunación de la población por grupos de edad de más riesgo hacia los de menos, fue el factor capaz de lograr originar la *nueva normalidad* de los destinos.

Ranking	País	Viajeros totales 2019 (millones)	Caída viajeros 2020 (%)	Caída viajeros 2021 (%)	Caída viajeros 2022 (%)
1	Francia[1]	89,4	-71	-63	-15
2	España	83,5	-77	-63	-15
3	EE.UU.	79,3	-76	-72	-37
4	China[2]	65,7	-88	-	-
5	Italia	64,5	-61	-58	-25
6	Turquía	51,2	-72	-45	-3
7	México	45,0	-46	-29	-15
8	Tailandia	39,8	-83	-99	-75
9	Alemania	39,6	-69	-70	-30
10	Reino Unido	39,4	-73	-85	-31

Tabla 1. Ranking de los países con más llegadas de turistas y evolución 2020-2022. Fuente: Organización Mundial del Turismo (OMT-UNWTO).

1. Francia no tiene disponible el dato del 2019, por lo que se muestra el de 2018.
2. China no ofrece información sobre la caída de viajeros de 2021 y 2022.

2.2 La repercusión económica de la covid-19 sobre los mercados oferentes de recursos turísticos.

En la tabla 2 podemos examinar cuáles han sido los efectos que el impacto de la pandemia de la covid-19 les ha ocasionado a los destinos turísticos para 2020 y 2021 respecto de los valores alcanzados en 2019. Los registros resultan bien elocuentes de la profunda crisis económica que ha supuesto la covid-19 (UNCTAD, 2021). Por un parte, la facturación por

---

3. Los principales países que lograron alcanzar una vacuna fueron, Alemania, USA, e Inglaterra. Posteriormente, aparecería la vacuna rusa y la china. En España se logró presentar la producción de la vacuna española el 11/04/2023, toda vez que el 30/03/2023 la EMA había autorizado la vacuna Bimervax de la empresa HIPRA, por medio de la comparecencia del Presidente del Gobierno.

llegadas de turistas que pernoctan nos indica que se ha pasado de una facturación de 1.500 millones de dólares a tan sólo poco más de 400 en el año 2020. La recuperación en 2021 había sido tímida, pero permitía albergar fundamentadas esperanzas por haber puesto en funcionamiento los programas de vacunación.

Indicador	2019*	2020	2021**
Llegadas de turistas internacionales (visitantes que pernoctan)	1.500 millones	406 millones	429 millones
Ingresos de exportación derivados del turismo internacional (ingresos del turismo internacional + transporte de pasajeros)	1,7 billones USD	651.000 millones USD	728.000 millones USD
Producto interior bruto directo del turismo	3,5 billones USD	1,7 billones USD	2,2 billones USD

Tabla 2. Efecto de la pandemia de la covid-19 sobre el sector del turismo. Fuente: OMT, * Año anterior a la pandemia, ** Resultados preliminares

Al evaluar el comportamiento de los ingresos de exportación deducidos de la actividad turística internacional, podemos confirmar nuevamente el profundo impacto negativo que esta situación de crisis sanitaria mundial le supuso a este sector. Por último, el indicador del PIB directo del sector del turismo nos aclara que la reducción ha sido casi de la mitad de la alcanzada en el año 2019. Por ello, este sector necesitaba de la implementación de un activo programa de ayudas destinadas a contrarrestar estos perversos efectos económicos y así lograr la resiliencia del sector.

3. METODOLOGÍA

Esta investigación ha analizado la política indicativa instrumentada por parte de la UE, así como por los Estados miembros, al efecto de poder contrarrestar la problemática que los destinos turísticos han padecido por causa de la covid-19. Para ello, se ha consultado la base de datos de la OMS, la OMT, el Banco Mundial, la UNCTAD, etc., en materia de actuación contra la SARS-CoV-2 (covid-19) para tratar de implementar medidas de protección sanitarias al efecto de lograr que los destinos resulten seguros para la demanda potencial. Por otra parte, estas medidas han tratado de garantizar la plena seguridad a una movilidad internacional siguiendo los protocolos aprobados por la UE; la OMS y los diferentes países miembros. El estudio aporta relevante información sobre el impacto que la covid-19 les supuso a los destinos turísticos dejando su impronta en la caída del PIB, empleo, demanda, generación de ingresos, etc., de países donde el turismo es muy importante: Francia, España, Italia, Portugal, etc.

3.1. La instrumentación de una política indicativa para hacer frente a la pandemia de la covid-19

La actividad turística ha dejado a la luz que es un sector productivo que repercute directa o indirectamente sobre otros sectores económicos: transporte, comercio, ocio, etc. En paralelo, esta actividad productiva incide de manera clara sobre el sector del comercio y los servicios. La Comisión Europea ha estimado que, por cada euro de valor añadido generado por el turismo, este sector aporta 0,56 euros adicionales a otros sectores económicos. No obstante, para el caso de la política turística española existe un factor que todavía ejerce más importancia a escala social: la generación de empleo directo e indirecto con cargo a la actividad turística. Además, para el caso de la política de desarrollo regional española (Folgado Fernández *et al.*, 2011), la dinamización de la actividad turística se está erigiendo en un factor estratégico de nivel 1 en la agenda de las diferentes CC.AA., por su contribución al PIB y a la generación de empleo. En los territorios regionales insulares (Canarias y Baleares) (Hernández Luis, 2008), así como también en los que disfrutan de áreas litorales, este sector productivo se constituye en uno de sus ejes dinamizadores de la actividad económica (Editur, 2007).

Por otra parte, los principales destinos turísticos españoles, al cierre de 2022, habían acometido grandes retos para garantizar una afluencia de turistas en condiciones de seguridad. Algunos de los retos son los que se enuncian:

- Garantizar que el ciclo de los desplazamientos se produzca con total seguridad para el usuario al acceder a los destinos.
- Potenciar la digitalización en la gestión turística y la comercialización de los productos.
- Impulsar que el sector post-covid-19 registre una oferta especializada, moderna y competitiva para que resulte selectiva en términos de calidad y precio sus productos.
- Poner en funcionamiento un modelo de oferta turística capaz de dotar de cobertura a una demanda potencial creciente, de modo que resulte sostenible para el sistema de infraestructuras y los servicios públicos puestos en funcionamiento.
- Garantizar la sostenibilidad ambiental de la actividad turística en los territorios que ofertan sus recursos.
- Incorporar a la cadena de valor turístico las nuevas tecnologías de las comunicaciones para fomentar un equilibrio lógico entre los productos turísticos y la territorialidad.

La instrumentación de estos factores, únicamente se deben direccionar en un sentido: la consecución efectiva del liderazgo turístico europeo. Las fortalezas que España dispone en términos de seguridad ciudadana, sistema de salud, clima, patrimonio, posición geográfica, condiciones meteorológicas, etc., pueden contribuir a que la oferta de nuestros servicios (Ministerio de Industria, Comercio y Turismo, 2019) resulten líderes internacionales.[4] La Estrategia de Turismo Sostenible de España 2030 (Ministerio de Industria, Comercio y Turismo, 2019) será quien fije las metas de la agenda turística nacional para el horizonte

---

4. Para lograr esta meta de la planificación estratégica turística, la Estrategia de Turismo Sostenible de España 2030 debe modificar las oportunas medidas de actuación para adaptar estas propuestas a la situación de la post-pandemia de la covid-19.

temporal del medio y largo plazo. Esta estrategia descansa sobre sobre cuatro pilares esenciales:

- Impulsar la mejora de la capacidad competitiva de la oferta turística española frente a terceros.
- Tratar de lograr una adecuada rentabilidad por la comercialización de los productos turísticos.
- Originar una imagen de marca de calidad turística para fomentar una oferta diferenciadora y selectiva de nuestros destinos turísticos.
- Tratar de asegurar la sostenibilidad de los recursos y que éstos generen externalidades positivas para la capilaridad social y el desarrollo endógeno local.

Para alcanzar estos ejes estratégicos por parte del sector del turismo español, se hacía perentorio que se pusiese en funcionamiento un Plan de Impulso del Sector Turístico post-covid-19.[5] Este modelo de planificación, el Plan de Impulso, se apoyaba en cinco grandes medidas que estaban todas ellas en línea con las medidas de actuación y estrategias propuestas líneas atrás:

- Recuperación de la confianza destino seguro.
- Puesta en funcionamiento de las medidas para la reactivación del sector del turismo.
- Mejora de los estándares de competitividad del destino turístico.
- Mejora del modelo de conocimiento integral del sector.
- Poner en funcionamiento un Plan de *marketing* y promoción de los destinos turísticos españoles.

El montante presupuestario con el que se había dotado al Plan Impulso totalizaba unos 4.262 millones de € asignados a los ejes estratégicos en base a la concreción de 28 acciones indicativas. El esfuerzo inversor estaba en línea con la importancia que este sector productivo le suponía a la economía y al empleo español. En la tabla 3 hemos consignado la asignación presupuestaria con la que el Plan dotaba a cada uno de los cinco grandes ejes estratégicos. El eje nº 2 era el que disponía del mayor esfuerzo inversor, toda vez que este eje debía implementar las medidas necesarias para lograr la reactivación económica del sector del turismo. El segundo de los ejes en importancia presupuestaria era, en esta oportunidad, el eje nº 3: mejora de la competitividad del destino turístico español. En pocas palabras, había que tratar de lanzar un potente mensaje de confianza a los mercados emisores de turistas garantizando la seguridad higiénico-sanitaria y la movilidad con plenas garantías de seguridad para los turistas. Este objetivo, al cierre del primer trimestre de 2022, se encuentra satisfactoriamente alcanzado. No obstante, todavía persisten los protocolos anti-covid-19 por causa de los efectos de la 6ª ola y la mutación de la cepa del virus. La Administración española se encuentra ya en la fase final de levantamiento de las restricciones higiénico-sanitarias tanto en lugares abiertos como en lugares cerrados (Centros residenciales; Farmacias; Centros de Salud, Hospitales, etc.). Por tal causa, la tendencia previsible será, lógicamente, la de la recuperación paulatina de los valores pre-covid-19. Ahora bien, la pandemia habrá dejado sentir sus adversos efectos

---

5. Tanto el Plan Impulso como el Plan de Recuperación proponían la activación del sector del turismo para tratar de revitalizar esta actividad económica. Así, es de interés consultar el Plan de Recuperación, Transformación y Resiliencia, pág., 49 y sig.

con la desaparición de no pocas pequeñas y medianas empresas en el sector. El último de los ejes, que debería tener asignada una mayor dotación presupuestaria, era del *marketing* y promoción turística. Esto es, hace falta que los mercados oferentes comiencen a lanzar sus campañas informativas en los principales certámenes turísticos internacionales, así como también en los medios de comunicación para fortalecer la imagen de nuestro destino turístico. Se trata, por formularlo coloquialmente, del día después de la covid-19 en el sector del turismo español.

Eje inversor	Tipología del Eje inversor.	Esfuerzo presupuestario
Eje nº 1	Recuperación de la confianza destino seguro	200.000 €
Eje nº 2	Medidas para la reactivación del sector.	3.362.353.840 €
Eje nº 3	Mejora de la competitividad del destino turístico.	859.000.000 €
Eje nº 4	Mejora del modelo de conocimiento e inteligencia turística	3.100.000 €
Eje nº 5	*Marketing* y promoción	38.100.000 €

Tabla 3. Esfuerzo inversor asignado al Plan Impulso del Sector Turístico por ejes. Fuente: Plan de Impulso del Sector del Turismo. Elaboración propia.

Una vez examinada la dotación financiera a cargo del Plan Impulso, cabe todavía señalar la importancia con la que el gobierno del Estado había tratado de mitigar los adversos impactos de la covid-19. En la tabla 4 se ha registrado el esfuerzo inversor a cargo del Plan de Choque de Turismo. La atención financiera a cargo de la Administración del Estado había sido de relevancia para los primeros meses del 2020. Entre las líneas inversoras programáticas podemos destacar los programas de financiación destinados a costear la puesta en funcionamiento de la figura de los ERTE en el sector. En segundo lugar, la línea de avales ICO tenía asignada la mayor cuantía para que las empresas no quebrasen y dispusiesen de la liquidez necesaria. El montante global del Plan de Choque ascendía hasta los 15.273 millones de €, los cuales agregados al esfuerzo del Plan Impulso arrojaba un saldo inversor del orden de los 19.535 millones de € con los que se le dotaba presupuestariamente al turismo nacional. Esta asignación presupuestaria debía contener la *sangría* de las empresas del sector, las cuales en su mayoría eran PYMES, así como también se debía instrumentar una ayuda ágil y eficiente para proteger a la capilaridad social afectada por la crisis en el turismo: los trabajadores del sector.

Extensión temporal de ERTE en condiciones especiales para el sector turístico	3.450 €
Extensión temporal de la prestación extraordinaria por cese de actividad para autónomos del sector turístico	628 €
Línea de avales del ICO	10.524 €
Línea ICO Thomas Cook/covid-19	400 €
Aplazamiento de impuestos	271 €
MEDIDAS DE CHOQUE	15.273 €

Tabla 4. Esfuerzo inversor del Plan de Choque de Turismo en el Sector Turístico (Valores en millones de €). Fuente: Ministerio de Economía y Hacienda. Elaboración Propia.

El cuarto de los problemas al que tiene que hacer frente las economías occidentales, y sus efectos sobre el sector del turismo, es la repercusión de la guerra de Ucrania-Rusia sobre los costes de los bienes de consumo.[6] Los efectos de este conflicto armado son bien perceptibles desde el lado del incremento de los costes en energía, así como en bienes alimentarios. El resultado fue un preocupante crecimiento de la inflación en los países desarrollados que ha dado origen al encarecimiento de los productos alimentarios, combustibles, etc. Este factor va a incidir sobre la capacidad de gasto del turista medio al acceder a sus mercados turísticos de destino, así como también va a originar relevantes reducciones de movilidad por la carestía de los combustibles.

4. DESARROLLO DE LA INVESTIGACIÓN

La aparición de la pandemia de la SARS-CoV-2, ésta conocida comúnmente covid-19 en el plano internacional, ha originado una *brutal* contracción de las magnitudes económicas de los principales países desarrollados. Los Estados que presentaban una satisfactoria comercialización de productos turísticos han sentido aún más estos perversos efectos. Por una parte, la decretación de los Estados de Alarma estableciendo los confinamientos domiciliarios y las restricciones a la movilidad, han originado una enorme contracción en el consumo: efectos directos en el gasto medio por turismo. Por otra parte, numerosas actividades productivas, entre las que figura en un lugar preponderante por causa de su contribución al PIB el turismo, han conocido una pérdida sin precedente alguno de la demanda potencial de turismo y la consiguiente facturación en la cuenta de resultados. Numerosas empresas han cerrado su actividad durante nada menos que año y medio, en el mejor de los casos. Otras se han acogido a los programas gubernamentales de protección del empleo mediante la instrumentación de los ERTE. Los niveles de gasto medio por turista registrados en 2020 se posicionaban en unos umbrales propios de la década de 1960 en el mejor de los casos. El escenario era muy dramático. Las soluciones tenían que venir dadas de parte de una planificación indicativa global para los países afectados: políticas estratégicas de la Comisión Europea; políticas de la Organización Internacional del Turismo, Políticas indicativas de la ONU, OMS, etc. Se debían instrumentar los protocolos sanitarios oportunos para garantizar una movilidad segura y con totales garantías para la población demandante de viaje (*Safe Tourism*), así como para la clase trabajadora integrada en el sector. Estaba en juego no sólo la seguridad de la población contra el virus de la covid-19, sino que también lo estaba la salud mental de la población afectada, las situaciones de angustia, desánimo y hasta depresión por la tortuosa etapa que había que pasar. La política indicativa en materia turística debía implementar un esfuerzo inversor capaz de hacer frente mediante la oportuna *planificación* de *choque* a estos adversos efectos que aún perduraban en el primer semestre de 2022. La salida no era otra que apostar decididamente por la ciencia sanitaria, al efecto de tratar de descubrir una vacuna destinada a inmunizar progresivamente a la población mundial. La consecución de varias vacunas por parte de varios laboratorios internacionales había dado lugar a un momento de esperanza para la salud de la población mundial. El programa de vacunación en los países europeos fue todo un éxito. En un tiempo récord se logró inmunizar a los principales colectivos de riesgo del coronavirus: población de más de 65 años; población con enfermedades crónicas, población sanitaria, trabajadores

---

6. El 24 de febrero de 2022 se produjo la invasión rusa sobre territorio de Ucrania. El conflicto bélico aún está muy lejos de alcanzar un estadio de paz. Los atentados que el ejército invasor de Ucrania ha originado a los derechos humanos nos indican que la solución de este conflicto va a ser largo. Las sanciones que los países occidentales (UE; EE.UU.; Canadá, etc.) le han impuesto a Rusia son muy relevantes y están originando una *atrofia* y ahogamiento en la economía rusa.

de los sistemas de transportes, sector del turismo, sistema educativo, etc. La política comunitaria había efectuado un esfuerzo financiero sin precedente alguno. Se pretendía instrumentar una planificación capaz de apoyar al mercado turístico europeo de tan lesiva lacra. Las políticas indicativas españolas se encaminaban en la misma línea: protección social, protección sanitaria, defensa del empleo, garantías sanitarias de seguridad a la movilidad, etc. En España se esperaba para 2020 una afluencia de más de 100 millones de turistas. El resultado fue un *crack* en la demanda. Las expectativas de éxito eran muy numerosas. Por un lado, el año 2021 era el Año Santo Jacobeo Compostelano. Se esperaba una potente demanda del turismo religioso en España y se advertiría una considerable afluencia de turistas por cada uno de los diferentes caminos de peregrinación a Santiago de Compostela. La irrupción de la covid-19 dio lugar a que se prorrogase el Año Santo hasta el 25 de Julio de 2022, esperando a que en el segundo cuatrimestre de ese año se pudiese realizar una movilidad y afluencia a la catedral de Santiago con totales garantías para la salud de los visitantes. En el segundo semestre del año se fue logrando progresivamente la *nueva normalidad* produciéndose el levantamiento de las restricciones.

Por último, para superar los nocivos efectos de la pandemia y lograr impulsar el desarrollo de la actividad económica en condiciones plenas de seguridad hace falta un esfuerzo global de la Comisión Europea en la dirección de dinamizar las economías de los estados miembros, como se ha estado efectuando desde 2020 hasta la actualidad. España ha tropezado con otros escollos inesperados que están dejando su impronta en el lento proceso de recuperación económica. Por una parte, la erupción volcánica acaecida en la Isla de La Palma por causa del volcán Cumbre Vieja (19/09/2021) en el paraje conocido como Cabeza de Vaca, provocó un fortísimo impacto local en la isla destruyendo bienes inmuebles, fincas, infraestructuras, etc., durante 85 días y 8 horas. Para paliar estos efectos, el Estado impulsó el "Plan La Palma Renace" dotado de 27,3 millones de €. Por otra parte, el estallido de la guerra por la invasión de Ucrania (24/02/2022) por parte de Rusia acabaría por dar lugar a un severo proceso de encarecimiento de la energía (gas natural y petróleo), así como a numerosas restricciones en las exportaciones/importaciones de mercancías entre los países europeos y los que se encuentran en conflicto.

5. RESULTADOS

Una vez que se ha estudiado la realidad de la situación del turismo en España y los efectos negativos imputables a la covid-19, hace falta analizar la fórmula oportuna para lograr la reactivación del sector. En el apartado anterior nos habíamos centrado en el esfuerzo inversor que el Gobierno Central le había asignado al turismo al poner en marcha un Plan de Choque y un Plan Impulso. La intención del ejecutivo era tratar de dotar de las necesarias medidas económicas y sociales para apoyar de manera potente a las empresas y a los trabajadores que estaban siendo adversamente afectados por la covid-19. Un tipo de actuaciones, como habíamos estudiado, que eran las propiamente sectoriales: la línea ICO Sector Turístico y las actividades conexas covid-19/Thomas Cook. En segundo lugar, y ahora para originar una protección a la capilaridad social, la ampliación de la bonificación de los trabajadores fijos-discontinuos e incluso también la supresión de los plazos de las devoluciones de los préstamos de los programas EMPRENDETUR: se pretendía alcanzar el estatus de *Safe Tourism*. Por otra parte, la situación había sido tan dramática que la Administración debía acometer con urgencia medidas económicas orientadas a potenciar el mantenimiento del empleo gracias a la puesta en funcionamiento de los ERTE. Se trataba de dotarle de liquidez a las empresas mediante la emisión de avales por un montante de 100.000 millones de euros, así como también el aplazamiento de los impuestos y contribuciones sociales en unas condiciones muy beneficiosas para el sector del turismo. Por tanto, quedaba al descubierto que la Administración Central se había marcado como objetivo la necesidad de dar respuesta a todas aquellas necesidades de apoyo que se estaban deduciendo de los efectos excepcionales de la covid-19: La duración de la pandemia se está prolongando por encima de los dos años. Estas actuaciones trataban de proteger al tejido productivo y a la sociedad española mientras durase la excepcionalidad de la pandemia. Posteriormente, en el primer y segundo trimestre de 2022 se está apreciando con claridad, facilitar que la economía española se vaya recuperando en la medida en la que se pueda ir superando la adversidad de la covid-19. Por otra parte, la política indicativa española en materia de turismo se había esforzado por impulsar la sostenibilidad del sector y la resiliencia en el medio y el largo plazo. La planificación definida por la Administración se había sustentado en 4 grandes pilares para potenciar el turismo.

- La puesta en funcionamiento de las medidas laborales destinadas a proteger a la clase trabajadora del sector.
- La implementación de un atractivo programa de formación, capacitación profesional y *mentoring* (*mentoría*) en el sector del turismo.
- Potenciar la dotación presupuestaria a las empresas para garantizarle la disponibilidad de activos que garanticen la solvencia de sus actividades.
- Impulsar las medidas de estímulo a la demanda de desplazamiento por turismo una vez que se logre la consecución de un destino seguro en España.

Las líneas directrices eran claras. No obstante, debemos indicar que en los meses centrales de 2020 numerosas empresas habían recurrido a la solicitud de créditos para tratar de costear sus gastos fijos: locales, salarios, energía, etc. La actividad turística acabó por *aletargarse* plenamente mientras duró el Estado de Alarma. Por tanto, la solicitud de los préstamos puede originar una situación de no solvencia en numerosas empresas del sector. Así pues, ante la larga duración de la pandemia y la no situación plena de normalidad, se está haciendo necesario que se prorroguen oportunamente las medidas protección empresarial y laboral del sector. En esta línea, la Administración acaba de formular un paquete de medidas orientadas a dotar de seguridad y solvencia financiera a las empresas y también a proteger a la clase trabajadora del sector. Para ello, había sido importante la firma de un acuerdo por parte de la Administración del Estado, las organizaciones sindicales y la asociación de los empresarios por el que se publicaría Real Decreto-ley 24/2020, de 26 de junio, de medidas sociales de reactivación del empleo y protección del trabajo autónomo y de competitividad del sector industrial.

Medidas para la reactivación del sector del turismo	Titularidad	Presupuesto (€)	Fecha
Medidas laborales	Ministerio de Trabajo y Economía Social y Ministerio de Inclusión, Migraciones y Seguridad Social		2020
Programa de formación, capacitación y *mentoring* para el sector turístico	FUNDAE y Ministerio de Educación y Formación Profesional, MINCOTUR	106.353.840	2020-2021
Liquidez y solvencia empresarial	ICO y AENA	3.256.000.000	2020-2021
Total		3.362.353.840 €	

Tabla 5. Medidas económicas impulsadas para reactivar el sector del turismo por la pandemia de la covid-19. Fuente: Ministerio de Economía y Hacienda. Elaboración propia.

5.1. El programa de medidas estratégicas para reactivar al sector del turismo en España: el tiempo de la planificación estratégica

Dentro del modelo de política estratégica turística que estaba ideando la Administración del Estado ocupaba un lugar de relevancia la mejora de la competitividad de los productos turísticos españoles. La tabla nº 6 recoge las propuestas inversoras orientadas a la mejora de la posición de competitividad de las empresas españolas respecto a terceros competidores. Al examinar cada una de las acciones formuladas según su dotación presupuestaria, apreciamos como el montante inversor asignado a este eje estratégico era capital para la Administración. La partida más destacada era la del *Fondo Financiero del Estado para la Competitividad*, puesto en funcionamiento en 2020. En segundo lugar, se situaban las acciones orientadas hacia *la digitalización, la innovación y la internacionalización* del *sector del turismo*. Este sigue siendo una acción estratégica clave, sobre todo en la vertiente de la *innovación* y la *internacionalización* de la actividad turística. Finalmente, se habían asignado bastantes recursos presupuestarios al fortalecimiento de los *destinos inteligentes*.

Mejora de la competitividad del destino turístico	Titularidad	Presupuesto (€)	Fecha
Fondo Financiero del Estado para la Competitividad Turística (FOCIT)	MINCOTUR	515.000.000	2020
Financiación de proyectos para la digitalización, innovación e internacionalización del sector turístico	MINCOTUR	216.000.000	2020-2021
Programa de Planes de Sostenibilidad Turística en Destinos	MINCOTUR	53.000.000	2020-2022
Reforzar la Red de Destinos Turísticos Inteligentes	MINCOTUR, Red.es	75.000.000	2020-2023
Programa "Hoteles Justos, Laboralmente Responsables"	MINCOTUR, Universidad de Málaga y agentes sociales	--	
TOTAL		859.000.000	

Tabla 6. Esfuerzo inversor en el sector del turismo orientado a mejorar la posición de competitividad de las empresas españolas en al acceso a los mercados.
Fuente: Ministerio de Economía y Hacienda. Elaboración propia.

La recuperación satisfactoria del sector del turismo pasaría, finalmente, porque la planificación indicativa potenciase dos pilares finales. Por una parte, el *conocimiento integral del sector* en base a la constitución de un *observatorio de inteligencia turística*. Hacía falta, por tanto, un estudio continuado de los indicadores y las variables que incidían en el sector del turismo. Por otra parte, la puesta en valor del sector del turismo español en la etapa post-covid-19 necesitaba la implementación de una *política de marketing y promoción* de los productos turísticos españoles como un destino de alta calidad y plenamente seguro (*Safe Tourism*).

En la tabla 7 se han consignado las partidas encaminadas a disponer de un conocimiento detenido del sector del turismo y los diferentes indicadores que inciden en el mismo. Así, uno de los ejes era el análisis internacional de la demanda. En segundo lugar, el fortalecimiento de los *sistemas de inteligencia turística* (SIT) para el *análisis de la oferta y demanda nacional*.

Mejora del conocimiento integral- nuevo observatorio de inteligencia turística	Titularidad	Presupuesto (€)	Fecha
Análisis de la demanda internacional mediante el refuerzo en la información de los mercados	MINCOTUR	1.600.000	2020
Refuerzo del Sistema de Inteligencia Turística (SIT) para el análisis de demanda y oferta turísticas nacionales	MINCOTUR / MIAETD	1.500.000	2020
Creación de un Visor de Datos de Turismo	MINCOTUR	--	2020

Tabla 7. Esfuerzo inversor orientado a la mejora del conocimiento integral de la actividad del turismo. Fuente: Ministerio de Economía y Hacienda. Elaboración propia.

En la tabla nº 8 se puede analizar la dotación presupuestaria asignadas a la puesta en valor de la oferta turística española en razón a un *plan de marketing y promoción* de los *destinos* turísticos de España. Como se aprecia, el Plan de Marketing tenía asignado un montante inversor muy relevante para el período Post-covid-19: 2000-2024. Por último, la política estratégica española había intentado actualizar las *herramientas de la promoción del destino turístico* España para lograr incrementar su competitividad en los mercados oferentes de la demanda.

Marketing y promoción	Responsable	Dotación (€)	Fecha
Plan de *Marketing* 2020-2024 TURESPAÑA	MINCOTUR	33.300.000	2020-2024
Mejora de herramientas promoción y *marketing*	MINCOTUR	4.800.000	2020-2021

Tabla 8. Esfuerzo inversión en marketing y promoción de los destinos turísticos españoles. Fuente: Ministerio de Economía y Hacienda. Elaboración propia.

6. CONCLUSIONES

La superación de la crisis generada por la covid-19 pasa por apostar por la planificación indicativa que favorezca la recuperación económica en Europa y en cada Estado miembro. La planificación española instrumentada no ha dejado de adaptarse a las circunstancias. A la puesta en marcha del *Plan de Choque* contra la covid-19 en el año 2020, hay que unirle a la planificación a cargo del *Plan Impulso*. Los cinco pilares programáticos que contempla están orientados a tratar de fomentar la resiliencia del sector turístico español, la modernización del sector hacia la digitalización y hacia el conocimiento inteligente de los indicadores y variables del sector del turismo. Por otro lado, se han asignado esfuerzos financieros de relevancia a la mejora de la financiación de la calidad de la oferta y la competitividad de los productos turísticos españoles en los mercados demandantes. La puesta en valor del producto turístico español ha experimentado el diseño de un eje de actuación estratégico como ciertamente es el *Plan de Marketing y Promoción del Turismo*. Todas estas sinergias han tenido una óptima respuesta tanto por parte del tejido productivo como del personal laboral integrado en el mismo. La financiación de esta actividad le va a suponer al clúster empresarial la disponibilidad de capitales para cubrir el capítulo de los costes fijos. Por su parte, esta política va a incidir decisivamente en la protección social del trabajador inserto en este sector. La puesta en marcha de los programas de los ERTE aprobados por el Gobierno, centrales sindicales y central patronal había sido instrumentada para garantizar la pervivencia del empleo y la calidad de vida de la población afectada por la covid-19. Finalmente, cabe apuntar que será en base al apoyo institucional que la Comisión Europea le ha facilitado a los Estados Miembros en razón a la dotación de Fondos Comunitarios, una de las vías para tratar de superar con éxito esta adversidad. La otra vía es la que deben potenciar los países para lograr unas condiciones de seguridad para la demanda turística.

7. REFERENCIAS

Bote Gómez, V. (1990). *Planificación económica del turismo.* Trillas.
Bote Gómez, R. y Marchena, M. (1996). Política turística. En Bote Gómez, R. y Marchena, M. (Eds.). *Introducción a la economía del turismo.* Civitas.
Comisión Europea (2023). *Seis grandes prioridades para el período 2019-2024.*
Comisión Europea (2023). *Estrategia. La política estratégica comunitaria, ante la fuerte irrupción de la covid-19.*
Comisión Europea (2020). *Plan Next Generation EU.*
Comisión Europea (2021). *Pacto Verde Europeo.*
Díaz Fernández, J. A. (2021). La política de infraestructuras del transporte y las comunicaciones del siglo XXI en España. En *VV.AA. Ciencias sociales, artes y humanismo como contenidos universitarios.* Thomson Reuters-Aranzadi.
Díaz Fernández, J. A. (2021). La definición de la política indicativa de Galicia ante la encrucijada del Año Santo Jacobeo 2020: una fortaleza estratégica. En Reyes Ruiz de Peralta, N., Díaz Cuevas, P. y Da Silva Bargas, L. (Coords.). En *Gestión de la cultura: lo que nos hace humanos.* Tirant lo Blanch.
Díaz Fernández, J. A. (2023). Desarrollo regional y crecimiento descentralizado. En Díaz Fernández, J. A. y Prada Rodríguez, J. *Las políticas de desarrollo regional. Del desarrollismo a la consolidación democrática.* Síntesis.
Editur (2007). *Plan del turismo español horizonte 2020.* Ministerio de Industria, Turismo y Comercio.
EXCELTUR (2020). *Plan Renacer del Turismo Español 2020-2030.*
Folgado Fernández, J. A., Oliveira Duarte, P. A. y Hernández Mogollón, J. M. (2011). Imagen del destino y marca turística: sinergias e implicaciones, pp. 904-914. En *Book of proceedings, Vol. I. International Conference on Tourism &Management studies.*
Hernández Luis, J. A. (2008). *El Turismo de masas: Evolución y perspectivas.* Síntesis.
INE (2020). FRONTUR. *Datos pertenecientes a abril de 2020.*
INE (2022). Presidencia del Gobierno. *La situación de los ERTE por sectores de actividad 2020-2022.*
INE (2020) FRONTUR. Datos pertenecientes a abril de 2020.
Malo de Molina, J. L. (2001) Los efectos de la entrada de España en la Comunidad Europea. En *Encuentro luso español de economía.*
Martínez, A. (2002). *Las políticas turísticas de las comunidades autónomas.* Editur.
Ministerio de Industria Comercio y Turismo (2023). *Plan de Impulso del Sector del Turismo.*
Ministerio de Industria, Comercio y Turismo (2019). *Directrices Generales de la Estrategia de Turismo Sostenible de España 2030.*
Ministerio de Industria, Comercio y Turismo (2019). *Directrices Generales de la Estrategia de Turismo Sostenible de España 2030.* Vid.
Raghuram Rajan y Zingales, L. (2003). *Saving Capitalism from the Capitalists: Unleashing the Power of Financial Markets to Create Wealth and Spread Opportunity.* Crown Bussines.
UNCTAD (2021). *Covid-19 and Tourism An up day.* Assessing the economic consequences.

LA ACCIÓN DE LA UNIÓN EUROPEA EN LA PROTECCIÓN DEL DERECHO AL OLVIDO ONCOLÓGICO

Soraya Espino García[1]

1. INTRODUCCIÓN

Son muchos los logros y los beneficios tangibles que ha conseguido la Unión Europea (UE) desde 1951, especialmente, en la consecución de derechos y en la protección de los ciudadanos europeos, existiendo hoy un amplio abanico de derechos en ámbitos diferentes y que se encuentran consagrados en el Derecho de la UE. En relación con el tema que es objeto de esta investigación, hemos de tener presentes tanto los principios como los valores comunes que subyacen en la propia esencia de la UE. Dentro de los objetivos de la UE, destacan, entre otros, el promover el bienestar de sus ciudadanos, el combatir la exclusión social y la discriminación y fomentar la protección social, como así queda establecido en el art. 3 del Tratado de Funcionamiento de la Unión Europea (TFUE), y como valores, la UE se asienta, entre otros, en valores tales como la dignidad humana, la igualdad y los derechos humanos, todos ellos contemplados en el art. 2 del TFUE y en diferentes disposiciones de la Carta de los Derechos Fundamentales de la Unión Europea (CDFUE).

La UE, cada vez más próspera y dinámica, ha sido consciente, incluso antes que los propios Estados miembros, de que los ciudadanos europeos que hayan sufrido una enfermedad oncológica se están enfrentando desde hace tiempo a desigualdades y a una gran discriminación a la hora de acceder a la contratación de hipotecas, préstamos y seguros de vida y salud. En este sentido, la UE ha instado a los Estados miembros a regular en sus ordenamientos internos un "derecho al olvido oncológico" que garantice a los pacientes que hayan pasado por un cáncer, la no discriminación en la contratación de productos financieros y aseguradores por razón de enfermedad previa cuando haya transcurrido un período de tiempo determinado desde la finalización del tratamiento con éxito y sin recaída.

El "derecho al olvido oncológico" pretende realmente que las personas no sean recordadas por ese historial médico con datos sensibles sobre su enfermedad y que ello se pueda traducir en cualquier tipo de discriminación o estigmatización de dicho colectivo. Como vamos a ver en este trabajo, la realidad es que el cáncer les condiciona a la hora de contratar una póliza para un seguro de vida, de salud o para la solicitud de un préstamo hipotecario para el acceso a una vivienda (Zamora y Ortega, 2023. párr. 3). Bancos y

---

1. Universidad de Córdoba (España)

aseguradoras discriminan a diario a las personas supervivientes de un cáncer a través de diferentes formas tales como el aumento de primas de los seguros, la ausencia de respuesta o, incluso, el rechazo o desestimación de la propia solicitud, lo que les repercute negativamente a la hora de pedir una hipoteca, solicitar un préstamo personal o contratar un seguro, por ejemplo.

La reciente Resolución del Parlamento Europeo, de 16 de febrero de 2022, sobre el refuerzo de Europa en la lucha contra el cáncer: hacia una estrategia global y coordinada (2020/2267 (INI)), viene a poner fin a este tipo de situaciones y establece que los Estados miembros deben de disponer a cierre del año 2025, de una legislación interna que evite la discriminación de los pacientes oncológicos por parte de compañías aseguradoras, así como de bancos. Esta acción de la UE se erige como un gran paso en la materia, proporcionando un fuerte impulso en el avance y en la promoción de una regulación normativa interna por parte de todos los Estados miembros, al tratarse de una situación de especial envergadura.

2. OBJETIVOS

De un lado, se trata de dar a conocer un verdadero problema que ha tenido lugar de forma generalizada en la gran mayoría de los Estados miembros de la UE consistente en la falta de protección de los pacientes que han sobrevivido a una patología tumoral, con la consiguiente ausencia de un derecho a no ser discriminados a la hora de contratar productos financieros y aseguradores. Esta situación se ha erigido durante mucho tiempo como una auténtica inequidad silenciada, en este caso, con respecto a todas aquellas personas que tenían grandes obstáculos y limitaciones a la hora de contratar una hipoteca, un seguro de salud o un seguro de vida, ya que las condiciones no eran las mismas que para el resto de personas que no habían padecido este tipo de enfermedad. A falta de regulación que las ampare y que las proteja en la gran mayoría de los casos, estas personas se ven imposibilitadas y se enfrentan en su día a día a grandes dificultades, haciéndolas especialmente vulnerables por no acceder a la contratación de dichos productos financieros y aseguradores. En este sentido, resulta inaceptable que se discrimine, se rechace e incluso se restrinja el acceso a cualquier producto bancario y seguros a cualquier persona que haya sufrido una enfermedad oncológica en el pasado. De otro lado, otro de los objetivos de este trabajo es mostrar cómo la UE se ha hecho eco de todo este tipo de dificultades, tomando cartas en el asunto. Por ello, ha dado un gran impulso y promoción de este "derecho al olvido oncológico" a través de la Resolución del Parlamento Europeo, de 16 de febrero de 2022, sobre el refuerzo de Europa en la lucha contra el cáncer: hacia una estrategia global y coordinada (2020/2267 (INI), instando a los Estados miembros a que regulen en sus ordenamientos internos el "derecho al olvido oncológico" antes de que finalice el año 2025.

3. METODOLOGÍA

Para este estudio, hemos tenido en cuenta la propia Resolución del Parlamento Europeo de 16 de febrero de 2022, sobre el refuerzo de Europa en la lucha contra el cáncer: hacia una estrategia global y coordinada (2020/2267 (INI), en virtud de la cual son necesarias medidas de apoyo y refuerzo que reduzcan las desigualdades e injusticias, así como la carga social y económica que genera la enfermedad. En esta línea, un estudio en el que han participado 295 pacientes y que ha sido publicado en el año 2022 en nuestro país por la Fundación Josep Carreras sobre pacientes con leucemia y que lleva por nombre *Jóvenes y leucemia: más allá de sobrevivir*, viene a reflejar que el 83% de las personas encuestadas, de edades comprendidas entre los 18 y 35 años han tenido grandes dificultades para contratar un seguro de vida, el 78% el de decesos, el 51% para encontrar trabajo, el 44% para acceder a un préstamo hipotecario, el 47% de los encuestados han tenido problemas para que se les concedieran un crédito y el 33% ha tenido dificultades para conseguir una vivienda de alquiler. Junto a estos datos, también se ha tenido en cuenta un estudio llevado a cabo por la Federación Española de Padres de Niños con Cáncer (FEPNC) sobre el derecho al olvido oncológico en el que han participado 22 asociaciones y que revela que casi la mitad de los supervivientes de cáncer infantil, en concreto el 41%, que intentaron contratar un seguro de salud o de vida fueron rechazados por las aseguradoras (FEPNC, 2023). Todos estos datos estadísticos avalan la situación de discriminación y de revictimización que sufren los pacientes en el contexto que nos ocupa.

La metodología empleada también responde a un estudio de los Estados miembros de la UE que ya han incorporado a sus legislaciones nacionales una regulación sobre este "derecho al olvido oncológico", siendo a día de hoy un gran número de países miembros los que aún no han regulado este derecho en sus ordenamientos internos para este grupo de personas. Países como Francia, Bélgica, Luxemburgo, Países Bajos y Portugal, entre otros, ya integran desde hace tiempo en sus legislaciones el "derecho al olvido oncológico", por lo que han conseguido regular y, con ello, reducir la discriminación y mejorar el acceso a los servicios financieros y aseguradores a las personas que hayan pasado por un proceso tumoral, siendo España el último país miembro de la UE que ha incorporado este "derecho al olvido oncológico" en su legislación interna.

4. RESULTADOS

4.1. Doble marco teórico: UE y España

Dentro del marco teórico, hemos de decir que, a pesar de la importancia que merece la materia que aquí nos ocupa, no existe ninguna publicación científica de investigación previa que haya abordado esta cuestión. Bien es cierto que "poco se ha hablado de la injusticia social que vivían los pacientes de cáncer" (Maza, 2023, párr. 1). A nivel supranacional, la única regulación existente viene de la mano de la UE a través de la Resolución del Parlamento Europeo, de 16 de febrero de 2022, sobre el refuerzo de Europa en la lucha contra el cáncer: hacia una estrategia global y coordinada (2020/2267 (INI)). El apartado 110 de esta Resolución viene a subrayar que "las personas que hayan pasado por un cáncer no deben de sufrir un doble castigo en su vida cotidiana", planteando incluso la necesidad de adoptar una directiva contra tal tipo de discriminación, así como la aplicación de forma justa e igualitaria tanto de la Directiva sobre servicios financieros como de la Directiva sobre créditos al consumo, sin discriminación alguna contra los pacientes y los supervivientes de cáncer. En esta línea, el apartado 125 de la misma Resolución establece de forma clara que "las aseguradoras y los bancos no deben tener en cuenta el historial médico de las personas afectadas por el cáncer, siendo los Estados miembros los que deben de garantizar en sus legislaciones nacionales el no ser discriminados con respecto a otros consumidores".

En España, el "derecho al olvido oncológico" se introdujo en el debate público de la mano de colectivos y de varias asociaciones de pacientes con cáncer que venían reclamando desde hacía tiempo este derecho. Entre ellas, destacamos la Asociación Española contra el Cáncer (AECC), la Federación Española de Padres de Niños con Cáncer (FEPNC), la

Federación Española de Cáncer de Mama (FECMA), el Grupo Español de Pacientes con Cáncer (GEPAC), Asociación Marco Luna, la Asociación de Afectadas de Cáncer de Ovario (ASACO) y de la Fundación Josep Carreras contra la Leucemia. Más especialmente, desde esta última Fundación descubrieron y dieron a conocer la envergadura del problema al ver los datos que arrojaba un estudio muy interesante y revelador llevado a cabo por la propia Fundación, estudio que lleva por nombre *Jóvenes y Leucemia: más allá de sobrevivir* y que fue presentado en noviembre de 2022 y en el que se encuestaban a 295 jóvenes en edades comprendidas entre los 18 y los 35 años que habían sufrido o sufrían leucemias agudas, un colectivo especialmente susceptible, por motivos de edad, de solicitar hipotecas o préstamos. viene a reflejar que el 83% de las personas encuestadas, de edades comprendidas entre los 18 y 35 años han tenido grandes dificultades para contratar un seguro de vida, el 78% el de decesos, el 51% para encontrar trabajo, el 44% para acceder a un préstamo hipotecario, el 47% de los encuestados han tenido problemas para que se les concedieran un crédito y el 33% ha tenido dificultades para conseguir una vivienda de alquiler (Fundación Josep Carreras, 2022).

Justo antes de la presentación de este informe de la Fundación Josep Carreras, el Parlamento Europeo en la Resolución de 16 de febrero de 2022, sobre el refuerzo de Europa en la lucha contra el cáncer: hacia una estrategia global y coordinada (2020/2267 (INI)), había solicitado a todos los Estados miembros que, como muy tarde, en 2025 debían de garantizar el "derecho al olvido oncológico" a todos los pacientes europeos 10 años después del final de su tratamiento y a más tardar, cinco años después del final del tratamiento para los pacientes cuyo diagnóstico se haya realizado antes de los 18 años, a los efectos de evitar la discriminación y mejorar el acceso de estas personas a los servicios financieros, para que con ello dejen de ser víctimas de la enfermedad durante toda su vida (apartado 125 de la Resolución). Este margen en el número de años tras el cual se empezaría a aplicar el "derecho al olvido oncológico", es decir, 10 o cinco años dependiendo de la edad en la que haya tenido lugar el diagnóstico de la enfermedad y al que se refiere la citada Resolución del Parlamento Europeo, puede ser fijado libremente por cada Estado miembro de la UE, por lo que cada país puede establecer de acuerdo con sus propios criterios, un número de años diferente al que hace mención la propia Resolución del Parlamento Europeo, aspecto éste que resulta muy ventajoso ya que permite acotar más los plazos estipulados en la misma.

Para el caso de España, en este contexto también sirve de marco teórico el Real Decreto-ley 5/2023, de 28 de junio, por el que se adoptan y prorrogan determinadas medidas de respuesta a las consecuencias económicas y sociales de la Guerra de Ucrania, de apoyo a la reconstrucción de la isla de La Palma y a otras situaciones de vulnerabilidad; de transposición de Directivas de la Unión Europea en materia de modificaciones estructurales de sociedades mercantiles y conciliación de la vida familiar y la vida profesional de los progenitores y los cuidadores; y de ejecución y cumplimiento del Derecho de la Unión Europea, publicado en el Boletín Oficial del Estado (BOE) el 29/06/2023, que modifica en este tema, el texto refundido de la Ley General para la Defensa de los Consumidores y Usuarios y otras leyes complementarias, aprobado por Real Decreto Legislativo 1/2007, de 16 de noviembre, y por otro lado, modifica también la Ley 50/1980, de 8 de octubre, de Contrato de Seguro, para hacer efectivo el «derecho al olvido oncológico», ambas modificaciones con entrada en vigor en fecha 30/06/2023.

4.2. El gran impulso de la UE para con los Estados miembros en la consagración del derecho al olvido oncológico

Hemos podido constatar que, de forma generalizada, los pacientes que han sobrevivido a una patología tumoral se han visto sometidos a una falta de protección y siguen sin tener en gran parte de los Estados miembros de la UE, un derecho a no ser discriminados a la hora de contratar productos financieros y aseguradores e, incluso, a la hora de acceder a un empleo, entre otras cosas. Podemos afirmar que el «derecho al olvido oncológico» se configura como una clara reivindicación de las asociaciones, organizaciones y fundaciones centradas en la lucha contra el cáncer con motivo de las condiciones más gravosas que tienen que afrontar todas aquellas personas que han sufrido esta enfermedad a la hora de contratar productos o servicios como créditos, seguros o hipotecas. La UE ha sido y es conocedora de esta singular y sensible situación desde hace tiempo. En este sentido, subrayamos el fuerte impulso y promoción llevada a cabo por parte de la UE a los efectos de urgir y reclamar a los Estados miembros a que regulen dentro del límite marcado en la propia Resolución del Parlamento Europeo, el «derecho al olvido oncológico» y, que por el momento, se trata de una medida que ha sido adoptada únicamente por países pioneros como Francia, que fue el primer país en introducir en el año 2016 medidas contra la discriminación financiera de las personas supervivientes de cáncer, aunque ha ido introduciendo nuevas modificaciones y que se recogen en la LOI nº 2022-270 du 28 février 2022 pour un accès plus juste, plus simple et plus transparent au marché de l'assurance emprunteur (arts. 1 a 8). En el caso de Francia, por ejemplo, para algunos tipos de tumores la normativa establece un plazo de tres años desde que remite la enfermedad para tener derecho al olvido oncológico; también Bélgica (2019), que, en este caso, la normativa belga que se ocupa de esta cuestión es muy singular al respecto ya que para que el paciente pueda beneficiarse de este "derecho al olvido oncológico" establece un plazo diferente dependiendo del tipo de cáncer de que se trate, e igualmente, se tiene en cuenta la edad en la que se produce el diagnóstico, como se contempla en el Arrêté royal du 26 mai 2019, déterminant une grille de référence relative au droit à l'oubli en certaines assurances de personnes visée á l'article 61/3 de la loi du 4 avril 2014 aux assurances. Así, en la legislación belga, se limita los plazos a un año para el caso del cáncer de mama, de cérvix y de piel, a tres años para el cáncer de tiroides, ocho años para el cáncer de riñón o seis años para un tumor testicular, entre otros; Países Bajos (2020), que establece el poder acogerse a este derecho a los pacientes que hayan superado la enfermedad a los 10 años de su diagnóstico y sin recaída y un plazo de cinco años si se detectó la enfermedad con menos de 21 años, tal cual se establece en los arts. 1 a 5 del Besluit van 2 november 2020, houdende regels voor verzekeringskeuringen van ex-kankerpatiënten ten behoeve van het afsluiten van overlijdensrisicoverzekeringen en uitvaartverzekeringen; Luxemburgo (2020), cuya normativa, al igual que ocurre en Bélgica, establece un plazo diferente para que el paciente se pueda acoger al "droit à l'oubli", dependiendo del tipo de cáncer de que se trate, así como de la edad en la que se produce el diagnóstico, regulación que lleva por rúbrica Convention "droit à l'oubli" s'assurer et emprunter avec un risque de sante aggrave en raison d'une pathologie cancereuse ou d'une infection virale a l'hepatite C ou d'une infection par le VIH (29/10/2019), en vigor desde el 1 de enero de 2020; y Portugal (2021), cuya normativa se decanta por disponer que ninguna entidad de crédito o aseguradora en un contexto precontractual podrá recabar o disponer de información de salud en este tipo de contextos siempre que hayan transcurrido 10 años desde la finalización del protocolo terapéutico, cuando hayan transcurrido cinco años desde el final del protocolo terapéutico si la patología fue detectada antes de los 21 años y, en último lugar, cuando hayan transcurrido dos años de protocolo terapéutico controlado y efectivo (art. 3 de la Lei n.º 75/2021, de 18 de novembro. Reforça o acesso ao crédito e contratos de seguros por pessoas que tenham superado ou mitigado situações de risco agravado de saúde ou de deficiência, proibindo práticas discriminatórias e consagrando o direito ao esquecimento, alterando a Lei n.º 46/2006, de 28 de agosto, e o regime jurídico do contrato de seguro). Ello nos demuestra que la gran mayoría de los Estados miembros aún no contemplan una regulación al respecto. En el caso de España, ha sido muy recientemente cuando se ha regulado por primera vez el denominado «derecho al olvido oncológico», concretamente, en el Real Decreto-ley 5/2023, de 28 de junio, por el que se adoptan y prorrogan determinadas medidas de respuesta a las consecuencias económicas y sociales de la Guerra de Ucrania, de apoyo a la reconstrucción de la isla de La Palma y a otras situaciones de vulnerabilidad; de transposición de Directivas de la Unión Europea en materia de modificaciones estructurales de sociedades mercantiles y conciliación de la vida familiar y la vida profesional de los progenitores y los cuidadores; y de ejecución y cumplimiento del Derecho de la Unión Europea, publicado en el Boletín Oficial del Estado (BOE) el 29/06/2023.

De acuerdo con Reyes (2023, párr. 1), "es un avance extraordinario y fundamental para los pacientes y para los supervivientes de cáncer". El paso que ha dado España al reconocer este derecho se basa realmente en la estrategia global y coordinada en la lucha a nivel de la UE contra el cáncer, en la que se recomienda a los Estados miembros el establecer toda aquella medida y se les insta a nivel supranacional a que regulen en sus ordenamientos internos el derecho al olvido oncológico, a muy tardar hasta el año 2025, con la finalidad de evitar la discriminación de todas aquellas personas que han sobrevivido a esta enfermedad. Recordemos que España era uno de los países miembros que hasta hace poco tiempo carecía de regulación interna al respecto. En este sentido, hemos de resaltar el papel tan significativo que ha tenido la UE en esta materia, siendo la consecuencia directa el hecho de que todos los Estados miembros deban que tener una regulación en la materia en sus ordenamientos internos a cierre del año 2025.

Con motivo de la nueva regulación, se declararán nulas todas aquellas cláusulas que se basen en los antecedentes oncológicos que excluyan o que discriminen a la hora de contratar productos o servicios financieros, así como seguros. Desde hacía tiempo, llevaba siendo necesaria una regulación en este sentido y que con ello se impida el tener en cuenta los antecedentes oncológicos de los asegurados. Lo cierto es que la regulación española se inspira en los avances que se han llevado a cabo en Estados miembros precedentes como Francia, Bélgica, Luxemburgo, Países Bajos y Portugal.

Una cuestión importante a destacar en la nueva regulación española es que a pesar de que el Parlamento Europeo proponía en su Resolución a los Estados miembros que garantizaran este derecho 10 años después del final del tratamiento y, por otro lado, planteaba un plazo inferior de cinco años para todos aquellos pacientes que hubiesen recibido un diagnóstico de la enfermedad siendo éstos menores de edad, lo cierto es que, en la legislación española, finalmente se recoge y se acorta el plazo propuesto en la Resolución del Parlamento Europeo y se ha optado por un único plazo de cinco años para todas las personas que hayan superado la enfermedad y que haya remitido por completo, con independencia de la edad a la que se le diagnosticaron. De esta forma, nos encontramos ante un plazo importante ya que en otros Estados miembros de la UE en los que este derecho se encuentra regulado, se establece un plazo de 10 años a partir del cual y una vez remitida con carácter absoluta la enfermedad, comenzará a aplicarse el "derecho al olvido oncológico".

4.3. Especial referencia al marco legislativo del "derecho al olvido oncológico" en España

En el caso de España, urgía contar con una normativa que regulase este tipo de situaciones. Es por ello que se ha dado cumplimiento recientemente a la Resolución del Parlamento Europeo, de 16 de febrero de 2022, sobre el refuerzo de Europa en la lucha contra el cáncer: hacia una estrategia global y coordinada (2020/2267 (INI)). De esta forma, el Real Decreto-ley 5/2023 modifica, en este tema, el texto refundido de la Ley General para la Defensa de los Consumidores y Usuarios y otras leyes complementarias, aprobado por Real Decreto Legislativo 1/2007, de 16 de noviembre y, por otro lado, modifica también la Ley 50/1980, de 8 de octubre, de Contrato de Seguro, para hacer efectivo el «derecho al olvido oncológico», ambas modificaciones con entrada en vigor en fecha 30/06/2023. El art. 210 del Real Decreto-ley 5/2023, modifica la disposición adicional única del texto refundido de la Ley General para la Defensa de los Consumidores y Usuarios y otras leyes complementarias, aprobado por Real Decreto Legislativo 1/2007, de 16 de noviembre, y pasa a tener la siguiente redacción:

"1. Serán nulas aquellas cláusulas, estipulaciones, condiciones o pactos que excluyan a una de las partes por tener VIH/SIDA u otras condiciones de salud. Asimismo, será nula la renuncia a lo estipulado en esta disposición por la parte que tenga VIH/SIDA u otras condiciones de salud.

2. Serán nulas aquellas cláusulas, estipulaciones, condiciones o pactos que excluyan a una de las partes por haber padecido cáncer antes de la fecha de suscripción del contrato o negocio jurídico, una vez que hayan transcurrido cinco años desde la finalización del tratamiento radical sin recaída posterior. Al efecto, de forma previa a la suscripción de un contrato de consumo, independientemente del sector, no se podrá solicitar a la persona consumidora información oncológica una vez que hayan transcurrido cinco años desde la finalización del tratamiento radical sin recaída posterior. Asimismo, será nula la renuncia a lo estipulado en esta disposición por la parte que haya padecido cáncer en los casos anteriores.

3. El Gobierno, mediante real decreto, podrá modificar los plazos establecidos en la presente disposición, conjuntamente o para patologías oncológicas específicas, en función de la evolución de la evidencia científica».

En todos los casos, el "derecho al olvido oncológico" implica que deben haber transcurrido cinco años desde la finalización del tratamiento radical sin recaída posterior. Asimismo, la norma recoge que se habilita al Gobierno para modificar estos plazos en función de la evolución de las evidencias científicas. Igualmente, y como hemos comentado en líneas anteriores, el art. 209 del Real Decreto-ley 5/2023 ha introducido grandes cambios en la Ley de Contrato de Seguro (LCS). A partir de ahora, y de acuerdo con el art. 10 de la LCS, en su último párrafo, quienes contraten un seguro de vida (tomadores del seguro) así como los asegurados, no estarán obligados a declarar a las compañías aseguradoras con carácter previo a la suscripción del seguro que han padecido cáncer una vez que hayan pasado cinco años de la finalización del tratamiento y no haya habido recaída posterior. Una vez transcurrido dicho plazo de cinco años, el asegurador no podrá considerar la existencia de antecedentes oncológicos a efectos de la contratación del seguro, quedando prohibida todo tipo de discriminación o restricción a la contratación por este motivo. De igual forma, la compañía aseguradora no podrá tener en cuenta el historial oncológico del tomador ni tampoco establecer mecanismos específicos de contratación para los tomadores que hayan superado el cáncer y se extiende el vicio de nulidad de las cláusulas contractuales que incluyan referencias a estos hechos. A mayor abundamiento, el art. 10 de la LCS queda redactado como sigue:

> *"El tomador del seguro tiene el deber, antes de la conclusión del contrato, de declarar al asegurador, de acuerdo con el cuestionario que éste le someta, todas las circunstancias por él conocidas que puedan influir en la valoración del riesgo. Quedará exonerado de tal deber si el asegurador no le somete cuestionario o cuando, aun sometiéndoselo, se trate de circunstancias que puedan influir en la valoración del riesgo y que no estén comprendidas en él.*
>
> *El asegurador podrá rescindir el contrato mediante declaración dirigida al tomador del seguro en el plazo de un mes, a contar del conocimiento de la reserva o inexactitud del tomador del seguro. Corresponderán al asegurador, salvo que concurra dolo o culpa grave por su parte, las primas relativas al período en curso en el momento que haga esta declaración.*
>
> *Si el siniestro sobreviene antes de que el asegurador haga la declaración a la que se refiere el párrafo anterior, la prestación de éste se reducirá proporcionalmente a la diferencia entre la prima convenida y la que se hubiese aplicado de haberse conocido la verdadera entidad del riesgo. Si medió dolo o culpa grave del tomador del seguro quedará el asegurador liberado del pago de la prestación.*
>
> *El tomador de un seguro sobre la vida no está obligado a declarar si él o el asegurado han padecido cáncer una vez hayan transcurridos cinco años desde la finalización del tratamiento radical sin recaída posterior. Una vez transcurrido el plazo señalado, el asegurador no podrá considerar la existencia de antecedentes oncológicos a efectos de la contratación del seguro, quedando prohibida toda discriminación o restricción a la contratación por este motivo.»*

También se modifica la disposición adicional quinta, relativa a la *"no discriminación por razón de VIH/SIDA, por haber padecido un cáncer o por otras condiciones de salud"* y que queda redactada como sigue:

> *"1. No se podrá discriminar a las personas que tengan VIH/SIDA, ni por otras condiciones de salud. En particular, se prohíbe la denegación de acceso a la contratación, el establecimiento de procedimientos de contratación diferentes de los habitualmente utilizados por el asegurador o la imposición de condiciones más onerosas, por razón de tener VIH/SIDA, o por otras condiciones de salud, salvo que se encuentren fundadas en causas justificadas, proporcionadas y razonables, que se hallen documentadas previa y objetivamente.*
>
> *2. En ningún caso podrá denegarse el acceso a la contratación, establecer procedimientos de contratación diferentes de los habitualmente utilizados por el asegurador, imponer condiciones más onerosas o discriminar de cualquier otro modo a una persona por haber sufrido una patología oncológica, una vez transcurridos cinco años desde la finalización del tratamiento radical sin recaída posterior.*
>
> *3. El Gobierno, mediante real decreto, podrá modificar los plazos establecidos en el apartado anterior y en el último párrafo del artículo10 conjuntamente o para patologías oncológicas específicas, en función de la evolución de la evidencia científica".*

5. DISCUSIÓN

En todo este contexto surgen varias discusiones. La primera de ellas, es la referida al hecho de que es la UE la que, una vez más, da el impulso, insta y reclama a los Estados miembros a través de un único instrumento jurídico, la regulación del "derecho al olvido oncológico". A partir del momento en que cada Estado miembro contemple en sus legislaciones internas este "derecho al olvido oncológico, tanto en los formularios de contratación de cualquier servicio financiero o bancario, así como en los formularios de contratación de seguros, no se podrá preguntar a los pacientes si han padecido cáncer ya que, en el caso de España, una vez transcurridos los cinco años que prevé la legislación española, ese tipo de cuestionario sería completamente ilegal.

En segundo lugar, otra discusión obedece al hecho de no estar completamente de acuerdo con la forma de regular este derecho en España, esto es, nos referimos al hecho de que se ha aprobado por vía de urgencia a través de la figura del Real Decreto-ley junto con otras medidas como regulación de determinadas medidas de respuesta a las consecuencias económicas y sociales de la Guerra de Ucrania, de apoyo a la reconstrucción de la isla de La Palma y a otras situaciones de vulnerabilidad; de transposición de Directivas de la Unión Europea en materia de modificaciones estructurales de sociedades mercantiles y conciliación de la vida familiar y la vida profesional de los progenitores y los cuidadores.

En tercer y último lugar, otra gran discusión gira en torno a la interpretación de las normas en cuestión. El Real Decreto-ley 5/2023, supone un gran avance, pero abre otros campos y cuestiones en las que hay que seguir trabajando. De hecho, la redacción de la norma contiene términos confusos e imprecisos lo que va a generar en algún momento problemas entre las aseguradoras y asegurados. Para Sánchez (2023, párr. 6), "muchos de estos conflictos e interpretaciones de la norma acabarán resolviéndose por los tribunales".

En relación con el art. 10 de la LCS, existe una cierta problemática y es que dicha disposición establece en su primer párrafo que *"el tomador del seguro tiene el deber, antes de la conclusión del contrato, de declarar al asegurador, de acuerdo con el cuestionario que éste le someta, todas las circunstancias por él conocidas que puedan influir en la valoración del riesgo. Quedará exonerado de tal deber si el asegurador no le somete cuestionario o cuando, aun sometiéndoselo, se trate de circunstancias que puedan influir en la valoración del riesgo y que no estén comprendidas en él".*

Bien sabemos que, a la hora de decidir si se quiere cubrir un riesgo o no y en qué condiciones hacerlo (fundamentalmente, a qué precio/prima), las compañías aseguradoras de vida incluyen en el cuestionario preguntas sobre las enfermedades o patologías preexistentes del asegurado, operaciones a las que haya sido sometido, antecedentes familiares, entre otros datos más. Así, si el tomador/asegurado omite voluntariamente dichas dolencias o patologías previas, la aseguradora puede quedar exonerada de la obligación de indemnizar el siniestro conforme a lo dispuesto en el art. 10 de la LCS, en virtud del cual se prevé que si medió dolo o culpa grave del tomador del seguro quedará la compañía aseguradora liberada del pago de la prestación. Pero con la nueva medida que se recoge en el Real Decreto-ley 5/2023, el tomador no tendrá la obligación de declarar que ha padecido cáncer y, en consecuencia, las aseguradoras no conocerán este dato y no podrán tenerlo en cuenta a la hora de valorar el riesgo que se proponen cubrir para decidir si cubrirlo o no y, en su caso, en qué condiciones (prima, coberturas, exclusiones, etc.). Ahora bien, siendo evidente que el tomador/asegurado no está obligado a declarar en el cuestionario de salud que ha padecido cáncer, una vez transcurridos cinco años desde la finalización del tratamiento, nos cuestionamos pregunta si debe declarar aquellas patologías que puedan derivarse directa o indirectamente del cáncer o del tratamiento (como pueden ser, por ejemplo, la radioterapia o quimioterapia) y que tienen incidencia directa en la salud del paciente. Otra cuestión que provoca confusión y dudas es qué debe de entenderse por "antecedentes oncológicos", "tratamiento radical" o "recaída posterior". Preocupa también el hecho de qué va a suceder con ciertas patologías derivadas o asociadas a los tratamientos que se reciban. A nuestro modo de ver, se trata de conceptos indeterminados y genéricos que no llegan a quedar del todo claros. La respuesta a estas preguntas tampoco sigue sin estar bien explicada y regulada en la norma, a diferencia de lo que ocurre en las legislaciones de otros Estados miembros (Francia, Bélgica, Luxemburgo, Países Bajos y Portugal). En su virtud, hay que clarificar las disposiciones que hacen referencia al "derecho al olvido oncológico" en España. Sin perjuicio de que la iniciativa y la regulación del "derecho al olvido oncológico" persigue un objetivo plausible, el empleo de la vía de urgencia y la técnica legislativa empleada (mejorable, a nuestro juicio), puede derivar en un incremento de la inseguridad jurídica y disentimientos entre aseguradoras y asegurados sobre si se ha incumplido o no el deber de declaración del riesgo conforme a lo dispuesto en el art. 10 de la LCS. Por lo tanto, en muchas ocasiones será difícil determinar qué patologías previas derivan del cáncer padecido (que no sería necesario comunicar), o del tratamiento médico (como la quimioterapia o la radioterapia) y cuáles no, lo que acabará en una mayor judicialización de asuntos en los tribunales que, además, será necesario recurrir a periciales médicas, repercutiendo todo ello en un incremento de los costes legales para resolver todos estos interrogantes y lagunas.

6. CONCLUSIONES

La UE ha venido a dar impulso y a poner el "derecho al olvido oncológico" en la agenda social de los Estados miembros, entre ellos, España. Legislar el "derecho al olvido oncológico" supone garantizar los derechos de las personas con antecedentes de cáncer. A nuestro modo de ver, el "derecho al olvido oncológico" supone una medida inspirada en la normativa de protección de datos de los pacientes o expacientes que hayan superado un cáncer y con ello se pretende garantizar a todas las personas que hayan sobrevivido a dicha enfermedad, el acceso en igualdad de condiciones a determinados productos como son las hipotecas, los préstamos personales o los seguros de vida, entre otros. Con este tardío, pero merecido reconocimiento, finaliza la revictimización de la persona superviviente de la enfermedad. En el caso de España, urgía contar con una normativa que regulara dicha cuestión, a los efectos de que aseguradoras y bancos no se excedan a la hora de solicitar a estas personas información médica relacionada con alguna patología cancerosa. España, a diferencia de otros Estados miembros, como Bélgica y Luxemburgo no establece un plazo diferente para cada tipología de cáncer, sino que únicamente fija un plazo de cinco años para cualquier tipo de cáncer.

Una normativa de esta importancia, que modifica la LCS o La Ley de Defensa de Consumidores y Usuarios hubiese necesitado en nuestro país de una aprobación más detallada y definida, con vistas de evitar problemas a futuro como con toda probabilidad van a surgir. No debemos de olvidar que en España contamos también con la Agencia Española de Protección de Datos (AEPD) a los efectos de poder garantizar el principio de información mínima que no resulte necesaria y ante cuyo organismo se pueda denunciar cualquier solicitud de información que esté fuera de lugar. Hemos de resaltar que, en España, donde hasta la fecha sólo había una legislación similar para los afectados por el VIH/SIDA, pero no para las personas que hubiesen superado un cáncer. En cualquier caso, pese a la regulación tardía en España de este "derecho al olvido oncológico" y teniendo en cuenta la perspectiva comparada con otros países pioneros de la UE (tal es el caso de Francia en el año 2016), además de tener en cuenta todos los problemas legales que hemos desarrollado en esta investigación, es plausible y elogiable el poder contar con esta normativa a no tenerla en nuestro país, existiendo así una regulación y una contratación más justa para personas que ya han sufrido discriminaciones por el simple motivo de haber sufrido un cáncer. Ahora bien, consideramos que muy a corto van a ser necesarios ajustes legislativos a esta aprobación, es preciso que se hagan y correctamente, aunque en este momento lo más primordial sea tener esta norma que regule el derecho al olvido oncológico, siendo especial protagonista en este logro la UE.

7. REFERENCIAS

Arrêté royal du 26 mai 2019, déterminant une grille de référence relative au droit à l'oubli en certaines assurances de personnes visée á l'article 61/3 de la loi du 4 avril 2014 aux assurances (Moniteur belge 14/06/2019). https://kce.fgov.be/sites/default/files/2021-11/ARKB%2026.05.2019_0.pdf

Besluit van 2 november 2020, houdende regels voor verzekeringskeuringen van ex-kankerpatiënten ten behoeve van het afsluiten van overlijdensrisicoverzekeringen en uitvaartverzekeringen (Besluit verzekeringskeuringen ex-kankerpatiënten). Daton publicatie 17/11/2020. Jaargang en nummer: Staatsblad 2020, 453, https://zoek.officielebekendmakingen.nl/stb-2020-453.html

Convention "droit à l'oubli" s'assurer et emprunter avec un risque de sante aggrave en raison d'une pathologie cancereuse ou d'une infection virale a l'hepatite C ou d'une infection par le VIH (29/10/2019). https://n9.cl/zbnr8

Federación Española de Padres de Niños con Cáncer (FEPNC) (14 de abril de 2023). ¿Qué es el derecho al olvido oncológico? https://cancerinfantil.org/cancerinfantil-org-derecho-al-olvido-oncologico/

Informe *Jóvenes y Leucemia: más allá de sobrevivir* (noviembre de 2022). Fundación Josep Carreras contra la leucemia, 1-72

Lei n.º 75/2021, de 18 de novembro. Reforça o acesso ao crédito e contratos de seguros por pessoas que tenham superado ou mitigado situações de risco agravado de saúde ou de deficiência, proibindo práticas discriminatórias e consagrando o direito ao esquecimento, alterando a Lei n.º 46/2006, de 28 de agosto, e o regime jurídico do contrato de seguro. Disponible en: https://n9.cl/qva5x

Ley 50/1980, de 8 de octubre, de Contrato de Seguro (BOE núm. 250, de 17/10/1980)

LOI nº 2022-270 du 28 février 2022 pour un accès plus juste, plus simple et plus transparent au marché de l'assurance emprunteur, articles 1 á 8. https://www.legifrance.gouv.fr/jorf/id/JORFTEXT000045268729

Maza, J. (20 de julio de 2023). ¿Qué supone para los supervivientes de cáncer el derecho al olvido oncológico?. *Diario ABC de Sevilla. https://n9.cl/rv3a4k*

Real Decreto-ley 5/2023, de 28 de junio, por el que se adoptan y prorrogan determinadas medidas de respuesta a las consecuencias económicas y sociales de la Guerra de Ucrania, de apoyo a la reconstrucción de la isla de La Palma y a otras situaciones de vulnerabilidad; de transposición de Directivas de la Unión Europea en materia de modificaciones estructurales de sociedades mercantiles y conciliación de la vida familiar y la vida profesional de los progenitores y los cuidadores; y de ejecución y cumplimiento del Derecho de la Unión Europea (BOE núm. 154, de 29/06/2023)

Resolución del Parlamento Europeo, de 16 de febrero de 2022, sobre el refuerzo de Europa en la lucha contra el cáncer: hacia una estrategia global y coordinada (2020/2267 (INI))

Reyes, R. (27 de junio de 2023). Es un avance extraordinario. *El Periódico de España*. *https://n9.cl/i7rli*

Sánchez, L. J. (7 de julio de 2023). Consumidores y juristas reclaman al Gobierno más claridad en la regulación del derecho al olvido oncológico. *Economist & Jurist*, pp. 1-5

Texto refundido de la Ley General para la Defensa de los Consumidores y Usuarios y otras leyes complementarias, aprobado por Real Decreto Legislativo1/2007, de16 de noviembre (BOE núm. 287, de 30/11/2007)

Zamora Manzano, J.L. y Ortega González, T.W. (18 de mayo de 2023). El derecho al olvido oncológico para eliminar la discriminación de bancos y aseguradoras. *The Conversation*. https://n9.cl/yk25p

CARACTERIZACIÓN DE LA FUNCIÓN PULMONAR Y LA FUNCIONALIDAD EN POBLACIÓN RECUPERADA DE COVID -19

Sandra Edith González Vargas[1]

El presente texto nace en el marco de la convocatoria de investigación 2021 de la Universidad de los Llanos, en Villavicencio Meta, Colombia.

1. INTRODUCCIÓN

Las consecuencias y los efectos causados por la pandemia del COVID-19 desde el primer caso informado, no dejan más que datos que avalan la necesidad de más estudios. Un gran número de personas se ha visto afectada por el nuevo coronavirus, existiendo la hipótesis de la permanencia de secuelas. Pronto se hizo evidente que los pulmones no eran el unico organo afectado, las complicaciones vasculares tambien fueron un problema (Oudkerk M et al, 2020, pag. 297). En la mayoría de los pacientes que sobrevivieron a la enfermedad, la curacion no fue complicada. Sin embargo, un numero signiicativo de pacientes tuvieron anomalias demostrables durante un periodo prolongado, y algunas de esas anomalias se volvieron cronicas y provocaron discapacidad (Wu X, Li u X, Zhou Y, et al, 2021, pag. 749) por lo tanto, los riesgos para la salud causados por el Coronavirus-19 son altamente impredecibles y provocan pérdidas irreparables. Estos estudios estan demostrando los hallazgos a largo plazo en COVID-19 (Stewart I, Jacob J, George PM, et al 2022, pag. 702) asi como el patron cambiante de la enfermedad despues de los efectos de los programas de vacunación y las diferentes variantes.

La infección por el virus SARS-CoV-2 ha causado una serie de afecciones respiratorias, incluyendo neumonía, SDRA y síndrome de dificultad respiratoria aguda. Estas afecciones tienen un efecto directo en el sistema respiratorio, ya que la inflamación en las vías respiratorias dificulta la respiración y reduce la capacidad de los pulmones para transportar oxígeno al cuerpo.

Además de la dificultad respiratoria, los síntomas causados como fiebre, fatiga, dolor de cabeza, dolores e inflamaciones musculares y articulares debilitan al paciente y reducen su capacidad para realizar actividades cotidianas, reducen significativamente la calidad de vida. El impacto a largo plazo sobre las afectaciones a la funcionalidad es otro aspecto necesario a investigar y hasta el momento desconocido.

El reporte para este momento de investigación respecto a la situación COVID-19 en Colombia se obtiene a partir del boletín No. 293 - 8 de marzo 2023 publicado en la página

---

1. Universidad de los Llanos, Villavicencio, Meta-Colombia.

oficial de la organización panamericana de la salud, donde muestra que a la fecha Colombia reporta 6.360.780 casos (691 casos nuevos 3 al 8 de marzo) con un incremento nacional del 0,01% y 142.639 defunciones (10 muertes nuevas del 3 al 8 de marzo) con un aumento nacional del 0,07%, siendo los departamentos y distritos que presentaron los aumentos relativos más altos de COVID-19 en la última semana: Amazonas 0.05% (4), Cesar 0.02% (25), Bogotá 0.02% (388), Cartagena 0.01% (23), Sucre 0.01% (8), Arauca 0.01% (2), Córdoba 0.01% (13), Santander 0.01% (29), Boyacá 0.01% (11), Cundinamarca 0.01% (25). En cuanto al departamento del Meta se han presentado un total de 107,615 casos de los cuales 2,611 han terminado en deceso.

Para la Organización Mundial de la salud el Covid-19 es ahora un problema de salud establecido y en curso que ya no constituye una emergencia de salud pública sin embargo sigue representando una amenaza de salud mundial.

2. OBJETIVOS

GENERAL

Describir las características de la función pulmonar en una muestra de la población recuperada de Covid 19 de la ciudad de Villavicencio- Meta.

ESPECÍFICOS

Indagar por la población que manifestó síntomas respiratorios por Covid 19 y clasificar la muestra representativa en los aspectos sociodemográficos como sexo, edad, ocupación, dirección de residencia, nivel de actividad física.

Evaluar la función pulmonar en la muestra seleccionada con aplicación de pruebas espirométricas.

Establecer el perfil de afectación de la función pulmonar sobre la funcionalidad de la muestra seleccionada de acuerdo con la interpretación de los resultados de las pruebas de espirometría.

3. METODOLOGÍA

La presente investigación se construyó desde el enfoque cuantitativo. A partir de este enfoque, se desarrolló un estudio observacional analítico de corte transversal o de prevalencia, diseñado para identificar las secuelas producidas a nivel pulmonar en personas recuperadas del virus SarCov2 durante la situación de pandemia COVID-19 en la ciudad de Villavicencio y sus repercusiones en el desempeño funcional. La metodología se hizo explícita, a través de las siguientes fases o momentos:

-La primera fase de este trabajo de investigación fue la clasificación de los datos que se obtuvieron de la población que estuvo contagiada de Covid-19, datos que fueron suministrados por la secretaría de salud del Meta. La información se organizó en una base de datos relacionando en primera medida el nombre con los datos de contacto, para proceder al envío de los cuestionarios a una muestra representativa.

-La segunda fase correspondió a la aplicación de los cuestionarios a la población. Para ello se contactaron los sujetos con el fin de suministrarles la información sobre los propósitos del estudio e indagar acerca de su aceptación de participar con el suministro de los datos incluidos en el cuestionario diseñado para "determinar la prevalencia de secuelas de SarCov2 en la ciudad de Villavicencio". A quienes aceptaron participar se les envió vía correo electrónico el cuestionario y el consentimiento informado bajo el diseño de cuestionarios de Google. En el caso de los participantes que no contaban con la opción de envío por correo electrónico, la información fue recolectada a través de una entrevista por llamada telefónica.

- La tercera fase correspondió al análisis de la información recolectada en los cuestionarios, a través del uso del programa Stata versión 6, el cual es un software estadístico que permite hacer análisis de datos más confiables y estadística descriptiva.
- La cuarta fase fue la invitación y aplicación de la espirometría a la población que cumplió con los criterios de inclusión y que no contó con los criterios de exclusión relacionados al rango de edad y situación de comorbilidades previas particularmente.
- La quinta fase fue la determinación del perfil de función pulmonar y sus afectaciones o no sobre el desempeño funcional de la población, de acuerdo con el concepto de calidad de vida con relación a la salud y sus percepciones, para finalmente elaborar los resultados y las conclusiones.

Hipótesis alterna

El Covid-19 y su impacto sobre la función pulmonar está asociado a la presencia de las características particulares de las variables sexo, edad, ocupación, sitio de residencia y nivel de actividad física.

Hipótesis nula

El Covid-19 y su impacto sobre la función pulmonar no se asocia a la presencia de las características particulares de las variables sexo, edad, ocupación, sitio de residencia y nivel de actividad física.

Población

- **Población Universo:**

La población predeterminada para efecto de esta investigación, son personas recuperadas de Covid-19 de la ciudad de Villavicencio y cuyo rango de edad estuvo entre los 18 a 65 años de edad al momento de la confirmación del virus, sin importar su género. Durante el año 2020 hubo 42485 personas reportadas al sistema como casos positivos, de los cuales 41619 tuvo un manejo de los síntomas en sus domicilios y 865 personas tuvieron un manejo hospitalario. Para el año 2021, la cifra ascendió a 68333 personas afectadas, de ellas 1664 fueron manejadas a nivel hospitalario y 66668 fueron manejadas en sus domicilios. Es de aclarar que la población manejada a nivel hospitalario, comprende la distinción entre alta y mediana complejidad, es decir manejo en cuidado intensivo y hospitalización general respectivamente.

- **Población Blanco:**

Para determinar la población blanco se tuvo en cuenta la cantidad de personas que siendo contactadas, dieron respuesta de aceptación de participación en el estudio, a través del registro de sus datos en el cuestionario denominado "cuestionario para determinación de la muestra que fue compartido utilizando número telefónico y correo electrónico, se obtuvieron 305 respuestas.

Está conformada por las tres categorías de acuerdo al tipo de manejo obtenido:

- Personas recuperadas que fueron manejadas como pacientes sintomáticos en aislamiento domiciliario con edades comprendidas entre los 18 y los 65 años.

- Personas recuperadas que fueron manejadas como pacientes sintomáticos ingresados en el hospital con edades comprendidas entre los 18 y los 65 años.
- Personas recuperadas que fueron manejadas como pacientes sintomáticos que requirieron soporte ventilatorio en cuidados intensivos con edades comprendidas entre los 18 y los 65 años.

Muestra

Para la selección de la muestra presente en el desarrollo de esta investigación se seleccionó una muestra probabilística, se utilizó el método aleatorio estratificado. Con una población de 305 personas, un 92% de confiabilidad y 8% de margen de error, la muestra poblacional calculada fue de 68 personas, se evaluaron en total 80 personas.

- Criterios de inclusión

- Personas que han superado el SARs-CoV-2
- Personas que cumplen con la edad requerida para el estudio, siendo esta desde los 18 años hasta 65 años
- Personas que registran en su totalidad los datos destacados en el cuestionario aplicado, cumpliendo con los requerimientos necesarios para el análisis de los datos.
- Personas que cumplen con los criterios establecidos por la ATS para la aplicación de la evaluación por espirometría.

- Criterios de exclusión

- Personas que presentan diagnóstico de enfermedades pulmonares como Epoc, Asma, Enfisema pulmonar, cáncer de pulmón y relacionadas y que cumplen con alguna de las contraindicaciones descritas en la hoja de filtro para la evaluación por espirometría.

- Criterios de eliminación

- Los datos suministrados por la persona son incompletos en el cuestionario aplicado del SARs-CoV-2 (ver anexo 2).
- No cumple con la cita para evaluación espirometrica.

Técnicas e instrumentos

- **Cuestionario SARs-CoV-2**

Para la recolección de la información se diseñaron las preguntas relacionadas al aspecto de funcionalidad, siendo parte del cuestionario descrito, en las preguntas número 23, 24, 25 y 26. Específicamente el cuarto bloque de este cuestionario, incluye preguntas relacionadas con la alteración de la funcionalidad presente en comparación con la situación antes de la infección con el virus SarCov2 y la percepción de calidad de vida con relación a la condición de salud de la población que estuvo contagiada. (anexo 1).

- **Cuestionario Proyecto Secuelas Covid-19: Características, frecuencia y grados de severidad.**

Este cuestionario busca recolectar información relacionada con las características y la frecuencia de presentación de las secuelas a nivel neurológico, músculo esquelético, funcional y la percepción que sobre la calidad de vida con relación a la salud manifiesta la población adulta recuperada del Covid-19, en la ciudad de Villavicencio, departamento del Meta.

Su participación con las respuestas a este cuestionario es muy valiosa. De antemano muchas gracias!. Por favor responda los siguientes datos generales:

EDAD:_____ SEXO:_____ESTATURA: _____ PESO:_____
CORREO ELECTRÓNICO:_____
¿Cuál fue la fecha aproximada de sus síntomas por Covid-19 confirmado? Día _____mes ____año___

Por favor marque con una "X" en la casilla que corresponde a su respuesta:

La atención de su enfermedad por Covid-19 fue:

En su domicilio		En el hospital		En una unidad de cuidado intensivo	

Tenía usted antes de enfermarse con Covid-19 diagnóstico de alguna de las siguientes enfermedades?:

Hipertensión arterial		Diabetes		Cáncer		Ninguna	
Enfermedad cardíaca		Artritis o artrosis		otra/cuál?			

Antes de enfermarse de Covid-19, cuántas veces a la semana practicaba Actividad Física o algún tipo de ejercicio o deporte al menos por 30 minutos diarios continuos?:

Siempre		Casi siempre		Algunas veces		Pocas veces		Nunca	

¿Cuántas veces ha sido diagnosticado con Covid-19?

Una vez		Dos veces		Más de dos veces	

Marque con una "x" la respuesta que corresponda a su estado de salud actual.

1. Luego de estar enfermo(a) a causa del COVID- 19 ¿Considera usted que el Covid-19 ocasiona secuelas en algún órgano o sistema?
SI/NO

2. Posterior a estar enfermo con Covid-19 ¿siente o sintió dolor en alguna parte de su cuerpo, al levantar objetos o realiza actividades domésticas que impliquen esfuerzo?

Siempre		Casi siempre		Algunas veces		Pocas veces		Nunca	

3. Posterior a estar enfermo con Covid-19, al momento de subir y bajar escaleras usted ¿requirió apoyo y se sintió fatigado?

Siempre		Casi siempre		Algunas veces		Pocas veces		Nunca	

4. Después de tener Covid-19, diría usted que su salud actual es mucho mejor ahora?:

Siempre		Casi siempre		Algunas veces		Pocas veces		Nunca	

5. Después de tener Covid-19, diría usted que su salud actual es mucho peor que antes del Covid-19?:

Siempre		Casi siempre		Algunas veces		Pocas veces		Nunca	

Anexo 1. Adaptación del cuestionario Secuelas Covid-19: Características, frecuencia y grados de severidad. Elaboración propia.

- Cuestionario inclusión- exclusión prueba de espirometría

Un cuestionario de criterios de inclusión-exclusión para la prueba de espirometría es una herramienta utilizada por profesionales de la salud para evaluar si un paciente cumple con los requisitos necesarios para realizar una prueba de espirometría. La espirometría es una prueba que mide la función pulmonar y se utiliza para diagnosticar enfermedades respiratorias como el covid-19, el asma, la enfermedad pulmonar obstructiva crónica (EPOC), la fibrosis pulmonar y en el caso de este proyecto la caracterización de la función pulmonar en personas recuperadas de covid-19. (anexo 2).

CUESTIONARIO CRITERIOS DE INCLUSIÓN- EXCLUSIÓN PARA PRUEBA DE ESPIROMETRIA

Nombre del paciente: _____**Edad:** _____

Objetivo: Determinar la muestra poblacional para la prueba espirometrica a partir de la indagación de antecedentes y contraindicaciones de la población universo para el Proyecto "caracterización de la función pulmonar en personas recuperadas de covid-19", de acuerdo con las normas para la realización de espirometrías por la Sociedad Americana de Tórax ATS y la Sociedad Respiratoria Europea ERS (Benítez-Pérez, y otros, 2016).

ANTECEDENTES:

- Tabaquismo ¿Actualmente es fumador? Activo ___ Exfumador ___
- Exposición a humos de biomasa: exposición laboral u ocupacional. ¿Ha trabajado durante 5 o más años con exposiciones a humos, vapores o polvos? Sí ___ No ___
- ¿Sufre de alguna enfermedad pulmonar, Infección contagiosa y/o activa? (respiratoria o sistémica, incluida tuberculosis, hemoptisis, secreciones mucosas significativas, lesiones orales o sangrado oral). Sí ___ No ___ Cuál:_____
- ¿Tuvo alguna cirugía reciente? Para cirugía intratorácica e intraabdominal (neumotórax; es necesario esperar 5 semanas posteriores a cirugía torácica o abdominal). Sí ___ No ___ Cuál:_____
- ¿Está embarazada? Sí ___ No ___ No aplica_____
- ¿Tiene alguna contra-indicación medicada para realizar un test de esfuerzo sub-máximo?. Sí ___ No ___ Cuál:_____
- ¿Sufre de hipertensión arterial?. Sí ___ No ___
- ¿Tiene antecedentes de hipertensión intracraneal?. Sí ___ No ___
- ¿Sufre de Glaucoma? Sí ___ No ___

Resultado:
Aplica_____
No aplica _____

Referencias

Benítez-Pérez, R. E., Torre-Bouscoulet, L., Villca-Alá, N., Río-Hidalgo, R. F., Pérez-Padilla, r., Vásquez-García, J. C.,Gochicoa-Rangel, L. (Abril-Junio de 2016). Espirometría: recomendaciones y procedimiento. Neumol Cir Torax, 75(2), 173-190.

Anexo2. Cuestionario criterios de inclusión- exclusión para prueba de espirometría.

- Protocolo de Espirometría

Las evaluaciones espirometricas se aplicaron siguiendo el protocolo construido para tal fin, basado en los criterios de estandarización para pruebas de espirometría de la sociedad americana de Tórax y de la Sociedad Europea respiratoria y teniendo en cuenta el flujograma descrito por Rivero-Yeverino, Daniela, 2019, pag. 82.

- Equipo: espirómetro microQuark COSMED

Se utilizó un espirómetro de turbina portátil (cumpliendo con los requerimientos mínimos establecidos internacionalmente y adecuadamente calibrado) que arrojó los resultados de utilidad clínica validada según el informe de las Sociedades Americana y Europea de Enfermedades Respiratorias ATS/ERS 2017 así:

- CVF Capacidad vital forzada
- VEF1 Volumen espiratorio forzado en el primer segundo
- Relación VEF1 /CVF.

- Consentimiento Informado

Se diseñó cumpliendo con los principios éticos y legales que buscan proteger los derechos y el bienestar de los participantes o pacientes, garantizando que las personas estén debidamente informadas y tengan la capacidad de tomar decisiones informadas, se promueve la autonomía y se fomenta una relación de confianza entre los investigadores y los individuos involucrados en el estudio o tratamiento. Proporcionó la información sobre los objetivos del estudio, el manejo de la información, la protección y la privacidad en el uso de la información y la obtención de la aprobación de los sujetos participantes. Fué diligenciado por los participantes previo a la realización de la espirometría.

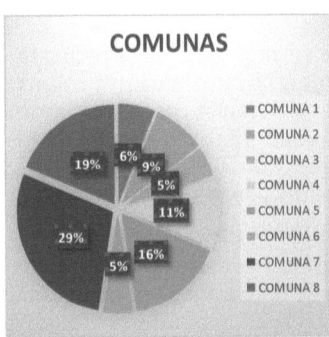

Figura 1. Distribución de los lugares de residencia de la muetra por comunas.

4. RESULTADOS

Cuestionario secuelas Covid-19: funcionalidad

Un pequeño porcentaje de los participantes 4,9% afirma que su salud actual siempre es mucho mejor después de haber tenido COVID-19, el 16,4% indica que casi siempre se siente mucho mejor, mientras que otro 18% lo experimenta algunas veces. Por otro lado, el 19,7% de los encuestados indica que pocas veces percibe una mejora en su salud actual después de la infección y por último, el mayor porcentaje de los participantes 41% afirma que nunca experimenta una mejoría en su salud después de haber tenido COVID-19.

Estos resultados reflejan una variabilidad en la percepción de la salud después de la infección por COVID-19. Es importante tener en cuenta que esta percepción subjetiva puede estar influenciada por diversos factores, como la gravedad de la enfermedad inicial, las condiciones preexistentes y otros factores individuales.

Una proporción significativa de los encuestados experimenta dolor en alguna parte de su cuerpo con frecuencia variable después de haberse recuperado del COVID-19, un 9,8% reportó sentir dolor siempre, mientras que un 8,2% lo experimenta casi siempre, también un 27,9% indicó haber sentido dolor algunas veces, y un 16,4% lo experimentó pocas veces. Por otro lado, un 37,7% de los participantes afirmaron no haber sentido dolor en ninguna ocasión.

Una proporción considerable de los participantes ha experimentado dificultades al subir y bajar escaleras después de su recuperación del COVID-19. El 4,9% afirma que siempre requiere apoyo y se siente fatigado en estas situaciones, mientras que el 6,6% lo experimenta casi siempre. Además, el 21,3% indicó que esto ocurre algunas veces, y el 27,9% lo experimenta pocas veces. Por otro lado, el 39,3% de los encuestados afirmó nunca requerir apoyo y no sentir fatiga al subir y bajar escaleras, estos resultados reflejan las posibles secuelas físicas y la debilidad asociadas con el COVID-19. La fatiga y la necesidad de apoyo al realizar actividades que antes eran consideradas rutinarias, como subir y bajar escaleras, pueden indicar un impacto significativo en la capacidad funcional y calidad de vida de los afectados.

La mayoría de los participantes 57,6% informó una duración de los síntomas en el rango de días, también, un 32,2% indicó que los síntomas persistieron durante varios meses, mientras que el 6,1% reportó una duración de años y por último, un 8,5% mencionó que los síntomas aún permanecen en el momento de la encuesta. Es importante tener en cuenta que estos resultados se basan en la información proporcionada por los encuestados y pueden estar sujetos a ciertas limitaciones, como la memoria o la percepción individual, es fundamental considerar que los síntomas y su duración pueden variar significativamente entre las personas, dependiendo de factores como la gravedad de la infección, las condiciones de salud preexistentes y la respuesta inmunológica de cada individuo.

Evaluación de la función pulmonar por espirometría

Se realizaron 80 espirometrías, los evaluados se distribuyen en 53 mujeres y 27 hombres. Las ocupaciones de la muestra se distribuyen en actividades como estudiantes, docentes, administrativos y trabajadores. 63 participantes presentaron nivel de actividad física (AF) sedentario, 13 participantes presentaron nivel de AF Activo y 4 participantes presento nivel de AF Atlético. 77 participantes tuvieron manejo domiciliario de sus síntomas por Covid-19, 2 tuvieron manejo por hospitalización general y la persona restante fue manejada en unidad de cuidado intensivo. El 30% de la muestra se encuentran en la juventud, el 59% en la adultez y el 11% restante en la vejez según clasificación de la OMS. De un total de 8 comunas que comprenden todos los barrios y población urbana de la ciudad, fueron las comunas 8 (19%), 7 (29%) y 5 (16%) la mayor representación de casos con afectaciones pulmonares siendo más del sesenta porciento del total de la muestra (Figura 1).

En cuanto a la CVF se puede determinar que el 7,7% de los hombres se encuentra por debajo del parámetro de normalidad (tomado como mayor o igual al 80%), lo que alude a un posible patrón restrictivo; las mujeres por su lado demuestran 8,6% que indica una restricción al flujo de aire. En cuanto al FEV1/FVC se puede determinar que entre las mujeres un 8,6% tienen un patrón obstructivo, en cuanto a los hombres el 7,7% presenta un patrón obstructivo. El 100% de los hombres se encuentran dentro del parámetro de normalidad de FEV1, las mujeres por su lado demuestran un 25% que cuentan con algún nivel de severidad en el patrón de obstrucción. De la totalidad de los evaluados 7,5% son obstructivos, 5% son restrictivos y 3,75% tiene un patrón mixto. Un total de 16,25% de la muestra presenta afecciones pulmonares post Covid-19.

	Estimate	Std. Error	t	value Pr(>|t|)
(Intercept)	-1.332.248	0.742875	-1.793	0.0771 .
OCUPACION	-0.035752	0.042813	-0.835	0.4064
COMUNA	0.070945	0.032584	2.177	0.0327 *
PATRON_NO	0.003413	0.005092	0.670	0.5048
RESTRICTIVO	0.013731	0.005604	2.450	0.0167 *
SEXO	0.281256	0.129354	2.174	0.0329 *
EDAD	-0.004562	0.004046	-1.128	0.2632

De acuerdo al análisis con un modelo lineal generalizado (GLM) con el paquete estadístico «R», se encontró que las variables COMUNA (dirección de residencia), PATRON RESTRICTIVO Y SEXO, tienen un Pvalue bajo, por lo tanto, permiten rechazar la hipótesis nula. De lo anterior se concluye que estas variables están asociadas. Lo anterior sugiere una mayor exposición al desarrollo de secuelas pulmonares en el sexo femenino, además dependiente del lugar de residencia.

5. DISCUSIÓN

Cherrez-Ojeda et al, 2022 afianzan la hipótesis del presente estudio al concluir que una proporción considerable de pacientes presentaron síntomas y alteraciones en la función pulmonar después de la infección por Covid-19 confirmando su hipótesis de trabajo de que "existen cambios a medio y largo plazo en la función respiratoria en pacientes recuperados de Covid-19" en su artículo titulado *Pulmonary evaluation of post-COVID-19 patients: an Ecuadorian experience*. Otros como el de Benavides et al 2021, también concluyen que existe una diferencia significativa de la función pulmonar en la espirometría antes y después de la infección por Covid-19, registrándose en una variación en los valores espirométricos, pero lo hacen posible teniendo valores de evaluaciones espirometricas antes de la presencia del virus.

Estudios como el de Mogensen, I et al, 2022, cuya hipótesis fue que el Covid-19 tiene un impacto negativo en la función pulmonar en adultos jóvenes, contradicen los hallazgos del presente estudio ya que concluyen que no se encontró evidencia de que el COVID-19 resulte en alteración de la función pulmonar espirométrica en una muestra basada en la población.

Al igual que el estudio de Bode SFN et al, 2022, cuya conclusión fue que la infección leve por SARS-CoV-2 en una cohorte de hogares que incluye niños, adolescentes y adultos no causó anomalías pulmonares funcionales persistentes, clínicamente relevantes, detectables con espirometría. Sin embargo, este estudio si afirma los hallazgos frente a la funcionalidad, ya que concluye al respecto que los síntomas persistentes autopercibidos como fatiga, reducción de la resiliencia física y disnea fueron más comunes en adultos, menos en adolescentes y raros en niños.

De los estudios analizados, muchos evalúan la función pulmonar con espirometría encontrando relación de severidad con la complejidad desarrollada del virus como el de Schmidt et al, 2022, que concluye que los pacientes que requirieron ingreso UCI, presentaron, al alta hospitalaria, reducción de la fuerza muscular respiratoria y cambios en la función pulmonar y el de Okan et al, 2022, que encontró que el volumen espiratorio forzado en el primer segundo (FEV1) y la capacidad vital forzada (FVC) de las pruebas de función pulmonar fueron significativamente más bajos en los individuos con severa/crítica enfermedad clínica en comparación con aquellos con enfermedad moderada.

Sin embargo, dados los hallazgos interpretados como secuelas pulmonares asociadas al Covid-19, se coincide con la afirmación de Vargas Centanaro, 2022, que concluye en su estudio que aunque una proporción sustancial de pacientes presenta anomalías en la función pulmonar y en la imagen torácica al alta, estos resultados enfatizan la importancia del seguimiento sistemático después de una COVID-19 grave, con un manejo adecuado de las secuelas pulmonares.

6. CONCLUSIONES

El 70,8% de la muestra son personas sedentarias, tienden a tener una menor capacidad pulmonar y una menor eficiencia en la función pulmonar en comparación con las personas activas y atléticas, que son el 27,1% y el 2,1% respectivamente. Esto puede deberse a que la falta de actividad física lleva a una disminución de la resistencia cardiovascular y muscular, así como a un debilitamiento de los músculos respiratorios, por su lado, las personas activas y atléticas suelen tener una mejor capacidad pulmonar y una mayor eficiencia respiratoria debido a su mejor nivel de condición física.

El patrón pulmonar restrictivo (CVF<70) se asocia con la dirección de residencia y con el sexo, presumiendo que es el sexo femenino el asociado a la presencia de patrones pulmonares restrictivos posteriores al Covid-19, dada la mayor proporción de población femenina en la muestra analizada y la ausencia de antecedentes pulmonares en el total población evaluada. El nivel de actividad física, la ocupación, y la edad no se asociaron al desarrollo de ningún patrón pulmonar anormal. La prevalencia de afecciones pulmonares fue del 16,25%, cifra que se puede catalogar como la prevalencia de secuelas pulmonares post Covid-19 en la muestra analizada.

Este conocimiento brinda una base sólida para comprender la magnitud y la naturaleza de las alteraciones respiratorias en este grupo específico de pacientes, lo cual es fundamental para la toma de decisiones clínicas y el diseño de intervenciones terapéuticas adecuadas.

El análisis de los resultados de la evaluación espirométrica, junto con la consideración de la percepción actual de la calidad de vida en relación a la salud, ha brindado una visión integral de cómo las alteraciones pulmonares afectan la funcionalidad de los individuos, estos hallazgos tienen implicaciones importantes tanto para la práctica, como para la implementación de estrategias de rehabilitación y cuidado a largo plazo. La identificación de posibles áreas de mejora o intervención permitirá desarrollar enfoques personalizados y dirigidos que optimicen la calidad de vida de los pacientes recuperados de COVID-19 en la ciudad de Villavicencio - Meta.

7. REFERENCIAS

Belluck P. (2020). Así es la recuperación para muchos de los sobrevivientes de la COVID19. https://n9.cl/utl19f

Bennett, JE, Dolin, R. y Blaser, MJ (2019). Mandell, douglas, y los principios y la práctica de las enfermedades infecciosas de bennett E-book. Elsevier Ciencias de la Salud.

Benítez-Pérez, R. E., Torre-Bouscoulet, L., Villca-Alá, N., Río-Hidalgo, R. F., Pérez-Padilla, r., Vásquez-García, J. C.,Gochicoa-Rangel, L. (Abril-Junio de 2016). Espirometría: recomendaciones y procedimiento. Neumol Cir Torax, 75(2), 173-190.

Britten, N., White, P., & West, R. (2021). Respiratory symptoms in COVID-19 survivors: a cross-sectional study. The Lancet Respiratory Medicine, 9(3), 249-257. https://doi.org/10.1016/S2213-2600(20)30471-4

Bode, S. F. N., Haendly, M., Fabricius, et al (2022). Pulmonary Function and Persistent Clinical Symptoms in Children and Their Parents 12 Months After Mild SARS-CoV-2 Infection. *Frontiers in pediatrics,10*, 894331. https://doi.org/10.3389/fped.2022.894331.

Bouza, E., Moreno, R. C., Ramos, P. D. L., García-Botella, A., García-Lledó, A., Gómez-Pavón, J., ... & Sebastián, M. S. (2021). Síndrome post-COVID: Un documento de reflexión y opinión. Revista Española de Quimioterapia, 34(4), 269.

Cao, B., Wang, Y., Wen, D., Liu, W., & Wang, J. (2020). A trial of lopinavir-ritonavir in adults hospitalized with severe COVID-19. The Lancet, 395(10229), 1569-1578.

Carod-Artal FJ. (2020). Complicaciones neurológicas por coronavirus y COVID-19. Revista de Neurología 2020;70: 311-22. https://doi.org/10.33588/rn.7009.2020179

Chen, X., Li, Y., Li, J., Liu, D., & Liu, Y. (2021). Quality of life in recovered COVID-19 patients: a cross-sectional study. International Journal of Infectious Diseases, 97, 22-27. doi: 10.1016/j.ijid.2021.01.061

Chen, Y., Lee, L., & Hsia, C. (2021). Functional and Radiological Characteristics of Long-Term Survivors of COVID-19. Radiology, 298(1), 54-63. https://doi.org/10.1148/radiol.2020202216

Cherrez-Ojeda, I., Sanchez-Angarita, E., Vanegas, E., Farfán Bajaña, M. J., Robles-Velasco, K., Osorio, M. F., Sarfraz, A., Sarfraz, Z., Calderón, J. C., Cáneva, J., Gochicoa-Rangel, L., Lascano, M. P., Fernández Cadena, J. C., Andrade Molina, D. M., Freire, A. X., & Felix, M. (2022). Pulmonary Evaluation of Post-COVID-19 Patients: An Ecuadorian Experience. *Journal of community hospital internal medicine perspectives,12*(2), 30–34. https://doi.org/10.55729/2000-9666.1031

De Tomás, J. F. A. (2020). Coronavirus covid-19; patogenia, prevención y tratamiento. LEIOA, BIZKAIA, PAIS VASCO, SALUSPLAY.

Eichner, J., Sona, K., & Brindicci, G. (2021). Long-term Respiratory Outcomes of COVID-19. The Lancet Respiratory Medicine, 9(2), 103-115. https://doi.org/10.1016/S2213-2600(20)30422-0

Ezhilan, M., Suresh, I., & Nesakumar, N. (2021). SARS-CoV, MERS-CoV and SARS-CoV-2: a diagnostic challenge. Measurement, 168, 108335.

Friman, C. R. C., Chelala, A. S. L., & Chelala, L. R. L. (2022). Afecciones musculoesqueléticas y otros signos y síntomas posteriores a la infección por COVID-19.

García J., Nieto, D., & Barberán, D. (2021). Respiratory Function and Health-Related Quality of Life in COVID-19 Survivors: A Cross-Sectional Study. International Journal of Environmental Research and Public Health, 18(5), 2734. https://doi.org/10.3390/ijerph18052734

García, M., Fernández, D., & García. (2021). Respiratory function in patients recovered from COVID-19. European Respiratory Journal, 58(2), 2001362. https://doi.org/10.1183/13993003.01317-2020

Goldman, L., Ausiello, D. A., & Schafer, A. I. (Eds.). (2021). Goldman-Cecil. Tratado de medicina interna. Elsevier Health Sciences.

Guevara, Y. L., Benito, O. Á., Quesada, T. L., Herrera, I. L. O., & del Pino, I. R. (2022). Manifestaciones musculoesqueléticas en pacientes convalecientes de COVID-19. Archivos del Hospital Universitario" General Calixto García", 10(1)

Halaji, M., Farahani, A., Ranjbar, R., Heiat, M., & Dehkordi, F. S. (2020). Emerging coronaviruses: first SARS, second MERS and third SARS-CoV-2: epidemiological updates of COVID-19. Infez Med, 28(suppl), 6-17.

Hernando, J. E. C. (2021). Seguimiento de los pacientes con secuelas no respiratorias de la COVID-19. FMC-Formación Médica Continuada en Atención Primaria, 28(2), 81-89

Li, J., Li, Y., Liu, D., Liu, Y., & Chen, X. (2021). Mental health status of recovered COVID-19 patients. Journal of Affective Disorders, 277, 775-780. https://doi.org/10.1016/j.jad.2021.05.112

Li, Y., Chen, R., Yang, Y., & Xia, Y. (2021). The effect of pulmonary rehabilitation on quality of life in recovered COVID-19 patients: a randomized controlled trial. Journal of rehabilitation medicine, 53(4), 289-295. https://doi.org/10.2340/16501977-2839

Menchén, D. A., Vázquez, J. B., Allende, J. B., & García, G. H. (2022). Neumonía vírica. Neumonía en la COVID-19. Medicine-Programa de Formación Médica Continuada Acreditado, 13(55), 3224-3234

Mogensen Ida, Hallberg Y, Björkander S, Du L et al, Lung function before and after COVID-19 in young adults: Apopulation-based study, Journal of Allergy and Clinical Immunology: Global, Volume 1, Issue 2, 2022, Pages 37-42, ISSN 2772-8293, https://doi.org/10.1016/j.jacig.2022.03.001

Pade, G. M., Jørgensen, L., & Hoegh, M. L. (2021). Respiratory function in COVID-19 survivors. European Respiratory Journal, 57(4), 2001057. https://doi.org/10.1183/13993003.01040-2020

Panuccio, G., Bellia, V., & Callegari, G. (2021). Lung function and diffusion capacity in patients recovered from COVID-19. Chest, 159(5), 1371-1376. https://doi.org/10.1016/j.chest.2021.01.005

Pan, Y., Chen, R., Xia, Y., Yang, Y., & Xu, X. (2021). Respiratory function of recovered COVID-19 patients. The Journal of International Medical Research, 49(3), 2041-2048. https://doi.org/10.1177/0300060520972279

Piedra, J. D. L. M. S., Hernández, E. I. R., Cuellar, C. T., & Machado, V. D. T. (2020). Instrumentos evaluadores de secuelas en pacientes post-COVID-19. Su utilidad en rehabilitación. Revista Cubana de Medicina Física y Rehabilitación, 12(3).

Okan, S., Okan, F., & Duran Yücesoy, F. (2022). Evaluation of pulmonary function and exercise capacity after COVID-19 pneumonia.*Heart & lung : the journal of critical care*,54, 1–6. https://doi.org/10.1016/j.hrtlng.2022.03.004

Oudkerk, M., Büller, H. R., Kuijpers, D., van Es, N., Oudkerk, S. F., McLoud, T., Gommers, D., van Dissel, J., Ten Cate, H., & van Beek, E. J. R. (2020). Diagnosis, Prevention, and Treatment of Thromboembolic Complications in COVID-19: Report of the National Institute for Public Health of the Netherlands.*Radiology*,297(1),E216–E222. https://doi.org/10.1148/radiol.2020201629.

Rathore, F. H., Bux, S., Aljohani, N., & Albarrak, A. (2020). Bronchitis as a manifestation of COVID-19: A case series. JAMA network open, 3(10), e2022665.

Rivero-Yeverino, D., (2019). Espirometría: conceptos básicos. Revista Alergia México, 66(1), 76-84. https://doi.org/10.29262/ram.v66i1.536

Sánchez-Oro, R., Nuez, J. T., & Martínez-Sanz, G. (2020). La radiología en el diagnóstico de la neumonía por SARS-CoV-2 (COVID-19). Medicina Clínica, 155(1), 36.

Sheehy L, M. (2020) Considerations for Postacute Rehabilitation for Survivors of COVID-19. JMIR Public Health Surveill. 2020; Apr-Jun; 6(2):e19462. https://10.2196/19462

Shi, S., Qin, M., Shen, B., Cai, Y., Liu, T., Yang, F., ... & Wang, D. (2020). Association of cardiac injury with mortality in hospitalized patients with COVID-19 in Wuhan, China. JAMA cardiology, 5(7), 802-810.

Schmidt, D., Piva, T. C., & Sbruzzi, G.. (2022). Função pulmonar e força muscular respiratória na alta hospitalar em pacientes com COVID-19 pós internação em Unidade de Terapia Intensiva. Fisioterapia E Pesquisa, 29(2), 169–175. https://doi.org/10.1590/1809-2950/21020629022022P

Stewart, I., Jacob, J., George, P. M., Molyneaux, P. L., Porter, J. C., Allen, R. J., Aslani, S., Baillie, J. K., Barratt, S. L., Beirne, P., Bianchi, S. M., Blaikley, J. F., Chalmers, J. D., Chambers, R. C., Chadhuri, N., Coleman, C., Collier, G., Denneny, E. K., Docherty, A., Elneima, O., ... Jenkins, G. R. (2023). Residual Lung Abnormalities after COVID-19 Hospitalization: Interim Analysis of the UKILD Post-COVID-19 Study.*American journal of respiratory and critical care medicine*,207(6), 693–703. https://doi.org/10.1164/rccm.202203-0564OC

Taxonomy browser (Betacoronavirus). Centro Nacional para la Información Biotecnológica, Biblioteca Nacional de Medicina de Estados Unidos. [citado 30 agosto 2022]. https://n9.cl/k80xj

van der Meide, P. (2020). Paediatric multisystem inflammatory syndrome temporally associated with SARS-CoV-2: a review. The Lancet, 395(10238), 1883-1889.

Vargas Centanaro G, Calle RM, Álvarez-Sala W et al, Long-term Outcomes and Recovery of Patients who Survived COVID-19: LUNG INJURY COVID-19 Study,*Open Forum Infectious Diseases*, Volume 9, Issue 4, April 2022, ofac098,https://doi.org/10.1093/ofid/ofac098

Wang, Y., Ni, X., Lu, Z., Liu, J., & Liu, Y. (2021). Psychological distress and its predictors among recovered COVID-19 patients: A cross-sectional study. Journal of Clinical Psychology, 77(3), 474-484. https://doi.org/10.1002/jclp.23054

Weiss, R. A. (2003). Cross-species infections. Xeno-transplantation, 47-71.

Wu, X., Liu, X., Zhou, Y., Yu, H., Li, R., Zhan, Q., Ni, F., Fang, S., Lu, Y., Ding, X., Liu, H., Ewing, R. M., Jones, M. G., Hu, Y., Nie, H., & Wang, Y. (2021). 3-month, 6-month, 9-month, and 12-month respiratory outcomes in patients following COVID-19-related hospitalisation: a prospective study.The Lancet. Respiratory medicine,9(7), 747–754. https://doi.org/10.1016/S2213-2600(21)00174-0

Wu, J. T., Leung, K., & Leung, G. M. (2020). Nowcasting and projecting the transmission of SARS-CoV-2 in Hong Kong: implications for public health interventions. Journal of medical virology, 92(7), 514-522.

Wu, P., Zhang, H., & Yu, H. (2020). COVID-19 and the respiratory system. European Respiratory Journal, 55(6), 2000547.

PERCEPCIÓN DEL CUIDADO EN PACIENTES ADULTOS RURALES CON TRATAMIENTO SUSTITUTIVO RENAL

Sara Huerta González[1]

1. INTRODUCCIÓN

El profesional de enfermería o profesional del cuidado forma parte del equipo multidisciplinario y aporta con la valoración integral, que se realiza a través de la interacción directa con los individuos que poseen alguna enfermedad o están sanas, misma que le permite reconocer componentes físicos, mental y social durante la enfermedad, el tratamiento y la recuperación.

El cuidado es el eje central en la práctica de la enfermería, este emerge en la interacción con la persona definida por la comunicación verbal y no verbal y la capacidad sensible del profesional. Desde lo ético, los cuidados brindados a los pacientes con terapia de reemplazo renal deben estar basados en los principios de beneficencia, autonomía, justicia y responsabilidad, además la interacción directa con los individuos que poseen alguna enfermedad renal permite reconocer los componentes de riesgo tanto del entorno familiar como social, por lo que resulta valioso conocer la percepción del cuidado que se brinda a los usuarios (Ponce et al., 2019).

La enfermedad renal crónica (ERC) ha sido reconocida como un problema de salud pública global, por su carácter epidémico y las complicaciones devastadoras que produce. En nuestro país, el número de pacientes en diálisis peritoneal (una terapia de sustitución renal de alto coste), ha experimentado un aumento de más de treinta veces en los veinticinco años (Flores et al., 2009).

La ERC es una enfermedad que afecta a personas de cualquier edad o condición y se caracteriza por la pérdida progresiva de la función renal, esto conlleva cambios significativos en la calidad de vida de las personas ya que los riñones desempeñan funciones esenciales en el organismo como filtrar la sangre, mantener un equilibrio hidroelectrolítico, mantener la presión arterial normal, participan en la síntesis de vitamina D y producen eritropoyetina, una hormona que contribuyen a la generación de glóbulos rojos (Villa y Quintana, 2006).

El paciente con ERC se enfrenta a nuevos retos y cambios en su estilo de vida es por ello por lo que cabe destacar la importancia de contar tanto con el apoyo familiar como el de un equipo multidisciplinario que oriente y acompañe al usuario en el proceso de adaptación y aceptación de la enfermedad y de esta manera aprenda a vivir con la enfermedad renal.

---

1. Universidad Veracruzana (México)

El equipo de salud desarrolla su intervención directa con los pacientes y sus familiares, con el propósito de orientar a la resolución de problemas, contribuir y sensibilizar sobre la realidad social que atraviesan dentro de la sociedad, a través de la implementación de programas y proyectos preventivos. Además, el profesional del cuidado utiliza diferentes metodologías, técnicas e instrumentos que permiten analizar la realidad social, identificar y detectar las necesidades y los problemas socio familiares a los que están expuestos los pacientes (Giordani Da Silva et al., 2021).

2. OBJETIVOS

El objetivo de este estudio es determinar el nivel de percepción del cuidado de enfermería que tienen los pacientes adultos con tratamiento sustitutivo de la función renal a través de diálisis peritoneal en un hospital de segundo nivel en Veracruz, México.

3. METODOLOGÍA

La presente investigación tiene un enfoque mixto, descriptivo y transversal Los datos cuantitativos se obtuvieron mediante encuesta de satisfacción sobre trato adecuado y digno a pacientes de diálisis peritoneal, participaron 20 sujetos. Para la evidencia cualitativa se realizó entrevistas a profundidad a 6 de los pacientes, privilegiando el Emic en todo momento.

El instrumento para la recogida de datos cuantitativos está organizado por seis ítems, las posibles respuestas a cada cuestión fueron las siguientes, los primeros 5 ítems tienen una respuesta dicotómica "si" o "no", y la última pregunta ofrece 3 posibles respuestas. La recogida de los datos fue con la técnica de la entrevista a los pacientes IRC que reciben tratamiento sustitutivo de la función renal y aceptaron voluntariamente participar en el estudio, el análisis de los resultados se efectuó por medio de la hoja de cálculo Microsoft Excel que facilitó el procesamiento de datos estadísticos para la obtención de frecuencias y porcentajes, así como la representación gráfica de la información obtenida.

Los datos cualitativos fueron obtenidos mediante la entrevista semiestructurada, a través de una pregunta detonadora. El análisis de contenido en la investigación, implicó la interacción con las informantes, los datos fueron examinados y organizados desde el comienzo de la investigación y la atención sobre cuestiones particulares se esclareció a medida que fue progresando la investigación, el análisis e interpretación se fueron desarrollando en paralelo donde el proceso analítico no fuera lineal, permitiendo al investigador poder ir hacia atrás y hacia adelante a lo largo de la investigación durante la recogida de datos, lectura, reflexión por lo que se fue permitiendo en todo momento la flexibilidad del proceso y curso de esta investigación (Gerrish y Lacey, 2008).

La presente investigación se realizó en base a la Ley General de Salud en el artículo 100 que hace mención sobre la investigación en seres humanos, se atendió a las consideraciones éticas dispuestas en la Ley General de Salud en México y se aplicó consentimiento informado.

4. RESULTADOS

Los datos cuantitativos se estudiaron en los 20 pacientes inscritos al programa de diálisis peritoneal, el 55% de ellos tuvo entre 40 y 59 años, el 40% fueron mayores de 60 años y 5% refirió tener entre 20 y 39 años, obteniendo una edad promedio de 56 años. Por otra parte, cabe destacar que el 55% de los participantes fueron del sexo masculino y 45% del sexo femenino, respecto al estado civil, el 55% dijo ser casado. El 75% no desempeña ninguna actividad laboral, el 55% cuenta con escolaridad primaria, y respecto a la clasificación socioeconómica el 50% se encontraron en el nivel 2 lo que significa que tienen un nivel económico medio, mientras que el 40% tiene una clasificación 1, es decir, que su nivel económico es bajo, por último, el 10% de los pacientes tiene una clasificación 0, que se interpreta como un nivel económico muy bajo (figura 1).

Datos sociodemográficos	Fr	%
Edad		
20-39 años	1	5
40-59 años	11	55
Mayor de 60 años	8	40
Sexo		
Femenino	9	45
Masculino	11	55
Estado civil		
Soltero	3	15
Casado	11	55
Viudo	1	5
Unión libre	5	25
Ocupación		
Empleado	5	25
Desempleado	15	75
Escolaridad		
Analfabeta	3	15
Primaria	11	55
Secundaria	2	10
Bachillerato	3	15
Universidad	1	5
Clasificación socioeconómica		
0	2	10
1	8	40
2	10	50

Figura 1. Datos sociodemográficos de los pacientes inscritos en el programa de diálisis peritoneal Fuente: Elaboración propia

Como se puede observar, el 100% de los pacientes y familiares encuestados refirieron ser tratados de manera amable y respetuosa durante su estancia hospitalaria. Asimismo, el 95% de los pacientes y familiares respondieron que el profesional de enfermería les explicó acerca de los derechos que tienen, mientras que el 5% indicó no conocerlos. Por otra parte, el 100% de los participantes refirió que la enfermera les explicó sobre el programa de diálisis peritoneal y su manejo en casa. El 70% de los entrevistados indicaron conocer las gestiones o funciones realizadas por el profesional de enfermería con respecto a su padecimiento mientras que el 30% las desconoce. Con relación al seguimiento de las gestiones realizadas por el profesional de enfermería, 60% señaló que hay continuidad de su cuidado, por el contrario, 40% mencionó que no hay continuidad (figura 2).

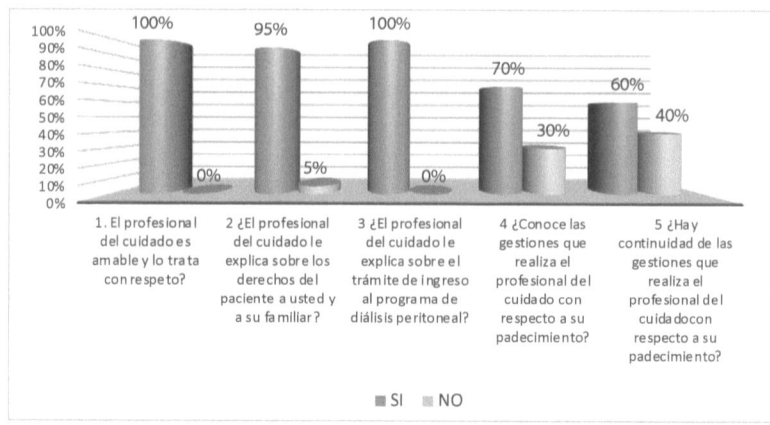

Figura 2. Satisfacción de trato adecuado y digno a pacientes de diálisis peritoneal. Fuente: Elaboración propia.

Finalmente, el 75% de los encuestados refirieron estar satisfechos con la calidad de atención otorgada por el profesional de enfermería, mientras que el 25% indicó haber recibido una atención regular (figura 3).

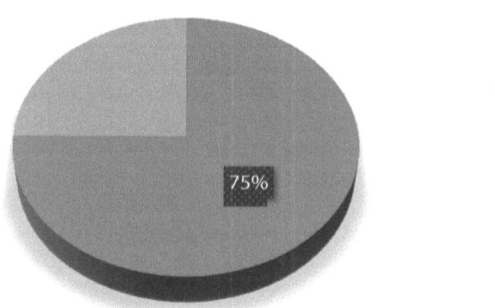

Figura 3. ¿Qué tan satisfecho está con la calidad de la atención otorgada por el profesional de enfermería? Fuente: Elaboración propia

En los diálogos emitidos por los pacientes con base en los discursos de los participantes emergieron tres categorías, las cuales fueron: a) miedo e incertidumbre al tratamiento, b) temor a la dependencia, así como la c) necesidad de conocimiento nuevo (figura 4).

Categoría	Emic
Miedo e incertidumbre al tratamiento.	E1: ... "me dio mucha preocupación, pensé que mi cuerpo no aguantaría" E2: ... "Pienso que esto va a empeorar con los años, siento miedo a lo que viene" E3: ... "cómo no sabía nada de lo que me iban a hacer, cuando me hacen la diálisis cierro mis ojos"
Temor a la dependencia	E5: ... "cómo es una enfermedad incurable, pienso que cuando mi esposo no este no podré cuidarme" E6: ... "tuve mucho temor al principio, ahora menos, pero a veces digo ya pá que vivo así, solo estorbo en la casa" E4: ... "tengo preocupación de lo que pasará en los próximos años, no quiero ser una carga para mis hijos y yernos"
Necesidad de conocimiento nuevo	E4: ... "al principio no sabía nada de lo que era una diálisis, sinceramente solo me preocupo de que mi familiar tuviera la información" E5: ... "pienso que es importante seguir las indicaciones del médico y de la enfermera, siempre les pregunto mis dudas" E4: ... "al principio tenía mucho miedo, no sabía nada de la diálisis y pensé que no tenía interés por aprender de mi enfermedad, pero veo que no" E6: ... "resolver todas mis dudas me da más confianza" E3: ... "cuando vengo a consulta le pido a la enfermera me dé más folletos de los cuidados que debo de tener en la casa, que debo de comer"

Figura 4. Percepciones frente al tratamiento y cuidado del profesional del cuidado (enfermería) en el paciente con ICR y diálisis Fuente: Elaboración propia.

5. DISCUSIÓN Y CONCLUSIONES

Los resultados de esta investigación arrojaron que el 100% de los pacientes y familiares encuestados refirieron ser tratados de manera amable y respetuosa durante su estancia hospitalaria, resultados similares a los reportados por Álvarez de Lara *et al.* (2021), quien describió que el 84% de sus entrevistados dijeron recibir un trato muy bueno.

Por otra parte, el 100% de los participantes afirmó que el profesional de enfermería les explicó el trámite de ingreso y en qué consistía el programa de diálisis peritoneal. Resultados semejantes a los obtenidos por Álvarez de Lara *et al.* (2021), quien menciona que el 96.9% de sus participantes afirmó que la explicación otorgada por el profesional de enfermería social había sido muy clara.

Finalmente, el 75% de los usuarios refirió estar satisfecho con la calidad de atención otorgada por el profesional de enfermería, mientras que el 25% indicó haber recibido una atención regular. Siendo la satisfacción del usuario un indicador de calidad de atención prestada en los servicios de salud (Franco *et al.*, 2022).

Miedo al tratamiento y temor por la dependencia son emociones percibidas en los pacientes con IRC y tratamiento sustitutivo por diálisis, especialmente en aquellos que están iniciando este tipo de terapias o quienes son de reciente diagnóstico; esto lleva a deducir que las intervenciones del profesional sanitario requieren de una gran responsabilidad ante este tipo de situaciones inesperadas, y su ejercicio se debe caracterizar por el apoyo y acompañamiento a los pacientes, a su familia y entorno, al igual que a todo el equipo interdisciplinario, trabajando sobre recursos internos y externos que faciliten el proceso de recuperación de la salud (Santamaria *et al.*, 2019).

Sin duda la participación del profesional del cuidado dentro del área de la salud es fundamental ya que lleva consigo durante el proceso hospitalario el apoyo hacia el paciente y familiar para otorgar un trato digno, información y gestión cuando estos lo requieran para obtener resultados de calidad al egreso hospitalario y seguimiento, las intervenciones reportadas en la literatura con mayor efectividad son aquellas que van acompañadas de acciones educativas, comunicación entre pares e interprofesionales así como el fortalecimiento del apoyo familiar, en ese sentido enfermería como profesional del cuidado tiene un papel relevante en la capacitación, seguimiento, adherencia y conocimiento de los pacientes con IRC a la terapia sustituida de la función renal.

6. REFERENCIAS

Álvarez de Lara, M. A., Dolores Arenas, M. y Salgueira Lazo, M. (2021). Calidad y Seguridad en el Tratamiento del Paciente con Enfermedad Renal Crónica. En V. Lorenzo y J. M. López Gómez (Eds). *Revista Nefrología al día.* www.nefrologiaaldia.org/380

Flores, J. C., Alvo, M., Borja, H., Morales, J., Vega, J., Zúñiga, C., Müller, H. y Münzenmayer, J. (2009). Enfermedad renal crónica: Clasificación, identificación, manejo y complicaciones. *Revista médica de Chile, 137*(1), 137-177. https://dx.doi.org/10.4067/S0034-98872009000100026

Franco Mejía, V., Depine, S. Á., Mejía Royet, F., Pallares, F., Sarmiento, J., Lastre, G., & Bohórquez Moreno, C. (2021). Cuidado de enfermería a pacientes en diálisis peritoneal: de la teoría a la práctica. *Revista Colombiana de Nefrología, 8*(2). https://doi.org/10.22265/acnef.8.2.394

Gerrish, K. y Lacey, A. (2008). *Investigación en enfermería.* McGraw-Hill Interamericana.

Giordani-Da Silva, C., Oliveira Crossetti, M. G., Giménez-Fernández, M. y Prates, J. (2021). Ser paciente renal crónico desde la perspectiva de la enfermera: una mirada existencialista en el desvelar de la evidencia cualitativa. *Revista Enfermería Nefrológica, 24*(2), 139–147. https://doi.org/10.37551/S2254-28842021013

Ponce, K. L. P., Tejada-Tayabas, L. M., González, Y. C., Haro, O. H., Zúñiga, M. L. y Morán, A. C. A. (2019). El cuidado de enfermería a los enfermos renales en hemodiálisis: desafíos, dilemas y satisfacciones. *Revista da Escola de enfermagem da USP,* 53. https://doi.org/10.1590/S1980-220X2018011103502

Santamaría, N. P., Rodríguez, K. A. y Carrillo, G. M. (2019). Percepción de comportamiento de cuidado de enfermería en adultos con terapia renal de diálisis peritoneal y hemodiálisis. *Enfermería Nefrológica, 22*(3), 284-292. https://dx.doi.org/10.4321/s2254-28842019000300007

Villa, A. y Quintana, M. (2006). Nefrología. Insuficiencia Renal Crónica. *Anales de Pediatría Continuada, 4*(3), 159-167, https://doi.org/10.1016/S1696-2818(06)73605-8

PREVENCIÓN DE ACCIDENTES Y PRIMEROS AUXILIOS EN ACTIVIDADES FÍSICAS RECREATIVAS

Jorge Carlos Lafuente Fernández[1], Aida González-Raboso[2]

1. INTRODUCCIÓN

Las actividades físicas recreativas poseen un alto carácter motivacional, lúdico y de socialización en las clases de Educación Física (Herrador et al., 2002). Sin embargo, estos mismos autores señalan la necesidad de preparar estas con cautela debido al aumento en el número de accidentes. El profesor o encargado de las actividades físicas recreativas (AFR) debe ser el responsable del conocimiento de todos los aspectos de prevención y primeros auxilios, para minimizar las consecuencias de estos accidentes, sin embargo, la formación de estos no siempre es la más adecuada, siendo en ocasiones deficitaria (Lafuente et al., 2022).

Los estudiantes del Grado de Ciencias de la Actividad Física y el Deporte (CAFYD) son los encargados de la docencia en Enseñanza Secundaria, por lo tanto, las actividades físicas recreativas, propuestas en estas clases deberán ser organizadas, planificadas y llevadas a cabo por ellos. Debido a esto, es importante que la formación en el grado de CAFYD sea adecuada, no solo para poder impartir de forma correcta atendiendo a los objetivos de recreación planteados en las actividades. Si no también, para poder llevar a cabo estas, con las máximas garantías de seguridad, minimizando el riesgo de lesiones al máximo.

En esta formación es importante conocer qué actividades recreativas conllevan más riesgo. Pero también, otros aspectos que pueden influir en el aumento del riesgo de estas actividades. En esta línea, Herrador et al., 2002 señalan algunas razones por las cuales las actividades pueden conllevar más riesgo de accidentes, como por ejemplo: eventos masivos con alto número de participantes, contenidos novedosos y de riesgo, aplicación de nuevos estilos de enseñanza novedosos y de riesgo.

La figura del profesor es fundamental para conocer las actividades y las razones por las cuales estas conllevan más riesgo. Debiendo reflexionar previamente y tomar decisiones proactivas relacionadas con la seguridad de la instalación, material y grupo al que va destinado (García, 2001)

Una vez que estas lesiones se producen en las actividades físicas recreativas, es necesario poner el foco en reducir su gravedad. Para ello se hace teniendo un conocimiento de primeros auxilios o de formación en educación para la salud. Además, el conocimiento

---

1. Universidad de León (España)
2. Servicio de Salud del Principado de Asturias (España)

debe ser lo suficiente para poder discernir, cuando se debe acudir al centro médico y cuando se puede hacer una intervención básica de primeros auxilios sin traslado al hospital, evitando así la saturación del servicio de urgencias (Lafuente y González-Raboso, 2022).

2. OBJETIVOS

A partir de lo expuesto anteriormente, se plantean tres objetivos que pretenden guiar la investigación, convirtiéndose en el eje sobre el cual girará estudio:

a) Analizar si las actividades físicas recreativas tienen más riesgo de accidentes que el resto de actividades físicas.

b) Señalar los aspectos o características que pueden hacer más peligrosas o seguras las actividades físicas recreativas.

c) Conocer formas o medios para prevenir accidentes y mejorar los primeros auxilios en las actividades físicas recreativas.

3. METODOLOGÍA

3.1. Participantes

Se lleva a cabo una muestra por conveniencia, formada por 70 estudiantes del Grado de Ciencias de la Actividad Física y Deportiva (CAFD) de la Universidad de León, que cursan la asignatura de Recreación mediante la Actividad Física. Las entrevistas se llevaron a cabo en abril durante el horario de esta asignatura, realizando la entrevista colectiva uno de los profesores que imparten esta.

3.2. Instrumentos

Se utilizó un enfoque de recolección de información mediante entrevistas grupales con los estudiantes del Grado. Durante estas entrevistas, se buscó obtener las percepciones y opiniones de los alumnos y alumnas acerca de dos aspectos específicos: los riesgos de accidentes y las actividades recreativas. A través de estas entrevistas grupales, se presentaron elementos y hechos cruciales (Quintanal de Freitas, 1999). Durante las conversaciones, se abordaron temas como los accidentes comunes que ocurren durante las actividades de recreación mediante la actividad física, la formación de los profesores de Educación Física en relación a la recreación y su conocimiento acerca de los primeros auxilios. Las preguntas formuladas en estas entrevistas se encuentran detalladas en el Cuadro 1, y están directamente relacionadas con los objetivos de investigación y las categorías establecidas

-¿Qué AFR tienen más riesgo de accidentes o lesión? ¿Por qué?
¿Crees que la AFR suponen más riesgo de accidentes que otras actividades físicas? ¿Por qué?
¿Qué puede aumentar el Riego de accidentes en las AFR?
¿Cómo se podría disminuir los accidentes en la AFR?
¿Qué sería importante prever para realizar unos correctos primeros auxilios?

Cuadro 1. Guion básico utilizado para la entrevista colectivo a los estudiantes del Grado de Ciencias de la Actividad Física y el Deportes. Fuente: Elaboración propia.

3.3. Diseño y procedimiento

La investigación se ha estructurado en tres fases bien diferenciadas.

3.3.1. Fase 1 Diseño de la investigación y del instrumento de recogida de datos

En primer lugar, se definieron los propósitos de la investigación, se determinó la metodología a utilizar y se elaboró el instrumento de recolección de datos, en este caso, la entrevista. Se estableció el momento y la forma en que se llevaría a cabo dicha entrevista. El investigador proporcionó una explicación a los estudiantes sobre la naturaleza del estudio y les ofreció la posibilidad de participar de manera voluntaria. Aquellos estudiantes que decidieron participar manifestaron su consentimiento por escrito.

3.3.2. Fase 2 Intervención, desarrollo y análisis de la información

En esta fase se realizó la entrevista, se registraron los datos y se llevó a cabo el análisis de estos.

3.3.3. Fase 3 Categorización de la información y análisis de los resultados

Una vez recopilados y examinados los datos, se comparó con los planteamientos de expertos reconocidos en el campo. A partir de esta comparación, se derivaron conclusiones y se identificaron áreas de mejora para futuras acciones o intervenciones

3.4. Análisis empleado

Para el análisis de todos los datos recopilados se ha llevado a cabo una metodología de corte cualitativo. Empleando un análisis de la información recopilada de las entrevistas colectivas con los estudiantes, utilizando patrones cruzados coincidentes que facilitaron la identificación y codificación de los fragmentos de texto generados (Saldaña, 2009). Este estudio exploratorio investigó las experiencias y percepciones de los estudiantes del Grado de Ciencias de la Actividad Física y el Deporte en relación a la importancia del rol del profesor de Educación Física para minimizar los riesgos de lesión en las actividades físicas recreativas. Los resultados se organizaron en tres categorías utilizando un proceso de codificación abierto, axial y selectivo. Se aplicó el concepto de saturación para seleccionar la información, lo que permitió contabilizar los fragmentos de texto más significativos y asociarlos con las ideas más representativas para los estudiantes.

3.4.1 Generación de categorías y su categorización. Para organizar los resultados, se han generado tres categorías:

Categoría 1. Actividades Físicas recreativas según sus riesgos. Aspectos relativos a los contenidos y tareas propias de las AFR. Riesgos relacionados a distintas actividades.

Categoría 2. Aspectos de AFR que pueden aumentar la peligrosidad. Factores de riesgo en las AFR. Seguridad en relación a las instalaciones. Materiales adecuados para evitar lesiones. Adecuación de las actividades a los participantes. Métodos de enseñanza.

Categoría 3. Prevención de accidentes y primeros auxilios en las AFR. Formación en primeros auxilios del profesorado de EF. Tipos y grado de formación en emergencias y primeros auxilios por parte de los docentes. Déficits y puntos fuertes en la formación. Interés e importancia que los docentes dan a los primeros auxilios. Cómo es la formación en primeros auxilios ofertada en la actualidad.

Las categorías se derivan del tema de investigación y de los objetivos del estudio. La información contenida en cada categoría se encuentra directamente relacionada con las preguntas formuladas en la herramienta de recolección de datos utilizada, es decir, la entrevista colectiva. Esto asegura la coherencia y objetividad de la investigación (Oliver-Hoyo y Allen, 2006). Además, cada categoría recopila información que aborda diferentes temas, los cuales se estructuraron en subtemas en los resultados. Esta estructuración permite la saturación y la triangulación de los datos obtenidos (Tortorella, Viana y Fettermann, 2015). Para evitar cualquier sesgo y asegurar la imparcialidad en la asignación de los resultados, cada investigador realizó un análisis independiente y posteriormente se discutieron y consensuaron las aportaciones para su inclusión final.

4. RESULTADOS

A continuación, se presenta la información recopilada en el instrumento de recogida de datos, organizándose esta en las categorías planteadas en la investigación.

4.1. Categoría 1. Actividades Físicas recreativas según sus riesgos

Al hablar de los tipos de actividades físicas recreativas según sus riesgos, el alumnado señala en su mayoría aquellas que tienen un riesgo de lesión habitual pero no grave. De esta manera la actividad más mencionada como peligrosa es el skateboarding, donde es habitual las caídas contra el suelo. En esta línea se incluyen también otras actividades como el parkour y las acrobacias, en las cuales son habituales las caídas y las lesiones poco graves: "Skateboard o parkour. Cualquier actividad que conlleve acrobacias y saltos, en general, por el gran riesgo que conllevan las caídas debido a errores en la ejecución."(D.M.)

Otros alumnos y alumnas señalan como más peligrosas aquellas actividades donde no son habituales las lesiones, pero en las cuales un error podrían poner en riesgo la vida del practicante. Así se indican actividades como el paracaidismo, el puenting o la escalada:

> "Aquellas actividades que supongan prácticas extremas como por ejemplo el paracaidismo, la escalada, el rafting o el puénting, puesto que, aunque tengan muchas medidas de seguridad, un mínimo fallo humano o mecánico puede suponer un accidente muy grave" (T.F.). "(...) que impliquen un riesgo inherente en la actividad ya que pueden producirse accidentes con graves consecuencias." (L.S.)

4.2. Aspectos de AFR que pueden aumentar la peligrosidad

Son varios los aspectos que reportan los alumnos y alumnas para determinar el aumento de peligrosidad. En general, el más señalado es el medio, indicando en general como aquellas actividades realizadas en el agua o en el aire son más peligrosas que las realizadas en tierra: "Las actividades que no realizas en tu medio natural como el aire o el agua, sea el caso de la apnea o de salto base, aumentan el riesgo" (L.R.)

Cuando estas se llevan a cabo en tierra, los estudiantes de CAFD señalan el tipo de superficie como determinante en relación a la peligrosidad. Así cuanto más dura sea la superficie, más riesgos conlleva. De esta manera, algunas actividades disminuyen gran parte del riesgo adaptando la superficie: "Este riesgo es mayor aún si se realizan en un suelo duro que no amortigüe el impacto de las posibles caídas que pueden acabar en esguinces y roturas de huesos." (D.M.)

Por otro lado, el tipo de desplazamiento es otro factor a tener en cuenta. De esta manera aquellas AFR donde los participantes se desplazan sobre objetos son percibidas con mayores riesgos: "Cuando tu medio de desplazamiento es algo distinto a tus pies puede resultar lesivo, como el skate o el ski." (L.R.) "También pueden tener más riesgo las actividades en la que la persona va sobre un objeto, como pueden ser los zancos o el surf-skate." (D.M.)

Otro aspecto que los estudiantes tienen en cuenta al valorar la peligrosidad es lo poco habituados que estén a estas. Así, las actividades más desconocidas para los estudiantes aumentan la sensación de peligrosidad en estos: "(...) pueden suponer más riesgo, ya que al ser actividades poco frecuentes que no tenemos introducidas en nuestra vida cotidiana, no tenemos la experiencia suficiente para evitar la mayoría de posibles accidentes." (J.C.)

Por último, algunos alumnos señalan la competición como un factor que podría aumentar el riesgo de lesión en las AFR: "Que los participantes de la actividad se lo tomen como una competición, ya que la competición lleva hasta el límite el cuerpo." (C.I)

4.3. Prevención de accidentes y primeros auxilios en las AFR

La gran mayoría del alumnado de CAFD ponen el foco en la persona encargada de la actividad. Siendo esta, para la gran mayoría, la máxima responsable en prevenir los accidentes y estar formada en primeros auxilios. Se señalan distintos aspectos que esta debe tener en cuenta en su acción, como el conocimiento de los riesgos que conlleva la actividad: "El instructor deberá conocer el tipo de lesiones o accidentes más comunes en cada actividad. Un ejemplo de esto es tener una barra de protección solar en una escuela de surf o muñequeras en una actividad de patinaje." (L.S.)

Conocer estas lesiones permite hacer la función más importante para los alumnos y alumnas de CAFD en relación a las AFR, la planificación y prevención. De esta manera es fundamental tener previstas las acciones a llevar a cabo en caso de accidente: "Sería importante prever posibles accidentes que podrían ocurrir realizando esa actividad, para poder prepararse en caso de que sucedan, además de tener todos los materiales sanitarios necesarios para socorrer a la víctima." (J.C.)

Otro aspecto a tener en cuenta en relación a la prevención, son los participantes que realizan la actividad. De esta manera es importante que la actividad esté acorde a su nivel, su edad, ..., pero también es necesario que estos presten atención a las explicaciones, y estén implicados en las AFR: "Los participantes deben tomarse las actividades en serio y estar atentos a las explicaciones para realizarlas correctamente." (A.B.)

Por último, los estudiantes señalan la importancia de tener unas instalaciones y un material adecuado, que disminuyan los riesgos y utilizarlo correctamente. En general el alumnado, señala también, la importancia de tener un botiquín por si ocurren accidentes: "Los riesgos podrían aumentar por el uso inadecuado de las instalaciones, material o indumentaria." (M.C.). "Es importante tener el material necesario (botiquín) para poder realizar los primeros auxilios correctamente." (C.I.).

5. DISCUSIÓN

La gran mayoría de los estudiantes de CAFD que participaron en el estudio, señalan las actividades donde existen caídas habituales como el skate, el parkour o las acrobacias como las que más riesgos tienen. Indican como el medio donde se realiza la actividad es el aspecto que más influye en el aumento del riesgo, señalando los desplazamientos, la competición o el conocimiento de estas AFR como factores que también determinan el grado de peligrosidad. Por último, el encargado de la actividad, los participantes y el material determinarán el grado de prevención de lesiones en las AFR.

En relación a la primera categoría, el alumnado clasifica las AFR en función del tipo y la frecuencia de las lesiones. De esta manera, las actividades que son percibidas como más peligrosas, son aquellas donde son frecuentes las lesiones. Primando así la alta posibilidad de sufrir un accidente, como por ejemplo en el skate, sobre la gravedad de los accidentes, como en el paracaidismo. Esta peligrosidad percibida en el alumnado está en línea en lo expuesto por (Forsman & Eriksson, 2001), los cuales al estudiar las lesiones en este deporte, explican como el problema ha sido tan importante que el skate fue prohibido en algunos lugares por la cantidad de lesiones producidas entre sus practicantes.

En cuanto a la segunda categoría, aspectos de AFR que pueden aumentar la peligrosidad. El alumnado señala como el medio es un aspecto clave, siendo para ellos las actividades realizadas en el agua o en el aire más peligrosas. Esto es algo a tener en cuenta sobre todo en las actividades acuáticas, ya que tienen más fácil acceso. De esta manera Fierro et al., (2013) indican que las actividades acuáticas, además de la seguridad vial, son un lugar de riesgo destacado, en relación a las lesiones no intencionales en adolescentes.

Por otro lado, la superficie juega un papel fundamental en la valoración de riesgo. Encontrando que el riesgo percibido aumenta, en función de que esta sea más dura o sea irregular. Marcos (1992) indicó la importancia que tiene el pavimento en las actividades recreativas señalando la necesidad de garantizar un desplazamiento seguro.

Por otro lado, se señalan aspectos como desplazarse con diferentes objetos, la competición y el desconocimiento de las actividades. En relación a la competición Bahr y Krosshaug (2005) confirman en su estudio el mayor índice de lesiones en los deportes de competición en relación al no competitivo. Además, el tipo de actividades y contenidos planteadas es algo que no se ha estudiado suficientemente (Casais, 2008), pero aquellas menos conocidas conllevan más riesgo (Herrador et al., 2002) por lo que necesitarán un tiempo de aprendizaje para hacerlas correctamente y evitar accidentes indeseados.

Por último, en relación con la última categoría, prevención de accidentes y primeros auxilios en las AFR. El alumnado señala tres ejes fundamentales. En primer lugar, la persona responsable de la actividad. Se indica la necesidad de que esta conozca bien no solo la actividad, sino también los riesgos que conlleva. Para esto es necesario implementar programas de formación adecuados ya que en general, según Lafuente et al. (2022), la formación en CAFD sobre prevención y primeros auxilios es deficiente. Otro eje fundamental es el relacionado con el material y las instalaciones. Este según García (2001) también es responsabilidad del encargado de la actividad, por lo que debe hacer todo lo posible por mejorar estos o adaptar la actividad en su caso. Finalmente, el tercer eje señalado por los estudiantes de CAFYD son los participantes, en este caso Herrador (2002) destaca la falta de conocimientos técnicos, una preparación física deficiente, exceso de confianza o el no respeto a las reglas del juego como las causas más habituales de lesión relacionado con los participantes.

6. CONCLUSIONES

En relación al primer objetivo de estudio, los alumnos y alumnas no señalan que las AFR tengan más riesgo de lesiones que el resto de actividades físicas. Sin embargo, establecen que aquellas con alta posibilidad de caída como el skateboarding, son percibidas con mayor riesgo. Por otro lado, actividades donde un error podría suponer una lesión grave, como el paracaidismo, son destacadas también por su peligrosidad.

En cuanto al segundo objetivo de estudio, los estudiantes señalan como principal factor que determina la seguridad de una actividad el medio en el que se realiza, siendo el aire y el agua aquellos más inseguros para el alumnado. Además de este, otros factores como la dureza de la superficie, la competición, el conocimiento de la actividad o los desplazamientos con el uso de diferentes objetos, pueden aumentar o disminuir el riesgo de lesión.

Por último, en relación al tercer objetivo los estudiantes señalan que se debe poner el foco en los conocimientos y la formación del responsable de la actividad. Además este deberá elegir correctamente el material y las protecciones, así como observar la motivación, la experiencia y la seguridad de los participantes para adaptar la actividad a ellos.

Se considera esta investigación de gran utilidad para todo aquel que quiera poner en marcha AFR con las máximas garantías de seguridad, ya que se señalan aspectos claves a tener en cuenta para prevenir accidentes y lesiones.

7. REFERENCIAS

Bahr, R., & Krosshaug, T. (2005). Understanding injury mechanisms: a key component of preventing injuries in sport. *British journal of sports medicine, 39*(6), 324-329.

Casais Martínez, L. (2008). Revisión de las estrategias para la prevención de lesiones en el deporte desde la actividad física. *Apunts. Medicina de l'esport, 43*(157), 30-40.

Fierro Urturi, A., Vázquez Fernández, M. E., Muñoz Moreno, M. F., Alfaro González, M., Rodríguez Molinero, L., & García Gutiérrez, P. (2013). Lesiones no intencionales: factores de riesgo en seguridad vial y práctica de actividades acuáticas en adolescentes de 13 a 18 años. *Pediatría Atención Primaria, 15*(60), 315-328.

Forsman, L., & Eriksson, A. (2001). Skateboarding injuries of today. British Journal of Sports Medicine, 35(5), 325-328. http://doi:org/10.1136/bjsm.35.5.325

García, E. (2001). Recreación de materiales y materialización espacio-temporal de la recreación física. (p. 77). En *Reflexiones de la enseñanza de la Educación Física y el deporte escolar en el nuevo Milenio*. Congreso Internacional de Educación Física. Caja Cantabría. Santander (Vol. 77).

Herrador Sánchez, J. Á., Latorre Román, P. Á. & Osorio Cruz, M. (2002). Accidentes durante la práctica de actividades físico-deportivo-recreativas. *Retos: nuevas tendencias en educación física, deporte y recreación*, (2), 20-28.

Lafuente, J. C., & González-Raboso, A. (2022). La mejora de las urgencias a partir de la formación en salud: Una visión de los médicos interinos residentes. *TECHNO REVIEW. International Technology, Science and Society Review/Revista Internacional de Tecnología, Ciencia y Sociedad, 11*(2.5), 1-7.

Lafuente, J. C., Raboso, J. G., & González-Raboso, A. (2022). Los profesores de educación física y los servicios de urgencias: La formación en prevención y en primeros auxilios claves para mejorar el uso de las urgencias. *HUMAN REVIEW. International Humanities Review/Revista Internacional de Humanidades, 11*(Monográfico), 1-8.

Marcos Becerro, J. F. (1992) Medicina del deporte. Guía práctica. Comité Olímpico Español.

HUMAN ANATOMY LEARNING: ANALYSIS OF QUIZIZZ SOFTWARE FOR FORMATIVE ASSESSMENT

Lorena Latre Navarro [1]

The present text arises within the framework of a Teaching Innovation Project (PIIDUZ_633, 2022 call) at the University of Zaragoza, "Educational Innovation in Health Sciences Education: Learning Anatomy through Art and Visual Thinking".

1. INTRODUCTION

Human anatomy, as a fundamental discipline in sports sciences, plays a crucial role in the academic and professional development of students. Human anatomy holds significant importance as a foundational discipline within sports sciences, greatly influencing the academic and professional development of students. To optimize the learning experience in this specific domain, providing effective feedback during formative assessment is crucial. However, the concept of educational assessment has often been a source of controversy and confusion. In efforts to bring clarity to this term, authors such as Castillo et al. (2010) have proposed insightful approaches that should be considered to enhance assessment practices. This chapter aims to explore these proposals and recent research that sheds light on the application of interactive response systems for effective feedback in formative assessment within the context of teaching human anatomy. Through this exploration, our objective is to improve the feedback provided to students and enhance their learning process in the field of anatomy.

2. OBJECTIVES

The objective of this study is to examine the role of Quizizz, an interactive tool based on response systems, in the formative assessment of human anatomy learning among university students majoring in sports sciences. To achieve this objective, both a theoretical and practical analysis of the tool and its potential will be conducted.

Within the scope of this study, a series of interactive quizzes were designed and implemented using Quizizz for the formative assessment of human anatomy. These quizzes were developed with the following educational objectives: (1) promote greater student engagement during independent study hours, (2) energize classroom sessions and encourage active student participation, (3) familiarize students with anatomical

---

1. University of Zaragoza (Spain)

terms, (4) enhance learning of human anatomy, (5) facilitate the interrelation and understanding of anatomical content, (6) provide effective feedback to students through valuable information that allows them to assess their acquired knowledge and identify areas that require reinforcement, and (7) utilize this information to immediately reinforce the content or schedule a review session.

3. THEORETICAL FRAMEWORK

First and foremost, it is important to clarify that assessment is not the same as grading, despite this common misconception deeply ingrained in the education system. The purpose of assessment is not solely to assign grades and categorize students. Evaluation is not merely a post-teaching and learning process but an integral part of it, serving as a fundamental pillar of the learning system (Castillo et al., 2010; Quintas & Latre, 2017). We can define educational evaluation as a scientific process of measurement aimed at extracting relevant information related to learning, in order to establish descriptive judgments about it (Quintas & Latre, 2017).

Now that we have a clear understanding of what assessment is and can differentiate it from grading, we can recognize the significant role that this measurement plays in providing educational feedback to enhance student learning. However, what exactly do we mean by educational feedback? According to Schunk (1989), educational feedback refers to the knowledge of the outcomes (whether they are success or failure) of the learning process during problem-solving. In other words, it is the information provided by a teacher (or other individuals) regarding academic performance in a specific task. As described by Skinner (1971), the reinforcement provided by educators, whether in the form of punishment or reward, has a significant impact on learning. Additionally, information serves as a crucial element for maintaining the conditioned reinforcing power of feedback. In other words, it is important to remember that simply repeating a task is not sufficient for learning; it is necessary to provide information about performance in the task and guidance on how to improve. Skinner emphasizes that the effectiveness of this conditioning also depends on factors such as the type, amount, and timing of the reinforcement. When giving feedback to students, careful consideration should be given to what information to provide and when to provide it. This information should be of high quality, encourage self-reflection, and assist students in setting realistic goals (Nicol & Macfarlane-Dick, 2006). For feedback to be effective, it should possess several key qualities: clarity, specificity, timeliness, relevance, constructiveness, and promote bidirectionality. Relevance is particularly crucial as it enables students to comprehend three essential aspects: their current status, the requirements for attaining their learning objectives, and the necessary steps they need to take to accomplish them (Laura De La Cruz et al., 2021).

Certain tools, such as Quizizz, Kahoot!, Quizlet, Socrative, or Mentimeter, utilize interactive response systems in the classroom. These systems facilitate classroom engagement and offer instant feedback to participants. This immediate feedback empowers students to understand their successes and mistakes while completing quizzes, fostering classroom discussions about alternative answers and providing valuable insights into areas that require improvement. These resources hold great promise for formative assessment in the teaching of anatomy, as they empower students to regulate their studying.

Furthermore, some of these educational feedback resources, like Kahoot!, have garnered positive reception from students in the field of human anatomy, as well as related areas such as histology or cell biology (Ismail et al., 2019; Kalleny, 2020). They have also demonstrated their ability to predict academic performance in theoretical exams of human anatomy (Garza et al., 2023). Additionally, these resources motivate students to study, help them identify content areas that require reinforcement, and foster awareness of their learning progress (Ismail et al., 2019). These aspects align with effective feedback practices and hold significant importance for the learning process.

However, when designing activities that incorporate these tools, it is essential to consider the learning objectives and avoid reducing the activity's purpose to mere "exam preparation". This distinction is crucial because educational content has increasingly been focused on exam preparation, which often leads students to prioritize passing the test rather than understanding and truly learning the subject matter (Quintas & Latre, 2017).

In a recent scoping review conducted by Donkin & Rasmussen (2021), the use of the Kahoot! application in anatomy, histology, and medical education was examined, along with the resulting scores and student perceptions of learning. The review encompassed studies published from 2013 to 2021, and the majority of the reviewed articles reported positive outcomes, supporting improvements in collaborative learning, content knowledge, attendance, and participation. However, the review also highlighted some negative findings, such as the time required to complete tasks, content overload, and potential distractions arising from the use of electronic devices. It is important to note that the reviewed studies had methodological limitations, as none of them included a control group.

These types of resources, which rely on immediate feedback, are generally enjoyable and valuable for students. For instance, when comparing Jeopardy and Kahoot! (Stachowski & Hamilton, 2019) or Quizizz and Kahoot! In a comparative study conducted by Chaiyo & Nokham (2017) on the latter, three online quiz tools were evaluated: Quizizz, Kahoot!, and Google Forms. The results demonstrated that both Kahoot! and Quizizz had more positive aspects than Google Forms in an educational context, although no significant differences were found in students' perception of their learning. However, students perceived that Kahoot! and Quizizz supported their learning process by increasing their concentration, engagement, enjoyment, and motivation. These two tools also enhanced interactivity and promoted student participation in the classroom, fostering collaborative learning. It was also observed that these tools helped students become aware of their level of knowledge, facilitating the understanding of concepts and stimulating their academic development. Additionally, students perceived that their responses and opinions were valued by the instructors.

Some of the advantages of Quizizz as a tool, mentioned in the scientific literature (Yana et al., 2020), include the following: ease of use, ability to directly import pre-created quizzes, option to insert images as questions, quizzes can be shared with students through codes, efficiency (no paper usage), effectiveness and practicality in automatically recording student responses, direct download of results into a spreadsheet, and adjustable response time for each question.

From a learning and formative assessment perspective, in disciplines such as language teaching, Quizizz has been recognized for promoting responsibility and self-learning (Laura De La Cruz et al., 2021), as well as enhancing academic performance (Callista Anak Yunus & Kim Hua, 2021). Moreover, the use of Quizizz has been analyzed and compared to Kahoot! as a tool for formative assessment in various contexts beyond the ones previously mentioned. The findings have shown greater effectiveness in fostering enthusiasm among participating students (Basuki & Hidayati, 2019). The advantages of Quizizz highlighted by these authors include: (1) students being able to view questions and answers on their own devices, (2) students having the freedom to respond to the quiz at their own pace, (3) shuffling of questions and answers to prevent copying and encourage individual effort, leading to more objective assessments, (4) inclusion of meme-style images as reactions to answers, making it more enjoyable, (5) user-friendly interface, (6) increased interest and motivation, (7) enhanced self-confidence, (8) generation of enthusiasm for understanding lessons in the classroom or independent learning at home, and (9) creation of an energetic atmosphere in the class.

4. METHODOLOGY

4.1. Materials

In this chapter, an educational experience involving Quizizz, a tool based on an interactive response system in the classroom, is analyzed. his resource has been employed for formative assessment purposes, enabling teachers to evaluate students' knowledge through interactive quizzes using the classroom projector and their own mobile phones.

This tool, Quizizz, operates on a *freemium* model with both paid (*Super*) and free (*Basic*) versions. It offers a range of features, including the creation of interactive quizzes, interactive slide lessons, and the ability to import pre-prepared content and questions. In the context of this experience, the quiz mode was utilized. Users have the option to create their own questions or utilize the extensive public question library provided by the platform. Moreover, these quizzes can be taken by students synchronously or asynchronously. The *Basic* version allows for a high maximum limit of participants (100 students), while the *Super* version accommodates up to 1000 students.

Quizizz provides a diverse array of question types, encompassing multiple-choice, open-ended, drawing, survey, fill in the blanks, audio or video responses, drag and drop (word into sentence or image labelling), image-based identification (clicking on structures), ordering, selecting options from dropdown menus, matching or relating concepts, providing mathematical answers, and representing graphs. While the *Super* version offers a broader range of question types, the free version (*Basic*) includes the commonly used question types such as multiple-choice, open-ended, fill in the blanks, drawing, and survey. Additionally, Quizizz grants access to online reports that present the percentage of correct answers for each question, individual student scores, and facilitates the download of reports in Excel format.

4.2. Method description

During the academic year 2022-2023, a set of activities incorporating visual teaching and gamification strategies were developed and implemented to enrich the learning experience and comprehension of the human anatomy course for sports science students. Among these activities, 8 quizzes utilizing Quizizz, a *freemium* technology based on the classroom response system, were included. The scores obtained from these quizzes contributed to 6.4% of the final anatomy grade. The primary objective of these quizzes was to promote student engagement and encourage continuous effort during formative assessment, rather than solely focusing on grading.

The quiz design incorporated the following question types: multiple-choice questions, drawing questions (figure 1), open-ended questions, and surveys. Table 1 provides an overview of the content and quantity of questions included in each quiz. The designed questions encompassed various aspects, including knowledge and familiarity with anatomical terms, identification of structures based on images, application of acquired knowledge, and establishing relationships between different concepts.

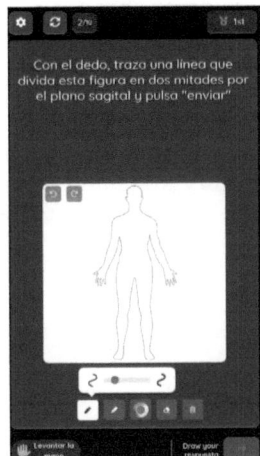 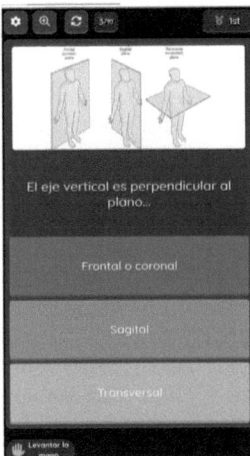

Figure 1. Example of a drawing question type (left) and multiple-choice question type (right) on body planimetry in Spanish. Source: Compiled by author using Quizizz, 2023.

In terms of the activity structure and operation, with a total of 71 students participating in continuous assessment, the full-group sessions were divided into two parts. The first part focused on exploring new anatomy content, while the second part involved the synchronous completion of a Quizizz questionnaire based on the anatomy content covered in the previous week. During the quiz, the questions were projected in the classroom, and students utilized their own electronic devices to answer them. The question and answer options were displayed on their mobile phones. Following each question, a brief discussion and reflection took place, explaining the possible answers. At the end of each quiz, students were prompted to indicate if they had studied the topic, if they had understood it, and if there was anything they needed further clarification on from the instructor. Furthermore, a ranking feature allowed students to observe how the top positions changed after each question, with the final ranking displayed at the end of the quiz, excluding the lowest positions.

For certain topics (such as the endocrine system, nervous system, and musculoskeletal anatomy of the lower limb), Quizizz questionnaires were not conducted due to the midterm exam coinciding with the subsequent full-group session. However, it was understood that the exam itself served as an incentive for studying these topics, which was one of the primary objectives of the activity. Alternative activities were conducted for other topics (e.g., trunk muscles) in place of the Quizizz questionnaire.

Evaluation of the experience encompassed the students' scores, their responses to the survey within each quiz regarding their preparation and any uncertainties, an assessment questionnaire (n=69), open-ended questions administered through *Moodle*, and qualitative comments obtained from the teaching evaluation survey.

5. RESULTS

5.1. Quizizz questionnaires results

The participation rate in the 8 Quizizz questionnaires was quite high, with an average participation rate of 87.8% among the total of 71 students enrolled in the continuous assessment modality for anatomy. Since the quizzes were conducted synchronously, the reports collected data on students' first attempts.

Table 1 displays the average, maximum, and minimum scores for each quiz, along with the number of questions, their content, and the number of participants. The first quiz, covering introductory topics on planimetry and anatomical terminology, obtained the highest average score. On the other hand, the excretory system and the reproductive system had the lowest average scores, with the latter also having the lowest minimum score.

Quiz	Q. No.	Anatomy Content	Ps. (n)	Avg. Score	Max. Score	Min. Score
1	9	Anatomical position Planes, axes, regions Anatomical terminology	65	8.07	10	5
2	10	Cardiovascular and lymphatic	57	7.47	10	4.1
3	10	Respiratory	55	7.58	10	2
4	10	Digestive	63	5.24	9	2
5	15	Excretory Reproductive	68	5.02	8	0.1
6	14	Musculoskeletal (general) Bones and joints of the head and neck	65	6.66	9	4
7	20	Muscles of the head and neck Bones and joints of the trunk	62	7.14	10	4.5
8	20	Upper limb	64	6.34	9.5	3.1

Note. The following abbreviations have been used: Q.No. (number of questions), Ps. (participants), Avg. Score (average score out of 10), Max. Score (maximum score), Min. Score (minimum score). Table 1. Quizizz Questionnaires Results. Source: Author's elaboration, 2023.

5.2. Quantitative and qualitative evaluation

In the evaluation questionnaire (n=69), the majority of students (59.4%) reported that they had not used Quizizz previously, indicating that this tool was new to them. The assessment of the tool was positive or very positive in 95.65% of the cases.

In the qualitative comments, students expressed their appreciation for the "good working atmosphere in class" and the "positive learning environment". They emphasized that the classes were "quite dynamic", "entertaining", and "fun", and they felt that they "learned while having a good time". The dynamic and interactive activities that facilitated dialogue on the content made students feel listened to, and they noticed that the teacher "cared about the group" and "whether they understood the material".

Furthermore, students highlighted their enjoyment of the quizzes for each topic. They mentioned that the quizzes "helped a lot with understanding the subject and staying on track", "made the class more engaging and helped retain the content" and encouraged them to "maintain concentration and learn more". Some students even mentioned that their favourite aspect of the course was the fact that after each topic, they had a quiz to review everything they had covered. They provided reasons such as "It helps me assess my progress", "It keeps me focused, and when I make mistakes, I pay more attention and remember the error", "It helped me a lot with many details of the topics that I still remember", "When I start studying, everything sounds familiar, and I understand things more quickly" and "It motivates me to study".

6. DISCUSSION

Throughout this study, several aspects related to the implementation of Quizizz as a classroom response system were explored. The results obtained are of significant importance as they provide valuable insights and contribute to the existing body of knowledge in this specific research field.

In particular, the information gathered on student scores and the most commonly missed questions allowed the teaching team to identify content areas that required further clarification to ensure proper understanding. It is worth noting that the first quiz achieved the highest score, which can be attributed to various factors. The initial motivation at the beginning of the course may have influenced this, as well as the inclusion of basic concepts such as body planimetry and anatomical terminology. Additionally, the lower number of questions in that quiz may have contributed to higher performance.

These findings emphasize the significance of considering various factors when utilizing Quizizz in the classroom, including the structure of the quizzes, the sequencing of content, and the level of difficulty. They also underscore the importance of delivering effective feedback based on the analysis of student responses, which enables instructional adjustments and addresses concepts that require further attention.

The positive quantitative evaluation of Quizizz observed in the assessment conducted by sports science students in the human anatomy course aligns with previous research conducted in this field or related areas (Ismail *et al.*, 2019; Kalleny, 2020).

In terms of qualitative evaluation, it is important to emphasize that the primary objective of this activity was not exam preparation or grading of students, as mentioned earlier. Rather, the goal was to facilitate authentic formative assessment that promotes consistent effort and provides valuable information to each student about their learning process. This is particularly significant as research has shown that repetitive practice alone is insufficient for meaningful learning (Hattie & Clarke, 2020). In this regard, students expressed that this activity motivated them to study and review the material afterwards, enhanced their attention and concentration, allowed them to gauge their progress in learning, facilitated comprehension during study sessions, helped them remember their mistakes, and reinforced the reviewed content. These findings align with previous literature, which has demonstrated that these types of systems encourage students to study, identify the areas they need to reinforce, and become aware of what they have learned (Ismail *et al.*, 2019).

Furthermore, students perceived that the teacher demonstrated concern for the group and ensuring comprehension of the content, which aligns with previous scientific literature indicating that students feel more heard through these types of activities (Laura De La Cruz et al., 2021).

The results of this study affirm the presence of a positive classroom and work environment perceived by the students. This aspect holds great significance as it is crucial for students to perceive competition as something healthy. Therefore, it is necessary to promote respect as a fundamental principle and avoid situations that can generate negative experiences among participants. For instance, publicly recognizing and acknowledging the achievements of students who rank at the top can instill a motivating sense of competition among other participants. They may perceive it as a challenge to strive for those top positions in the subsequent weeks. However, it is essential to consider that displaying complete rankings in large groups can generate negative emotions in some students when they find themselves at the bottom of the rankings. This can have a counterproductive effect as students may shy away from exposing themselves publicly again (e.g., participating in Quizizz) in the upcoming weeks. Therefore, we must exercise caution when designing and implementing these types of activities, always doing so purposefully based on clear educational objectives. In this way, this technology serves as a means to achieve those objectives (such as assessment) rather than being an end in itself (focused solely on grading and classification).

7. CONCLUSIONS

The findings of this study indicate that the utilization of Quizizz a as a classroom response system was successful from the perspective of the students. It had positive effects on class attendance, attention, participation, and motivation to study and review the content during independent study hours. The use of this formative assessment tool received favourable feedback from students, contributing to a positive classroom and work environment and adding dynamism to classes, particularly in large groups, in an accessible manner that enhanced enjoyment. Students felt that these interactive quizzes provided them with valuable information about their learning process, comprehension of the content, and retention of concepts or details in the medium term.

In conclusion, the incorporation of Quizizz as a classroom response system in the teaching of human anatomy not only facilitates effective feedback but also promotes student engagement and cultivates a positive learning environment within this discipline.

8. REFERENCES

Basuki, Y., & Hidayati, Y. (2019). Kahoot! or Quizizz: the Students' Perspectives. *Proceedings of the Proceedings of the 3rd English Language and Literature International Conference, ELLiC, 27th April 2019, Semarang, Indonesia.* https://doi.org/10.4108/eai.27-4-2019.2285331

Callista Anak Yunus, C., & Kim Hua, T. (2021). Exploring a Gamified Learning Tool in the ESL Classroom: The Case of Quizizz. *Journal of Education and e-Learning Research*, 8(1), 103-108. https://doi.org/10.20448/journal.509.2021.81.103.108

Castillo, Santiago., Cabrerizo, J., & Cañizal, A. (2010). *Evaluación educativa de aprendizajes y competencias*. Pearson Prentice Hall. https://dialnet.unirioja.es/servlet/libro?codigo=779529&info=resumen&idioma=SPA

Chaiyo, Y., & Nokham, R. (2017). The effect of Kahoot, Quizizz and Google Forms on the student's perception in the classrooms response system. *2017 International Conference* on *Digital Arts, Media and Technology (ICDAMT)*, 178-182. https://doi.org/10.1109/ICDAMT.2017.7904957

Donkin, R., & Rasmussen, R. (2021). Student Perception and the Effectiveness of Kahoot!: A Scoping Review in Histology, Anatomy, and Medical Education. *Anatomical Sciences Education, 14*(5), 572-585. https://doi.org/10.1002/ASE.2094

Garza, M., Olivan, S., Monleón, E., Cisneros, A. I., García-Barrios, A., Ochoa, I., Whyte, J., & Lamiquiz-Moneo, I. (2023). Performance in Kahoot! activities as predictive of exam performance. *BMC Medical Education, 23*(1), 413. https://doi.org/10.1186/s12909-023-04379-x

Hattie, J., & Clarke, S. (2020). *Aprendizaje Visible: Feedback*. Paraninfo Editorial.

Ismail, M. A.-A., Ahmad, A., Mohammad, J. A.-M., Fakri, N. M. R. M., Nor, M. Z. M., & Pa, M. N. M. (2019). Using *Kahoot!* as a formative assessment tool in medical education: a phenomenological study. *BMC Medical Education, 19*(1), 230. https://doi.org/10.1186/s12909-019-1658-z

Kalleny, N. K. (2020). Advantages of Kahoot! Game-based Formative Assessments along with Methods of Its Use and Application during the COVID-19 Pandemic in Various Live Learning Sessions. *Journal of Microscopy and Ultrastructure, 8*(4), 175. https://doi.org/10.4103/JMAU.JMAU_61_20

Laura De La Cruz, K. M., Hinojosa Condori, C., Condori Chacolli, M. E., Montesinos Valencia, C. C., & Condori Peralta, F. L. (2021). Gamificando con Quizizz en la evaluación formativa de la enseñanza del inglés. En *La Investigación Científica y Académica Transdisciplinaria* (Vol. 13, pp. 261-277). Editorial EIDEC. https://doi.org/https://doi.org/10.34893/nkf9-1593

Nicol, D. J., & Macfarlane-Dick, D. (2006). Formative assessment and self-regulated learning: a model and seven principles of good feedback practice. *Studies in Higher Education, 31*(2), 199-218. https://doi.org/10.1080/03075070600572090

Quintas, A., & Latre, L. (2017). El sentido de la evaluación educativa : Crítica a las concepciones y prácticas de evaluación actuales. *Revista Internacional de Medicion y Evaluacion, 3*(1), 20-31. https://doi.org/10.18848/2573-668X /CGP/v03i01/20-31

Schunk, D. H. (1989). Self-efficacy and achievement behaviors. *Educational Psychology Review, 1*, 173-208.

Skinner, B. F. (1971). *Ciencia y conducta humana: una psicología científica* (J. Gallofré, Ed.). Fontanella.

Stachowski, A. A., & Hamilton, K. L. (2019). Comparison of three "gamified" exam review activities. *Scholarship of Teaching and Learning in Psychology, 5*(4), 312-318. https://doi.org/10.1037/STL0000154

Yana, A. U., Antasari, L., & Kurniawan, B. R. (2020). Analisis Pemahaman Konsep Gelombang Mekanik Melalui Aplikasi Online Quizizz. *Jurnal Pendidikan Sains Indonesia, 7*(2), 143-152. https://doi.org/10.24815/jpsi.v7i2.1428

ESTRATEGIAS SANITARIAS PARA LA MEJORA DE LA INCIDENCIA Y PREVALENCIA DE LA LACTANCIA MATERNA

Alicia Llorca-Porcar [1]

El presente texto nace de una serie de investigaciones realizadas por la autora en busca de la mejora de la salud materno-infantil.

1. INTRODUCCIÓN

Hay consenso internacional en que la lactancia materna es el mejor alimento que pueden recibir los lactantes y, que no proporcionársela, perjudica a ellos, a la madre, a la sociedad y al planeta, pero en la actualidad los lactantes alimentados al pecho el tiempo recomendado son escasos (Centro de Investigaciones de UNICEF, 2017; Boucher *et al*, 2018; Organización Mundial de la Salud (OMS), 2017a; Organización Panamericana de la Salud (OPS) – Organización Mundial de la Salud (OMS), 2016).

Con el fin de analizar este tema, entre los años 2013 y 2017 se realizó una investigación sobre lactancia materna en el Consorcio Hospital General Universitario de Valencia (CHGUV) con doble diseño, de incidencia y prevalencia en una primera fase, seguido de un estudio experimental con enmascaramiento simple ciego. Para esta investigación se usó un cuestionario validado por el método Delphi. Justo el año en que finalizó el estudio mencionado la información y apoyo sanitario proporcionado a gestantes y madres de lactantes se modificó y para ver los efectos de estas modificaciones se planteó esta nueva investigación (Llorca-Porcar, 2018).

2. OBJETIVOS

2.1. Objetivo general

Comprobar si las modificaciones de incremento de información adecuada y apoyo sanitario, implantadas en el Consorcio Hospital General Universitario de Valencia durante los años 2016 – 2017, generaron un aumento en la incidencia y prevalencia de la lactancia materna.

---

1. Universidad de Valencia (España)

2.2. Objetivos específicos

Conocer la incidencia y prevalencia de la lactancia materna de las mujeres atendidas en el Consorcio Hospital General Universitario de Valencia y su variación con respecto a datos anteriores.

Identificar las intenciones maternas de inicio y mantenimiento de la lactancia natural.

Comparar las intenciones maternas de inicio y mantenimiento de la lactancia materna con los meses reales que la ha proporcionado.

Averiguar los conocimientos y actitudes maternos sobre aspectos básicos de la lactancia natural y comprobar si han variado con respecto a años anteriores.

Conocer los factores y aspectos que influyen en gestantes y madres con respecto a la toma de decisión y mantenimiento del tipo de lactancia con la que alimentarán a su descendencia.

Indagar la procedencia de la información sobre la alimentación del lactante que poseen las mujeres incluidas en el estudio.

Detectar los medios de apoyo a la lactancia natural de que disponen las madres.

3. MARCO TEÓRICO

Hay consenso sobre la necesidad de poner activar acciones que eviten el perjuicio del derecho de las madres a amamantar a su descendencia. Aunque es importante recordar que se trata de un derecho, no de una obligación. Se ha demostrado que ha sido el mismo ser humano el que le ha puesto innumerables barreras a la lactancia materna humana. Un acto natural ha pasado a lo largo del tiempo por una serie de normas estrictas y antinaturales. Estas normas son contrarias en muchas ocasiones a las necesidades fisiológicas del binomio madre-lactante y varían siguiendo opiniones de personas ajenas a este binomio. Por ejemplo: los horarios rígidos, el tiempo de amamantamiento exacto o la introducción errónea de la alimentación complementaria (Díaz-Gómez et al., 2016; Fu et al., 2014; González, 2015; Gorrita Pérez, 2017; Grupo de trabajo de la Guía de Práctica Clínica sobre lactancia materna, 2017; Herrero Martínez, 2017; Martínez-Galán, 2017; Organización Mundial de la Salud (OMS), 2015, 2016, 2017ª, 2017b; Oribe et al., 2015).

Las campañas que han logrado aumento en el inicio y duración de la lactancia materna, tanto exclusiva, como complementada en las diferentes zonas del mundo han sido reconocidas como las acciones más eficientes para conseguir aumento en la salud de la población materno-infantil y, por lo tanto, mejorar su supervivencia y calidad de vida. De ahí la importancia de los cambios que han acontecido en el área de salud del CHGUV. (Díaz-Gómez et al., 2016; Fu et al., 2014; González, 2015; Gorrita Pérez, 2017; Grupo de trabajo de la Guía de Práctica Clínica sobre lactancia materna, 2017; Herrero Martínez, 2017; Martínez-Galán, 2017; Organización Mundial de la Salud (OMS), 2015, 2016, 2017ª, 2017b; Oribe et al., 2015).

El área de salud del CHGUV atiende a una población superior a los 400.000 habitantes y presta servicios de asistencia ambulatoria, especializada y hospitalaria. Todas las gestantes que controlan su embarazo en esta área son citadas en consultas externas de ginecología de este hospital a partir de la semana 34 de gestación para realizarse una ecografía y monitorización fetal externa de control (CHGUV, 2020).

El CHGUV de Valencia el 4 de julio del 2017 fue registrado como Hospital en Fase 1D. Alrededor de este proceso se realizaron una serie de mejoran en la promoción de la lactancia materna. Estas mejoras se basaron en una mayor educación y apoyo sobre lactancia materna las mujeres atendidas en dicho hospital y Centros de Salud (CS) y Consultorios Auxiliares (CA) del área del CHGUV.

La Iniciativa para la Humanización de la Asistencia al Nacimiento y la Lactancia (IHAN) ha sido lanzada por la OMS y UNICEF con el fin de ser un aliciente para los servicios de salud para que realicen prácticas que protejan, promuevan y apoyen la lactancia materna desde el nacimiento. La IHAN proporciona al personal sanitario, tanto de los hospitales, como de los centros de salud, un programa de acreditación, eficaz y basado en la evidencia que permite y facilita la tarea de apoyar el mantenimiento y aumentar la duración de la lactancia materna (IHAN, 2016).

Tras la realización de la investigación en el CHGUV realizada en el periodo de tiempo que va entre los años 2013 y 2017, además de iniciarse la acreditación del CHGUV, como se puede comprobar en la tabla 1, gran parte de los centros sanitarios que pertenecen al área del hospital se estaban acreditando y estaban en diferentes fases, por lo que en esta área se empezó un camino hacia el fomento de la lactancia materna.

En la investigación anterior se escogió un grupo control para realizar este fomento de la lactancia materna con información y apoyo adicional y se comparó con un grupo al que no se le realizó ninguna intervención adicional. En esta investigación actual la información y apoyo adicional, tras las modificaciones con respecto a la actitud de los profesionales sanitarios ante la lactancia materna en la mayor parte de los diferentes centros sanitarios, probablemente tendrá unos efectos similares o superiores a la intervención que se realizó en el grupo control en la investigación anterior. La justificación de esta investigación se basa en la realidad actual que refleja que, aunque, hay multitud de investigaciones y campañas sobre el tema las cifras de inicio y mantenimiento distan mucho de las recomendaciones. Paradójicamente gran parte de la población, a la hora de alimentar a su descendencia se decanta por una leche que posee componentes nutricionales, inmunológicos y hormonales inadecuados, no es gratuita, precisa preparación, no está siempre en las condiciones óptimas de temperatura y asepsia y, genera residuos, es decir, la lactancia artificial (Aguilar Cordero, 2015; Brahma y Valdés, 2017; Centro de Investigaciones de UNICEF, 2017; Gorrita Pérez, 2017; Herrero Martínez, 2017).

Centros Sanitarios Área CHGUV	Acreditación o fase	fecha
CS Fuensanta y CA Barrio de La Llum	Acreditado	10 /09/2015
CS Picasent	Acreditado	30/01/2021
CS Nou Moles	Acreditado	30/01/2021
CS Torrent 1	Acreditado	30/01/2021
CS Torrent 2	Acreditado	30/01/2021
CS San Isidro	Acreditado	30/01/2021
CS Picanya	Acreditado	30/01/2021
CS Paiporta	Acreditado	30/01/2021
CS Alaquas	Acreditado	30/01/2021
CS Montserrat	Fase 3D	16/10/2018
CA Juan Llorens	Fase 3D	16/10/2018
CS Xirivella	Fase 1D	05/02/2020
CS Nápoles y Sicilia	Fase 1D	02/09/2019
CS Gil y Morte	Fase 1D	27/05/2019

CS Guillem de Castro	Fase 1D	01/04/2019
CA Montroy	-	
CA Convento Jerusalén		
CA Dos Aguas		
CA Millares		
CA Monte-Vedat		
CA Real		
CS Tres Forques	Inagurado el 7-11-2022	

Tabla 1. Acreditación IHAN de los centros sanitarios del área del CHGUV. Fuente: Elaboración propia, 2023. Basado en IHAN (2023).

4. METODOLOGÍA

En base a la metodología PICO se estableció la siguiente pregunta de investigación:

Paciente: Gestantes y madres de niños y niñas lactantes.

Intervención: Educación y apoyo sanitario adecuado.

Comparación: Escasez de apoyo y educación sanitaria versus educación y apoyo sanitario adecuado

Resultado: aumento de la incidencia y prevalencia de alimentación con lactancia materna.

Pregunta de investigación. ¿La lactancia materna podría aumentar en incidencia y prevalencia con una adecuada educación y apoyo sanitario a gestantes y madres de niños y niñas lactantes?

Para poder responder a esta pregunta se utilizó un cuestionario validado en 2015 por el método Delphi y utilizado en una investigación anterior (ver anexo 1). Este cuestionario tiene dos partes que se cumplimentan en dos tiempos diferentes. La primera parte se responde y cumplimenta en la primera toma de contacto con la muestra y la segunda parte se responde y cumplimenta en contactos posteriores, con la finalidad principal de averiguar cuanto tiempo se ha dado alimentación con lactancia materna, si se han cumplido las expectativas que tenía la mujer cuando contestó la primera parte del cuestionario y los problemas surgidos (con una extensión máxima de dos años, ya que la OMS recomienda la duración de la lactancia materna complementada como mínimo dos años).

La metodología utilizada fue la realización de un corte de prevalencia o estudio descriptivo transversal en un primer contacto con la muestra y un estudio analítico longitudinal en contactos posteriores.

La muestra se compuso de mujeres gestantes que acudieron a consultas externas del hospital, aceptaron participar voluntariamente en el estudio, firmaron el consentimiento informado y contestaron el cuestionario en su totalidad (las dos partes). Las participantes debían conocer el idioma y ser mayores de edad. El primer contacto con la muestra se realizó en el periodo que va desde mayo del 2018 a febrero del 2020 y el contacto finalizó a lo largo del año 2022, cuando toda la muestra tenía una edad superior a los 2 años de vida.

En el CHGUV en el año 2018 hubo 1240 nacimientos, en el año 2019 fueron 1244 nacimientos y en el año 2020 hubo 1284 nacimientos, por lo tanto, la media de la población anual de nacimientos de estos tres años es 1256. Con un error máximo del 5%, nivel de confianza del 95% y varianza poblacional más desfavorable p=q=50% (no se puede saber la real) el tamaño muestral necesario sería 252 casos. Si a este tamaño muestral se le añade un 10% de muestra estimada para evitar la obtención de muestra inferior a la necesaria por abandonos, se necesitaría una muestra mínima de 278 individuos, pero dada la duración del estudio, por si el abandono era mayor de lo esperado, al final se recogieron en un principio 309 individuos, de los cuales hubo 43 abandonos, y la muestra total se quedó en 266 (CHGUV, 2020).

Los resultados obtenidos se analizaron con el paquete estadístico de IBM denominado SPSS, versión 20

5. RESULTADOS

5.1. Características de la muestra

Las mujeres que participaron en el estudio tuvieron una media de edad al inicio del estudio de 33,10 años y la mayor parte de ellas, más de un 89% están conviviendo con una pareja estable. El nivel de estudios está repartido de formar similar entre las gestantes que tienen los estudios obligatorios, bachiller o formación profesional y universitarios, siendo, entre estos tres grupos, algo mayor el nivel de bachiller o formación profesional. Hay un 6% de la muestra que no posee la certificación de estudios obligatorios. La mayor parte de las gestantes, alrededor del 61 %, trabajan fuera de su casa. A su vez el 59% no tienen ni hijos anteriores, ni experiencia en alimentación con lactancia materna. Destaca un 12% de la población que tiene experiencia negativa con lactancias anteriores.

5.2. Inicio de alimentación

Se ha encontrado una incidencia de lactancia materna exclusiva del 82,60%, dato que unido a la incidencia de lactancia mixta da un 88,30% de inicio de alimentación con leche materna (figura1).

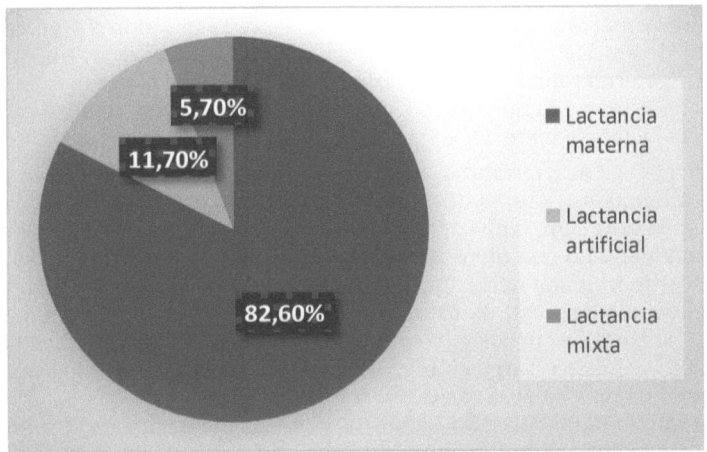

Figura 1. Inicio de alimentación. Fuente: Elaboración propia.

5.3. Duración de la lactancia materna

Con respecto a la prevalencia de la lactancia materna exclusiva se ha obtenido una duración media de poco más cuatro meses, con una desviación típica de alrededor de dos meses, por lo tanto, la mayor parte de las mujeres que han participado en este estudio han dado lactancia materna exclusiva entre un mes y seis meses. El porcentaje de mujeres que llegaron a dar lactancia materna exclusiva durante 6 meses ascendió al 19%.

En cuanto a la duración de la lactancia materna junto a otros alimentos se ha hallado una duración media de algo más de siete meses, con una desviación típica de casi ocho meses, por consiguiente, la mayoría de las mujeres que participaron en este estudio dieron lactancia materna junto a otros alimentos entre un mes y quince meses, aunque existe una parte de mujeres que no ha dado ningún mes y otras mujeres (12 casos) que han llegado a dar 24 meses.

A su vez, si se observan los resultados que se corresponden con el objetivo de identificar las intenciones maternas de inicio y mantenimiento de la lactancia natural destaca que un 83% refirió que quería alimentar a su hijo o hija de forma exclusiva y la duración deseada era entre 4 y 6 meses mayoritariamente.

Acerca del propósito materno de duración de la lactancia materna complementada con otros alimentos, un 63% de la muestra refirió su intención de mantener la lactancia complementada entre 8 y 12 meses y de esta muestra un 42% expuso la intención de una duración mayor.

Por otro lado, respecto a las preguntas sobre conocimientos se detectó que un 36% de la muestra pensaba que la lactancia materna y artificial alimentaban por igual al lactante. También se observó que el 84% opinaba que la lactancia materna cubre todas las necesidades del lactante hasta los 6 meses. El resto dudaba de si había que introducir la alimentación complementaria a los 4 ó 5 meses y si había que ofrecer agua. Con respecto a la lactancia materna complementada con otros alimentos la cifra de mujeres que opinaba que hasta los 2 años es parte fundamental del crecimiento sano del niño es del 66%. Por otro lado, el 72% de las mujeres entrevistadas sabe como sacarse, guardar y ofrecer al lactante la leche materna. A su vez, el 39% opina que la alimentación al lactante no es inmediata cuando nace. En el mismo orden de cosas, el hay un 42% de la muestra que opina que la alimentación con lactancia materna es cada tres horas y en referencia a si hay que tomar de los dos pechos en cada toma el 53% opina que sí y un 11% no lo sabe o no contesta. Y, en referencia al uso de tetinas, con respeto al chupete un 21% no sabe o no contesta y 36% cree que no influye y con respecto al biberón un 46% expresa que no interfiere con la lactancia materna.

Con respecto a las características maternas y su posible relación con el tipo de alimentación administrada se ha observado que la edad materna tiene una correlación de p>0,001 con la duración, tanto de la lactancia materna exclusiva, como de la lactancia materna complementado con otros alimentos. Además, se constata que las mujeres con pareja estable proporcionan más lactancia materna exclusiva y complementaria. A su vez se constata que a mayor nivel de estudios más duración de alimentación con lactancia materna, aunque sin diferencia significativa con las mujeres con estudios obligatorios o con estudios de bachiller o formación profesional. Destaca que las mujeres sin estudios dieron tenían cifras más bajas. En relación a si las mujeres participantes que tenían otra descendencia alimentaban ms con lactancia materna no se ha encontrado diferencia estadísticamente significativa. Sí se ha encontrado diferencia de p>0,01 si la mujer había expuesto una experiencia anterior positiva.

En cuanto al trabajo fuera del hogar no se ha encontrado diferencia significativa entre las mujeres que trabajan fuera del hogar y las que no.

En continuación con los aspectos que pueden alterar el inicio y duración de la lactancia materna se analizaron los factores relacionados con el parto. La muestra de este estudio tuvo un parto normal en un 86,2% de los casos. Se ha observado una diferencia estadísticamente significativa en las mujeres que tuvieron problemas en el parto. El número de mujeres que ha dado lactancia artificial es mayo en este grupo.

Se ha observado diferencia estadísticamente significativa en este estudio cuando se ha separado a madre y lactante y se ha retrasado el inicio de la alimentación.

Con respecto a los meses de vuelta al trabajo y la duración de la lactancia materna se ha observado una correlación entre la edad del lactante al regreso al trabajo y la duración de la lactancia materna exclusiva.

Referente a la procedencia de la información que las madres poseen sobre la lactancia materna un 81,8% refiere que ha procedido de personal sanitario y un 72% expresa que ha recibido apoyo fundamental del personal sanitario. Aunque el 49% comenta que, durante el 2020, debido a la pandemia sintió necesidad de buscar información y apoyo a la lactancia por otras vías diferentes al personal sanitario por dificultad de acceso.

Las otras fuentes de información mencionadas por orden de importancia son internet, familia y amistades y en menor medida asociaciones, revistas y libros. Y con respecto al apoyo, aparte de los profesionales sanitarios se menciona que recibieron apoyo sobre todo de la pareja, seguido de familia y amistades, y seguido de foros de internet y asociaciones. Destaca una pequeña parte. & mujeres que recibieron información y apoyo de una consejera IBLM.

6. DISCUSIÓN

Con el tema del inicio de la alimentación se ha observado un mayor número de mujeres que iniciaron la alimentación con lactancia materna al compararlo con toda la muestra del estudio anterior. Pasa del 80,4% al 88,30% en general, pero si se compara sólo con las mujeres que recibieron apoyo e información adicional son ligeramente inferiores, a que estas fueron de 90,80%.

Con respecto a la duración también se ha aumentado la duración de la lactancia materna, tanto exclusiva, como complementada con otros alimentos de forma general, pero si se compara con la muestra que recibió información y apoyo adicional la cifras son similares y todas ellas sin llegar a las recomendaciones de la OMS. Lo que sí se encuentran más mujeres que llegan a dar lactancia materna complementada a los dos años de vida, pasa de 3 mujeres a 12 mujeres.

El porcentaje de mujeres que llegaron a dar lactancia materna exclusiva durante 6 meses ascendió al 19%. en esta investigación. Este dato es superior al de la investigación anterior (13,50%), pero inferior a la reflejada en los datos del Instituto Nacional de Estadística (INE), que es 24,72%.

Por otro lado, si se observan las intenciones maternas de inicio y mantenimiento de la lactancia natural destaca difieren mucho de la realidad de lo que ha sido, de forma que se ha dado mucho menos de lo que se reflejó al principio del contacto con la muestra que se deseaba. Lo mismo ocurre con el propósito materno de duración de la lactancia materna complementada con otros alimentos.

En cuanto a las preguntas sobre conocimientos se detectó que un 36% de la muestra no conoce la superioridad de la alimentación con lactancia materna.

En relación a los conocimientos de las gestantes, se constata que, aunque la mayoría conoce ciertos aspectos que interfieren con la lactancia, como desconocimiento de la técnica de extracción y administración de lactancia materna, técnica y forma de administración de la lactancia materna, inicio de la alimentación, uso de tetinas, etc., hay un porcentaje que oscila entre el 15% y el 64% (según se trate de un tema u otro) tiene escasez de conocimientos. Esto coincide con los datos extraídos en la investigación anterior, los porcentajes no son los mismos, pero también se reflejan porcentajes de población con falta de conocimiento en algunos aspectos. Destaca el 67% de mujeres que opinan que dar biberones no perjudica a la lactancia materna sumado a las mujeres que no saben o no contestan.

En correspondencia a las características maternas y la duración de la lactancia materna los datos son similares al estudio previo, excepto en estado civil, que el estudio anterior asignaba más duración a las mujeres viudas o divorciadas y este estudio se lo asigna a las mujeres con pareja estable.

Con respecto al trabajo fuera del hogar este estudio no ha encontrado diferencias entre las mujeres que trabajan fuera del hogar y las que no, mientras que en el estudio anterior las mujeres que trabajaban fuera del hogar daban en un porcentaje estadísticamente significativo más elevado.

También se ha observado que en el estudio anterior no se observó que las mujeres con dificultades en el parto amamantaran menos y; sin embargo, en este estudio sí se ha observado. Por el contrario, sí se ha observado diferencia estadísticamente significativa en este estudio cuando y ha separado a madre y lactante y se ha retrasado el inicio de la alimentación, a diferencia del estudio anterior

Acerca de los meses de vuelta al trabajo y la duración de la lactancia materna se ha observado coincidencia con el estudio anterior de correlación $p>0,01$ entre la edad del lactante al regreso al trabajo y la duración de la lactancia materna exclusiva

7. CONCLUSIONES

El apoyo sanitario y la información adecuada proporcionada por profesionales de la salud han demostrado ser un factor importante en el fomento de la lactancia materna y se ha comprobado que se alcanzan mayores cifras de inicio y duración de la lactancia materna, tanto exclusiva, como complementada, así como que se consiguen más logros con respecto a las intenciones manifestadas en la gestación.

Las cifras de inicio de alimentación con lactancia materna de la muestra de este estudio son positivas, superan las recomendaciones.

Las cifras de duración de lactancia materna exclusiva y complementada de la población de este estudio son bajas y distan mucho de las recomendaciones actuales.

Las gestantes desean dar más lactancia a su futuro descendiente de en realidad le administran, por lo tanto, hay causas que provocan que las intenciones de las gestantes con respecto a la alimentación de su hijo o hija después del parto no se cumplan en un gran porcentaje. Con la identificación y tratamiento de estas causas se prolongaría en el tiempo la alimentación con lactancia materna tanto exclusiva, como con otros alimentos.

Si se quiere promocionar la alimentación con lactancia materna se debe apoyar a las madres con respecto a la alimentación del menor desde la sanidad, pero también desde todo el entorno de la mujer y desde la sociedad en general, porque hay influencias desde estos sectores que pueden favorecer o perjudicar.

Existen circunstancias concretas como experiencias negativas en lactancias anteriores, trabajo fuera del hogar y separación al nacimiento que hay que tener en cuenta si se quiere fomentar la alimentación con lactancia materna.

Hay factores como edad materna o el nivel de estudios materno que pueden influir en el tipo de alimentación infantil.

Es necesario seguir investigando diferentes formas de apoyo y promoción de la lactancia materna.

8. REFERENCIAS

Aguilar Cordero, M. J., Madrid Baños, N., Baena García, L., Mur Villar, N., Guisado Barrilao, R. y Sánchez López, M. (2015). Lactancia materna como método para prevenir alteraciones cardiovasculares en la madre y el niño. *Nutrición Hospitalaria*, *31*(5), 1936-1946. http://doi:10.3305/nh.2015.31.5.8810

Boucher, O., Julvez, J., Guxens, M., Arranz, E., Ibarluzea, J., Sánchez de Miguel, M., Sunyer, J. (2017). Association between breastfeeding duration and cognitive development, autistic traits and ADHD symptoms: a multicenter study in Spain. *Pediatric Research*, *81* (3), 434-442. http://doi:10.1038/pr.2016.238

Brahma, P y Valdés, V. (2017). Beneficios de la lactancia materna y riesgos de no amamantar. *Revista chilena de pediatría*, *88*(1), 7- 14. http://doi:10.4067/S0370-41062017000100001

Centro de Investigaciones de UNICEF (2017). *Construir el futuro: Los niños y los objetivos de desarrollo sostenible en los países ricos* (Report Card nº14 de Innocenti). Los niños del mundo desarrollado. Florencia (Italia). Centro de Investigaciones de UNICEF. https://www.unicef.org/spanish/publications/index_96413.html

Chowdhury, R., Sinha, B., Sankar, M. J., Taneja, S., Bhandari, N., Rollins, N., Bahl, R. & Martines, J. (2015), Breastfeeding and maternal health outcomes: a systematic review and meta-analysis. *Acta Paediatrica*, 104, 96–113. http://doi:10.1111/apa.13102

Cigarran Guldris, S., González Parra, E. & Cases Amenós, A. (enero-febrero, 2017). Gut microbiota in chronic kidney disease. *Nefrología* (Edición en inglés), *37*(1), 9-19.

Comité de Lactancia Materna de la Asociación Española de Pediatría (2016a). Lactancia materna en cifras: tasas de inicio y duración de la lactancia en España y en otros países. https://acortar.link/1zBL26

Consorcio Hospital General Universitario de Valencia (CHGUV) (2020). *Informe anual Departamento Valencia-Hospital General*. Valencia: CHGUV. https://acortar.link/WkAORl

Díaz-Gómez, N. M., Ruzafa-Martínez, M., Ares, S., Espiga, I. y De Alba, C. (2016). Motivaciones y barreras percibidas por las mujeres españolas en relación a la lactancia materna. *Revista Española de Salud Pública*, 90, e1-e8. https://acortar.link/Z8BUCs

Fu, I. C., Fong, D. Y., Heys, M., Lee, I. L., Sham, A. & Tarrant. M. (2014). Professional breastfeeding support for first-time mothers: a multicentre cluster randomised controlled trial. *International Journal of Obstetrics & Gynaecology*, 121(13),1673-1683. http://doi:10.1111/1471-0528.12884

González Cano, J. M. (2015). *Víctimas de la lactancia materna. ¡Ni dogmatismos ni trincheras!* . Akane Ediciones

Grupo de Trabajo Centros de Salud-IHAN (2009). Centros de Salud IHAN (Iniciativa de Humanización de la Atención al Nacimiento y la Lactancia). Una garantía de calidad.

Revista Pediatría Atención Primaria, 11, 513-529. http://scielo.isciii.es/pdf/pap/v11n43/12_colaboraciones.pdf

Gorrita Pérez, R. R. (2017). Carta al editor. Semana mundial de lactancia materna y su impacto en las búsquedas de Google en países sudamericanos. *Revista Cubana de Pediatría*, 89 (1). http://scielo.sld.cu/pdf/ped/v89n1/ped14117.pdf

Grupo de trabajo de la Guía de Práctica Clínica sobre lactancia materna (2017). *Guía de Práctica Clínica sobre lactancia materna. Guías de Práctica Clínica en el SNS*. Vitoria-Gasteiz: Ministerio de Sanidad, Servicios Sociales e Igualdad. Servicio de Evaluación de Tecnologías Sanitarias del País Vasco-OSTEBA.

Herrero Martínez, M. H. (2017). Políticas de promoción de lactancia materna en España y Europa: un análisis desde el género. *Dilemata (Revista Internacional de Éticas Aplicadas)*, 25, 201-215.

IHAN. Iniciativa para la humanización de la asistencia al nacimiento y la lactancia (2016). *Comité nacional de la IHAN [iHan]*. https://www.ihan.es/que-es-ihan/comite-nacional-de-la-ihan/

IHAN (2023). *Registro de centros Neo IHAN*. https://www.ihan.es/acreditacion-neo-ihan/registro-neo-ihan/

Lodge, C. J., Tan, D. J., Lau, M. X. Z., Dai, X., Tham, R., Lowe, A. j., Bowatte, G. ... Dharmage, S. C. (noviembre, 2015). Breastfeeding and intelligence: a systematic review and meta-analysis. *Acta Paediatrica*, 104(S467), 38-53. http://doi:10.1111/apa.13132

Martínez-Galán, P., Martín Gallardo, E., Macarro-Ruiz, D., Martínez-Martín, E. y Manrique-Tejedor, J. (2017). Educación prenatal e inicio de la lactancia materna: Revisión de la literatura. *Enfermería Universitaria*, 14 (1), 54-66. http://doi:10.1016/J.REU.2016.11.005

Organización Mundial de la Salud (OMS) (2015). Continuación de la lactancia materna. Biblioteca electrónica de documentación científica sobre medidas nutricionales (*eLENA*). http://www.who.int/elena/titles/continued_breastfeeding/es/

Organización Mundial de la Salud (OMS) (2016). Lactancia materna exclusiva. Biblioteca electrónica de documentación científica sobre medidas nutricionales (*eLENA*). http://www.who.int/elena/titles/exclusive_breastfeeding/es/

Organización Mundial de la Salud (OMS) (2017a). Lactancia continua para un crecimiento y desarrollo saludables de los niños. Biblioteca electrónica de documentación científica sobre medidas nutricionales (*eLENA*). http://www.who.int/elena/titles/continued_breastfeeding/en/

Organización Mundial de la Salud (OMS) (2017b). *Más sano, más justo, más seguro: la travesía de la salud mundial 2007–2017*. Ginebra: Autor. http://www.who.int/iris/handle/10665/259204

Organización Panamericana de la Salud (OPS) – Organización Mundial de la Salud (OMS) (2016). Semana Mundial de la Lactancia Materna 2016. Lactancia materna: clave para el desarrollo sostenible. https://acortar.link/viJtjk

Oribe, M., Lertxundi, A., Basterrechea, M., Begiristain, H., Santa Marina, L., Villar, M. ... Ibarluzea, J. (2015). Prevalencia y factores asociados con la duración de la lactancia materna exclusiva durante los 6 primeros meses en la cohorte INMA de Guipúzcoa. *Gaceta Sanitaria*, 29(1), 4-9. http://doi:10.1016/j.gaceta.2014.08.002

Rollins, N. C., Bhandari, N., Hajeebhoy, N., Horton, S., Lutter, C. K., Martines, J. C., Victora, C. G. (2016). Why invest, and what it will take to improve breastfeeding practices? *The Lancet*, 387(10017), 491-504. http://doi.org/10.1016/S0140-6736(15)01044-2

Serra, J. (2016). Microbiota intestinal. *Atención Primaria*, 48, 345-346. http://doi:10.1016/j.aprim.2016.04.003

Tseng, P. T., Chen, Y. W., Stubbs, B., Carvalho, A. F., Whiteley, P., Tang, C. H., Yang, W. Ch., Chen, T. Y., Li, D. J., Chu, C. S., Yang, W. C., Liang, H. Y., Wu, C. K., Yen, C. F. & Lin, P. Y. (octubre, 2017). Maternal breastfeeding and autism spectrum disorder in children: A systematic review and meta-analysis. *Nutrional Neurociencie*, 18, 1-9. http://doi:10.1080/1028415X.2017.1388598.

Victora, C. G. Bahl, R., Barros, A. J. D., França, G. V. A., Horton, S., Krasevec, J., Murch, S., Sankar, M. J., Walker, N. y Rollins, N. C. (enero, 2016). Breastfeeding in the 21st century: epidemiology, mechanisms, and lifelong effect. *The Lancet*, 387, 475-490. http://doi:10.1016/S0140-6736(15)01024-7

9. ANEXO

Anexo 1: cuestionario utilizado.

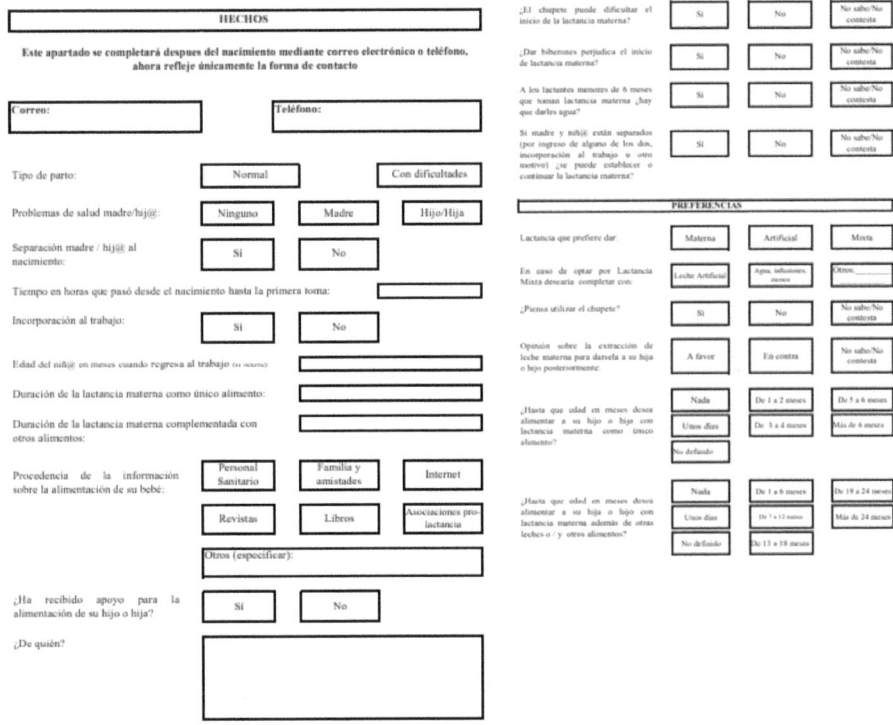

La realización de este cuestionario es voluntaria y anónima.
El último apartado se contestará después del nacimiento, por teléfono o correo electrónico.
El objetivo es recoger información sobre la alimentación del lactante.
Se agradece su colaboración.

DATOS MATERNOS

Edad en años:			
Estado Civil:	Soltera (sin pareja)	Pareja estable	Viuda/Divorciada
Estudios:	Ninguno	Obligatorios	Bachiller/Formación profesional	Universitarios
¿Trabaja fuera de casa?	Sí		No
¿Tiene hijas o hijos anteriores?	Sí		No
Experiencia en lactancia materna:	Nada	Negativa	Positiva

OPINIONES SOBRE LACTANCIA MATERNA/LACTANCIA ARTIFICIAL

¿Lactancia materna y lactancia artificial alimentan igual al niñ@?	Sí	No	No sabe/No contesta
¿La lactancia materna cubre todas las necesidades nutritivas del niñ@ hasta los 6 meses de edad?	Sí	No	No sabe/No contesta
¿La lactancia materna con otros alimentos es buena hasta los dos años o más de la vida del niñ@?	Sí	No	No sabe/No contesta
¿Sabe cómo sacarse, guardar y ofrecer al niñ@ la leche materna?	Sí	No	No contesta
Después del nacimiento ¿hay que tardar unas horas para iniciar la alimentación al pecho?	Sí	No	No sabe/No contesta
¿La alimentación al pecho es cada tres horas?	Sí	No	No sabe/No contesta
¿Hay que tomar siempre de los dos pechos?	Sí	No	No sabe/No contesta

EFECTIVIDAD DE LA FICHA ODONTOLÓGICA OPTIMIZADA QR FIOOP: PARA IDENTIFICACIÓN HUMANA

Annushka Malpartida-Caviedes[1], Giovanna Gutiérrez-Gayoso[1]

El presente estudio nace de la necesidad de contar con un documento más completo que ayude a la identificación del individuo.

1. INTRODUCCIÓN

En el Perú se cuentan con parámetros de cómo rellenar fichas odontológicas. Éstos guían al odontólogo a seguir secuencias ordenadas además de cumplir con la buena administración de los datos odontológicos relacionados con los hallazgos recogidos del paciente y graficados a través del odontograma. Las fichas odontológicas contienen teorías vigentes y datos primordiales que se consideran para el manejo clínico y la transcripción de la misma, tomando en cuenta la norma técnica establecida en el Perú durante los años 2006, 2019, 2022 (*Resolución Ministerial N.° 559-2022-MINSA*, s.f.), de la que se recogió gran material que permite clasificar los hallazgos más importantes en las estructuras dentarias. También se estableció una clasificación coherente en cuanto a las estructuras consideradas como fundamentales para la estimación odontológica.

Las condiciones de las piezas dentarias de un individuo nos brindan información importante en la identificación humana, la que algunas veces podría ser el único hallazgo en casos de desastres donde es un verdadero reto obtener información ante mórtem. Aunque los odontogramas que se obtienen de los que prestan servicios de salud no se encuentran estandarizados o no cuentan con un archivador electrónico *(Muramatsu et al., 2021; Cabús etal., 2023)*. Estudios previos manifiestan que los cadáveres sometidos a altas temperaturas presentaron destrucción parcial o total de los tejidos blandos, característica tan relevante para la identificación del cadáver, sin embargo las piezas dentales pueden soportar hasta 1200 grados manteniendo su estructura a altas temperaturas aun en grandes siniestros. Esto demuestra la importancia de las mismas, ya que son un punto de bio-depósito que aporta información valiosa en investigación para la identificación de individuos (Santa-Duque etal., 2022). Actualmente contamos con métodos científicos que ayudan en la identificación, los cuales deben de ser complementados con diferentes características adicionales para lograr una identificación adecuada del individuo. La International Criminal Police Organization (INTERPOL) ha generado distintas fichas, guías y protocolos en el afán de implementar métodos científicos de identificación humana

---

1. Universidad Andina del Cusco (Perú)

para las catástrofes de gran magnitud, donde los registros dentales cuentan con una gran importancia por no decir máxima en las circunstancias que incluya víctimas múltiples, distinguiéndose por la naturaleza del incidente, origen de las víctimas, diferentes tipos de terapéuticas que pudieron recibir las víctimas, etc (Valenzuela-Garach, 2022). Existen estudios que proponen fichas dentales de identificación odontológica utilizando tomografía computarizada post mórtem que puedan compararse con odontogramas dentales y exámenes clínicos pero los costos en muchos caso implicarían limitaciones para aquellos que no cuenten con medios suficientes. Es importante tener en cuenta la accesibilidad (Jensen *etal.*, 2020).

Una base de datos estandarizada y digitalizada sería una alternativa innovadora que mejoraría la identificación humana en futuros desastres de todo tipo lo que maximizaría el tiempo y calidad en el proceso, para que esta implementación tenga una gran utilidad práctica en el contexto de un posible accidente se requiere emplear métodos simples para recolectar e interpretar la información sobre las características dentales post-mortem y contar con la tenacidad de dar prontos resultados que sean muy asertivos. Un objetivo viable sería digitalizar la generación de los reportes dentarios para los individuos que acuden a cualquier tipo de atención en cuanto a salud se refiere y para las víctimas de desastres contando con un acceso a nivel internacional (Yamazoe & Naito, 2022). En odontología forense existen estudios que podrían ser incluidos en fichas dentales como la propuesta de desarrollar una fórmula de estimación de la edad para evaluar el grado de cierre de la sutura palatina media (SPM) mediante imágenes de tomografía computarizada postmortem (TCMP). El alcance de la tecnología puede ser una alternativa en identificación forense pero es necesario establecer protocolos para una buena administración de datos, existe la necesidad de analizar un gran número de marcadores STR (tanto autosómicos como gonosómicos) en circunstancias forenses particulares para garantizar la exactitud del perfil genético adquirido (Rutty *etal.*, 2020).

El presente estudio nace de la necesidad de crear un sistema de identificación odontológico en el Perú. Actualmente no existe un protocolo odontológico óptimo de identificación humana. Por lo que en este trabajo se propone el uso de la aplicación de una ficha FIOPP que implica su uso en todos los sectores de interés como la INTERPOL, la Policía Nacional del Perú (PNP), Ministerio de Salud (MINSA), alineado a la norma técnica aplicando sus propios parámetros en identificación. Sin embargo éstos no serían suficientes para alcanzar un reconocimiento total. Para ampliar el rango de identificación la presente investigación tomó como base la agrupación de características de tejidos duros que son persistentes y estables en el tiempo descritas en el campo odontológico, como: 1.- características del complejo buco maxilofacial, 2.- características estructurales de las piezas dentarias, 3.- características de distribución de las piezas dentro de los arcos dentarios. 4.- características condicionales a la posición dentaria y 5.- características morfológicas de las piezas dentarias.

2. OBJETIVOS

El presente estudio tuvo como objetivo comparar la efectividad del FIOOP (ficha odontológica optimizada) con la ficha de la norma técnica clásica y generar un QR (código de respuesta rápida) de las características morfológicas y estructurales estables.

3. METODOLOGÍA

La metodología empleada corresponde a un estudio descriptivo-comparativo, ya que describe una realidad existente en la normativa nacional comparada frente a la ficha optimizada QR- FIOOP. El estudio tiene un enfoque cuantitativo con un método hipotético-deductivo, el cual se centra en la búsqueda de resultados eficaces. La muestra se seleccionó de manera no probabilística, la misma que estuvo conformada por 100 odontogramas de pacientes que acudieron al Centro Estomatológico Universitario *"Luis Vallejo Santoni"* durante el año 2023. Los instrumentos de medición utilizados fueron el odontograma según la norma técnica y la ficha optimizada QR- FIOOP.

4. DESARROLLO DE LA INVESTIGACIÓN

Para el desarrollo del presente estudio se utilizaron dos instrumentos; en un primer momento se aplicó el odontograma clásico (figura 1) a los 100 participantes, se guardó la información adquirida en una base de datos para su análisis estadístico correspondiente, la cual contiene datos limitados como características estructurales de las piezas dentarias, características condicionales a la posición dentaria y características morfológicas de las piezas dentarias, enfatizando que solo se puede registrar un único hallazgo por pieza dentaria.

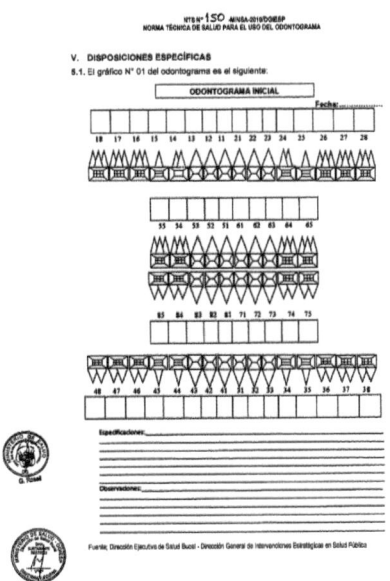

Figura 1. Odontograma para registro dental. Fuente: Dirección ejecutiva de Salud Bucal-Dirección de intervención estratégica en salud pública.

Posteriormente se aplicó el FIOOP (figura 2) a los mismos 100 individuos, generando otra base de datos para su análisis, cabe mencionar que la mencionada ficha cuenta con 5 características como: 1.- características del complejo buco maxilofacial, 2.- características estructurales de las piezas dentarias, 3.- características de distribución de las piezas dentro de los arcos dentarios, 4.- características condicionales a la posición dentaria y 5.- características morfológicas de las piezas dentarias, de la siguiente manera:

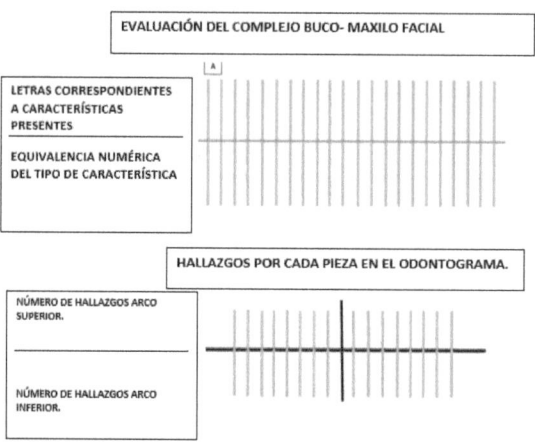

Figura 2. (a)Odontograma para registro dental modificado para el FIOOP. Fuente: Dirección ejecutiva de Salud Bucal-Dirección de intervención estratégica en salud pública. (b) herramienta para codificación de perfil Bucomaxilo facial QR FIOOP(c) herramienta de codificación delos hallazgos obtenidos en el Odontograma QR FIOOP Fuente: Propia

Una vez obtenido ambos resultados se procedió a la búsqueda de individuos que cuenten con perfiles similares en ambos resultados, en el odontograma clásico se encontró similitudes donde 8 individuos con perfiles semejantes en un proceso de identificación humana (figura 3), mas ninguno en los resultados de similitud ficha FIOPP (figura 4), en el esquema clásico puede haber similitud mientras en el FIOOP no da lugar en un grupo de 100 5 (figura 5).

El factor humano en la salud 251

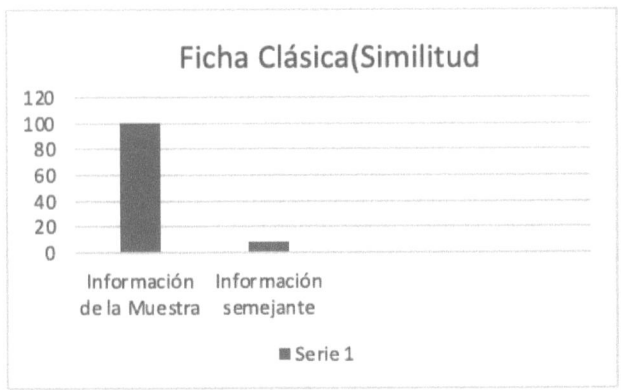

Figura 3 Resultados de similitud ficha clásica Fuente: Elaboración propia,

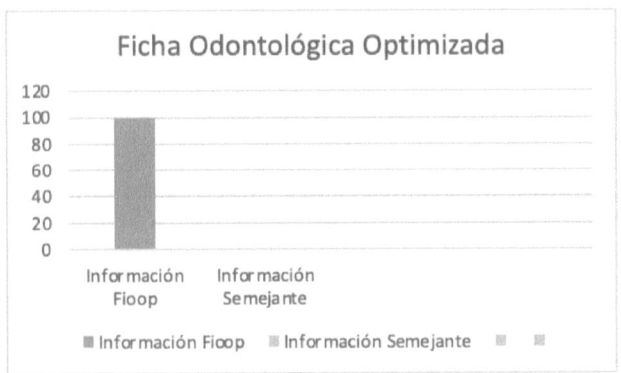

Figura 4. Resultados de similitud ficha FIOPP. Fuente: Elaboración propia.

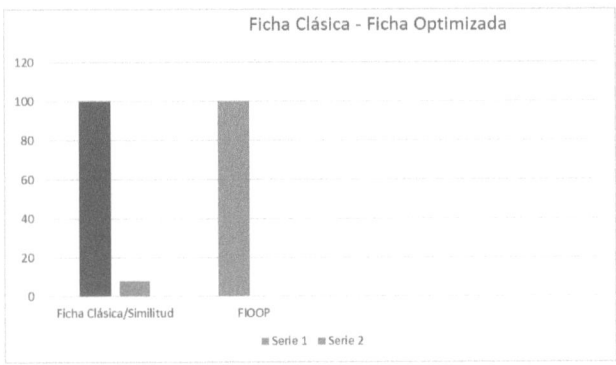

Figura 5. Resultados de similitud ficha clásica y FIOPP. Fuente: Elaboración propia.

5. CONCLUSIONES

La investigación, a diferencia de otros estudios enfocados a la identificación humana, trabaja con singularidades para crear parámetros que puedan diferenciar a dos individuos en contextos similares, la investigación propone una herramienta nueva que permita obtener datos únicos para cada individuo de esta forma y a diferencia de otros trabajos se crea un sistema ideal con mayor aproximación en la identificación humana. Si bien es cierto, la odontología no ha sido incluida como parte fundamental de muchos estudios de estimación, pero es un pilar fundamental si se toma en cuenta la gran variedad de datos que se puede obtener por estudios odontológicos que son características propias de cada ser humano.

El QR FIOOP es una herramienta de identificación efectiva de seres humanos, esta herramienta puede identificar individuos por medio de un registro odontológico completo y simplificado. Además, pone de manifiesto la singularidad de cada ser humano, por lo que minimiza la probabilidad de encontrar dos personas con información similar a diferencia de los odontogramas clásicos. Por lo que esta herramienta constituye un método ideal para crear una base de datos de identificación humana, que sería muy útil en organismos como: policía, interpol, ministerios públicos, etc. Se sugiere aplicar como una herramienta de identificación efectiva a nivel nacional e internacional.

6. REFERENCIAS

Cabús, R. M., Barbera, L., Salort, B., Sanchéz, I., Soler, N., Barberia, E., Medallo, J., Hospital, A., Ortigosa, J. F., Vidal, C., Landin, I., Albiol, M., Chavarria, L., Vaquero, L., Álvarez, R., Muñoz, C., & Nieto, R. (2023). Intervención forense en el accidente de autobús con 13 víctimas mortales en Freginals, Tarragona, España. *Revista Española de Medicina Legal*. https://doi.org/10.1016/j.reml.2023.03.001

Jensen, N. D., Ulloa, P. C., Arge, S., Bindslev, D. A., & Lynnerup, N. (2020). Odontological identification dental charts based upon postmortem computed tomography compared to dental charts based upon postmortem clinical examinations. *Forensic Science, Medicine and Pathology*, *16*(2), 272-280. https://doi.org/10.1007/s12024-020-00217-4

Muramatsu, C., Morishita, T., Takahashi, R., Hayashi, T., Nishiyama, W., Ariji, Y., Zhou, X., Hara, T., Katsumata, A., Ariji, E., & Fujita, H. (2021). Tooth detection and classification on panoramic radiographs for automatic dental chart filing: Improved classification by multi-sized input data. *Oral Radiology*, *37*(1), 13-19. https://doi.org/10.1007/s11282-019-00418-w

Resolución Ministerial N.° 559-2022-MINSA. (s.f.) de 10 de julio de 2023, de https://www.gob.pe/institucion/minsa/normas-legales/3304261-559-2022-minsa

Rutty, G. N., Biggs, M. J. P., Brough, A., Morgan, B., Webster, P., Heathcote, A., Dolan, J., & Robinson, C. (2020). Remote post-mortem radiology reporting in disaster victim identification: Experience gained in the 2017 Grenfell Tower disaster. *International Journal of Legal Medicine*, *134*(2), 637-643. https://doi.org/10.1007/s00414-019-02109-x

Santa-Duque, C. A., Dussan, K., & García, A. (2022). Aporte del mercurio presente en las amalgamas dentales al reconocimiento de cadáveres calcinados. *Salutem Scientia Spiritus*, *8*(1), Article 1. https://acortar.link/aMVkrs

Valenzuela-Garach, A. (2022). La odontología en la identificación de sucesos con víctimas múltiples. *Revista Española de Medicina Legal.* https://doi.org/10.1016/j.reml.2022.11.005

Yamazoe, J., & Naito, H. (2022). Roles of Dental Care in Disaster Medicine in Japan. *Current Oral Health Reports*, 9(3), 111-118. https://doi.org/10.1007/s40496-022-00314-z

GUÍA DE DETECCIÓN PRECOZ DE LESIONES ORALES DEL VIRUS PAPILOMA HUMANO DIRIGIDO AL ODONTÓLOGO GENERAL

Katherine Lizbet Maluenda García, Carolina Valeska Saldívar Apablaza

1. INTRODUCCIÓN

El virus del papiloma humano (VPH) es un virus de ADN de doble hebra circular cerrada perteneciente a la familia de los virus Papillomaviridae, quienes se caracterizan por ser virus pequeños, formados por partículas icosaédricas desnudas, con un diámetro aproximado de 55 nm, cubierta por una cápside (Mateos-Lindemann., 2017). Existen al rededor 201 genotipos de virus papiloma humano, los que se diferencian por las variaciones presentes en las secuencias de ADN de L1 (Valls-Ontañón, 2019). El virus del papiloma humano se transmite por contacto directo entre mucosas durante el acto sexual, y un gran porcentaje de la población sexualmente activa, adquiere ya sea uno o varios genotipos del VPH, sin embargo, la mayoría resuelve espontáneamente la infección (Zambrano-Ríos, 2019). Otra forma de contagio es de forma vertical de madre e hijo a través de la mucosa cervical al momento del parto, por vía transplacentaria y en menor proporción de manera horizontal durante la infancia (Mateos-Lindemann., 2017). Según la literatura, se ha observado que las lesiones con una localización fuera de la zona genito-anal e igualmente sólida a favor de un rol etiológico del VPH, es la cavidad oral, asociada a canceres de cabeza y cuello (Pennacchiotti, 2016). La cavidad estomatognática podría ser considerada un "barómetro biológico" del avance de la inmunosupresión viral, observándose una implicación de ciertos agentes virales, como el VPH, donde se generan transformaciones displásicas y neoplásicas del epitelio escamoso (Giusy Rita M, 2021). La infección por VPH en la mucosa oral se asocia a diferentes manifestaciones clínicas, lesiones cuyo aspecto es variable; las podemos clasificar como lesiones benignas, potencialmente maligna o malignas (Boguñá N, 2019).

La Organización Mundial de la Salud (OMS) reconoce cuatro lesiones orales benignas asociadas al virus del papiloma humano; papiloma de células escamosas, condiloma acuminado, verruga vulgar e hiperplasia epitelial multifocal. Estas lesiones poseen características proliferativas exofíticas hiperplásicas benignas del epitelio oral y se relacionan a distintos subtipos del virus (Piña, A., 2019). Dentro de las lesiones potencialmente malignas podemos encontrar el desarrollo de la leucoplasia, leucoplasia verrugosa proliferativa, eritroplasia y liquen plano oral entre estas lesiones y el virus del papiloma humano existiría una asociación positiva generando la malignización de estas manifestaciones (Boguñá N, 2019).

El rol del odontólogo general se hace indispensable para la pesquisa precoz de las lesiones por virus papiloma humano y para ello se deben relacionar distintos factores tales como características clínicas, las habilidades del operador y la cooperación del paciente (Orrù, G. 2019). El odontólogo debe centrarse en el principio de prevención, de este modo se debe cumplir protocolos estrictos dentro del examen intraoral, evaluando minuciosamente tanto tejidos blandos como tejidos duros, del mismo modo encontrarse atento ante la presencia de algún tipo de lesión sospechosa, ya sea para tratarla o derivarla si fuera el caso correspondiente (Iparraguirre Nuñovero M., 2020). La siguiente revisión narrativa, pretende ser una guía para el odontólogo general a la hora de identificar las características clínicas de una lesión por virus papiloma humano sobre la mucosa oral, a modo de recordar y reforzar las manifestaciones orales presentes en la cavidad oral por virus papiloma humano a través de la evidencia disponible.

2. METODOLOGÍA

Se utilizaron los buscadores Google Scholar, Pubmed y Mendeley con las palabras en inglés y español. La búsqueda bibliográfica se realizó utilizando las siguientes palabras claves y frases compuestas: virus papiloma humano, tipos de virus papiloma humano, epidemiología de VPH, oral manifestations of human papillomavirus, mucosa oral, lesiones orales, oral lesions human papillomavirus, condiloma acuminado. Los estudios fueron seleccionados aplicando los criterios de inclusión y exclusión. Los criterios de inclusión utilizados fueron: 1- Estudios que presenten evidencia sobre las manifestaciones orales en pacientes infectados con el virus del papiloma humano sobre la mucosa oral, publicados entre los años 2016 y 2021, en idiomas en inglés y castellano. 2- Estudios que incorporen las cepas del virus papiloma humano en la cavidad oral. Los criterios de exclusión utilizados fueron: 1- Estudios duplicados, que no tributen al objetivo del estudio.

3. RESULTADOS

La búsqueda inicial aplicando las palabras claves, arrojo un total de 34.412 artículos científicos. Posteriormente se seleccionaron 81 artículos científicos y finalmente se excluyeron 36 estudios duplicados que no tributen al objetivo del estudio. Por lo que los estudios escogidos para esta revisión fueron 45, los cuales corresponde a estudios de tipo narrativo, descriptivo, observacionales, experimentales, cuasi experimentales y caso y control.

Características clínicas de las lesiones orales producidas por el Virus Papiloma Humano (Tabla 1)

El factor humano en la salud **257**

Lesiones sobre la cavidad oral	Característica clínica sobre la mucosa oral en pacientes con infección de Virus de Papiloma humano (VPH)
Lesiones Benignas	
Condiloma Acuminado (Figura 1) 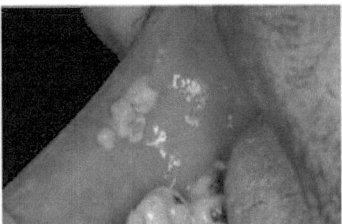	Presentación clínica: lesiones exofíticas comúnmente se presentan como un grupo demúltiples nódulos. Localización: mucosa labial, paladar blando y frenillo lingual. Superficie: se asemeja a una coliflor con una superficie digitiforme de base sésil. Tipo de crecimiento: lento. Coloración: va del rosado al blanco dependiendo del grado de queratinización. Tamaño: Su tamaño oscila de 1.0 a 1.5 cm. El condiloma acuminado puede proliferar y coalescer, formando lesiones de mayortamaño.
Verruga Vulgar (Figura 2) 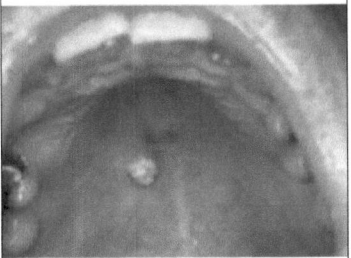	Presentación clínica: La verruga vulgar oral es una proliferación benigna del epitelioescamoso estratificado, que da como resultado una masa exofítica papilar o verrugosa. Localización: Los sitios de predilección para la localización de la verruga vulgar incluyenla lengua y el paladar blando, pero cualquier superficie de la cavidad oral puede verse afectada. Superficie: Algunos tienen una superficie de coliflor, mientras que otros tienen proyecciones discretas en forma de dedos. Muchas veces muestran queratinización de su superficie Coloración: Las lesiones no queratinizadas aparecen de color rosa coral; si están queratinizados, son blancos. Es una lesión inocua, no transmisible ni amenazante. Tamaño: por lo general menos de un centímetro Pueden presentarse en varios sitios, no obstante, las lesiones solitarias son típicas.
Papiloma Escamoso Oral (Figura 3) 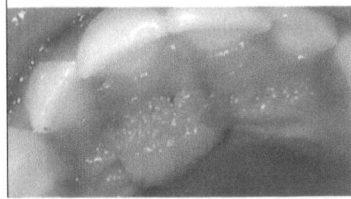	Presentación clínica: Es un tumor relativamente común del epitelio oral. Se les denominacomúnmente como papilomas orales. Se presentan de forma aislada, exofíticos y pedunculados. Localización: Se encuentran comúnmente en el paladar duro y blando, la úvula y bermellón de los labios. Superficie: se caracterizan por presentar una superficie irregular con proyecciones digitiformes que se asemejan a la superficie de una coliflor. Coloración: El color de la lesión van desde blanco a rosa / rojo Tamaño: Poseen tamaño pequeño. Las lesiones rara vez son más grande de 5 milímetros.Habitualmente son asintomáticos y se pueden clasificar tipos recurrentes solitarios y múltiples aislados.
Hiperplasia epitelial de HECK (Figura 4) 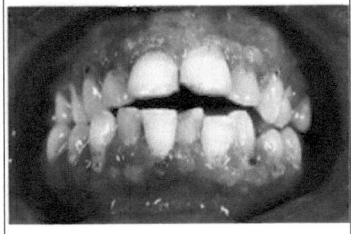	Presentación clínica: Clínicamente la hiperplasia epitelial de Heck se caracteriza por lapresencia de pápulas múltiples. Localización: Se localiza en la mucosa bucal, labios o lengua. Superficie: Apariencia de "empedrado" de consistencia blanda.Coloración: Similar a la mucosa adyacente. Tamaño: Las lesiones varían en tamaño de 1 mm a 1 cm, a menudo con coalescencia.Es una manifestación asintomática y bien circunscrita. Estas pápulas que tienden a confluir y formar lesiones papilomatosas. Las incidencias en el paladar son raras y el piso de la boca se conserva.

Lesiones Potencialmente Malignas	
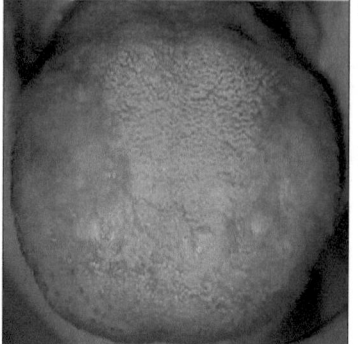 Leucoplasia (Figura 5)	Presentación clínica: La leucoplasia se observa como una lesión única en forma de mancha placa o verrugosidad Localización: Abarca una amplia área de la mucosa oral, principalmente se sitúa de la lengua y bermellón del labio, sin embargo, involucran también áreas como la mucosa alveolar mandibular y a la mucosa yugal. Superficie: placa o parche blanco Coloración: Blanca Tamaño: variable Esta lesión no puede ser removida por raspaje. La leucoplasia, se clasifica en homogénea y no homogénea.
Leucoplasia homogénea (Figura 6) 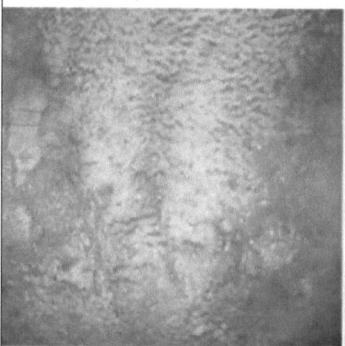	Presentación clínica: homogéneas en apariencia y tiene un aspecto suave. Esta manifestación oral por lo general no está acompañada de infección por Candida y suelenser asintomáticas Localización: cualquier sitio de la mucosa oral Superficie: blanca, plana, con bordes bien delimitados Coloración: La leucoplasia homogénea muestra un color blanco uniforme. Tamaño: variable
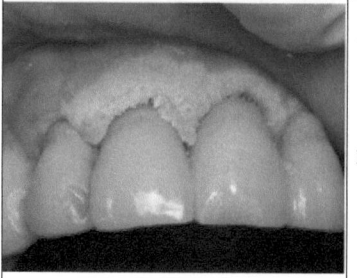 Leucoplasia no homogénea (Figura 7)	Presentación clínica: Es una lesión predominantemente blanca, existen tres tipos:eritroleucoplasia, nodular y exofítico. Localización: cualquier sitio de la mucosa oral, habitualmente se ubican en lengua y pisode boca Superficie: irregular, sintomática. Coloración: Blanca y en su variante eritroleucoplasia con zonas rojas Tamaño: variable, puede alcanzar tamaños mayores a 4cm. Eritroleucoplasia es una lesión blanca en la que se presentan zonas rojas. Leucoplasia nodular se presentan nódulos ligeramente elevados y redondos Leucoplasia exofítica la lesión es verrugosa blanca con proyecciones irregulares filiformes.

Eritroplasia (Figura 8) 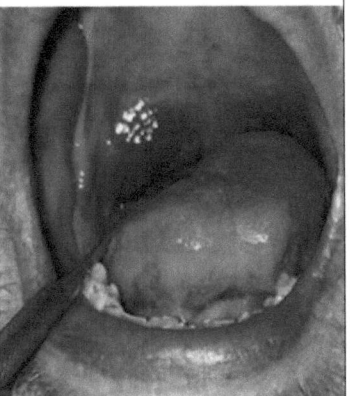	Presentación clínica: Se caracteriza por ser una lesión eritematosa como una mancha, placa o, en algunos casos, atrofia. Se muestra como una lesión única y con un aspecto inflamatorio. Localización: Entre las áreas más afectadas encontramos a la mucosa bucal, la mucosa palatina y la mucosa yugal. Superficie: puede ser en forma de placa deprimida, la que además puede estar cubiertapor una superficie lisa, aterciopelada o granular o bien puede presentarse con una elevación leve, posee bordes bien definidos. Coloración: Rojo brillante Tamaño: Usualmente no mide más de 1,5 cm. demás, la eritroplasia puede observarse con cambios erosivos, granulares o nodulares en lesiones de larga data. Del mismo modo, cuando las lesiones se palpan, suelen ser deconsistencia blanda.
Eritroleucoplasia (Figura 9) 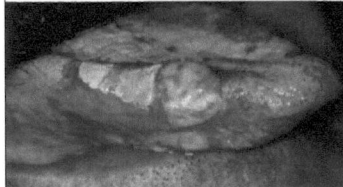	Presentación clínica: Esta afección se denominaba leucoplasia moteada, ya que sepresenta en 2 patrones generales: numerosas zonas de leucoplasias pequeñas e irregulares dentro de un parche rojo, o como una eritroplasia adyacente a una leucoplasia. Localización: Entre las áreas más afectadas encontramos a la mucosa bucal, la mucosa palatina y la mucosa yugal. Superficie: La eritroleucoplasia a menudo tiene un margen mixto o mal definido. Coloración: zonas blancas y rojas Tamaño: variable Además genera síntomas como dolor o molestias.

Liquen Plano Oral (Figura 10) 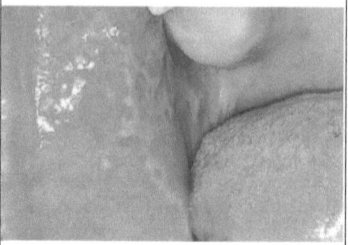 Liquen plano oral reticular (Figura 11) 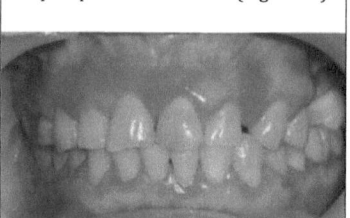	Presentación clínica: Se trata de un desorden inflamatorio crónico, está caracterizado por la presencia de lesiones blancas simétricas y bilaterales similares a líneas o estrías, Localización: Las zonas más afectadas la lengua, mucosa bucal, labios y encía. Coloración: blanca (LPO reticular) roja (LPO erosivo) Tamaño: variable Se clasifican como típico (reticular) y atípico. La variante más frecuente es la reticular, que se observa como manchas blancas, lineales en forma estrellada, de red o arboriformes (estrías de Wickham), que no se desprenden al ser raspadas. La variante atípica atrófica se caracteriza por presentar zonas rojas atróficas en las que hay una solución de continuidad del epitelio. Localización: frecuentemente en la lengua, la mucosa yugal, la encía, el fondo de surco de la mucosa labial y el piso de la boca. (Cuando se presenta en la mucosa yugal, las lesiones pueden ser bilaterales). En la forma atípica erosiva se presentan erosiones de cloro rojo intenso a veces sangrantes, localizadas en cualquier sitio de la mucosa oral. También se aprecian ulceraciones. La sintomatología es característica.
Lesiones Malignas (Figura 12)	
Cáncer oral de células escamosas (Figura 13) 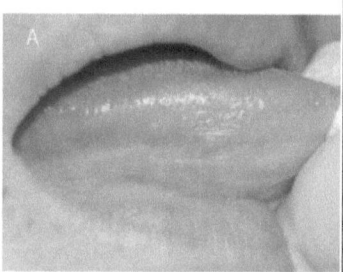 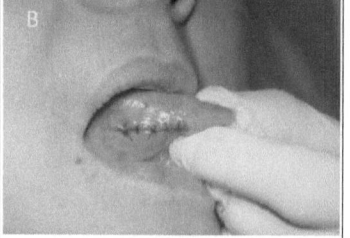	Presentación clínica: En estadios tempranos las lesiones suelen ser asintomáticas y con facilidad tienden a omitirse cuando la inspección clínica es inadecuada. En estadios avanzados de una neoplasia maligna, esta puede identificarse cuando se detecta crecimiento tumoral, pérdida de órganos dentarios, dificultad o dolor a la fonación, deglución, incapacidad de usar prótesis dentales y adenomegalia cervical. En casos muy graves, además de las complicaciones mencionadas, se puede presentar dolor, parestesia de lengua o labio y dificultad para abrir la boca Localización: El COCE puede aparecer en cualquier parte de la cavidad oral, siendo más frecuente en la lengua, principalmente en los bordes laterales y superficie ventral. Un carcinoma escamoso en la base de la lengua/amígdala o en la superficie palatina es usualmente VPH positivo y con frecuencia es un carcinoma escamoso no queratinizante y pequeño el cual se presenta con enfermedad metastásica regional a ganglios cervicales muy aparatosa. Por lo general si el tamaño tumoral es pequeño al momento del diagnóstico hace que los síntomas por crecimiento e invasión tumoral como el dolor, la disfagia, el sangrado y la sensación de masa sean poco frecuentes. Se debe sospechar de cáncer bucal cuando se identifique una lesión en cavidad bucal que permanezca más de tres semanas, principalmente de úlceras que no sanan entre siete y veinte y un días.

Tabla 1. Características clínicas más comunes que presentan los pacientes infectados con el virus del papiloma humano sobre la mucosa oral. En la siguiente tabla se describen las características

clínicas más comunes de las lesiones por virus papiloma humano en la cavidad oral según la evidencia disponible,de acuerdo a su presentación clínica, localización, superficie, coloración y tamaño.

Cómo abordar este tipo de lesiones en la práctica clínica de Odontología General (Tabla 2

Lesiones sobre la cavidad oral	¿Cómo abordar la lesión en la práctica como odontólogo general?
Lesiones Benignas	
Condiloma Acuminado	En primer lugar, se requiere realizar de un examen clínico exhaustivo por parte del odontólogo generalpuede facilitar la detección temprana de las lesiones presentes en la cavidad oral.

Aumentando la prevención. El odontólogo general al observar alguna de las manifestaciones descritas, debe prevenir la malignización de las lesiones por virus papiloma humano en la cavidad orala través del control de hábitos que pudieran potenciar las condiciones cancerígenas como, por ejemplo, el hábito tabáquico.

Promoviendo la educación. El odontólogo general necesita educar al paciente que desconoce las manifestaciones orales por virus papiloma humano y sus posibles consecuencias.

Derivando la lesión a un especialista. Al momento de pesquisar alguna lesión con las características antes señaladas, el odontólogo general requiere derivar al paciente con un patólogo, quién debe realizar una biopsia de la lesión con el fin de efectuar los exámenes correspondientes para una confirmación del diagnóstico. |
Verruga Vulgar	
Papiloma Escamoso Oral	
Hiperplasia epitelial de HCK	
Lesiones Potencialmente Malignas	
Leucoplasia Homogénea	
Leucoplasia No Homogénea	
Eritroplasia	
Eritroleucoplasia	
Liquen Plano Oral	
Lesiones Malignas	
Cáncer oral de células escamosas	

Tabla 2. Recomendaciones generales del abordaje de una lesión sobre la mucosa oral causada por una infección del virus del papiloma humano. En la siguiente tabla se sugieren 4 recomendaciones para el odontólogo general en presencia de una manifestación oral con características propias de una infección por virus de papiloma humano en la cavidad oral (Elaboración propia., 2022).

4. DISCUSIÓN

Cuevas-González, en el año 2018 indicó que el VPH es la infección de transmisiónsexual más prevalente en el mundo, responsable de muchos tipos de cáncer como,por ejemplo, el cervico-uterino, el anal y el de pene. Syrjänen *et al*, en el año 2018,a diferencia de las infecciones por VPH en piel, las infecciones por VPH en mucosas se han considerado como infecciones de transmisión sexual, no obstante, latransmisión perinatal se ha considerado como la explicación más probable de la presencia del VPH en los recién nacidos.

Donoso-Hoffer expresó que la infección por VPH en la mucosa oral está asociada a distintas entidades clínicas cuyo aspecto puede variar desde lesiones de tipo benigno, con características hiperplásicas, papilomatosas o verrucosas, hasta lesiones de aspecto carcinomatoso. Se hace difícil diferenciar cada una de estas lesiones benignas a través del examenclínico y/o histológico ya que comparten bastantes similitudes, incluso se hace máscomplejo aún genotipificando las lesiones, debido a que la mayoría son ocasionados por los genotipos 6 y 11 (Donoso-Hofer F., 2016).

Entonces las diferencias radican principalmente en el tipo de superficie o la frecuencia con la que se presentan en la cavidad oral. Consecutivamente, las lesiones potencialmente malignas son aquellas lesiones dela mucosa bucal que se encuentran en un mayor riesgo de transformación maligna en comparación con la mucosa sana (Parakh, M. 2020).

Las lesiones potencialmente malignas se describen como placas o manchas sobre la mucosa oral, cuando su coloración es blanca se relaciona con leucoplasia oral, mientras que cuando la lesión es roja, tiene un aspecto eritematoso, se sospecha de una eritroplasia, al mismo tiempo puede ocurrir una lesión combinada entre placas o manchas rojas rodeadas por superficies blanquecinas, ahí estaríamos en presencia de eritroleucoplasia; no obstante si en vez de una placa blanca, se observan estrías de color blanco podríamos estar en presencia de liquen plano oral reticular, y si posee una zona eritematosa con sintomatología característica asociada se debe sospechar de liquen plano de tipo erosivo. (Wetzel, S. L., & Wollenberg, J., 2020)

Iparraguirre *et al* (2020) reveló que las lesiones con infiltrado rojo tienen una mayor tendencia de malignizarse en comparación a las lesiones blancas, en vista de esto se debe llevar un control riguroso sobre los pacientes que presenten estas características. A diferencia de las lesiones benignas orales por virus papiloma humano, las lesiones potencialmente malignas, presentan sintomatología (Parakh, M. 2020).

García *et al* (2020) expresó que cuando alguna de las lesiones potencialmente malignas presentan crecimiento exofítico o endofítico existe una gran posibilidad de que el diagnóstico corresponda a una neoplasia maligna (García Moreno, M., 2021. Mientras que Boza *et al.*, dijeron que la tasa más alta de progresión a cáncer se observa en las lesiones tipo eritroplasia o eritroleucoplasia, irregulares y con textura granular o verrugosa (Boza, 2017).

Un estudio realizado por Rebolledo Cobos concluyó que la relación entre la infección por VPH y la presencia de cáncer bucal, aparte de los factores de riesgo epigenéticos, como consumo de tabaco y alcohol, la edad y relaciones sexuales modificadas. La integración viral en el genoma celular de la mucosa bucal hace susceptible genéticamente al ser humano a desarrollar tumores malignos. (Rebolledo-Cobos, M., & Yáñez-Torregroza, Z. 2019).

Boguná *et al.* en el 2019 asoció el VPH con el carcinoma escamoso de cabeza y cuello (CECC), originándose con mayor frecuencia en la orofaringe y siendo el tipo16 el responsable en la mayoría de los casos (Boguñá, 2019).

Pennacchiotti *et al.* (2016) estableció que un 12%-71% de la asociación de VPH con COCE se encuentra ubicado en la cavidad oral. Además, que, de una muestra de 22 pacientes, la localización más frecuente del COCE, fue el borde izquierdo dela lengua, con un 38,7%, luego borde de lengua derecho, reborde alveolar y piso deboca con un 13,6% (Pennacchiotti, 2016).

Boza concluyó que el odontólogo debe tomar conciencia de la responsabilidad del diagnóstico oportuno y efectivo de esta afección y la necesidadde una correcta apreciación de los síntomas iniciales, así como realizar un rápido diagnóstico y el tratamiento adecuado. Estas lesiones pueden ser detectadas a través de un tamizaje de rutina, mediante la inspección y palpación del cuello y de la cavidad oral (bianual), es un procedimiento sencillo, económico y fácilmente aceptado por los pacientes ya que no produce molestias, además de efectivo al reducir la mortalidad y morbilidad de cáncer oral (40). Se sugiere realizar más estudios sobre las manifestaciones clínicas por virus papiloma humano en la cavidad oral. (Boza, 2017).

5. CONCLUSIONES

De este trabajo de investigación se puede concluir:

Las características clínicas más comunes de las lesiones benignas por virus papiloma humano en la cavidad oral son principalmente lesiones exofíticas, que pueden tener un superficie sésil o pediculada, en forma de coliflor o digitiforme (en forma de dedos), por lo general de tamaño pequeño y que varían en su color de rosa, rojo a blanco, según su grado de queratinización.

Las características clínicas más comunes de las lesiones potencialmente malignas son manchas o placas blancas o rojas o una combinación de ambas sobrela mucosa oral que no desaparecen al raspado, son variables en tamaño y en presencia del virus papiloma humano, generalmente de los genotipos 16 y 18 pueden malignizarse produciendo de este modo cáncer oral de células escamosas.

Reconocer una lesión benigna, potencialmente cancerígena o cancerígenas en etapas tempranas no es un trabajo fácil, debido a que frecuentemente son asintomáticas y tienden a ocultarse en la mucosa oral, por ello es importante realizar un examen clínico exhaustivo que nos permita detectarlas de manera precoz

Para obtener una confirmación diagnóstica debe realizarse un examen histológico y por ello el rol del odontólogo además de realizar una pesquisa precoz, actuar como agente preventivo y educativo, debe derivar al especialista para determinar un diagnóstico certero y un tratamiento oportuno.

6. REFERENCIAS

Boguñá N., Capdevila L., Jané-Salas E. (2019). Relationship of human papillomavirus with diseases of the oral cavity. *Medicina Clínica* (English Edition) http://doi:10.1016/j.medcli.2019.02.027

Boza, Y. (2017). Carcinoma oral de células escamosas diagnosticado precozmente: Reporte de caso y revisión de literatura. Revista Internacional de Ciencias Dentales. *19*(1). http://dx.doi.org/10.15517/ijds.v0i0.28074

Donoso-Hofer, F. (2016). Lesiones orales asociadas con la enfermedad del virus de inmunodeficiencia humana en pacientes adultos, una perspectiva clínica. Revista Chilena de Infectología, *33*(1). http://dx.doi.org/10.4067/S0716-10182016000700004

García Moreno, M., Salmerón Valdés, E., Lara Carrillo, E., Hernández Morales, A., Velázquez Enríquez, U., Flores Solano, V., y Toral-Rizo, V. (2021). Carcinoma oral de células escamosas, gravedad del diagnóstico tardío: reporte de caso y revisión de la literatura. *CIENCIA Ergo-Sum, 28*(3). http://doi:10.30878/ces.v28n3a7

Giusy Rita, M., Libra, M., De Pasquale, R., Ferlito, S. y Pedullà, E. (2021). Association of Viral Infections With Oral Cavity Lesions: Role of SARS-CoV- 2 Infection. *Frontiers*, 7. https://doi.org/10.3389/fmed.2020.571214

Iparraguirre-Nuñovero M., Fajardo X., Carneiro, E. y Couto-Souza P. (2020). Desórdenes orales potencialmente malignos. Lo que el odontólogo debe conocer. *Revista Estomatológica Herediana, 30*(3), 216-23. http://dx.doi.org/10.20453/reh.v30i3.3826

Mateos-Lindemann, M. A., Pérez-Castro, S., Rodríguez-Iglesias, M. y Pérez-Gracia, M. (2017). Diagnóstico microbiológico de la infección por el virus del papiloma humano.

Enfermedades infecciosas y microbiología clínica, *35*(9), 593-602. https://doi.org/10.1016/j.eimc.2016.05.008

Orrù, G., Mameli, A., Demontis, C., Rossi, P., Ratto, D., Occhinegro, A., Piras, V., Kuqi, L., Berretta, M., Taibi, R., Scano, A., & Coni, P. (2019). Oral human papilloma virus infection: an overview of clinical-laboratory diagnosis and treatment. *European review for medical and pharmacological sciences*, *23*(18), 8148–8157. https://doi.org/10.26355/eurrev_201909_19035

Parakh, M. K., Ulaganambi, S., Ashifa, N., Premkumar, R., & Jain, A. L. (2020). Oral potentially malignant disorders: clinical diagnosis and current screening aids: a narrative review. *European journal of cancer prevention: the official journal of the European Cancer Prevention Organisation (ECP)*, *29*(1), 65–72. https://doi.org/10.1097/CEJ.0000000000000510

Pennacchiotti, G., Sáez, R., Martínez, M. J., Cárcamo, M. y Montes, R. (2016). Prevalencia del virus papiloma humano en pacientes con diagnóstico de carcinoma escamoso de la cavidad oral. *Revista Chilena de Cirugía*, *68* (2), 137-142. http://dx.doi.org/10.4067/S0718-40262016000200005

Piña, A. R., Fonseca, F. P., Pontes, F. S., Pontes, H. A., Pires, F. R., Mosqueda-Taylor, A., Aguirre-Urizar, J. M., & de Almeida, O. P. (2019). Benign epithelial oral lesions - association with human papilomavirus. *Medicina oral, patologia oral y cirugia bucal*, *24*(3), e290–e295. https://doi.org/10.4317/medoral.22817

Rebolledo-Cobos, M., & Yáñez-Torregroza, Z. (2019). Susceptibilidad genética frente al cáncer bucal por infección del virus del papiloma humano. *Gaceta medica de Mexico*, *155*(3), 284–290. https://doi.org/10.24875/GMM.18004408

Valls-Ontañón D, Hernández-Losa J, Somoza López de Haro R, Bellosillo- Paricio B, Ramón y Caja s, Bescós-Atín C, Munill-Ferrer, Margarita Alberola-Ferrantí M. (2019). Impacto del virus del papiloma humano en pacientes con carcinomas epidermoides orales y orofaríngeos. *Medicina Clínica, 152*(5), 174-180 . https://doi.org/10.1016/j.medcli.2018.05.015

Wetzel, S. L., & Wollenberg, J. (2020). Oral Potentially Malignant Disorders. *Dental clinics of North America*, *64*(1), 25–37. https://doi.org/10.1016/j.cden.2019.08.004

Zambrano-Ríos D, Fernández F, Matta-Miramar A, Arbelaez A, Herrera- Castañeda E, Castillo A (2019). Detección del virus del papiloma humano enmucosa oral de mujeres de Cali, Colombia. *Revista de la Asociación Colombiana de Infectología INFECTIO, 23*(3), 266-270. https://doi.org/10.22354/in.v23i3.791

EXPLORING HEALTH HUMANITIES

Jennifer Moreno[1]

The present research is framed within the doctoral thesis "Patient narratives in the spotlight: a multilingual analysis of metaphors and medical terminology".

1. INTRODUCTION

Technological and scientific developments in recent decades have allowed medicine and science to take great strides forward. The discovery of vaccines, clinical trials, and treatments for diseases that were incurable only a few years ago marked a turning point for humanity. For instance, in the past, diseases such as tuberculosis and poliomyelitis could prove to be fatal, yet today's medicine has made them curable diseases with a very low incidence. This, in turn, has not only allowed the population to enjoy a better quality of life, but has also led to an increase in overall life expectancy. Furthermore, medical advances were also reflected in other fields, such as the protection of research subjects, healthcare objectives, patients' rights and even the distribution of healthcare resources, inter alia (Carson, 2003).

However, these advances, which have changed the way we practice medicine, have also had a negative impact on the population. In recent decades, health professionals have shown a tendency to use dehumanising practices, most of them due to medical advances and the commercialisation of health systems (Cole *et al.*, 2015). One example was the implementation of clinical trials and diagnostic tests to research, diagnose and treat diseases, which changed the way health personnel acted. Whereas medical practices used to have an empirical basis where attention was paid to the patient's experience to better understand and diagnose the disease, the development of diagnostic tests and introduction of new technologies in the medical field led to a change of reference point for health professionals.

In addition, from an economic point of view, the commercialisation of healthcare services began to put profit ahead of patient well-being (Cole *et al.*, 2015). This resulted in a mechanisation of clinical practice that did not allow health professionals to invest time in treating the patient's suffering, but to simply relieve pain. Since they did not feel heard, patients therefore began to adopt a passive attitude in their own therapeutic process. This general discomfort suffered by healthcare users gradually started to be reflected

---
1. Universitat Jaume I

in society, as patients felt that their illness experience had been neglected and was no longer relevant to the diagnosis or the therapeutic process (Sánchez González, 2012). Health personnel no longer needed to listen to patients to make a diagnosis or prescribe a treatment: the power of scientific knowledge had entirely overshadowed the human side of medicine.

This feeling led to the creation of diverse humanist movements called for the need to include the study of humanities in medicine to observe how they could influence medical practice to once again provide more patient-centred care (Jonsen, 1998). One such example of this was the creation of the National Commission on the Humanities in the United States in 1963, which defended the role of humanities in forming, preserving, and transforming the moral values of human beings in society and which envisaged humanities as a key element of society that could affect the well-being of the population. Further examples of these humanist movements that also developed gradually in the United States include the Society for Health and Human Values, the Society for Bioethics Consultation, and the American Association for Bioethics. The first one was founded in 1969 and its purpose was to raise awareness about the importance of considering human values in medical practice. To this end, this organisation intended to facilitate communication and cooperation between professionals from different disciplines with a common goal and to support efforts to provide human-values-related training for health personnel. In 1986, the Society for Bioethics Consultation was established and aimed to study how ethical issues are handled in clinical consultations to support medical care. Some years later, in 1994, the American Association for Bioethics was founded to undertake research in the field of bioethics. These three associations joined together in 1998 to form the American Society for Bioethics and Humanities,[2] which currently addresses bioethics and the challenges posed by medical, moral, legal, and social issues regarding human research, patient rights, and other relevant aspects in the medical field. These are just some examples of how humanities have been gradually carving out a place for themselves in medicine to complement its scientific nature through a psychosocial contribution, which can provide a more human value to medical practice so as to benefit patients' involvement in their own therapeutic process.

2. OBJECTIVES

The main objective of the present chapter is to provide a deeper understanding of the role of health humanities by delving into its history and foundations and by illustrating the main concepts that revolve around this movement.

3. METHOD

In order to achieve our objective, papers on medical humanities, health humanities, patient-doctor communication and healthcare models available on databases such as Google Academics, Dialnet and PubMed, and the libraries at the Universities of Modena and Reggio Emilia and Lancaster have been reviewed. Papers cited in other papers have also been considered. The research was undertaken from January 2020 to January 2022.

Furthermore, several interviews were conducted with real patients to illustrate said concepts with real-life examples. To this end, a call was initially made on social networks

---

[2]. For further information, please visit the website: https://asbh.org/about/history

to contact volunteer patients who have been diagnosed with a serious and/or chronic disease and were willing to participate in the study. This call included a link to a Google form where patients could specify what disease they have been diagnosed with, as well as leave their contact details in case they wanted to be contacted for an interview. The main requisite was that they were diagnosed with a serious or chronic disease. Before filling out the form, every patient was informed of the objectives of the study. Not all patients who completed the form were interviewed for the present paper, as, despite a total of 23 responses, only 10 patients ultimately took part in the semi-structured interview. The interview consisted of several questions related to the diagnosis of their disease and their doctor-patient relationship. The interview was carried out both in person (for patients living in the same local area) and online (by video call), depending on the patient's preferences. All the patients who participated in the interview previously signed a data protection and collection agreement. Only Spanish patients took part in the interview, as no patients from other countries completed the form.

4. CONCEPTUAL DEVELOPMENT

4.1. Health humanities and medical humanities

Cole et al. (2015) define medical humanities as an inter- and multidisciplinary field in which contexts, experiences and concepts in medicine and healthcare are explored to contribute to shaping professional identity. Although the name *medical humanities* was initially adopted, it was subsequently renamed years later as *health humanities*. The reason for this was that some authors considered the term *medical humanities* hierarchical and elitist, since it emphasised the supremacy of doctors over the other health personnel (Cole *et al.*, 2015, based on Greaves and Martyn Evans, 2003). However, although using the term *health humanities* may be considered more inclusive and equitable for health staff, both terms are currently in use and used according to the preferences of each author.

Medical humanities sought, on the one hand, to provide health professionals with the training required to develop those skills that they often lack which are needed to accompany patients throughout their illness experience, thereby putting an end to societal mistrust and the impersonality that characterised their relationship with patients. Without them, it is impossible to understand the illness and to offer patients personalised healthcare. It is necessary to talk to patients, get to know them and offer them a treatment that fits their personal circumstances and their own illness experience, which will certainly be different from that of other patients with the same pathology. On the other hand, it aimed to give patients a voice in their therapeutic process, for which it is vital to have some tools such as empathy and self-reflection, or even acquire communication skills (Jones & Tansey, 2015). These skills would enable health professionals to help patients as they strive to recover from a disease, to accompany them throughout their lifetime in the case of those with a chronic disease or to help them face death (Charon, 2006, p. 3).

According to Gregory (1917), as cited in McCullough (1998, 2009), the principal virtue of a doctor should be humanism, which the author defines as the *sensibility of the heart* that will allow them to empathise with their patients and to be able to put themselves in their place. This idea is closely linked to the holistic view of Osler (n.d.), who stated that medicine was not only a science but also an art. From this perspective, and following the line of patient-centred healthcare, it is not enough to educate the mind, but it is also necessary to educate the heart (Cole *et al.*, 2015). Therefore, we can state that the study of medicine is not limited to understanding the correct functioning of the human body, but, according to Osler's view (as cited in Bliss, 1999, and in Cole et al., 2015), medicine has an essential vocational element that allows the doctor to go beyond clinical evidence; as argued by Silistratu (2017) who draws on Centor (2007), this is precisely the difference between a doctor and a good doctor. While a doctor can diagnose and treat a disease, a good doctor, on the other hand, can understand the complete history of a patient suffering from illness, considering their social and personal situation, beliefs and concerns to gather information on the patient and to collate their story. In this way, medical humanities aim to ensure that patients receive personalised healthcare in which their illness experience is taken into account and that they feel listened to and involved in their therapeutic process.

4.2. The concept of disease vs. illness

To understand the relevance of the study of humanities in medicine, it is essential to understand and delve into the concepts of disease and illness. Firstly, The World Health Organization (WHO) defines disease by alluding to the alteration or deviation of the physiological state in one or more parts of the body due to generally known causes, manifested by characteristic symptoms and signs, the evolution of which is more or less predictable. According to this definition, a specific disease would follow a certain pattern without variations, regardless of who may be suffering from it. This means that the symptoms exhibited by said alteration would not be affected by the patient's social context or beliefs, but would instead be identical in every patient. But is this the reality?

To better understand the concept at hand, we present real case studies for two patients[3]: Ana and Jorge. Ana visited the doctor after noticing bruises on her legs and complaining of night sweats. After conducting some routine tests, Ana was diagnosed with leukaemia. Jorge, however, visited the doctor for the routine check-up required by his company every year. To his surprise, his leukocytes blood count was different, so further tests were performed, resulting in Jorge receiving the same diagnosis as Ana. According to Jorge, he was feeling great and did not manifest any of the symptoms which seem to come along with the disease. As we can see, the concept of disease goes beyond the definition described by the WHO, so it is necessary to go one step further to understand the importance of health humanities.

In fact, we need to refer to the concept of illness too. This term alludes to how the condition of an organ – i.e., the disease – affects body and mind. The concept of illness plays a key role in understanding the disease and in the treatment of a specific patient. It is more concerned with the patient's experience of their own disease (Seidlein & Salloch, 2019), and may vary depending on the culture (Simolka & Schnepp, 2017), the patient's sociocultural background or the type of disease they suffer from. For instance, some studies have found differences between patients with chronic diseases, who describe their disease as a process that forced them to change and adapt their lives to it, and patients suffering from an acute outbreak, who go back to normality after their symptoms eased (Morse et al., 1991). Given the variables which can interfere in this perception, understanding the patient's perspective has therefore become a vital task (Schicktanz et al., 2008).

Let us return to the example of Ana and Jorge. They are both suffering from the same disease, leukaemia, a type of cancer that affects the immune system and originates in

---

3. Patients' real names have been replaced with pseudonyms to protect their privacy. Likewise, as they contain sensitive data, the interview transcripts have not been included as appendixes for ethical reasons.

the white blood cells, called lymphocytes. But does their shared diagnosis mean that the disease will affect them both in the same manner? Let us remember that Jorge did not show any symptoms, so it is likely that the disease will not have the same impact on his everyday life as in the case of Ana, who will have to battle with symptoms on a daily basis. It is likely that, given her symptoms, Ana will see her routine affected and that this will influence her mood. For instance, if she is unable to sleep, she will likely not be able to perform at the same level at work and will have to give up activities she enjoys. On the other hand, although Jorge does not show any symptoms, he may not know how to handle the news, especially if he is a pessimistic person, or his personal situation may require him to go through the therapeutic process alone, for instance. All these personal situations, derived from the pathology itself, translate into a number of feelings that will make up a large part of the illness experience for these patients, and this is what we are referring to with the term "illness" and to which medical humanities intend to give more visibility.

Within the concept of illness, that is to say, the illness experience, Stewart *et al.* (2014) define four key points which are to be taken into account: 1) the patient's feelings, especially those related to their fears or concerns; 2) their understanding of the problem; 3) how their illness experience affects their life; and finally, 4) their expectations regarding the doctor. To gain a better understanding of these points, we refer once again to our patients diagnosed with leukaemia, whom we have asked about these points. Ana uses the words *miedo* (fear) and *tristeza* (sadness) to refer to her feelings. She is afraid of not overcoming the disease, and the idea of her children being orphaned overwhelms her. Jorge defines this first point as *miedo* (fear) and *incertidumbre* (uncertainty), since not knowing what the future may hold for him torments him. Regarding the second point, which refers to the patient's understanding of their illness, Ana admits she is becoming obsessed, as she eventually associates every pain with the disease, even a pulled calf. For his part, Jorge acknowledges feeling *perdido* (lost), since he had a normal life until being diagnosed, so it is for him a weird situation that he has not yet fully accepted. As for the third point, which references how the illness affects their everyday life, Ana had to quit the gym, as she is easily fatigued. She feels exhausted and needs to sleep more than normal, so she has asked to reduce her working hours and has given up other activities, such as going out with friends or shopping for groceries. In Jorge's case, he is still leading a normal life but at a slower pace, especially when he is going through a treatment phase, due to the side effects. Finally, regarding the fourth point, Ana and Jorge both agree that they expect health professionals to provide them with all the key information related to their illness and support them throughout the process.

In line with Ana and Jorge's expectations of healthcare and according to Osler's holistic view to which we referred earlier, a good health professional is a health professional who can fully treat the patient. Therefore, he/she would not only be able to treat the disease, understood as a pathological condition, but also the other more affective or emotional part it entails, related to the patient's own illness experience. Typically, health professionals are academically trained to detect and treat the pathological side of a condition, i.e., to be able to make a diagnosis based on certain diagnostic tests. However, it is also important to address the emotional side of illness, as, authors such as Arnaudo (2014) defend the existence of pains and physical symptoms for which health professionals do not find a physiological origin, as could be the case of patients chronic pain or fatigue (Seidlein & Salloch, 2019), referred to in the health field as "unexplained symptoms" (Rosendal *et al.*, 2017). There are also cases in which patients continue to feel ill after recovering from a specific disease (Servaes *et al.*, 2001), sometimes as a result of collateral effects, such as those suffered by some patients who have recovered from COVID-19 during the pandemic.

Therefore, the fact that disease is not present in the same way in every patient hampers tackling the disease as illness.

As we have seen, disease has to be addressed from two main perspectives: that of disease and that of illness. Health professionals are specially trained to face disease. However, how can health personnel deal with the emotional side of the illness? In this context, health humanities arise not only to benefit the patient by involving them in the therapeutic process, but also to allow health professionals to improve their work by making them aware of the two sides of the illness, thereby enhancing healthcare.

4.3. Patient-centred healthcare

In this context, we begin to see early efforts to advocate for patient-centred healthcare where there is a need for tools to tackle the illness in all its aspects. One example is Engel's initiative (1977) to end the prevalence of the biomedical model in medical practice. This initiative is characterised by focusing on physiological aspects when talking about health, recognising the importance of psychological and social factors in the illness. For this purpose, as mentioned by Montalt (2021), Engel (1977) proposed creating a biopsychosocial model applicable to healthcare to strike a balance between biological and psychological elements. This model introduced those psychological factors that were to be considered when treating an illness, but without neglecting the benefits of an evidence-based biological model.

As of that moment, in the 1980s, patient-centred healthcare, or what Balint *et al.* (1970) define as patient-centred medicine, began to gain momentum with the first conceptualisations of the Patient-Centred Clinical Method, later defined by Stewart et al. (1995) with the aim of making this the central focus of medical practice. According to Dwamena *et al.* (2012), Epstein *et al.* (2005) and Stewart *et al.* (2011), the momentum generated by this patient-centred care model not only benefits the patient since they feel like the main character in their therapeutic process, but also benefits health personnel as it would help them deal with the illness from a different perspective and learn more about it. Even the health service itself would benefit from it, as shown by a study carried out by Little *et al.* (2001) in the United Kingdom. The study found that over 75% of the patients would rather have more person-centred care than being prescribed a specific test (e.g., an x-ray), which could lead to a reduction in healthcare spending.

The practical implementation of the Patient-Centred Clinical Method would mean changing certain aspects of health professionals' mindsets. Health professionals should be able to empower the patient, renounce the control that has always been vested in them, and strike a balance between objectivity and subjectivity (Stewart *et al.*, 2014, p.4). To this end, health professionals should be able to detach from clinical evidence to complement it with a more holistic perspective of the illness. It goes without saying that patient-centred medicine does not seek to unseat conventional medicine - as Reiser (2009) or Schleifer and Vannatta (2013) have termed scientific medicine—but rather aims to ensure that, during medical practice, not only is the evidence taken into consideration, but so too is the patient and their preferences (Sacket *et al.*, 2000).

This statement is particularly relevant if we consider that, according to Stewart *et al.* (2014), it is impossible to provide proper healthcare by setting out a series of goals. Instead, there must only be a single goal: to ensure the holistic health of the patient. This is why the key to clinical success is to find the focal point between the health professional's perspective and that of the patient. To encourage finding this common ground, the Patient-Centred Clinical Method describes four interactive components to be considered in healthcare:

exploring health, disease, and the patient's illness experience; understanding the patient as a person; finding common ground; and, lastly, strengthening the relationship between patient and health professional.

In addition to determining the patient's clinical history, the first component aims to establish what the patient understands by health (i.e., what their perception of being healthy is) and delve into their own illness experience (how it affects them in everyday life, how they feel about knowing that they have the illness, how they expect the health professional to help them through the therapeutic process, etc.). The second component seeks to integrate the concepts of the first component into the individual; that is, to understand the patient's own illness experience considering their personality, sociocultural context, and other personal factors. The third component aims to identify the problem, determine the treatment goals, and define the role that health professional and patient play during the therapeutic process. Finally, the fourth component is intended, as indicated earlier, to strengthen the relationship between health professional and patient through values such as empathy, compassion and understanding.

To understand the components of the model proposed by Stewart *et al.* (2014), the case study below illustrates the perceptions of another of the patients interviewed, who was diagnosed with glaucoma. In his first interview, our patient – Romeo – had to answer several questions related to the purpose of his visit. The patient explained that he had had issues with his vision for some time and, although he had occasionally associated the symptoms with stress, he knew something was wrong. The doctor asked further questions to learn more about his symptoms and understand how they had interfered in his everyday life (component 1). She also showed an interest in learning more about his personal life. For instance, she asked him questions related to his profession, his family, and his leisure activities (component 2). Then, she introduced to him the tests that could help identify the existence of any ocular anomaly. According to Romeo, the doctor recommended several diagnostic tests, but it was always up to him to decide whether he wanted to undergo these tests. To help him decide, the doctor explained in detail what each of these tests entailed (without using medical jargon or, when using a specialist term, clarifying what it meant) and what information each test would deliver.

After having performed the relevant tests, the doctor communicated the result of the analyses to him. The patient was diagnosed with advanced glaucoma: the optic nerve was 75% damaged in the right eye and 90% in the left eye. According to Romeo, he was initially overwhelmed by the news, but the doctor's attitude helped him understand the problem and take a different approach. The doctor explained to him exactly what his illness involved and together they set his treatment goals: for example, although the doctor mentioned that there was an operation that could improve his quality of life among the options, they agreed to try pharmacological treatment first (component 3). The doctor also explained to him the purpose and possible side effects of the treatment. For his peace of mind, she provided him with an e-mail address to which he could write if he had any questions before his next visit, as well as a dossier with a copy of all the diagnostic tests performed. In this example, we can clearly appreciate the interactive components 1, 2 and 3 proposed by Stewart *et al.* (2014). However, the last component – which deals with the context in which such interactions take place and refers to empathy or self-awareness – is reflected more indirectly in the way the doctor addresses the patient when providing him with all the information related to his illness or in how the patient feels understood by the doctor and involved in his therapeutic process.

4.4. Doctor-patient relationship models

As we have already seen, while traditional models of the doctor-patient relationship have not always shown a balance between the two main parties involved, in recent decades, health care developments – which now advocate patient-centred care – have fostered certain changes in medical practice, such as those proposed in the Patient-Centred Clinical Method. These changes have resulted in the birth of new models that intend to strike such a balance. The first model of clinical relationship is the paternalistic model. According to the Spanish Language Dictionary, the Latin-based term *paternalista* (paternalistic) refers to the "tendency to apply the forms of authority and protection to the parent in a traditional family". This model prioritises the attitude of the health professional, who is responsible for making decisions concerning the patient and their illness without considering the patient's opinions or preferences. The patient merely abides by the doctor's decisions, as stated by Dworkin (1971). If we take into account the assumptions of this model and the etymology of its name, we can understand – as pointed out by Fernández (2014), who draws on Lázaro & Gracia (2006) – that the doctor adopts the role of a parent, who sees the patient as a child in their care and feels compelled to make appropriate decisions to care for the patient's health. In this model, the professional's knowledge prevails over everything else, so it is assumed that the patient does not have the power to decide which tests to perform or which treatment to follow. The patient is therefore a passive agent in their therapeutic process – they do not receive any information and are completely unaware of both the tests to be performed and their side effects.

To better understand how the practice of this model would be reflected, we include an example from another of the patients interviewed: Bernardino, a 70-year-old patient who was diagnosed with a prostate issue in 2017, causing him ongoing urinary tract infections. After an examination, his urologist decided to perform surgery to remove the prostate without consulting the patient or even explaining to him exactly what the problem was; he simply informed him that the problem would be solved with a resection. Although the current health procedure requires the patient's consent to authorise any type of intervention, in this case, the patient did not question the doctor's decision, as he assumed that the doctor's choice would be justified by his status as a health professional. Weeks after the operation and as the symptoms persisted, the patient decided to visit his general practitioner, where he found out that his urologist had ultimately decided not to remove the prostate, instead performing a different type of procedure, for which a 15-cm incision would have not been necessary, and a laser intervention would have sufficed. It was at this point that the patient discovered that the intervention to which he had given his consent had not been performed and he had not been informed of this. This is a clear example of the paternalistic model of clinical relationship, which actually verges on malpractice: the doctor made decisions without providing the patient with any information about his illness or treatment options and, despite having written consent for a specific surgical intervention, he was not prevented from opting for another type of surgery at the last moment, once again, without informing the patient.

Although this has been the predominant healthcare model for decades and still exists in today's health system, the publication of the first international code of ethics in 1947 – known as the Nuremberg Code – was a starting point for creating new models in which the patient was required to provide informed consent in healthcare matters. This code, which was intended to prohibit and penalise egregious medical practices such as those conducted under the Nazi regime, comprises a total of ten fundamental ethical principals in clinical practice. One of them refers to the necessary nature of the patient's voluntary consent, which gives them the choice of whether or not to allow certain tests or interventions to be performed or a specific treatment to be provided without coercion or deceit, and guarantees the patient access to any information that may concern them. As such, the Nuremberg Code championed adopting practices that involve the patient and better aligning the values of doctors and patients, thereby encouraging the development of new models in the clinical relationship. The first of these is the *informative model*, also known as the *consumer model*. In this case, the health professional is responsible for providing the patient with all the details of their illness and clarifying the treatment options available so that the patient is free to choose according to their preferences. The health professional does this without articulating their values or passing judgment or opinion on those of the patient, who ultimately decides how to proceed once they have all the necessary information. Therefore, in this case, the doctor assumes the role of an informant and has no influence whatsoever on the patient's decision.

To see how this model translates into clinical practice, we analysed the case of another interviewed patient: Lorena, aged 35, who had a lump detected in her thyroid gland. After performing a biopsy of the nodule and concluding that its composition and size at that time did not affect the function of the gland, the doctor explained to the patient the different treatment options available to her so that she could decide which one to proceed with. The doctor, after explaining the biopsy results and the potential problems that could arise from the existence of the nodule in question, went on to outline the different ways in which to proceed: a) monitoring the nodule periodically, b) removing the thyroid gland and replacing its function with the aid of medication to prevent the nodule from growing. The patient, after gathering all the details and the possible consequences of her decisions, eventually chose to continue with regular check-ups. In this case, the doctor did not have any bearing on the patient's decision, as he simply provided her with the information that she would require to reach a decision. Therefore, the doctor's work here is merely informative, acting as a mediator who solely *translates* the medical information related to the examinations and therapeutic treatment to the patient.

Another model that emerged after approving the patient's voluntary consent is the *interpretive model*. The health professional provides the patient with all the information related to their health status, illness, and treatment options, as in the informative model. However, in this *interpretive model*, it is the doctor who makes decisions about the treatment to be applied or the tests to be conducted, always taking the patient's needs and preferences into consideration. This means that the doctor listens to and understands the patient, and tries to select the option that best suits the patient, even if they do not ultimately make the final decision.

Again, to better illustrate this model, we have referred to a real example. Lucía, another of the patients interviewed, aged 34, was diagnosed with a brain tumour in 2018. The doctors explained to her in which brain region it was located, informed her that it was benign and that there were various treatment options. Firstly, they proposed monitoring whether or not it was growing without undergoing any type of pharmacological treatment. Secondly, they proposed starting a course of chemotherapy pills to try and shrink the tumour. Lastly, they proposed surgery. The doctor interviewed the patient to understand her feelings and perceived that she was frightened that the tumour could grow and lead to something more serious. Moreover, the patient experienced dizziness due to the pressure the tumour applied on some brain regions. After hearing the patient's opinion, the doctor decided that the most suitable option for the patient would be to start a course of chemotherapy pills; this approach would try to shrink the tumour so that the symptoms would end and prevent the tumour from growing, which was the patient's main fear. In this example, we see how the doctor explained to the patient all the information related to the illness and treatment options then made a decision considering the patient's concerns. Again, as in the informative model, the health professional acts as a mediator for the patient, "translating" what the medical examinations show. Nevertheless, this time it is not the patient who decides how to proceed, as in the previous example, but the doctor who has the final word.

Lastly, the most recent model almost strikes the perfect balance between doctor and patient: the *deliberative model*. In this case, an ongoing interaction between the two parties is proposed, so that the health professional is in dialogue with the patient to understand their values and preferences, to establish a relationship based on mutual trust and power, and thus make decisions jointly. According to this model, the patient receives all the information related to their illness, as also proposed by the informative and interpretative models. However, here the perceptions of both parties are considered; on the one hand, the patient expresses their preferences, opinions and sensations regarding the illness and their therapeutic process. On the other hand, the doctor, empathising with the patient and seeking to understand their story, sets out their view as a professional to try to identify together which tests or treatments are the most appropriate in each case. As an example of this, we could refer to the previously mentioned case of Romeo, the patient with glaucoma, where the patient has always been involved in the decision-making process throughout his illness. This final model is, probably, the one that best meets the needs of medical humanities, as it aims to give a voice to the patient in their own therapeutic process, without replacing the essential role of the health professional (Emanuel & Emanuel, 2009).

5. CONCLUSIONS

As we have seen in this chapter, medical humanities, also called *health humanities*, emerged in response to the need to create a biopsychosocial model that would unseat the purely biomedical model. This biopsychosocial model, promoted by authors such as Engel (1977), defended the relevant nature of patients' social and psychological information when offering patient-centred healthcare, where both concepts – *disease* and *illness* – are addressed to enable a deeper understanding of the patient's illness experience. Approaching disease not only as a condition that affects the organism, but also as the patient's illness experience, will help to broaden perspectives in healthcare. This would achieve a balance between the patient's and the doctor's intervention, thereby putting an end to the totalitarianism of the traditional medical model.

To strike a true balance between the biological and the psychosocial model, authors such as Jones & Tansey (2015) or Charon (2006) consider that health professionals need to be trained in essential skills in medical humanities and patient-centred healthcare, such as empathy, analysis and self-reflection. To do this, certain changes in clinical practice are suggested to bring doctors and patients closer together. For instance, the Patient-Centred Clinical Method (Stewart et al., 2014) puts forward several interactive components that should exist in any doctor-patient relationship, including getting to know the patient from a holistic and personal point of view and building a doctor-patient relationship based on empathy and compassion.

To conclude this chapter, we can say that medical humanities not only encourage the development of skills that allow the integration of the patient in the therapeutic process, but also call for an improvement in communication skills and, therefore, in the medical practice by health professionals. This would allow patients and health professionals to go through the therapeutic process hand in hand to achieve a patient-centred healthcare, an approach that is already being reflected in current models of clinical relationships.

6. REFERENCES

Arnaudo, E. (2014). Pain as illness. In: Carel, H. & Cooper, R. (Eds.) *Health, illness and disease: philosophical essay* (pp. 143–57). Routledge.

Balint, M., Hunt, J., Joyce, D., & Marinker, M. (1970). *Treatment or Diagnosis: A Study of Repeat Prescriptions in General Practice.* JB Lippincott.

Bliss, M. (1999). *William Osler: A Life in Medicine.* Oxford University Press.

Carson, R. (2003). Introduction. In: Carson, R., Burns, C & Cole, T. (Eds.) *Practicing the Medical Humanities: Engaging Physicians and Patients, p.1* (pp- 1-7). University Publishing Group.

Centor, R. (2007). "To be a great physician, you must understand the whole story." *MedGenMed: Medscape general medicine 9*(1). https://www.ncbi.nlm.nih.gov/pmc/articles/PMC1924990/

Charon, R. (2006). *Narrative Medicine: Honoring the Stories of Illness.* Oxford University Press.

Cole. T., Carlin, N., & Carson, R. (2015). *Medical Humanities: An Introduction.* Cambridge University Press.

Dwamena, F., Holmes-Rovner M., Gaulden, C.M., Jorgenson, S., Sadigh, G., Sikorskii, A., Lewin, S., Smith, R.C., Coffey, J., & Olomu, A. (2012). Interventions for providers to promote a patient-centred approach in clinical consultations. *Cochrane Database Syst Rev, 12*(12). https://doi.org/10.1002/14651858.CD003267.pub2

Dworkin, G. (1971). Paternalism. In: R. Wasserstrom (Ed.) *Morality and the law.* (pp. 19-34). Wadsworth Pub. Co.

Emanuel, E.J., & Emanuel, L. (1999). Cuatro modelos de la relación médico-paciente. En Couceiro Vidal, A. (Ed.) *Bioética para clínicos* (pp. 109-126). Triacastela.

Engel, G.L. (1977). The need for a new medical model: a challenge for biomedicine. *Science, 196*(4286), 129-36. https://doi.org/10.1126/science.847460

Epstein, R.M., Franks, P., Shields, C.G., Meldrum, S.C., Miller, K.N., Campbell, T.L., & Fiscella, K. (2005). Patient-centered communication and diagnostic testing. *Ann Fam Med, 3*(5), 415-21. https://doi.org/10.1370/afm.348

Fernández, Y. (2014). *La relación clínica.* [Trabajo Fin de Grado. Universidad de Cantabria]. Repositorio Unican. https://n9.cl/iln7c

Greaves, D & Evans, M. (2003). "Coming of Age? Association for Medical Humanities Holds First Annual Conference". *Medical Humanities, 29*(2), 57-8. https://doi.org/10.1136/mh.29.2.57

Gregory, J. (1817). *Lectures on the Duties and Qualifications of a Physician.* M. Carey & Son.

McCullough, L. (1998). *John Gregory's Writings on Medical Ethics and Philosophy of Medicine.* Kluwer Academic Publishers.

Jones, E. M., & Tansey, E. M. (eds) (2015). *The Development of Narrative Practices in Medicine c.1960–c.2000.* Wellcome Witnesses to Contemporary Medicine, vol. 52. Queen Mary, University of London.

Jonsen, A. (1998). *The birth of bioethics.* Oxford University Press.

Lázaro, J., & Gracia, D. (2006). La relación médico-enfermo a través de la historia.*Anales del Sistema Sanitario de Navarra,29*(3), 7-17. https://scielo.isciii.es/pdf/asisna/v29s3/original1.pdf

Little, P., Everitt, H., Williamson, I., Warner, G., Moore, M., Gould, C., Ferrier, K., & Payne, S. (2001). Preferences of patients for patient centred approach to consultation in primary care: observational study. *BMJ, 322* (468), 1-7. https://doi.org/10.1136/bmj.322.7284.468

McCullough, L. (2009). The Discourses of Practitioners in Eighteenth-Century-Britain. In Baker, R. & McCullough, L (Eds) *The Cambridge World History of Medical Ethics* (pp. 403-413). Cambridge University Press.

Montalt, V. (2021). 'Medical humanities and translation'. In Susam-Saraeva, S. & Spišiaková, E. (Eds.) *The Routledge Handbook of Translation and Health* (pp. 130-148). Routledge.

Morse, J.M., & Johnson, J.L. (1991). Toward a theory of illness: the illness-constellation model. In: Morse JM, Johnson JL (Eds.) *The illness experience. Dimensions of suffering.* (pp. 315–342). SAGE.

Reiser, S.J. (2009). *Technological Medicine: The Changing World of Doctors and Patients.* Cambridge University Press.

Rosendal, M., Olde Hartman, T.C., Aamland, A., van der Horst, H., Lucassen, P., Budtz-Lilly, A., & Burton, C. (2017) "Medically unexplained" symptoms and symptom disorders in primary care: prognosis-based recognition and classification. BMC Fam Pract, *18*(18), 1-9. https://doi.org/10.1186/s12875-017-0592-6

Sackett, D.L., Straus, S.E., Richardson, W.S., Rosenberg, W., & Haynes R.B.(2000). *Evidence-based medicine: How to practice and teach EBM.* Churchill Livingstone.

Sánchez González, M.A. (2012). *Historia de la medicina y humanidades médicas.* Elsevier.

Seidlein, A. & Salloch, S. (2019). Illness and disease: an empirical-ethical viewpoint. *BMC Medical Ethics* 20(5), 1-10. https://doi.org/10.1186/s12910-018-0341-y

Servaes, P., van der Werf, S., Prins, J., Verhagen, S., & Bleijenberg, G. (2001). Fatigue in disease-free cancer patients compared with fatigue in patients with chronic fatigue syndrome. *Support Care Cancer 9*, 11–7. https://doi.org/10.1007/s005200000165

Schicktanz, S., Schweda, M., & Franze, M. (2008) 'In a completely different light'? – The role of 'being affected' for the epistemic perspectives and moral attitudes of patients, relatives and lay people. *Medicine, Health Care and Philosophy 11*(1), 57-72. https://doi.org/10.1007/s11019-007-9074-2

Schleifer, R., & Vannatta, J. (2013). *The Chief Concern of Medicine: The Integration of the Medical Humanities and Narrative Knowledge into Medical Practices.* University of Michigan Press.

Silistraru, I. (2017). Narrative Medicine – the methodology of doctor-patient communication analysis. *Sciendo, 15*(1-2), 105-128. https://doi.org/10.1515/scr-2017-0005

Simolka, S. & Schnepp, W. (2017). Subjective perspectives of diabetes mellitus among immigrants in the former Soviet Union. *Cent Eur J Nurs Midw*; 8(1), 596-608. https://doi.org/10.15452/CEJNM.2017.08.0007

Stewart, M., Ryan, B.L & Bodea, C. (2011). Is patient-centred care associated with lower diagnostic costs? *Healthcare Policy, 6*(4),27-31. https://www.ncbi.nlm.nih.gov/pmc/articles/PMC3107114/pdf/policy-06-027.pdf

Stewart, M., Brown J.B., Weston W.W., McWhinney, I.R., McWilliam, C.L., & Freeman, T. (1995). *Patient-Centered Medicine: Transforming the Clinical Method.* Sage Publications.

Stewart, M., Brown, J.B., Weston, W.W., McWhinney, I.R., McWilliam, C.L., & Freeman, T. (2014). *Patient-Centered Medicine: Transforming the Clinical Method.* Radcliffe Publishing.

ANTIHIPERTENSIVOS Y LA NO ADHERENCIA AL TRATAMIENTO

Monica Ortega Urbano[1]

El presente texto nace de la investigación titulada "Tratamiento con antihipertensivos y factores asociados a la no adherencia".

1. INTRODUCCIÓN

La Hipertensión Arterial (HTA) es un problema de salud de particular importancia dada su prevalencia e impacto en la población general. Actualmente, la HTA afecta a un gran porcentaje de la población adulta de la mayoría de los países, es la primera causa de morbilidad y motiva el mayor número de consultas dentro de las afecciones en general.

La presente investigación pretende profundizar sobre los factores asociados a la no adherencia del tratamiento antihipertensivo en pacientes de la Empresa Social del Estado E.S.E del municipio de Funes, Departamento de Nariño; a fin de indagar que factores influyen en que los pacientes de la población no sigan un tratamiento adecuado para tratar la enfermedad, o no sigan las instrucciones que el médico o los profesionales de la salud les han brindado, pero que no se están cumpliendo a cabalidad; lo cual afecta su salud, tal como lo refiere Velásquez, Dávila, Uriarte, Y Valladares (2022), donde menciona que la no adherencia al tratamiento farmacológico es una dificultad prevalente en la práctica clínica que compromete gravemente la efectividad de los tratamientos comportándose como uno de los factores modificables que inciden directamente en los resultados del tratamiento

El estudio se fundamentó en el paradigma cuantitativo, ya que por medio de una encuesta se examina datos de forma numérica y se obtiene resultados estadísticos. De esta forma se generaliza la investigación, se ordena los resultados de conductas y características de la población, además se basa en fuentes secundarias como la base de datos de la E.S.E municipal de Funes para obtener características generalizadas. Así entonces la investigación se torna de tipo descriptivo porque permite una identificación y caracterización del municipio de Funes en cuanto a los usuarios de la E.S.E que padecen de HTA, una enfermedad silenciosa y mortal, con el fin de que los pacientes conozcan su adecuado tratamiento.

---

1. Doctorado en Educación UCCEG de México, Magister en Gerencia y Asesoría Financiera, Contadora Pública, Tecnóloga en Regencia de Farmacia, Docente Investigadora, directora del programa de Regencia de Farmacia de la Universidad Santiago de Cali (Colombia). Tel. +57 3177540304, Correo electrónico: monicaortegaurbano@gmail.com, regenciadefarmacia@usc.edu.co (Colombia).

Se concluye en forma general que una persona con HTA se ve estrechamente relacionada con una mala alimentación, debido a que sus hábitos alimenticios no son los más adecuados; y si a esto se le agregan otros factores como la falta de actividad física, el consumo de alcohol, entre otros, se incrementa el riesgo para la salud, tal como lo menciona Ochoa y Gómez (2020), quien refiere que la edad, factores genéticos, género, etnia, factores socio-económico, exceso de peso, obesidad, sedentarismo, alcoholismo, tabaquismo y hábitos alimentarios son los principales factores de riesgo de la hipertensión arterial se encuentran.

2. OBJETIVOS

Determinar los factores asociados a la no adherencia al tratamiento antihipertensivo en los pacientes registrados en la base de datos de la ESE del municipio de Funes, para educarlos en la importancia de la adherencia con el fin de minimizar riesgos y complicaciones.

3. METODOLOGÍA

3.1 Paradigma

Esta investigación se desarrolla bajo un paradigma cuantitativo el cual es secuencial y probatorio, donde cada etapa procede a la siguiente. Este tipo de estudio parte de una idea definida, y una vez delimitada, se derivan objetivos y preguntas de investigación, se derivan objetivos o preguntas de investigación, se revisa la bibliografía existente relacionada con el tema y se estructura el marco teórico. De las preguntas se establecen hipótesis y determinan variables las cuales son medidas y analizadas empleando métodos estadísticos para llegar a una serie de conclusiones respecto a la hipótesis. (Hernández et al., 2014).

3.2. Enfoque

Esta investigación se basa en el enfoque empírico analítico, el cual es un método de observación utilizado para profundizar en el estudio de los fenómenos, pudiendo establecer leyes generales a partir de la conexión que existe entre la causa y el efecto en un contexto determinado, esto permitirá conocer las razones por las cuales los pacientes diagnosticados con hipertensión arterial tienden a descompensarse, la identificación se hará por medio de análisis estadístico e interpretación de datos. (Hernández et al., 2014).

3.3. Tipo

El tipo de esta investigación es descriptiva, porque permite medir y recoger información sobre los factores asociados a la no adherencia al tratamiento antihipertensivo, tal como lo refiere Hernández y Baptista en su artículo "Alcance de la investigación", el alcance descriptivo le permite al investigador, describir fenómenos, situaciones, contextos y sucesos detallando como son y se manifiestan, buscando especificar las propiedades, características y perfiles de las personas, grupos o comunidades o cualquier otro fenómeno que se someta a un análisis. Hernández y Baptista (2017).

3.4. Técnicas e instrumentos de recolección de la información

En esta investigación se realizaron encuestas aplicadas a la muestra de la población hipertensa de la ESE municipal de Funes, Departamento de Nariño. También se hizo el diseño de un plegable con información importante para capacitar a los pacientes que padecen de esta enfermedad, esto con el fin de dar charlas informáticas y didácticas, especialmente a la población del adulto mayor que es la más afectada; y la presentación de un video donde se informe de una forma clara, concisa y dinámica sobre la importancia de la adherencia al tratamiento de la Hipertensión arterial alta.

4. DESARROLLO DE LA INVESTIGACIÓN

Por medio de una encuesta aplicada a los pacientes adscritos a la ESE del municipio de Funes del departamento de Nariño, se encontraron factores asociados a la no adherencia de tratamientos antihipertensivos, con lo cual se pretendió brindar a los pacientes información relacionada con la importancia de la adherencia al tratamiento, con el fin de mejorar su calidad de vida minimizando riesgos y complicaciones.

4.1. Información Sociodemográfica

Al aplicar esta encuesta, se evidenció que un gran porcentaje de la población correspondiente al 50% comprende un rango de edad entre 60 a 70 años del 100% del total del área urbana; mientras que un 36% equivalente también a un porcentaje importante de la población corresponde a la edad entre los 50 a 60 años. Esto representa que la población universo perteneciente al área urbana del municipio de Funes, es en su gran mayoría una población correspondiente al adulto mayor; de ahí, la importancia de tener una atención especial con estas personas, más aún si padecen de una enfermedad crónica como es la hipertensión, ya que como lo refiere Cruz (2019), debido a las características propias del envejecimiento y sobre todo del envejecimiento patológico, el tratamiento de la hipertensión arterial en el anciano reviste complejidad particular.

El régimen de salud que más predomina dentro de la población encuestada es el régimen subsidiado que equivale al 62% de la muestra; lo que requiere una gran responsabilidad por parte de las instituciones del gobierno municipal y nacional al servicio de la salud, puesto que deben aumentar todos sus esfuerzos por mejorar cada día el servicio a sus usuarios.

4.2. Descripción de la población que padece hipertensión arterial alta y su relación con los medicamentos

Al analizar la encuesta se encontró que el 70% de los pacientes del área urbana toma entre 3 y 4 medicamentos al día, incluidos los de la hipertensión y otras patologías; en tanto que un 20% de esta población en calidad de pacientes toman entre 1 y 2 medicamentos al día. Sin embargo, una minoría de la población correspondiente a un 10% toma 5 o más fármacos recetados por su médico, debido a estados graves de salud por los que atraviesa esta población más vulnerable y de especial cuidado como es el adulto mayor. El consumo de múltiples medicamentos puede conducir a la polifarmacia, siendo ésta uno de los grandes síndromes geriátricos más frecuentes en el adulto mayor desde su adultez temprana, lo que se incrementa con el envejecimiento, la instauración de enfermedades y la intercurrencia de ellas. Pérez, Pérez, y Zayas, (2019).

De estos pacientes, el 66% que equivale a 33 personas, dicen tomar los medicamentos a la hora adecuada, no obstante, el 34% que corresponde a 17 pacientes no toman sus fármacos a la hora indicada por el médico o profesional de la salud, siendo esto un factor importante para la adherencia al tratamiento.

De acuerdo con la figura 1, la mayoría de los pacientes no asisten a las citas programadas, esto corresponde al 64% de la población total del área urbana, lo que dificulta la adecuada relación médico-paciente en el tratamiento farmacológico de los pacientes que padecen de hipertensión arterial HTA.

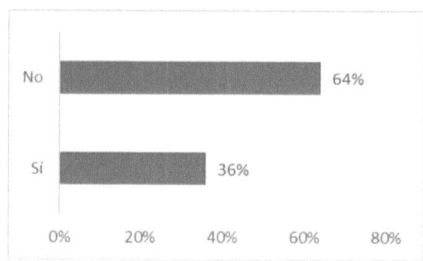

Figura 1. Asistencia puntual de pacientes a las citas programadas por la E.S.E. Fuente: Elaboración propia.

Del total de la población urbana, se observa que el equivalente al 62%, es decir 31 pacientes afirman reconocer los medicamentos antihipertensivos; lo que conlleva a un mayor conocimiento sobre su tratamiento y los fármacos que deben consumir para que éste sea exitoso y su salud no se ve afectada. No obstante, también existe un porcentaje del 38% equivalente a 19 pacientes que padecen de hipertensión arterial HTA, quienes afirman no tener conocimiento sobre su tratamiento farmacológico y por ende no tienen claridad de los medicamentos que están tomando, lo que demuestra la necesidad de educar a estos pacientes a través de capacitaciones y talleres informativos sobre la enfermedad que están padeciendo y el tratamiento farmacológico empleado para esta.

El propósito de la educación del paciente hipertenso según Herrera, Martín, y Domínguez (2020) es mejorar su cuidado médico previniendo su deterioro y complicaciones; Estos propósitos se lograrían influyendo sobre la conducta del paciente en relación con su enfermedad, para ello hay que lograr:

a) Un mejor conocimiento de su enfermedad
b) Cambios en su estilo de vida
c) Adherencia al tratamiento y a las citas médicas periódicas por toda la vida, o lo que es igual influir en la conducta del paciente para lograr cambios favorables y mantenerlos en ellos.

En la figura 2 se muestra un gran porcentaje de la población equivalente al 92% que corresponde a 46 personas consume alimentos procesados; solamente un 8% de esta población no los consume, este tipo de alimentos procesados son ricos en sodio y pobres en potasio, según Soto, (2018), lo recomendado para personas que tienen el diagnóstico de HTA, es una restricción moderada de la ingesta de sodio. Esto significa ingerir alrededor de 2.4g de sodio al día, lo que equivale a unos 6g de sal, ya que la mayor parte del sodio que se ingiere en la dieta diariamente proviene de alimentos procesados industrialmente.

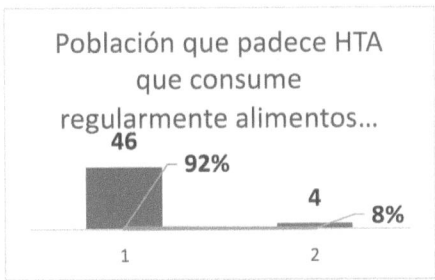

Figura 2. Población que padece HTA que consume regularmente alimentos procesados (conservantes, condimentos, saborizantes, colorantes)
Fuente: Elaboración propia.

Mas del 60% de los pacientes con HTA suspenden su tratamiento, por el consumo de alcohol o porque ven mejoría en su estado de salud; este porcentaje es bastante elevado teniendo en cuenta el 100% del total de la población correspondiente al área urbana. Esto puede desencadenar un deterioro en su salud por la no adherencia al medicamento, además según Soto, (2018), un consumo elevado de alcohol aumenta anormalmente la presión arterial y se asocia a un mayor riesgo cardiovascular.

5. CONCLUSIONES

Una vez aplicadas las encuestas a la población objeto de este estudio y teniendo en cuenta los resultados obtenidos, se concluye que:

El género femenino es la población de mayor incidencia en la hipertensión arterial alta; donde el 50% de los pacientes corresponde a la edad entre los 60 a 70 años, y un 38% se encuentra en un rango desde los 50 a los 60 años; siendo la población del adulto mayor la más afectada, a la cual se le debe dedicar todos los esfuerzos individuales y colectivos para mejorar su calidad de vida, para prevenir y tratar su patología de la manera más adecuada.

Un gran porcentaje de la población urbana tiene un bajo nivel de escolaridad; siendo éste un factor determinante en la adherencia de los diferentes tratamientos médicos a los cuales están sometidos los usuarios de la ESE municipal Funes; por lo tanto, al momento de elaborar y ejecutar estrategias para mejorar la calidad de vida de los pacientes hipertensos, se debe tener en cuenta este factor con el ánimo de saber llegar a ellos de tal forma que comprendan la información que se les brinda.

La gran mayoría de pacientes que reciben algún tipo de tratamiento incluyendo el de anti hipertensión, son personas de estratos bajos que no tienen los recursos económicos para suministrarse por ellos mismos los medicamentos que deben consumir por lo general durante toda su vida; por lo que las instituciones pertenecientes al régimen de salud subsidiada tienen una gran responsabilidad en la implementación y la ejecución de planes y estrategias para ofrecer un servicio de salud de calidad y con cobertura a toda esta población que no puede acceder a servicios costosos para la prevención y mejora de su salud.

Se concluye en forma general que una persona con HTA se ve estrechamente relacionada con una mala alimentación, debido a que sus hábitos alimenticios no son los más adecuados; y si a esto se le agrega la ausencia de actividad física, esto incrementa el riesgo para la salud. También se debe implementar tácticas y estrategias en las cuales la adherencia al tratamiento sea mayor para obtener resultados positivos en la prevención y control de esta enfermedad crónica y mortal.

6. REFERENCIAS

Alfonso, L. M., Vea, H. B., Rodríguez, M. D. C. C., Iznaga, F. V., Matos, Y. L. R., & Araña, M. D. L. C. O. (2015). Adherencia al tratamiento en hipertensos atendidos en áreas de salud de tres provincias cubanas. *Revista Cubana de Salud Pública, 41*(1), 33-45.

Casas Piedrahita, M. C., & Chavarro Olarte, L. M. (2012). Adherencia a un programa estatal de control de la hipertensión arterial. Estudio de caso en dos municipios de Colombia. 2010-2011. [Tesis de Maestría] Universidad de Manizales.

Cruz-Aranda, J. E. (2019). Manejo de la hipertensión arterial en el adulto mayor. *Medicina interna de México, 35*(4), 515-524.

Esteban, A. N. P. (2011). *Factores asociados al control de la hipertensión arterial, en la población de hipertensos de estratos 2 y 3 de Bucaramanga.* Universidad Industrial de Santander.

Hernandez, R., Fernandez, C. y Baptista, P. (2014). *Metodología de la Investigación (M. Toledo & M. Rocha (Eds.); 6th ed.).* McGRAW-HILL / INTERAMERICANA.

Hernández-Sampieri, R., Fernández-Collado, C. y Baptista-Lucio, P. (2017). Alcance de la Investigación. McGRAW-HILL.

Herrera, A. D., de la Noval, R., Armas, N., Martín, A. V. y Domínguez, A. A. N. (2020). Manual para la educación del paciente hipertenso. *Revista Cubana de Cardiología y Cirugía Cardiovascular, 26*(2), 10.

Ochoa, D. R. M. y Gómez, U. M. (2020). Orientación familiar para la prevención de la hipertensión arterial en los pobladores de la Parroquia Santa Ana de la provincia de Manabí. Mikarimin. *Revista Científica Multidisciplinaria, 6,* 71-88.

Pérez, A. D. R. R., Pérez, J. F. R. y Zayas, J. C. B. (2019). Polifarmacia e interacciones medicamentosas potenciales en el adulto mayor, una polémica en la prescripción. *Revista Cubana de Farmacia, 52*(2), 1-15.

Robertt, P. y Lisdero, P. (2016). Epistemología y metodología de la investigación sociológica: reflexiones críticas de nuestras prácticas de investigación. *Sociologias, 18*(41), 54-83.

Rodríguez Jiménez, V. S., Rodríguez Cadalso, A. E. y Zerquera Téllez, R. C. (2011). *La ética y la bioética en la formación del farmacéutico.* CED.

Soto, J. R. (2018). Tratamiento no farmacológico de la hipertensión arterial. *Revista Médica Clínica Las Condes, 29*(1), 61-68.

Velásquez Montenegro, Á., Dávila Uriarte, M. y Valladares-Garrido, M. J. (2022). Factores asociados a la no adherencia al tratamiento antihipertensivo en un hospital del Seguro Social de Salud de Chiclayo durante el estado de emergencia sanitaria por COVID-19. *Revista del Cuerpo Médico Hospital Nacional Almanzor Aguinaga Asenjo, 15*(1), 11-18.

REALIDAD VIRTUAL Y VERBOS DE MOVIMIENTO EN ENFERMEDAD DE PARKINSON

Mª Jesús Paredes Duarte[1]

El presente texto nace en el marco del proyecto "Realidad virtual: aplicaciones para la rehabilitación motora y verbal de los pacientes de párkinson en Actividades de la Vida Diaria"[2]. Este proyecto, desarrollado en los dos últimos años antes de la crisis sanitaria, fue subvencionado por la Universidad de Cádiz en concepto de proyecto de responsabilidad social y aprobado por el comité ético del Hospital Universitario Puerta del Mar de Cádiz[3]. La investigación llevada a cabo con enfermos de párkinson consistía en someter a estos pacientes a un software de realidad virtual, en concreto Virtualrehab de la empresa Evolv[4], para rehabilitar funciones motoras que tuvieran que ver con sus actividades de la vida diaria, previendo en consecuencia una mejora a nivel verbal que afectara a esas acciones, es decir una mejor producción y procesamiento de los verbos de movimiento que designan las citadas actividades.

1. INTRODUCCIÓN

La enfermedad de Parkinson (en adelante EP) "ha sido muy estudiada desde el punto de vista clínico tras su descubrimiento en el siglo XIX" (Micheli, 2006). Según Olmedo Iglesias (2023), "es la segunda enfermedad neurodegenerativa a nivel mundial por detrás del

---

1. Universidad de Cádiz (España)
2. Proyecto "Realidad virtual: aplicaciones para la rehabilitación motora y verbal de los pacientes de párkinson en actividades de la vida diaria (AVD)". Financiado por la Universidad de Cádiz dentro de los proyectos de responsabilidad social (PR 2018-006). Entidades participantes: Instituto de Lingüística Aplicada (ILA), Escuela Superior de Ingeniería de la UCA, Hospital Universitario Puerta del Mar de Cádiz y Hospital Universitario de Puerto Real (Cádiz). Investigadora responsable: Mª Jesús Paredes Duarte. Investigadores participantes: Antonio Ruiz Castellanos, Carmen Varo Varo, Víctor Manuel Martín Sánchez, Raúl Espinosa Rosso, Mª del Carmen Castillo Requena, Berenice Domínguez Cabrera, Cristián Marín Honor, José Miguel Mota Macías, Iván Ruiz. Fecha: 2018-2021. Cuantía: 5000 euros.
3. Esta investigación se ha desarrollado gracias a la colaboración desinteresada de las Asociaciones Párkinson Cádiz y Párkinson Bahía de Cádiz.
4. Este trabajo ha podido llevarse a cabo gracias a la colaboración de la empresa *Evolv* y a la concesión de la licencia de utilización de su software *Virtualrehab*, mediante convenio con el Instituto de Investigación en Lingüística Aplicada de la Universidad de Cádiz, con fines experimentales de investigación y publicación de resultados.

alzhéimer. Se trata de un trastorno que afecta al sistema nervioso y que se identifica por un conjunto de síntomas motores y no motores. Este deterioro es debido a la pérdida de gran parte de neuronas pigmentadas, es decir, neuronas dopaminérgicas de la sustancia negra, región que se encuentra en los ganglios basales". Está aumentando su incidencia en los últimos años ya que "posee una prevalencia elevada entre la población (13% de la población mundial, en España entre 120.000 y 160.000 individuos, según la Federación Española de Parkinson), ya que se trata de una enfermedad frecuente, sobre todo en la senectud" (Paredes Duarte y Domínguez Cabrera, 2023: 3). En la actualidad, "los estudios más desarrollados en este campo se centran en la detección temprana del párkinson y su posible prevención (Noyce et al., 2014, y Noyce et al., 2017), haciendo hincapié en las herramientas indispensables en su diagnóstico (Berardelli et al., 2013)" (Paredes y Espinosa, 2020: 283). En este trabajo vamos a insistir en el argumento defendido por muchos estudiosos que implica al lenguaje en la detección precoz de la enfermedad porque las alteraciones lingüísticas son muy variadas y debutan desde muy temprano, incluso desde antes del diagnóstico.

La EP se enmarca en el campo de los llamados "trastornos motores" (López del Val y Linazaroso Cristóbal, 2004), trastornos que conllevan la afectación de la motricidad de un individuo redundando también en la calidad de su competencia lingüística. El uso de programas de rehabilitación clásicos y otros tremendamente novedosos, como los que implican la realidad virtual, manifiestan su eficiencia en la rehabilitación de problemas motores y, por tanto, de lenguaje. Este se definió, desde la teoría lingüística, como una actividad motora. Y son estas aplicaciones las que vienen a demostrarlo.

2. OBJETIVOS

Los objetivos de esta investigación son: 1) demostrar que la EP, no solo produce alteraciones notables en el lenguaje, sino que los problemas lingüísticos se presentan como sintomatología clave para la detección precoz de la misma, 2) asegurar que el uso de los softwares de realidad virtual encaminados para mejorar la motricidad de estos enfermos, mejoran también el habla de los mismos, manifestando una relación evidente entre lenguaje y movimiento, 3) encauzar esta investigación hacia la rehabilitación de las actividades de la vida diaria cuyo empobrecimiento conllevan al paciente a la pérdida de autonomía y 4) estudiar el comportamiento semántico de los verbos que nos sirvieron para poner voz a los *exergames* del software de rehabilitación motora.

3. METODOLOGÍA

A pesar de que para el proyecto marco de esta investigación se pensó en trabajar con 50 participantes, la situación pandémica nos obligó a reducir el número a 25, 11 de ellos representaron el grupo de control. Estos participantes se seleccionaron por no ser dependientes y por tener una escala de motricidad (UPDRS) de bajo índice para que pudieran someterse a los ejercicios propuestos por el software de realidad virtual. También se desecharon de nuestro estudio pacientes con demencias sensoriales asociadas.

A todos los participantes de la investigación se les sometió a una evaluación lingüística inicial en la que se valoraron tareas de denominación, estructuración gramatical y procesamiento semántico de ciertos verbos considerados de acción o movimiento que tuvieran que ver con las actividades de la vida diaria. Concretamente se utilizaron el Test de Boston, el Rienal, el Token Test y el Test de comprensión de estructuras gramaticales

(CEG) para detectar las posibles dificultades en el uso de esos verbos y sus construcciones (para una descripción de los test utilizados y resultados obtenidos, cf. Paredes Duarte y Domínguez Cabrera, 2023).

Una vez terminada la evaluación, 13 de los participantes se sometieron durante un mes (dos sesiones semanales) a Virtualrehab, un software de realidad virtual para la rehabilitación motora que, como ya hemos comentado, camina pareja de una mejora verbal en las actividades de la vida diaria. Se seleccionaron ocho escenarios motivados por la representación de estas actividades (cf. Paredes Duarte y Domínguez Cabrera, 2023) a los cuales los miembros del proyecto de investigación pusieron contextos lingüísticos con el fin de trabajar los siguientes verbos[5]: *alcanzar, bajar, coger, comer, colocar, empujar, extender, frotar, girar, golpear, inclinarse, levantar, llevar, mantenerse, pegar, pisar, ponerse, remar*[6], *sentarse, subir, tapar, tirar, volcar.* Al terminar las sesiones, se le volvieron a pasar los mismos test de lenguaje a este grupo experimental y se observó que había una mejora considerable en los resultados generales (cf. Paredes Duarte y Berenice Cabrera, 2023).

En el presente estudio, vamos a detenernos en la naturaleza de los verbos trabajados y en la mejora específica de su uso y comprensión a partir de la rehabilitación de los movimientos que designan.

4. DESARROLLO DE LA INVESTIGACIÓN

Partiendo de las distintas alteraciones lingüísticas que se derivan de la EP, vamos a detenernos concretamente en una de ellas que ha dado pie al proyecto de investigación en el que se enmarca este trabajo. A partir de su caracterización, pasaremos a incidir en la relación entre lenguaje y movimiento para justificar el uso de la realidad virtual en la mejora y rehabilitación verbal de estos pacientes. Por último, un estudio de los verbos trabajados que tienen que ver con las actividades de la vida diaria nos llevará a la conclusión de que todas las herramientas que puedan mejorar tanto el estado de motricidad de los enfermos de párkinson como su fluidez verbal, mejorarán la autonomía y la independencia en su vida cotidiana.

4.1. Problemas lingüísticos en la EP para la detección precoz

De todos es conocido que la enfermedad de Parkinson produce importantes incidencias en el lenguaje. La más estudiada, la disartria hipocinética (Logemann *et al.* (1978: 50), Birkmayer y Danielczyk (1997: 36), Perea Bartolomé (1999: 11), Obler y Gjerlow (2001: 121), y Webb y Adler (2008: 178), explica alteraciones características de tipo prosódico y articulatorio como la voz monocorde, la hipofonía, el tartamudeo e incluso la ronquera.

Sin embargo, no todos los problemas lingüísticos derivados de esta enfermedad se sitúan en el plano fonético-fonológico, ya que encontramos alteraciones de tipo gramatical, léxico y en el desarrollo del discurso oral (cf. Paredes Duarte y Espinosa Rosso, 2015). De hecho, la alteración lingüística que provocó el desarrollo de este proyecto de investigación

---

5. La elección de estos verbos y no otros corresponde a los escenarios de realidad virtual que se seleccionaron dentro del programa *Virtualrehab* y cuya selección se hizo en función de la representación de actividades de la vida diaria.

6. Aunque el verbo *remar* no alude a ninguna actividad de la vida diaria, el significado de este verbo comprende muchos movimientos que tienen que ver con ellas como por ejemplo *tirar o empujar una puerta, traer algo hacia sí mismo*, etc.

se sitúa en el plano semántico y atiende precisamente a la categoría verbo, concretamente a aquellos que significan acción o movimiento.

Desde el trabajo de Rodríguez-Ferrero y Cuetos (2010), podemos afirmar que existe una gran dificultad en los enfermos de párkinson para comprender, y consecuentemente producir, verbos que aluden semánticamente al movimiento, es decir aquello que tienen afectado desde el punto de vista neurológico presenta una correlación inmediata con su competencia lingüística. Estos autores parten de la teoría motora de la percepción del habla de Liberman et al. (1967), quienes defendieron que tratamos de imitar el movimiento de otra persona para entenderlo. En la actualidad, los estudios de García et al. (2016 a y b), utilizando novedosas técnicas de neuroimagen, afirman que los problemas semánticos con este tipo de verbos debutan como síntoma de la EP, convirtiéndose en un biomarcador para el diagnóstico precoz de la misma. Esta afirmación abre un campo de posibilidades infinitas que ponen en relación el movimiento y el lenguaje, convirtiendo a este último en una herramienta más para la detección de la enfermedad.

De acuerdo con ello, nuestra investigación viene a demostrar, tal como hemos expuesto en los objetivos del trabajo, que efectivamente existe una alteración en el procesamiento lingüístico de los verbos de movimiento que tiene que ver con los déficits motores de estos pacientes, por lo que si utilizamos la realidad virtual para rehabilitar estos últimos, debemos esperar una consecuente mejora lingüística. Esta hipótesis cobra más valor si determinamos que muchos de estos verbos y de estos movimientos se activan en la vida diaria, por tanto, su rehabilitación otorgará mayor autonomía al paciente.

4.2. Lenguaje y movimiento. Los softwares de realidad virtual

Como hemos ido defendiendo a lo largo de este trabajo, partimos de que existe una relación intrínseca entre lenguaje y movimiento y que, si rehabilitamos el movimiento, podemos mejorar el lenguaje. Para la rehabilitación motora los fisioterapeutas utilizan, junto a las técnicas más tradicionales, modernos softwares que incluso incluyen la realidad virtual.

> *Desde hace una década, podemos encontrar más de 300 aplicaciones pensadas para la rehabilitación neurológica en general y, sobre todo, para proporcionar información a pacientes sobre su enfermedad o sus síntomas. Como ejemplo podemos mencionar: Ablah, de carácter logopédico; Brainyapp, para el entrenamiento de la memoria; ICTUS care, sobre el conocimiento y tratamiento de la enfermedad, o MyepilepsyDiary, sobre el autoseguimiento de la sintomatología por parte del paciente* (Paredes Duarte y Berenice Domínguez, 2023: 4).

En estos diez años, muchos trabajos han demostrado que "el uso de este tipo de aplicaciones ayuda a mejorar las condiciones de los pacientes; algunas se centran en la mejora de la independencia funcional dentro de casa y en el trabajo, otras en mejorar habilidades cognitivas y muchas otras cumplen la función de valorar el estado del paciente haciendo un seguimiento de los síntomas que presentan" (Paredes Duarte y Berenice Domínguez, 2023: 4).

Según un estudio realizado por nuestro equipo "de todas las aplicaciones encontradas, la que podríamos considerar más similar a nuestro proyecto es Parkinson's Diary, debido a que se ha creado para plataformas iOS y trata sobre la monitorización de las actividades de la vida diaria, mejora del ánimo y la forma física. Sin embargo, esta aplicación ha sido catalogada por Linares del Rey, Vela Desojo y Cano de la Rueda (2019) como utensilio de valoración de la enfermedad, mientras que la que se propone en este proyecto, *Virtualrehab*, sería considerada como tratamiento para la mejora de la independencia del paciente en la consecución de actividades cotidianas. Además, al contrario de Parkinson's Diary, esta podrá usarse no solo en plataformas iOS sino también en Android, puesto que es mucho más común hoy en día el uso de este sistema" (Ayora Esteban y Paredes Duarte, 2020).

4.3. Verbos de movimiento y acción en las actividades de la vida diaria (AVDs).

Consideramos actividades de la vida diaria (AVDs) aquellas que comprenden todas las actividades que se realizan en la vida cotidiana, "que tienen un valor y un significado concreto para una persona y, además un propósito" (https://www.neuronup.com/areas-de-intervencion/actividades-de-la-vida-diaria-avds/). Pueden dividirse en: actividades básicas como son las del cuidado del propio cuerpo, actividades instrumentales como el cuidado de otros y actividades avanzadas que comprenden la educación, el trabajo, el juego, el tiempo libre, la participación social. En nuestro proyecto, nos hemos encargado de las primeras.

A continuación, vamos a ofrecer una lista de los verbos de movimiento y acción que seleccionamos, en virtud de la denominación de estas actividades básicas de la vida diaria, y trabajamos según los contextos en los que se integraron. El hecho de incluir los contextos es debido a que muchos de estos verbos presentan múltiples acepciones lexicográficas y hay que determinar cuál de ellas es la utilizada.

VERBOS	CONTEXTOS
Alcanzar	Si aparecen dianas, debe alcanzarlas con el brazo correspondiente.
	Alcanzar los azules con la mano izquierda.
	Alcanzar los rojos con la mano derecha.
	Debe alcanzar los agujeros con la mano correspondiente.
	Alcanzar agujeros rojos con la mano derecha.
	Alcanzar agujeros azules con la mano izquierda.
	Alcanzar y frotarse el hombro derecho con la mano izquierda.
	Alcanzar y frotarse el hombro izquierdo con la mano derecha.
	Ahora se verá en una cocina donde deberá alcanzar distintos objetos
Bajar	Bajar el brazo derecho o izquierdo
Coger	Coger una manzana / una tetera / cafetera / pan /etc.
	Coger caramelos
Comer	Comer la manzana
Colocar	Ahora van a aparecer distintos objetos o prendas que deben colocarse donde corresponda.
	Colocarse el reloj.
	Colocar la manzana / la tetera /etc. en el cuadrado azul / rojo.
Empujar	Empujar y tirar de los remos, mientras conduce el barco por el río.
	Empujar al muñeco.

Extender	Extender la mano
Frotar	Si aparece una toalla debe frotarse con ella el hombro opuesto.
	Frotarse el hombro derecho con la mano izquierda.
	Frotarse el hombro izquierdo con la mano derecha.
Girar	Girar la palma hacia abajo
Golpear	Ahora va usted a boxear. tiene que golpear al muñeco
	Golpear / pegar con la derecha.
	Golpear / pegar con la izquierda.
Inclinarse	Inclinarse a la derecha.
	Inclinarse a la izquierda.
Levantar	Si aparecen barreras en los pies, debe levantar la rodilla correspondiente.
	Levantar la rodilla izquierda para las azules.
	Levantar la rodilla derecha para las rojas.
Llevar	Llevar la cuchara a la boca
Mantenerse	Mantenerse de pie unos 3 segundos en los círculos.
	Haremos ejercicios para extender la mano, mantenerla abierta con la palma hacia arriba
Pegar	Ahora va usted a boxear. Tiene que golpear al muñeco pegándole el puño derecho, si aparece el círculo rojo, o pegándole con el puño izquierdo, si aparece el círculo azul.
	Golpear / pegar con la derecha.
	Golpear / pegar con la izquierda
Pisar	Si aparecen cuadrados en el suelo, debe pisar sobre él con el pie correspondiente.
	Pisar los azules con el pie izquierdo.
	Pisar los rojos con el pie derecho.
Ponerse	Ahora debe ponerse de pie
	Ponerse una corona o un sombrero.
	Ponerse unas gafas.
	Ponerse un guante.
	Ponerse una corbata
	Ponerse el cinturón.
	Ponerse el móvil en la oreja.
Remar	A continuación, va a aparecer un barco y debe remar con los dos brazos a la vez
Sentarse	Para todos los ejercicios debemos decir:
	Sentarse (en la mayoría de ellos estarán sentados).
Subir	Subir el brazo derecho o izquierdo
Tapar	Debe tapar los agujeros con la mano correspondiente.
	Tapar agujeros rojos con la mano derecha.
	Tapar agujeros azules con la mano izquierda.

Tirar	*Tirar de los remos, mientras conduce el barco por el río.*
	Tirar caramelos.
Volcar	*Volcar los caramelos.*

Tabla 1. Verbos de movimiento y acción seleccionados. Fuente: Elaboración propia, 2023.

Según Cifuentes Honrubia (1999) y Ruiz Castellanos (2015) y, de acuerdo con los contextos aportados, podemos clasificar estos verbos en la siguiente tipología:

- Verbos de movimiento y cambio en general, que son agentivos transitivos, cuya acción queda en el propio sujeto: *coger, comer, colocar, extender, mantener*. En los dos últimos casos, recurrimos a los contextos para determinar la acepción utilizada (*extender la mano, mantener la mano abierta*), ya que, por ejemplo en *mantener* existen otros significados que incluso no aluden a movimiento. Ambos verbos poseen muchas entradas lexicográficas.

- Verbos que incorporan ya en su raíz etimológica una "dirección inherente": *alcanzar, subir, bajar, girar, levantar, llevar, volcar*. El verbo *alcanzar* aparece con dos acepciones en sus correspondientes contextos: *alcanzar los azules y alcanzar y frotar el hombro*. En la primera puede considerarse en otra categoría de verbos de movimiento, aquella denominada "de seguimiento del objeto", cuando este se mueve. En lo que respecta al verbo *llevar*, el contexto utilizado es *llevar la cuchara a la boca*, lo que nos hace incluirlo en este grupo y no en los verbos deícticos (sería entonces la acepción de *llevar y traer*). Los demás verbos clasificados en este grupo codifican perfectamente su dirección inherente.

- Verbos deícticos que toman a los sujetos como referencia y tienen antónimos según las direcciones opuestas que incorporan: *empujar, tirar*. En esta ocasión, incluso aparecen unidos en el contexto *empujar y tirar de los remos*, poniendo de manifiesto este sentido antonímico del que hablamos.

- Verbos con referencia intrínseca al sujeto. Son los que expresan cambios intrínsecos del sujeto y que no se orientan en ninguna dirección. Son ergativos o inacusativos (ya que la función paciente se realiza sintácticamente como sujeto), y se expresan en voz media o reflexiva. Significan tanto procesos físicos como procesos en el estado anímico: *colocarse (un reloj), inclinarse, sentarse, mantenerse (de pie), ponerse (una corbata)*. Este tipo de verbos, llamados por Alonso Hidalgo (2012: 45) "verbos inacusativos de movimiento", reaccionan ante la herencia léxica de la relación parte-todo y se construyen con *se* porque o bien "el todo hereda del evento el cambio de cualquiera de sus partes" como *inclinarse, o* "el todo hereda del evento el cambio de una parte determinada que, paradójicamente, no participa en el evento" como *mantenerse o sentarse*. En el caso de *ponerse o colocarse*, la transitividad introduce un elemento externo a la relación del todo con sus partes.

- Verbos cuyo modo y manera del movimiento están incluidos en la etimología: *frotar, golpear, pegar, pisar. Frotar* viene del francés *frotter*, que ya aludía al movimiento de restregar las manos, *golpear* viene de *golpe, pegar* del latín *picare* (pegar con pez) que derivó en una acepción amorosa para luego significar *arrojar uno contra otro* y *pisar* del latín *pinsare* (moler, machacar el suelo con el pie) (DECEL).

- Verbos que incorporan instrumentos en su etimología: *remar y tapar*. A pesar de que en el último de ellos, el instrumento tiene que ver con una tapa, en nuestro caso está utilizado como *tapar agujeros*, primera acepción del verbo en el *DRAE* (2022) (cubrir o cerrar lo que está descubierto o abierto), la tapa aparecería en la cuarta acepción ofrecida por el diccionario: "cerrar con tapadera, tapón o tapa…". En el caso de *remar*, la primera acepción del diccionario incluye el instrumento remo: "trabajar con el remo…"

5. CONCLUSIÓN

En consecuencia con todo lo expuesto, y de acuerdo con los objetivos del trabajo, presentamos las siguientes conclusiones:

Los resultados obtenidos en el proyecto de investigación donde se enmarca este estudio demostraron una ligera mejora en el procesamiento de los verbos y los contextos trabajados (para una revisión completa de los resultados, con gráficos estadísticos y desglose de test realizados, cf. Paredes Duarte y Domínguez Cabrera, 2023), lo que nos lleva a pensar que estos softwares de rehabilitación motora inciden también en la rehabilitación verbal. En contrapartida, hay que tener en cuenta que fueron pocas sesiones a las que se sometieron los participantes por lo que prevemos que, si estas se alargan en el tiempo, los resultados serán aún más optimistas. Además, la frecuencia de uso tanto de los verbos como de las construcciones que se utilizaron, pudo influir en un mejor procesamiento lingüístico de los mismos, sin tener que ver con la rehabilitación motora.

En lo que respecta a la mejora de las actividades de la vida diaria y al desarrollo de la autonomía del grupo experimental, ésta se vio favorecida por el proceso de rehabilitación al que se les sometió. Un dato que debemos tener en cuenta es que el tiempo de realización de los ejercicios bajó considerablemente desde las primeras sesiones a las últimas. A modo de ejemplificación, ofrecemos una tabla con los resultados de 8 pacientes del grupo experimental y que expresa la diferencia en segundos de la realización del *exergame* por primera vez y por última.

	EX1	EX2	EX3	EX4	EX5	EX6	EX7	EX8
P1	44>25	15>12	101>46	12>7	48>28	62>29	38>25	51>13
P2	139>81	32>16	129>128	12>15	102>85	100>54	55>28	19>13
P3	99>45	15>14	97>74	36>15	132>73	58>23	56>39	33>18
P4	109>72	38>15	83>49	25>20	72>93	54>29	35>36	27>19
P5	97>35	16>15	79>44	13>7	58>36	44>20	28>26	16>20
P6	126>89	37>25	126>114	40>30	124>135	120>46	44>48	26>21
P7	113>112	24>15	112>120	41>20	101>52	44>31	51>42	23>17
P8	82>41	17>16	83>55	18>12	121>50	60>55	41>33	19>15

Tabla 2. Resultados exergames con 8 pacientes. Fuente: Elaboración propia, 2023.

Como podemos observar, en la mayoría de los casos se redujo el tiempo de trabajo, incluso a la mitad. En consecuencia, y acudiendo a los resultados de la segunda evaluación del lenguaje, también se acortó considerablemente el tiempo de procesamiento de los verbos trabajados en cada ejercicio. Son reseñables las puntuaciones de los *exergames* 1, 3 y 5 porque la duración disminuyó de manera mucho más drástica. En estos se trabajaron los siguientes verbos: *mantenerse, alcanzar, levantar, pisar, tapar, colocarse, ponerse, llevar, comer, frotarse*, verbos que podemos ubicar, en su mayoría, en el cuarto y quinto grupo de la clasificación ofrecida.

Sería interesante realizar un estudio más específico que pudiera correlacionar la tipología semántica del verbo de movimiento con la disminución más o menos acuciada de los tiempos de procesamiento lingüístico. Todo ello, paralelamente, a la recuperación motora de las acciones que designan esos verbos y, sobre todo, que redundan en la autonomía del paciente en sus actividades de la vida diaria.

6. REFERENCIAS

Alonso Hidalgo, C. (2012). El *se* de los verbos inacusativos de movimiento y de cambio de estado. Una aproximación meronímica. *Encuentro de hispanistas*. Brno: Masarikova universita nkladatelstvi, 37-46.

Ayora Esteban, M. C. y Paredes Duarte, M. J. (2020). Realidad virtual: aplicaciones para la memoria verbal de algunos trastornos del lenguaje. J. M Alcántara, M. Bermúdez Martínez, F. J. Blanco Encomienda, J. M. Heredia Jiménez (coords.). *Propuestas científicas para un desarrollo social.* Madrid: Eos Universitaria, 261-268.

Berardelli, A. *et al.* (2013). EFNS/MDS-ES recommendations for the diagnosis of Parkinson's disease. *European Journal of Neurology* 20, 16-34.

Birkmayer, W. y Danielczyk, W. (1997). *La enfermedad de Parkinson*. Barcelona: Herder.

Diccionario etimológico castellano en línea (DECEL).https://etimologias.dechile.net/

Diccionario de la Real Academia Española (DRAE) (2022, versión 23.2). https://dle.rae.es/

Cifuentes Honrubia, J. L. (1999). *Sintaxis y semántica del movimiento. Aspectos de gramática cognitiva.* Alicante: Instituto de Cultura Juan Gil-Alber.

García, A. et al. (2016). A touch with words: Dynamic synergies between manual actions and language. *Neuroscience and Biobehavioral Reviews* 68, 59-95.

García, A. *et al.* (2016). How language flows when movements don't: An automated analysis of spontaneous discourse in Parkinson's disease. *Brain & Language* 162, 19-28.

Liberman, A. *et al.* (1967). Perception of the speech code.*Psychological Review* 74 (6), 431-459.

Logemann, J. A. *et al.* (1978). Frequency and occurrence of vocal tract dysfunction in the speech of a large sample of Parkinson patients. *Journal of Speech and Hearing Disorders* 43, 47-57.

López del Val, L. J. y Linazaroso Cristóbal, G. (eds.) (2004). *Los trastornos del movimiento.* Madrid: Línea de Comunicación.

Micheli, F. (2006, 2ª ed.). *Enfermedad de Parkinson y trastornos relacionados.* Buenos Aires, Argentina: Medica Panamericana.

Olmedo Iglesias, H. (2023). Aplicación del Bilingual Aphasia Test en un grupo de control de hispanohablantes monolingües con enfermedad de Parkinson. *Philologia Hispalensis. Revista de Estudios lingüísticos y literarios* 37, en prensa.

Neuronup Academy, https://www.neuronup.com/areas-de-intervencion/actividades-de-la-vida-diaria-avds/

Noyce. A. J. *et al.* (2014). PREDICT-PD: Identifyng risk of Parkinson's disease in the community: methods and baseline results. *J. Neurol Neurosurg Psychiatry* 85, 31-37.

Noyce. A. J. *et al.* (2017). PREDICT-PD: An online approach to prospectively identify risk indicators of Parkinson's disease. *Mov. Disord.* 16, 219-226.

Obler, L. K. y Gjerlow, K. (2001). *El lenguaje y el cerebro.* Madrid: Cambridge University Press.

Paredes Duarte, M. J. y Espinosa Rosso, R. (2015). Lenguaje y parkinson: aproximación clínica. F. Díeguez-Vide (ed.). *Temas de lingüística clínica.* Barcelona: Horsori, 29-52.

Paredes Duarte, M. J. y Espinosa Rosso, R. (2020). Alteraciones lingüísticas en la enfermedad de Parkinson. Aproximación estadística a un estudio con variantes. *Pragmalingüística, volumen monográfico Investigaciones de lingüística clínica*, 272-286.

Paredes Duarte, M. J. y Domínguez Cabrera, B. (2023). Realidad virtual y enfermedad de Parkinson: aplicación a la mejora motora y verbal de actividades de la vida diaria (AVD). *Philologia Hispalensis. Revista de Estudios lingüísticos y literarios* 37, 1-20. https://dx.doi.org/10.12795/PH.2023.XXXXXX.

Perea Bartolomé, M. V. (1999). Deterioro cognitivo en la enfermedad de Parkinson. First International *Congress on Neuropsychology in Internet, Uniting horizons in Neuropsychology. 1 de noviembre a 15 de diciembre de 1995.* http://www.uninet.edu/union99/congress/confs/dem/11Perea.html

Rodríguez-Ferrero, J, y Cuetos, F. (2010). La comprensión de verbos en los enfermos de Parkinson. *Ciencia cognitiva* 4 (1), 4-16.

Ruiz Castellanos, A. *et al.* (2016). Una terapia de apraxias mediante verbos de movimiento e interacción: Propuesta en contextos naturales y comunicativos. F. Díeguez-Vide (ed.), *Temas de lingüística clínica*. Barcelona: Horsori, 78 – 88.

Web, W. G. y Adler, R. K. (2008). *Neurology for the Speech-language Pathologist*. Canada: Evolve Mosby Elsevier.

HABLEMOS DEL SUICIDIO, ENCUENTROS INTERGENERACIONALES EN EL ENTORNO UNIVERSITARIO

Maitane Picaza-Gorrotxategi[1], Amaia Eiguren-Munitis[1], Naiara Berasategi-Sancho[1]

1. INTRODUCCIÓN

Las prácticas sociales intergeneracionales son un reflejo de la naturaleza de la sociedad en la que se manifiestan y desarrollan, así como de la lógica de los sistemas de distribución, redistribución, intercambio y reciprocidad de la sociedad (Fundación Foessa y Cáritas España, 2019). Aunque la conceptualización solidaria proviene del ámbito de la sociología (Durkheim, 1893,1957), la solidaridad intergeneracional juega un papel fundamental para el bienestar emocional y físico de las personas (Merz *et al.*, 2007). Por tanto, la solidaridad intergeneracional es un fenómeno moral a favor de la cohesión social que se inscribe en el contexto social (Wagner, 2001).

Trasladando el concepto a la realidad actual, puede decirse que existe una necesidad de solidaridad entre diferentes generaciones (Hatton-Yeo *et al.*, 2001). Tal y como señalan Puga y Rodríguez (2019), a nivel microsocial sigue funcionando el contrato de solidaridad intergeneracional bajo el lema "Hoy te cuido a ti para que te ocupes de mí". De hecho, atendiendo a la definición de solidaridad entre las diferentes generaciones, se puede observar que las personas de diferentes generaciones que comparten comunidad y sociedad en general interiorizan la concienciación de la necesidad de ayuda mutua: «Intergenerational solidarity can be defined both as the actual mutual support between generations and as an awareness and a sense that generations should do so» [La solidaridad intergeneracional puede definirse como la verdadera protección mutua y la conciencia y sentido de que las generaciones deben hacerlo] (Thijssen, 2016, p. 2). Por tanto, para promover la cohesión social y reducir la distancia intergeneracional es necesario crear espacios de encuentro entre las diferentes generaciones (Cobo y Codina, 2008).

Partiendo de este contexto, la Facultad de Educación de Bilbao (Universidad del País Vasco UPV/EHU) junto con la asociación Hartu Emanak, que lleva 12 años promoviendo anualmente encuentros intergeneracionales. Este curso académico del 2022-2023 se ha planteado junto a los/as estudiantes del Grado de Educación Social abordar la temática del suicidio desde una perspectiva intergeneracional. Al alumnado se le ha propuesto diseñar una intervención socio-educativa para la prevención del suicidio en colaboración con las personas de Hartu-Emanak. Para ello, se han promovido diferentes encuentros entre

---

1. Universidad del País Vasco (España)

personas mayores pertenecientes a la asociación y alumnado del Grado de Educación Social.

En un primer encuentro, se ha contado con la participación de la entidad Biziraun, entidad que ofrece un espacio para las personas que han perdido a un ser querido por suicidio, quien ha contextualizado la problemática del suicidio y han contado desde la entidad los diferentes servicios y apoyos que ofrecen. En este primer encuentro, después de la exposición de la entidad Biziraun se ha contado con un espacio para el intercambio de impresiones entre alumnado y personas mayores. En este espacio de intercambio además de poner en común lo que han escuchado de la entidad Biziraun se ha puesto en común el trabajo previo de diseño de la intervención socio-educativa que ha realizado el alumnado para contrastarlo y, junto a las personas de Hartu-Emanak, poder mejorarlo. Este encuentro se realizó en el espacio Bolunta en el Casco Viejo de Bilbao y tuvo una duración de 2 horas.

En un segundo encuentro que se realizó en la Facultad de Educación de Bilbao, se prosiguió para profundizar en el diseño de la intervención socio-educativa para la prevención del suicidio que había realizado el alumnado y recoger ideas y aportaciones para la mejora de la misma. Además, se realizó una evaluación de las dos sesiones mantenidas a través de técnicas como el dibujo y *storytelling*. Este encuentro tuvo una duración de 2 horas y fue dinamizado por el alumnado.

El tercer encuentro fue la jornada intergeneracional que se viene realizando en la Facultad de Educación de Bilbao hace más de 10 años. En esta jornada participaron ponentes de diferentes entidades como el Teléfono de la Esperanza, Getxo Zurekin o Aidatu. También se contó con la colaboración de profesorado de la Universidad del País Vasco especializado en la materia. Al final de la jornada hubo un espacio *world-coffee* para el intercambio y diálogo entre personas mayores y alumnado del Grado de Educación Social.

2. OBJETIVOS

El objetivo principal de esta investigación es realizar una evaluación de las jornadas intergeneracionales y recoger las voces y las opiniones de las personas participantes en la experiencia intergeneracional sobre el suicidio a través de los encuentros participativos.

3. METODOLOGÍA

La investigación parte de una metodología cualitativa y participativa en la cual se han recogido las voces de los/as participantes en el proyecto manteniendo en todo momento el rigor ético y garantizando sus derechos (Noreña *et al.* 2012).

En cuanto a la muestra han participado personas de dos generaciones, por un lado, han participado 100 estudiantes (el 50% perteneciente a 1ºcurso y el otro 50% perteneciente a 3ºcurso) con edades comprendidas entre los 20 y los 23 años. Los criterios de inclusión han sido ser estudiante del Grado de Educación Social, bien en la asignatura de "Comunicación y Relación Educativa" (1ºcurso) o bien de la asignatura de "Intervención Socioeducativa en el grado de Educación Social con Personas Adultas, Mayores y Dependientes" (3er curso), y la participación en los encuentros intergeneracionales organizados en el año lectivo 2022/2023 en colaboración con la asociación Hartu Emanak.

El objetivo principal del encuentro se ha centrado en compartir puntos de vista, reflexiones y experiencias sobre la temática del suicidio más allá de la edad. En este sentido, la interacción y el intercambio de opiniones de las personas que han participado en la experiencia intergeneracional ha sido importante para el desarrollo de una visión holística de la investigación. En este sentido, para recoger las vivencias del alumnado sobre la experiencia intergeneracional vivida, se ha pedido al alumnado una reflexión personal sobre las sesiones a partir de sus propias vivencias. Las narraciones o reflexiones introspectivas no pueden reflejar toda la riqueza de la experiencia adquirida, ya que los autores (en este caso el alumnado) destacan unos elementos sobre otros (Rivera, 2015). No obstante, en base a técnicas narrativas, se promueve la creación de protagonistas a partir de un prisma holístico, alejado de la universalidad y de las leyes generales, pero subrayando la realidad concreta (Rayas et al., 2019).

Por otro lado, para recoger las voces de las personas mayores participantes se ha realizado un grupo de discusión y contraste en el que han participado 6 personas (4 mujeres y 2 hombres) miembros de la asociación de personas adultas para el aprendizaje permanente y la participación social, Hartu-Emanak, ubicada en Bilbao.

Asimismo, se han utilizado diferentes técnicas de análisis de los datos obtenidos. Por un lado, para el análisis de las narraciones creadas por el alumnado se ha realizado el análisis de los datos textuales del algoritmo mediante software Iramuteq (0.7 alpha 2). Este programa informático permite diferentes tipos de análisis de datos de texto, como lexicografía básica (cálculo de frecuencia de palabras). Organiza la distribución del vocabulario fácil de entender y visualmente claro (Camargo y Justo, 2013). Para analizar el corpus de texto se empleó el método Reinert utilizando el programa informático Iramuteq para el análisis léxico (Reinert, 1983, 1998). Este método se ha utilizado con frecuencia para el estudio de las representaciones sociales. Asimismo, para profundizar en los discursos de los protagonistas, como análisis complementario, se ha realizado un análisis de similitud léxica. Este análisis examina el corpus de una forma completamente distinta agrupando formas o lemas que se tratan conjuntamente como un todo. El análisis de la semejanza léxica es interesante para observar la interrelación de las palabras, así como el grado de relación entre ellas, ya que la tasa de acercamiento recíproco de las palabras puede ser más fuerte o más débil (prueba del chi cuadrado) (Idoiaga, 2016).

Por otro lado, para el análisis del grupo de discusión se ha utilizado el programa Nvivo (Windows), con el cual se ha analizado el discurso de forma deductiva e inductiva. Se ha propuesto una categorización y análisis a partir de la revisión teórica realizada (categorías principales) y, además, se han incorporado a la categoría propiamente creada en los discursos (subcategorías).

4. DESARROLLO DE LA INVESTIGACIÓN

4.1. Las voces del alumnado

En el análisis del corpus, basado en las narraciones realizadas por el alumnado, se han verificado 5764 palabras, con una frecuencia media de tres palabras por cada forma, se han identificado 1222 formas diferentes. Por lo tanto, el corpus se ha dividido en 1148 contextos básicos. De ellos, 699 (57,20% del total) se han emparejado en orden descendente de segmentos de texto de diferentes tamaños, lo que indica el grado de similitud de los temas.

Así, en el análisis se han identificado las principales ideas que el alumnado ha vivenciado tras participar en la experiencia intergeneracional. Cada idea, está representada por un conjunto de textos y segmentos, en este sentido se han identificado dos grandes ejes (clusters) que aparecen como grupo principal en el análisis del corpus de conversaciones.

Por un lado, se relacionan con la temática trabajada (40% del contenido total), en concreto, la respuesta que se da actualmente al suicidio (17,8%) y las medidas de prevención del mismo (22,2%). Por otro lado, el aprendizaje intergeneracional adquirido a través de las sesiones realizadas (60% del contenido total), que incluye las necesidades detectadas (23,1%), el aprendizaje adquirido por el alumnado (22,2) y la concienciación social de la temática (14,8%) (figura 1).

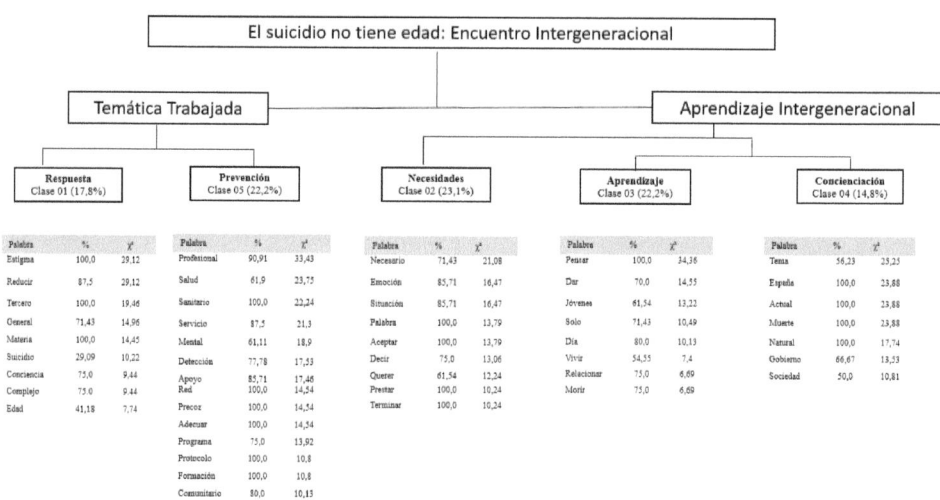

Figura 1. El dendrograma de agrupamiento jerárquico del ejercicio de asociación libre, con las palabras más frecuentes y las palabras con mayor asociación. Fuente: elaboración propia.

La primera clase o tema principal es la llamada *respuesta* (17,8%), en la cual se menciona la respuesta que actualmente se da al suicidio desde una mirada social. En esta clase aparecen por ejemplo palabras como estigma (χ^2 =29,12), reducir (χ^2 =29,12), general (χ^2 =14,96) y suicidio (χ^2 =10,22). Se trata el suicidio como una problemática que a nivel social crea malestar y etiqueta a las personas estigmatizándolas, por lo tanto se ve necesario dar una respuesta tanto a nivel social "para poder reducir el estigma de la salud mental, los intentos de suicidio y reducir la mortalidad, hay acciones y conductas que podemos hacer entre todos en general como hacer planes de prevención y campañas de concienciación" (ikas_1); como a nivel profesional "Contribuir a reducir el estigma asociado al suicidio requiere una respuesta multifacética y coordinada de diferentes agentes sociales y gubernamentales las instituciones pueden establecer diferentes medidas para prevenir el suicidio como la creación de políticas públicas"(ikas_6). Asimismo, el alumnado pone el foco en la necesidad de ampliar la mirada de la problemática del suicidio más allá de la edad, y poniendo especial hincapié en el suicidio de las personas mayores como un problema que se esconde en la sociedad "el suicidio es un problema grave y complejo que afecta a personas de todas las edades y también a personas de la tercera edad, con frecuencia se estigmatiza y falta concienciación en torno al suicidio en este grupo de edad" (ikas_4).

En la segunda clase denominada *necesidades* (23,1%) el alumnado detecta y toma conciencia de la necesidad de abordar la temática del suicidio. En esta clase emergen palabras como necesario (χ^2 =21,8), emoción (χ^2 =16,57), situación (χ^2 =16,47), palabra (χ^2 =13,79) o aceptar (χ^2 =13,79). En esta misma línea, el alumnado ve absolutamente necesario poder empatizar con las personas, más allá de simplificar o mitificar las razones que le impulsan a pensar en el suicidio "es necesario que les dejen sentir su situación o razón, pero podemos ayudarles fomentando la escucha activa por ejemplo hay tareas que pueden ayudar siguiendo desde el ámbito de la intervención ante el suicidio hay varias funciones que aceptan y validan" (ikas_1). Poniendo el foco en las emociones y el acompañamiento desde la mirada socioeducativa "como educador social la comunicación tiene mucha importancia a la hora de tratar de ayudar a la persona que vive un mal momento prestar atención a nuestras palabras tiene mucha importancia" (ikas_6).

La tercera clase denominada *aprendizaje* (22,2%) pone el foco cuestiones que han evocado del aprendizaje derivado de los encuentros intergeneracionales. En concreto podemos encontrar palabras como pensar (χ^2 =34,36%), jóvenes (χ^2 =13,22), solo (χ^2 =10,49) o vivir (χ^2 =7,4). Los/as estudiantes han tomado conciencia de la problemática del suicidio desde una visión intergeneracional "como pensaba yo los jóvenes no tenemos nada sobre seguro, estos encuentros me han hecho pensar en mis prejuicios sobre el suicidio" (ikas_10); "en cualquier etapa de nuestra vida puede ocurrir, apenas tenemos conocimiento de esto último, pero sabemos que el suicidio influye mucho en los jóvenes de hoy en día y por las circunstancias que se están dando también en los mayores" (ikas_9). Como futuros profesionales han tomado conciencia de la importancia de no cosificar el suicidio en una edad concreta "después de los encuentros tengo una idea que no me sale de la cabeza y es que el suicidio no tiene edad, me he dado cuenta que no se muchas cosas sobre el suicidio y yo pensaba que si" (ikas_10).

La cuarta clase hace referencia a la *concienciación* (14,8%) de la dimensión de la problemática del suicidio. Así, en esta clase encontramos palabras como tema (χ^2 =25,25), España (χ^2 =23,88), actual (χ^2 =23,88), muerte (χ^2 =23,88) o natural (χ^2 =17,74). El alumnado ha tomado una conciencia y ha visto la necesidad de abordaje del suicidio teniendo en cuenta sus dimensiones a nivel estatal "primera causa de muerte no natural en España, pero sobre este tema se habla muy poco por desgracia por lo que es necesario promover un dialogo social cobre el suicidio y ofrecer espacios seguros para que las personas puedan expresarse" (ikas_6). Considerando el suicidio como un tema actual que se intenta esconder: "el suicidio puede considerarse como un tema sensible en la sociedad actual al fin y al cabo no le gusta hablar de este tema a nadie porque el suicidio es una de las mayores causas de muerte" (ikas_2). Asimismo, ponen en relieve, la necesidad de abordar la temática no solo desde acciones individuales sino desde un plano político "no es suficiente con delegar en la sociedad actual para prevenir el suicidio también es necesario que las instituciones establezcan medidas, por ejemplo, el gobierno" (ikas_10).

La quinta clase hace referencia a la *prevención* (22,2%). El alumnado hace referencia a la necesidad de tomar medidas preventivas para abordar la problemática del suicidio por parte de las instituciones: "es fundamental que las instituciones ofrezcan servicios de salud mental asequibles y de calidad, esto incluye a los profesionales de la salud mental, las líneas de asistencia telefónica, recursos en lías y los programas de ayuda comunitaria" (ikas_3). Asimismo, reflejan la necesidad de formación de los/as profesionales y el abordaje de la problemática desde diferentes agentes, sanitarios, educativos y comunitarios "el acceso de las personas a los servicios de salud mental esto incluye formar a los profesionales de la salud mental y crear políticas que permitan acceder a estos servicios, por otra parte es fundamental establecer programas en las escuelas" (ikas_6); "para dar respuesta adecuada hay que establecer protocolos de detección y evaluación de riesgos en relación a la salud mental, facilitando el acceso a los servicios de salud mental, es igualmente importante promover la colaboración interinstitucional y comunitaria para abordar de forma integral este problema (ikas_4).

Por último, con el objetivo de profundizar en las reflexiones del alumnado, se ha realizado el análisis de similitud léxica (figura 2).

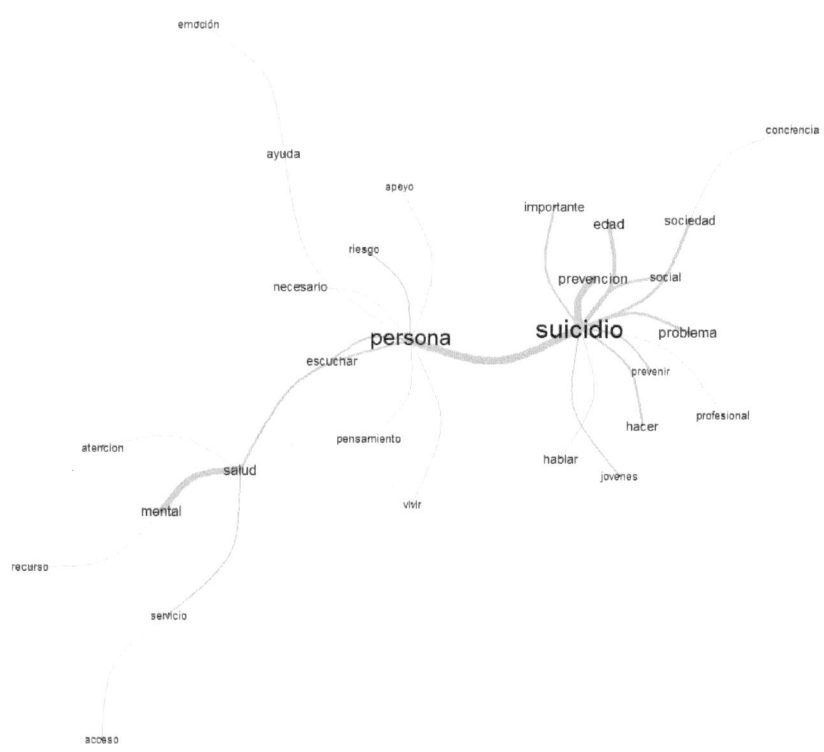

Figura 2. Resultados del análisis de similitud léxica producido por el ejercicio de asociación libre. Fuente: elaboración propia.

A partir de este análisis se puede ver más claramente cómo el alumnado del Grado en Educación Social sitúa en contacto a la *persona* con la temática trabajada, el *suicidio*. A partir de ahí adquieren más peso algunas palabras, como por ejemplo *prevención, social, salud* y *mental*. Asimismo, se ve como el alumnado ha entendido el *suicidio* como *problema social* más allá de la *edad* al cual hay que hacer frente a través de la *escucha*, la *prevención*, y la *concienciación*.

4.1. Las voces de las personas mayores

En el grupo de discusión se han abordado diferentes temáticas. Por un lado, las personas mayores ponen en valor la secuenciación y continuidad de las sesiones intergeneracionales realizando una comparativa con las metodologías utilizadas en los encuentros intergeneracionales llevados a cabo en años anteriores en los que los encuentros se limitaban a una única sesión: "Creo que debemos mantener esta forma de encontrarnos más antes de las sesiones plenarias en la universidad ya que nos da la oportunidad de conectar con los jóvenes en otro nivel" (part_1). Asimismo, destacan la importancia de crear espacios intergeneracionales para tratar temáticas de interés social más allá de la cosificación de edad que ciertos temas pueden tener: "A través de estas sesiones intergeneracionales se ha podido ver que el suicidio es un tema que atañe a toda la sociedad, los medios de comunicación no dan importancia al suicidio en las personas mayores, pero es una problemática que hay que abordad también" (part_5).

En esta misma línea, las personas mayores participantes ven la necesidad de acortar las exposiciones teóricas que se realizan en las sesiones y dedicar más espacio al contacto intergeneracional con los jóvenes: "poner un marco sobre la temática está bien, pero todos los años nos pasa lo mismo se nos queda corto el tiempo que compartimos con los estudiantes, tendríamos que dedicar más tiempo al compartir" (part_2).

5. CONCLUSIONES

El suicidio es un problema social que afecta a jóvenes y mayores en la sociedad actual. Por eso es necesario que se visibilice entre la comunidad para poder prevenir y acompañar en el proceso. Las conclusiones se derivan de las voces recogidas por personas jóvenes que se preparan profesionalmente para trabajar en contextos donde pueden abordar la temática del suicidio. Así mismo se recogen las voces de las personas mayores que pueden aportar experiencia y que también es un colectivo que sufre el fenómeno del suicidio.

El alumnado del Grado de Educación Social ha comprendido la importancia de abordar el tema del suicidio desde una perspectiva social y de salud. Han identificado palabras clave como *prevención, social, salud y mental*, lo que indica que han adquirido conciencia sobre la necesidad de trabajar en la prevención del suicidio y en el acompañamiento. También ha entendido que este problema social no tiene edad, por lo que es importante involucrar a la sociedad para apoyar y prevenir.

Las personas mayores por su parte valoran positivamente la secuenciación y metodología de las actividades y el proceso seguido junto a los estudiantes. Han notado una mejora respecto a otros encuentros que se limitaban a una sesión. Consideran que los encuentros intergeneracionales ofrecen la oportunidad de establecer un mayor nivel de conexión con los jóvenes y fortalecer las relaciones. Existe una demanda por parte de las personas mayores para alargar los encuentros donde interactúan directamente con los y las jóvenes y comparten experiencias.

Además, las personas mayores enfatizan la importancia de crear espacios intergeneracionales para abordar temáticas de interés social. Reconocen que el suicidio es un problema que también afecta a las personas mayores, aunque los medios de comunicación no les den la misma importancia.

Por tanto, los encuentros han sido bien valorados por las personas participantes y han servido para crear conciencia de la problemática social que implica el suicidio desde una visión compartida e intergeneracional.

6. REFERENCIAS

Camargo, B. V. y Justo, A. M. (2013). IRAMUTEQ: um software gratuito para análise de dados textuais. *Temas em psicologia*, *21*(2), 513-518. http://dx.doi.org/10.9788/TP2013.2-16

Cobo, F. y Codina, R. (2008). Experiencia práctica: relaciones intergeneracionales y personas mayores. *RES: Revista de Educación Social*, 8.

Durkheim, É. [1893] (1964). *The Division of Labour in Society*. Free Press.

Durkheim, É. [1957] (2013). *Professional Ethics and Civic Morals*. Routledge.

Fundación Foessa y Cáritas España (2019). *VIII Informe sobre Exclusión y Desarrollo social en España*. Caritas España. https://www.foessa.es/main-files/uploads/sites/16/2019/06/Informe-FOESSA-2019_web-completo.pdf

Hatton-Yeo, A.; Klerq, J.; Ohsako, T. y Newman, S. (2001). Políticas públicas e implicaciones de la investigación. Una perspectiva internacional. En A. Hatton-Yeo y T. Ohsako (eds.), *Programas intergeneracionales: Políticas públicas e implicaciones de la investigación. Una perspectiva internacional* (pp.9-17). The Beth Johnson Foundation and UNESCO Institute for Education.

Idoiaga, N. (2016). Osasun izurriteen gizarte irudikapenak: jakintza zientifikotik egunerokotasuneko pentsamendura. Komunikabideen eragina. Universidad del País Vasco/Euskal Herriko Unibertsitatea. (Tesis doctoral). Universidad del País Vasco/Euskal Herriko Unibertsitatea.

Merz, E. M., Schuengel, C., y Schulze, H. J. (2007). Intergenerational solidarity: An attachment perspective. *Journal of Aging Studies*, *21*(2), 175–186. https://doi.org/10.1016/j.jaging.2006.07.001

Puga, D. y Rodríguez G. (2019*). La solidaridad intergeneracional (SI). VIII Informe Reinert. Documento de trabajo 6.8.* FUNDACIÓN FOESSA.

Rayas, J. Z., Razo, G. L., Sánchez, M. D. G., Zapata, S. D. C. M. y Bautista, J. M. S. (2019). Migración: percepción infantil a partir de narraciones. *PSICUMEX*, *9*(1), 95-111.

Reinert, A. (1983). Une méthode de classification descendante hiérarchique: application à l'analyse lexicale par contexte. *Les cahiers de l'analyse des données*, *8*(2), 187–198.

Reinert, M. (1998). Quel objet pour une analyse statistique du discours? Quelques réflexions à propos de la réponse Alceste. JADT, 557–569. https://www.image-zafar.com/sites/default/files/publications/jadt1998nice.pdf

Rivera, F. B. (2015). Investigación en deserción estudiantil universitaria: educación, cultura y significados. *Revista Educación y Desarrollo Social*, *9*(2), 86-101

Thijssen, P. (2016). Intergenerational solidarity: the paradox of reciprocity imbalance in ageing welfare states. *The British Journal of Sociology*, *67*(4), 592-612. https://doi.org/10.1111/1468-4446.12221

Wagner, M. (2001). Soziale differenzierung, gattenfamilie und ehesolidarität. Zur familiensoziologie Emile Durkheims. En J. Huinink, K. P. Strohmeier, y M. Wagner (eds.), *Solidarität in Partnerschaft und Familie* (pp. 19–42). Ergon.

EFECTO DE LA TERAPIA DE ESTABILIZACIÓN DINÁMICA NEUROMUSCULAR Y LA TERAPIA DE YOGA EN ALTERACIONES POSTURALES EN JÓVENES CON TRASTORNO DEL ESPECTRO AUTISTA

Fernando Pradenas Verdugo, María Soledad Sandoval Zúñiga, Krishna Anabalón Chavarría, Elizabeth Cabezas Quintana, Víctor Gatica Villalobos, Patricia Imbarack Mufdi[1]

El presente texto nace en el marco de un Seminario de Tesis para optar al Grado de Licenciado en Kinesiología.

1. INTRODUCCIÓN

El psiquiatra Leo Kanner fue la primera persona en descubrir el Autismo en el año 1943, mediante una patología de origen biológico que tenía tres núcleos principales: trastorno cualitativo de la relación, alteración de la comunicación y el lenguaje, falta de flexibilidad mental y del comportamiento. Lo que describió Kanner en ese entonces, es la base del estudio y diagnóstico del Trastorno del Espectro Autista (TEA) en la actualidad, específicamente en lo que corresponde al Manual Diagnóstico y Estadístico de los trastornos mentales creado en Estados Unidos DSM-5 (Rivera, 2007).

TEA se define como una disfunción neurológica que conlleva una desarmonía generalizada en el desarrollo de las funciones cognitivas superiores e independiente del potencial intelectual inicial. Estos niños presentan dificultades cualitativas en el área de lenguaje y comunicación social y un rango de intereses restringidos y repetitivos. Estas manifestaciones inician antes de los 30 meses y no se deben a enfermedades progresivas (American Psychiatric Association, 2013).

Los usuarios con TEA generalmente poseen un Retraso del Desarrollo Psicomotor, en donde las posturas se acompañan de compensaciones, las cuales implican un alto costo energético. Si estas no son corregidas en la infancia, se puede llegar a la etapa adulta con patrones bizarros y mala higiene postural, lo cual repercute en la realización de las tareas cotidianas. De esta forma, las alteraciones posturales de tronco incluyen posturas inadecuadas que están determinadas por diversos factores de riesgo, en estos usuarios se produce debido a la hiperlaxitud ligamentosa y a la hipotonía muscular que poseen, las cuales pueden repercutir en el control postural (Viseux, 2020).

En cuanto a la Terapia de Estabilización Dinámica Neuromuscular (DNS, acrónimo del inglés Dinamic Neuromuscular Stabilization), fue desarrollada por el profesor y Fisioterapeuta Checo Pavel Kolar, que basa el concepto DNS en los principios científicos de la Kinesiología del Desarrollo y en los aspectos neurofisiológicos de la maduración del

---

1. Universidad del Alba (Chile).

aparato locomotor. Se define como un método de estabilización extrínseca del sistema locomotor que trabaja la musculatura de tronco y del "CORE", con el objetivo de equilibrar la musculatura diafragmática junto a los músculos del piso pélvico y con ello modificar la eficacia mecánica del cuerpo humano (KOLAR, 2020).

La terapia de Yoga, en tanto, es una disciplina milenaria, la cual se define como *"una tradición india practicada para equilibrar el cuerpo, la mente y el espíritu"*. El estilo de yoga que se utiliza en este estudio es el *"Yoga de estilo Vinyasa"*, que se enfoca en un sistema de yoga tradicional de la India, que corresponde a una variación del Yoga Ashtanga. Este tiene como objetivo coordinar los movimientos del cuerpo a la respiración para obtener fuerza muscular relativa, mejorar la flexibilidad y aumentar la capacidad de concentración (Vanyogalife, 2020).

Frente a esta problemática, nace el interés de comparar 2 programas de ejercicios que tienen una intervención directa sobre la postura del usuario, favoreciendo con ello, la reeducación y concientización postural. Estos corresponden a la Terapia de Estabilización Dinámica Neuromuscular (DNS) y la Terapia de Yoga.

Se aplicaron ambos programas con una duración de 6 semanas, realizando una evaluación postural estática y funcional pre y post intervención para comparar sus efectos mediante un alcance analítico descriptivo-comparativo.

2. OBJETIVO

Comparar el efecto de la terapia DNS y la terapia de yoga para tratar alteraciones posturales en jóvenes con TEA.

3. METODOLOGÍA

Mediante un estudio de Caso Clínico se evaluaron las alteraciones posturales en dos jóvenes con Trastorno del Espectro Autista antes y después de realizar la terapia de DNS y Yoga, respectivamente, para medir sus efectos. Este estudio fue validado por el Comité de Ética Científico de la Universidad del Alba, Chile.

3.1. Muestra

La muestra la conforman dos jóvenes de género masculino con diagnóstico médico de TEA pertenecientes al Centro de Educativo Integral (CEI) "Los Naranjos", Fundación Coanil, ciudad de Chillán, Región de Ñuble. Los usuarios se seleccionaron utilizando los siguientes criterios:

Criterios de inclusión:

- Tener diagnóstico médico de TEA.
- Tener una edad entre 15 a 25 años durante el tiempo que dure la investigación.
- Pertenecer al Centro Educativo Integral (CEI) "Los Naranjos" de Fundación Coanil.
- Tener la capacidad de seguir órdenes simples a complejas.
- Contar con la firma del tutor legal en el Consentimiento Informado, además de un asentimiento informado por parte de los sujetos.

Criterios de exclusión:

- Tener un porcentaje de asistencia a las terapias menor al 75%.
- No contar con otro tipo de Intervención kinésica
- No tener intervenciones quirúrgicas en la columna vertebral o en otros segmentos corporales

La presente investigación está bajo el amparo de la Ley 20.120, la cual consiste en: "La investigación científica en el ser humano, su genoma y prohíbe la clonación humana"; en este caso, el proyecto de investigación centra la recopilación de la información y datos obtenidos en los artículos 10 (Bachelet, 2006).

La investigación en curso no implica ningún daño físico ni psicológico tanto para los participantes como a los investigadores.

3.2. Instrumentos

Los instrumentos para seleccionar la muestra fueron: una Anamnesis, con el fin de obtener información personal y clínica de los participantes; un Consentimiento Informado, el cual fue utilizado para informar sobre la intervención, la voluntariedad en la participación, los procedimientos, la confidencialidad de los antecedentes, etc.; y el programa Kinovea. Este último es utilizado como herramienta para evaluar las desalineaciones posturales mediante fotogramas del usuario y contiene herramientas para capturar, ralentizar, estudiar, comparar, anotar y medir el rendimiento técnico (Pérez, 2022). Además, se realizaron los siguientes test:

- **Test de Adams:** Consiste en la comparación de los lomos de la espalda, si presentan simetría uno del otro. Para ello debes de colocarte de pie con las piernas juntas y flexionar el tronco hasta colocar la espalda paralela al suelo. Con los brazos y la cabeza suspendidos, el médico debe de observar, colocándose de frente, si existe diferencia significativa entre un lado del cuerpo y el otro (Pantoja, 2015)
- **Pruebas funcionales de estabilidad de tronco:** En términos biomecánicos, el tronco actúa como componente fijo en todos movimientos a desarrollar; tanto de manera estática o dinámica, para ello se puede realizar la prueba del puente/plancha, la elevación de la pelvis y la extensión de tronco.
- **Test de las flechas sagitales:** Es usado para evaluar las curvaturas fisiológicas de la columna vertebral, las distancias que deben existir para ser consideradas normales, aumentadas o disminuidas son (Aguilera *et al.*, 2015):
- Curvatura normal: 20-35mm, Hiperlordosis: >35mm., Hipolordosis:<20mm, Hiperextensión de codos >10°.
- **Método de HUC:** Consiste en un método radiográfico: se trazan líneas horizontales cortando los puntos de la espina iliaca anterosuperior, posteroinferior y el punto más alto de la cresta iliaca. Estos deberán ser equidistantes y la ante y retroversión se determinan de la siguiente manera (Lesmes, 2007):
    - Normal: espacio A debe ser igual al B.
    - Anteversión pélvica: espacio A mayor que B.
    - Retroversión pélvica: espacio B mayor que A.
- **Test de Beighton:** Se realiza ante la sospecha de laxitud ligamentosa, las pruebas son las siguientes (Beighton, 2007).

- Hiperextensión de codos >10°.
- Tocar en forma pasiva el antebrazo con el pulgar; con la muñeca en extensión.
- Extensión pasiva de los dedos o extensión del 5°MTC >90°, este se usa como "screening test" o lo que es su equivalente la hiperextensión de los dedos a 90° o más.
- Hiperextensión de rodillas a 10° o más (genu-recurvatum).
- Tocar el suelo con la palma de las manos al agacharse sin doblar las rodillas, esto es posible gracias a la hipermovilidad de la cadera (no de la columna, como podría creerse)

3.3. Procedimientos

Luego de la autorización por parte de la dirección de Coanil para la toma de muestra y de homologar espacios y tiempos para su realización, mediante las fichas clínicas de los usuarios, se seleccionó la muestra según los criterios de inclusión y exclusión declarados en el estudio. Posteriormente, el equipo de investigadores se reunió con el equipo pedagógico del centro con el objetivo de explicar el propósito del estudio y de firmar el Consentimiento Informado. Una vez obtenidos los permisos, se realizó una evaluación postural inicial de aproximadamente 30 minutos por cada participante, la cual fue repetida al finalizar las intervenciones terapéuticas. Tanto la terapia DNS como la de Yoga tuvieron una duración de 45 minutos por sesión y cada sesión se realizó 3 veces por semana durante 6 semanas de manera presencial.

A continuación, se muestra gráficamente la progresión de posturas utilizadas en ambos programas aplicados:

- Programa de Estabilización Dinámica Neuromuscular (DNS)

Figura 1: Secuencias posturas programa DNS

MESES	ILUSTRACIÓN	MESES	ILUSTRACIÓN
Patrón decúbito prono 3 meses	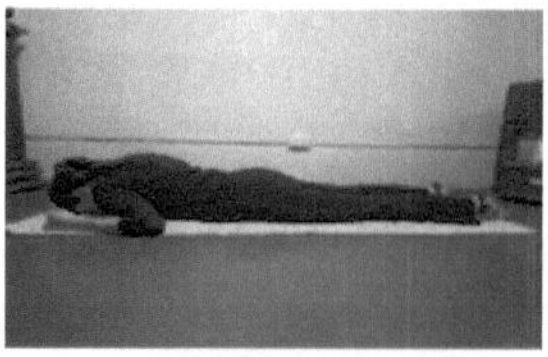	Patrón decúbito supino 3 meses	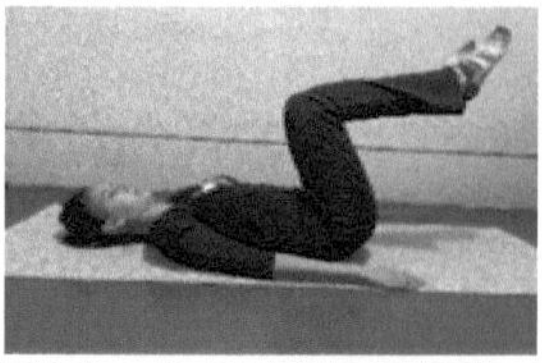
Patrón decúbito supino 4 meses con balón	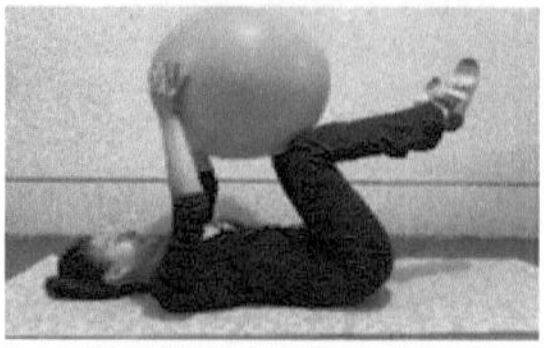	Patrón decúbito supino 4 meses con banda elástica	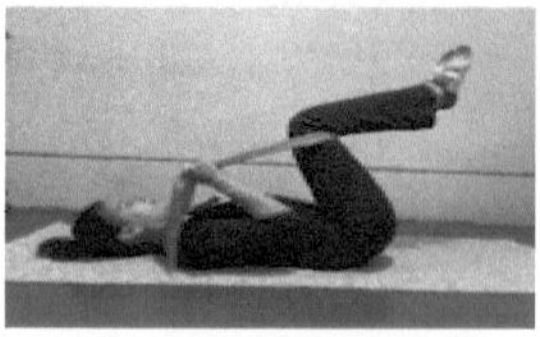
Patrón decúbito lateral 5 meses	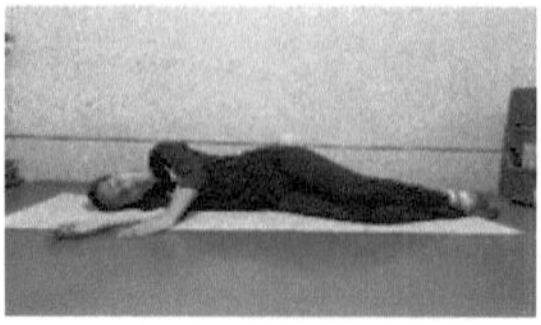	Patrón decúbito lateral 5 meses con balón	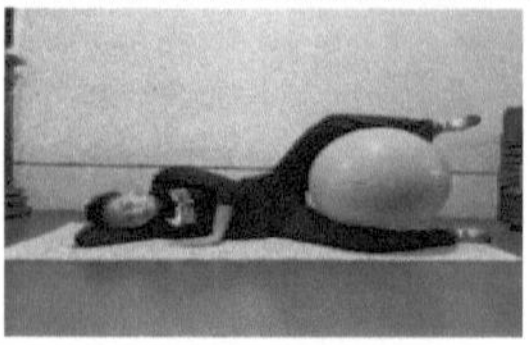

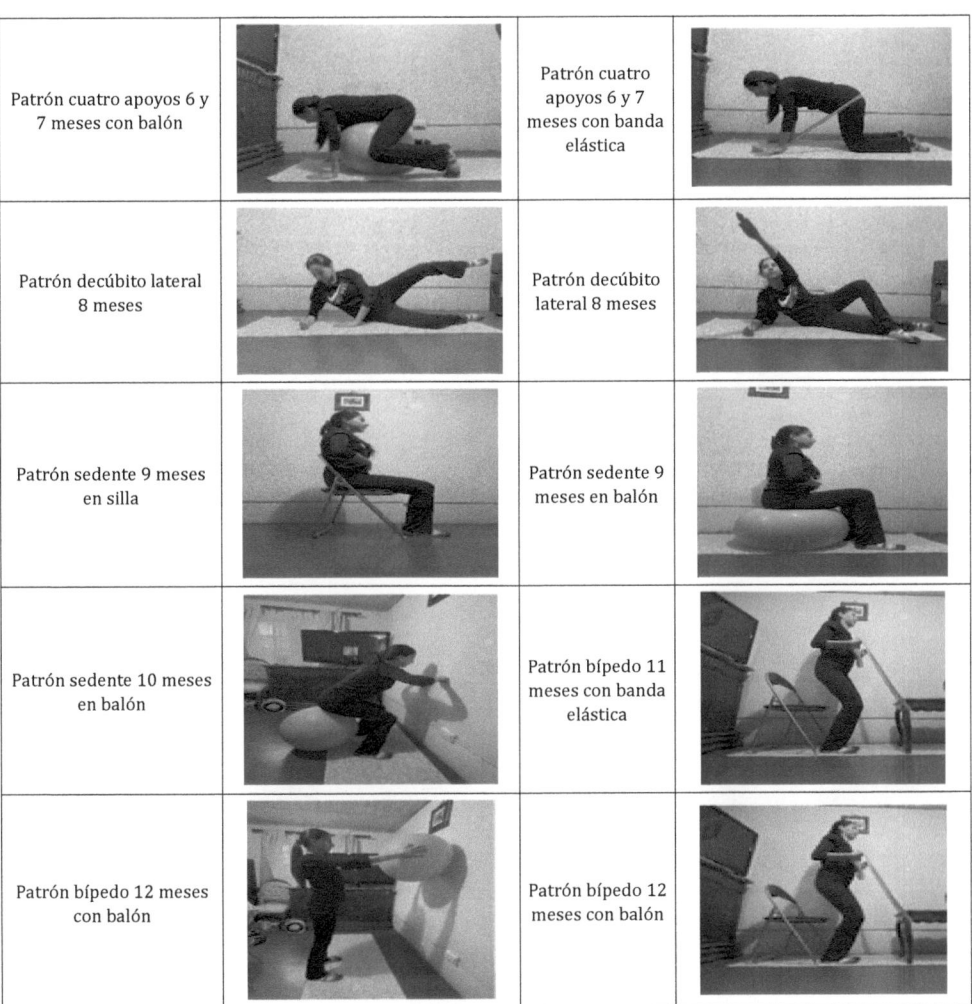

Fuente: Elaboración propia, 2022.

- b) Programa de Yoga

Figura 2: Secuencias posturas de Yoga

Secuencia de posturas (asanas)

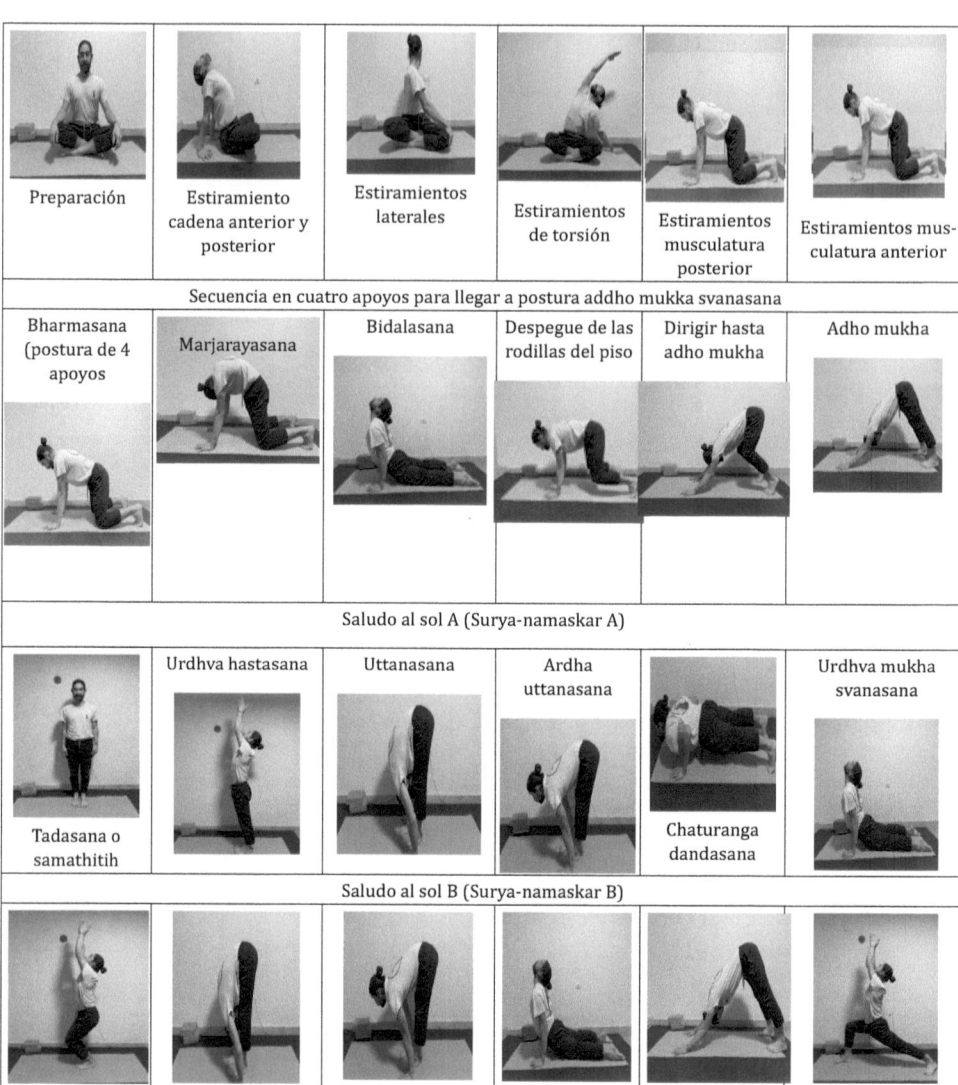

	Setu bandhasana)			
Paschimottana-sana		Halasana	Savasana	

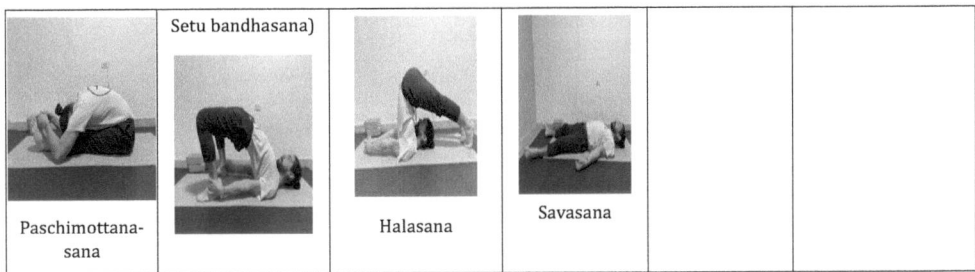

Fuente: Elaboración propia, 2022.

4. RESULTADOS

Mediante cuadros comparativos, se realizó un análisis de los datos obtenidos en ambos sujetos antes y después de las terapias respectivas. No obstante, previo a dicho análisis, es relevante conocer las características generales de los sujetos de estudio:

	Sujeto 1	Sujeto 2
Género	Masculino	Masculino
Terapia	Terapia DNS	Terapia de Yoga
Edad cronológica	20 años	19 años
Lateralidad	Diestro	Diestro
Tipo de orden que obedece	Media complejidad	Media complejidad
Talla o estatura	1.63 mts	1.74 mts
Peso pre terapia	53.8 kg	91.6 kg
Peso post terapia	54 kg	89.9 kg

Tabla 1: Características generales de los participantes.

Como se observa en la tabla anterior, los sujetos muestran características homogéneas, con excepción del peso y la talla. No obstante, lo anterior no incide en los cambios posturales que muestran los sujetos al finalizar las terapias, como se evidencia en la información que sigue.

En cuanto a las evaluaciones posturales realizadas antes y después de cada terapia, los hallazgos muestran lo siguiente:

	PRE TERAPIA		POST TERAPIA	
	Sujeto 1	Sujeto 2	Sujeto 1	Sujeto 2
Ayudas técnicas	No presenta	No presenta	No presenta	No presenta
CLOTE	Positivo	Positivo	Positivo	Positivo
Tipo de pie	Pie precavo (dentro de los límites normales)	Pie normal (dentro de los límites normales)	Pie precavo (dentro de los límites normales)	Pie normal (dentro de los límites normales)
Test de Adams	Positivo 2 cm en el lado izquierdo	Negativo	Positivo 1,5 cm en el lado izquierdo	Negativo
Test de Beighton	Negativo	Negativo	Negativo	Negativo

Test de diskinesia escapular	Diskinesia escapular tipo I bilateral	Negativo	Diskinesia escapular tipo I bilateral	Negativo
Test de las flechas sagitales cervicales	Hiperlordosis cervical (7,5cm)	Hiperlordosis cervical (7cm)	Hiperlordosis cervical (6,5cm)	Hiperlordosis cervical (7cm)
Test de flechas sagitales lumbares	Curvatura normal (4cm)	Hiperlordosis lumbar (5cm)	Curvatura normal (3,2cm)	Hiperlordosis lumbar (5cm)
Líneas de HUC	Anteversión pélvica	Anteversión pélvica	Anteversión pélvica	Anteversión pélvica
Medición de las extremidades izquierdas	Longitud real: 84cm / Longitud aparente: 89cm	Longitud real: 85cm / Longitud aparente: 100cm	Longitud real: 84cm / Longitud aparente: 89cm	Longitud real: 85cm / Longitud aparente: 100cm
Medición de las extremidades derechas	Longitud real: 90cm / Longitud aparente: 91cm	Longitud real: 91cm / Longitud aparente: 99cm	Longitud real: 90cm / Longitud aparente: 91cm	Longitud real: 91cm / Longitud aparente: 99cm
Diferencia entre la medición de extremidades	Extremidad izquierda: 5cm / Extremidad derecha: 1cm	Extremidad izquierda: 15cm / Extremidad derecha: 8cm	Extremidad izquierda: 5cm / Extremidad derecha: 1cm	Extremidad izquierda: 15cm / Extremidad derecha: 8cm
Medición del ángulo Q rodilla	Rodilla izquierda: 8° / Rodilla derecha: 7°	Rodilla izquierda: 8° / Rodilla derecha: 8°	Rodilla izquierda: 8° / Rodilla derecha: 7°	Rodilla izquierda: 8° / Rodilla derecha: 8°
Medición de ángulo de talón	Talón izquierdo: 5° / Talón derecho: 13°	Talón izquierdo: 6° / Talón derecho: 4°	Talón izquierdo: 5° / Talón derecho: 13°	Talón izquierdo: 6° / Talón derecho: 4°
*CLOTE: consciente, lúcido orientado tempero espacialmente				

Tabla 2: Evaluación postural antes y después de cada terapia.

Una vez concluido el periodo de intervención del sujeto 1, este mejoró considerablemente su patrón postural, disminuyendo el grado de hiperlordosis cervical y lumbar, la inclinación de cabeza a la derecha ahora es leve, los hombros están en una posición simétrica y presenta genu varo de rodillas. En cuanto al plano frontal posterior, el mismo sujeto muestra antes de la intervención una inclinación de cabeza hacia el lado derecho; no existe simetría de hombros, ni tampoco se observa ángulo de la talla; además, presenta diskinesia escapular tipo 1 y pliegues poplíteos simétricos. Sin embargo, en la segunda evaluación la inclinación de cabeza se torna leve y existe simetría de hombros. En el plano sagital con vista derecha evidencia, luego de la terapia, que ya no existe la rotación interna de hombros, pero se conserva la anteposición de cabeza. Estos resultados también ocurren en el plano sagital con vista izquierda. A su vez aumentó su resistencia en las pruebas funcionales de DNS.

Mientras que el sujeto 2 quien recibió la terapia de Yoga, no obtuvo tanta mejoría en su patrón postural, pero se observó una diferencia considerable en su flexibilidad y control respiratorio. Inicialmente en la evaluación del plano frontal anterior, muestra una leve inclinación de cabeza hacia la izquierda, la cual desaparece luego de la terapia de Yoga; la asimetría de hombro se vuelve leve; se conserva el ángulo de la talla aumentado en EESI; y post terapia, muestra genu varo de rodillas. En el plano frontal posterior, la asimetría de hombros también se vuelve leve; mientras que se conserva una leve inclinación de cabeza y un ángulo de la talla aumentado en EESI. En los planos sagitales de vista derecha e izquierda se evidencia que luego de aplicada la terapia de Yoga, desaparece la rotación interna de hombros y la anteversión pélvica; no obstante, se conversa la anteposición de cabeza.

La Figura 3 que se visualiza a continuación, muestra que ambos sujetos aumentaron sus puntajes en cada una de las pruebas; sin embargo, donde se observan mayores cambios, principalmente luego de la terapia DNS, corresponde a la prueba de posición cuadrúpeda con soporte de manos rodillas y en la prueba de extensión de tronco en decúbito supino. Mientras que la prueba donde se observa menos efecto en ambas terapias corresponde a la de estereotipo respiratorio en sedente.

Figura 3. Resultados de pruebas DNS Pre y Post Terapia.

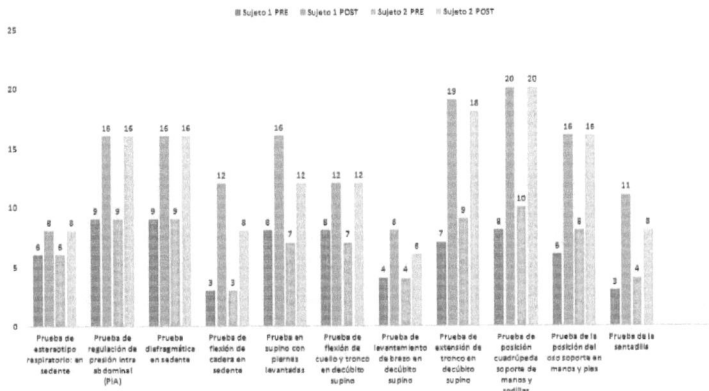

Fuente: Elaboración propia, 2022.

En cuanto a la prueba DNS, que mide las acciones musculares, aplicadas antes y después de las intervenciones, el gráfico indica lo siguiente:

Figura 4. Pruebas funcionales antes y después de cada terapia.

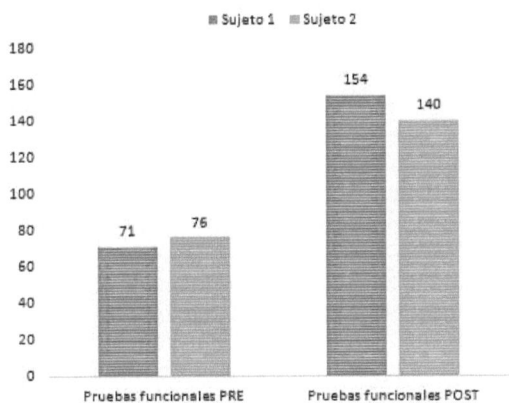

Fuente: Elaboración propia, 2022.

Como se observa en la Figura 4, las puntuaciones totales de las acciones musculares sinérgicas aumentaron en ambos sujetos luego de las terapias aplicadas. No obstante, existe un mayor efecto posterior a la intervención terapéutica DNS en comparación con el Yoga, debido a que el sujeto 1 aumentó su puntaje en 83 puntos, mientras que el sujeto 2 lo hizo en 64 puntos.

4. DISCUSIÓN

Existen escasos estudios que relacionan las alteraciones posturales que poseen los jóvenes y adultos con TEA, más bien, se enfocan principalmente en la niñez. Esto es importante de destacar, ya que la mayor parte de la literatura está enfocada en este rango etario, lo que repercute de manera positiva o negativa en la medida que exista un tratamiento multidisciplinario de por medio (Canalsb, 2014).

Los niños con TEA, son mucho más propensos a presentar deterioros en el centro de gravedad y en áreas de balanceo, comparados con niños que no poseen esta condición (Yumeng Li, 2021).

El objetivo de este estudio fue determinar el efecto de la terapia DNS y la Terapia de Yoga para tratar alteraciones posturales en jóvenes con TEA. De acuerdo a los resultados, se observó un cambio cualitativo importante, ya que se evidencian cambios posturales posterior a las terapias. Para corroborar este cambio, por una parte, se aplicó la pauta de evaluación DNS, creada por el profesor y fisioterapeuta Checo Pavel Kolar, de acuerdo a esto, los resultados mostraron un avance en ambos sujetos respecto a la resistencia en las actividades físicas y el control de la respiración frente a ejercicios que requieren un mayor gasto energético, como también una evaluación postural estática modificada, anotando los hallazgos clínicos visibles (KOLAR, 2020).

Se aplicó la Terapia DNS a un sujeto y Terapia de Yoga en otro, con una duración de 18 sesiones, las cuales se realizaron en periodos de 45 minutos con una frecuencia de 3 veces a la semana y durante 6 semanas de intervención.

La Terapia DNS se basa en los principios de la Kinesiología del Desarrollo y los aspectos neurofisiológicos de la maduración del aparato locomotor. Kolar basó su propuesta en la Terapia Vojta, la cual a su vez, centra su tratamiento en el control de la respiración y en la secuencia de movimientos durante el primer año de vida (KOLAR, 2020), mientras que, las Terapias de Yoga poseen un enfoque mayor en la respiración, ya que gracias a eso el cuerpo puede lograr un equilibrio con la mente y el espíritu mediante una sucesión de posturas estáticas mantenidas, pero el tiempo de mantención es variado, dependiendo de la condición de la persona y la dificultad que posea la postura a realizar (Uclés, 2015).

En ambas terapias, se trabajan las posturas mediante el sistema de imitación y voz de mando, siendo que el terapeuta realiza la postura como también verbaliza la instrucción y el usuario las imita, incentivando a la memoria corporal y visual de éste en cada terapia, para que finalmente sea casi innecesario dar la instrucción, pues el usuario mejora las habilidades de atención y memoria (Rocha *et al*, 2012).

Por otro lado, al terminar el periodo de intervención de las Terapias, se realizó una reevaluación postural, la cual arrojó resultados favorables en ambos sujetos, pero estos cambios no se pueden comparar con la información proporcionada por la literatura, dado que el término "postura ideal" es empleado exclusivamente para fines académicos como una referencia lo más cercana a la armonía corporal, movimientos con menor costo energético y una postura erguida.

Al comparar las alteraciones posturales de los sujetos con los datos recopilados en la evaluación pre y post terapias. Se evidenció un cambio visible en la postura estática de ambos, sobresaliendo el sujeto 1 en comparación al sujeto 2.

Según Panjabi, existen 3 sistemas involucrados en el control postural (Kapanji, 2008). Al centrarnos en el sistema musculoesquelético, el efecto logrado por las terapias en las variables analizadas, son considerables, dado que ambos sujetos lograron realizar los ejercicios propuestos con una mayor coordinación muscular y una mayor eficacia en los movimientos.

En el estudio, se tuvo algunas limitaciones producto de factores externos, tales como actividades extra curriculares de la institución a la cual pertenecen los sujetos de este estudio, por lo que se tuvo que reducir el tiempo de las terapias. Ambas se realizaron en un tiempo y espacio único, pero en habitaciones diferentes, ayudando a la concentración de los participantes.

5. CONCLUSIONES

Se puede concluir que en base a los resultados obtenidos a lo largo del periodo de intervención de 6 semanas, se logró evidenciar que la Terapia DNS demostró un impacto mayor sobre las alteraciones posturales en jóvenes con TEA, destacando como principales resultados una disminución del grado de hiperlordosis cervical y lumbar, una mayor concientización postural, además de mejoras en el control de la respiración y en el rendimiento físico para la realización de pruebas funcionales, por otro lado, en el caso de la terapia de Yoga, no se obtuvo tanta mejoría en su patrón postural, pero se observó una diferencia considerable en su flexibilidad y control respiratorio.

Es importante señalar que las terapias propuestas no deben individualizarse, sino que deben trabajarse de manera conjunta e Interdisciplinaria, ya sea en el ámbito Educativo o Clínico, centrándose en el control postural, la actividad física y el control de la respiración.

Otro aspecto importante a considerar, es que los jóvenes con TEA desarrollan alteraciones posturales y estas se van haciendo considerables si no reciben el tratamiento adecuado. He aquí la importancia del actuar terapéutico, puesto que los movimientos pierden armonía, razón por la cual los usuarios se fatigan más rápidamente conforme realizan acciones motrices.

Finalmente, a partir de este trabajo preliminar, se invita a nuevos investigadores a seguir abordando esta temática y asimismo poner en acción ambos programas terapéuticos, teniendo presente los factores limitantes encontrados en esta intervención y verificar de esta forma, si existen cambios significativos en el control postural, considerando un número mayor de participantes, para que sean representativos de la población estudiada, en pro del desarrollo de la Kinesiología, del reconocimiento y la importancia de la labor del Kinesiólogo en los usuarios con TEA.

6. AGRADECIMIENTOS

Agradecemos profundamente a la Universidad del Alba por la disposición de laboratorios y materiales, como también, al Centro Educativo Integral (CEI) Los Naranjos "Fundación Coanil" por facilitar sus dependencias para llevar a cabo ambas terapias.

También queremos agradecer a las Kinesiólogas Catalina Palacios y Paz Clavería, quienes en su calidad de expertas en Programa de Integración Escolar (PIE) y Psicomotricidad

Educativa respectivamente, evaluaron el programa de Estabilización Dinámica Neuromuscular. A su vez agradecemos al Kinesiólogo y yoguista Jonathan Irribarren por contribuir a la elaboración del programa de Yoga y a su posterior validación, al igual que a las yoguistas Bania Acuña y Valentina Salinas.

7. REFERENCIAS

Aguilera, J. (2015). La Evaluación Postural Estática (EPE). *valoracionfuncional.blogspot.com* https://valoracionfuncional.blogspot.com/p/e-postural-estatica.html

American Psychiatric Association. (2013). *Guía de consulta de los criterios diagnósticos del DSM-5*. American Psychiatric Publishing. https://n9.cl/i4cl

Bachelet, M. (2006). *LEY N 20.120*. Rev. chil. obstet. ginecol. 72(2). https://n9.cl/t6asp

Beighton, S. L. (2007). Criterios para el diagnóstico del Síndrome de Hiperlaxitud Articular (SHA). *Reumatologia-dr-bravo.cl.* https://n9.cl/98jdr

Canalsb, J. J. (2014). Las posibilidades de la fisioterapia en el tratamiento multidisciplinar del autismo. *Rev. Pediatr. Aten. Primaria* 16(61) https://n9.cl/koamg

Cristian Rocha, R. C. (2022). Efectos de los programas de intervención con yoga en estudiantes que presentan trastorno del espectro autista: una revisión sistemática. *Revista Retos*, 46(3), 386-394. https://recyt.fecyt.es/index.php/retos/article/view/93920/69424

Kapanji, A. (2008). *Fisiología articular* (6° ed.). Editodial Médica Panamericana.

Kolar, P. (2020). El método dns (dynamic neuromuscular stabilization). *Fundacionpolibea.org*. https://n9.cl/mfdk5

Lesmes, J. D. (2007). Examen de la postura. En J. D. Lesmes, *Evaluación clínico-funcional del movimiento corporal humano* (págs. 233-256). Editorial Medica Paramericana.

Pantoja, S. (2015). Escoliosis en niños y adolescentes. *Revista Médica Clínica Las Condes* 26(1), 99-108. https://n9.cl/q7ryp

Pérez, P. y. (2022). *Validación de KINOVEA como herramienta para el análisis de posturas en tareas sedentarias.* [Tesis de grado] Escuela Politécnica Nacional de Ecuador. http://bibdigital.epn.edu.ec/handle/15000/22362

Rivera, F. B. (2007). *Breve revisión histórica del autismo. Rev. Asoc. Esp. Neuropsiq. 27*(2), 334-353. https://n9.cl/seihk

Uclés, O. (2015). Breve historia del yoga. *yogamuladhara.com.* https://n9.cl/7glx1

Vanyogalife, D. (4 de ABRIL de 2020). La historia del Ashtanga Yoga. *Almudena Yoga Life.* https://n9.cl/jyq0jv

Viseux, F. (2020). Postura, equilibrio y controlopostural. *Saúde em pé*, 58, 12-20. https://n9.cl/ys200n

Yumeng Li, T. L. (2021). Development of postural stability in children with autism spectrum disorder: a cross-sectional study. *Int Biomech 8*(1), 54-62. https://n9.cl/dodp98

PRÁCTICAS Y PERCEPCIONES SOBRE LAVADO DE MANOS EN ESCOLARES DE UNA COMUNIDAD RURAL, PERÚ

Justina Isabel Prado Juscamaita[1]

El presente texto nace en el marco de las visitas a las comunidades de la región de Huánuco como actividades de Responsabilidad Social de la Universidad Nacional Hermilio Valdizán.

1. INTRODUCCIÓN

Uno de los hábitos que más se ha promovido en el mundo es el lavado o la higiene de manos, el correcto lavado de las manos cobra vital importancia y es parte esencial de una cultura de autocuidado y prevención, ya que las manos son portadoras de varios microorganismos, suponiendo un mecanismo de transferencia por contacto(Sánchez García et al., 2020). En el año 2020, a raíz de la pandemia por la COVID-19, esta práctica saludable se ha extendido, convirtiéndose en tema principal en los medios de comunicación y las redes sociales, volviéndose imprescindible en diversos entornos sociales, laborales y domésticos. Es reconocido por la ciencia y la investigación que el lavado de manos salva vidas y es la forma más accesible, sencilla y eficaz de reducir el riesgo de infección, por lo que forma parte de las recomendaciones para combatir la resistencia antimicrobiana (RAM), una de las 10 principales amenazas para la salud pública que enfrenta la humanidad Organización Panamericana de la Salud [OPS], 2021).

La higiene de manos es un término general que se utiliza para la prevención de enfermedades, destacando la influencia en los medios de comunicación para difundir el mensaje del lavado de manos al público. La Organización Panamericana de la Salud (OPS, 2023) sostiene que la asistencia sanitaria mejorará en la medida en que el lavado de manos se incorpore como una práctica social reflexiva, la higiene de manos dignifica y son una señal de respeto a las personas que buscan atención de salud y facilitan el trabajo de quien la entrega. Otro estudio complementa esta idea indicando que las actividades para promover la higiene de manos confiere un sentido positivo a esta importante práctica y que mayores avances se conseguirán manteniendo estas actividades a medio y largo plazo(Fernández et al., 2021).

A menudo entendemos la «Atención limpia atención segura» (Cortizas-Rey & Rumbo-Prieto, 2019), donde el lavado de manos parece un tarea sencilla dentro de la sanidad, sin embargo, no siempre funciona como debería(Laffita Martínez et al., 2020).Un estudio

---

1. Universidad Nacional Hermilio Valdizán (Perú)

sobre promoción de lavado de manos en personal de salud concluye que a pesar de tener formación previa sobre higiene de manos, los conocimientos de los profesionales son incompletos. La formación previa seguida del tiempo trabajado son los determinantes más importantes de los conocimientos y percepciones sobre higiene de manos (Fernández *et al.*, 2021). Igualmente, otro estudio en el campo hospitalario indica que el lavado de manos es una actividad importante para la disminución de las infecciones asociadas a la asistencia sanitaria, por lo que es necesario involucrar a los pacientes, familiares y personal de salud. La idea de que "una atención limpia es una atención más segura" no es una opción, sino un derecho básico de los pacientes a una atención de calidad(Molina Águila *et al.*, 2020).

Ya en el campo educativo la Organización de las Naciones Unidas para la Educación, la Ciencia y la Cultura y la Organización Mundial de la Salud (OMS,2021) afirman que las escuelas desempeñan una función vital en el bienestar de los estudiantes, las familias y sus comunidades, y el vínculo que existe entre la educación y la salud nunca antes había quedado tan patente; en este contexto, la promoción del lavado de manos en las escuelas es primordial. Lo ideal es inculcar estos buenos hábitos desde la infancia y contribuir a la salud de la población. En el Perú, el Ministerio de Salud (MINSA, 2014) promueve desde el año 2003, la iniciativa de lavado de manos, declarando a su vez a través de la resolución directoral N° 008-2011-DGPS/MINSA la tercera semana del mes de octubre de cada año como la "Semana del lavado de manos con agua y jabón", que se deberá llevar a cabo en todas las instancias del sistema educativo (resolución directoral N°2221-2011-ed).

En los últimos años la Dirección Regional de Salud (DIRESA, 2020) promueve el lavado de manos y alimentación saludable para mejorar la calidad de vida de la población huanuqueña, mediante el plan de actividades en el marco del "Día Mundial del Lavado de Manos" el 16 de octubre, misma fecha que conmemora el "Día Mundial de la Alimentación". La difusión del lavado de manos social se realiza con los comités comunitarios en toda la región, es una práctica que busca mejorar la salud de la población y reducir las enfermedades infecciosas, tal como lo señaló la directora ejecutiva de Promoción de la Salud. Con la llegada de la Pandemia de la Covid 19, en nuestra realidad ha sido preocupación constante la higiene de manos en todos los niveles de la población, por ello, en el marco de las visitas a las comunidades como actividades de Responsabilidad Social de la Universidad Nacional Hermilio Valdizán, nos interesamos en investigar cuales son las prácticas y las percepciones sobre el lavado de manos en los estudiantes secundarios de la localidad de Pachabamba, con el fin de conocer el cumplimiento de las normas de lavado de manos en el contexto de la pandemia.

2. OBJETIVOS

Objetivo general:
Conocer las prácticas y las percepciones del lavado de manos de los estudiantes de secundaria de la I.E.I.32124 "Alejo Huarauya Palomino" de Pachabamba, Huánuco.
Objetivos específicos:
1)Identificar las prácticas del lavado de manos en estudiantes de la muestra.
2) Determinar las percepciones sobre el lavado de manos de los estudiantes.
3)Relacionar las prácticas con las percepciones de los estudiantes en estudio.
4) Identificar aspectos sociodemográficos de la muestra en estudio.

3. METODOLOGÍA

La investigación fue de enfoque cuantitativo, nivel descriptivo correlacional, a través de un estudio prospectivo trasversal con un diseño no experimental en su modalidad correlacional.

La población estuvo constituida por 124 estudiantes de nivel secundario de la I.E.I.32124 "Alejo Huarauya Palomino" de Pachabamba de Huánuco; obteniéndose una muestra intencionada con 92 estudiantes de nivel secundarios bajo los siguientes criterios:

Criterios de inclusión: Alumno matriculados en el nivel secundario que aceptaron formar parte del estudio con autorización previa del tutor de aula.

Criterios de exclusión: Estudiantes de nivel primario y estudiantes que no tuvieron permiso por estar ocupados con evaluación.

La técnica de recolección de datos utilizado fue una encuesta.

Los instrumentos elaborados para evaluar las variables de estudio fueron:

- Cuestionario de aspectos generales: que recogió la edad, sexo y año de estudios de los estudiantes.
- Cuestionario de prácticas de lavado de manos, donde una puntuación de10-18 puntos supone buenas prácticas y de 00-09 puntos supone malas prácticas.
- Cuestionario de percepciones de lavado de manos, donde una puntuación de 29-55 puntos se relaciona con una buena percepción y de 11-28 puntos con una mala percepción.

Ambos cuestionarios, previo a la aplicación, fueron sometidos a la validez por juicio de 5 expertos y la confiabilidad a través del muestreo piloto aplicado a 20 estudiantes que no formaron parte de la muestra, obteniéndose la estadística de fiabilidad para el Cuestionario de Prácticas (alfa de Cronbach 0,872) y para el Cuestionario de Percepciones (alfa de Cronbach 0,795).

Procedimiento para ejecutar la investigación:

- Se elaboró la versión final del cuestionario.
- Se programó el viaje a la comunidad de Pachabamba donde se encuentra la I.E.I.32124 "Alejo Huarauya Palomino", dentro del marco de las actividades de Responsabilidad Universitaria en convenio con el Ministerio de Desarrollo e Inclusión Social (MIDIS).
- Coordinación con la encargada de la plataforma fija Tambo de Pachabamba y con el Centro Educativo ámbito de nuestra intervención.
- Se aplicó el asentimiento y consentimiento informado a los estudiantes previo a la encuesta.
- Se realizó la aplicación de los instrumentos de recolección de datos a la muestra en estudio de manera presencial y anónima.

Una vez recolectados los datos mediante la encuesta se procedió a su análisis estadístico descriptivo e inferencial. A través del programa SPSS v.27se realizó el coeficiente de Rho de Spearman, estadística cuyo objetivo es comprobar la intensidad de relación que se da entre las dos variables de prácticas y percepciones sobre lavado de manos, para luego hacer la interpretación, análisis y discusión de resultados.

En la presente investigación se tuvieron en cuenta los aspectos bioéticos de autonomía, beneficencia, no maleficencia y justicia, cuyo tratamiento de los datos fue confidencial y sólo con fines de investigación.

4. RESULTADOS

4.1. Características sociodemográficas de la muestra en estudio.

La edad de los escolares en el estudio fluctuaron entre 13 a 17 años de edad, siendo el 32.6% (30) de 14 años de edad, el 26.1% (24) alumnos de 16 años de edad, el 21,7% (20) alumnos tiene 13 años, el 13% (12) de alumnos de la muestra estudiada tiene 15 años y el 6,5% (6) de alumnos de la muestra estudiada tiene 17 años. En cuanto al sexo, se observó que participaron 52,2% (48) escolares del sexo masculino y 47,8%(44) escolares del sexo femenino (Gráfica 1) y (Gráfica 2) respectivamente.

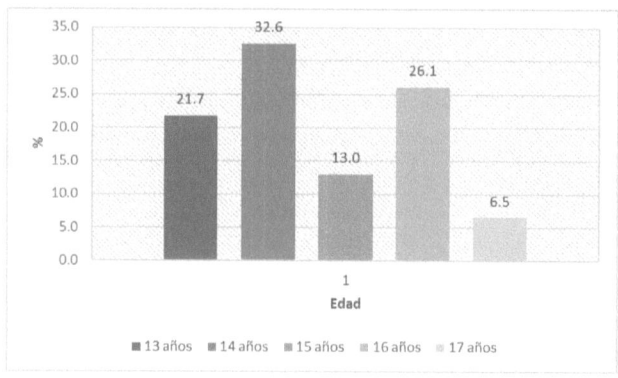

Gráfico 1. Edad de la muestra escolares en estudio. Fuente: Cuestionario de encuesta.

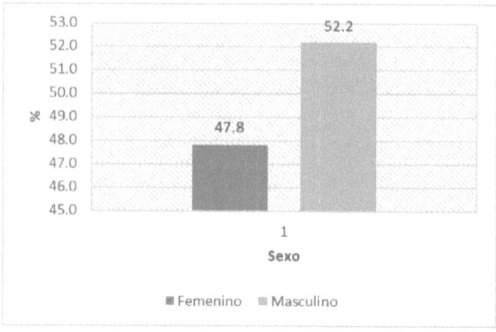

Gráfico 2. Sexo de los escolares en estudio. Fuente: Cuestionario de encuesta.

4.2. Prácticas de lavados de mano de la muestra en estudio.

Se encontró que, el 63% (58) de los escolares realizan buenas prácticas de lavado de manos; el 23.9% (22) de escolares de la muestra estudiada tienen regulares prácticas de lavado de manos; y el 13.1% (12) escolares tienen malas prácticas de lavado de manos (Gráfico 3).

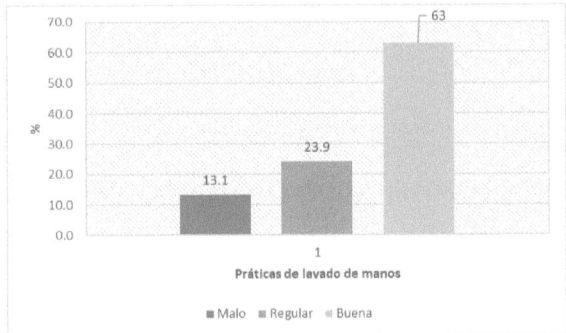

Gráfico 3. Prácticas de lavado de manos de escolares en estudio. Fuente: Cuestionario de encuesta.

4.3. Ítems de la variable prácticas de lavado de manos.

En cuanto a los ítems sobre prácticas de lavado de manos de los escolares en estudio, encontramos que el 87% (80) de alumnos de la muestra estudiada se lava las manos frecuentemente; el 91.3% (84) de alumnos frota las palmas entre sí; el 87% (80) de alumnos enjuaga sus manos entre sí; el 89.1% (82) de alumnos de la muestra estudiada se lava las manos frecuentemente (Tabla 1).

Items		Frecuencia	Porcentaje
Se lava las manos frecuentemente	No	12	13.0
	Si	80	87.0
Se demora entre 40 a 60 segundos en lavarse las manos	No	44	47.8
	Si	48	52.2
aplica jabón en las manos	No	14	15.2
	Si	78	84.8
Frota sus palmas entre si	No	8	8.7
	Si	84	91.3
Enjuaga sus manos entre si	No	12	13.0
	Si	80	87.0

Coge con una toalla limpia o descartable del grifo	No	30	32.6
	Si	62	67.4
Seca sus manos con toallas limpias o descartables	No	32	34.8
	Si	60	65.2
Conoce cuándo debe lavarse las manos	No	10	10.9
	Si	82	89.1
Conoce la importancia de lavarse las manos	No	24	26.1
	Si	68	73.9

Tabla 1. Items de la variable Prácticas de lavado de manos. Fuente: Cuestionario de encuesta.

4.4. Percepciones sobre lavado de manos en la muestra de estudio.

En relación a los resultados se la variable Percepciones sobre el lavado de manos, el 26.1% (24) de escolares tienen buenas percepción de lavado de manos, el 57.6% (53) de alumnos tienen regular percepción de lavado de manos y el 16.3% (15) de alumnos tienen mala percepción de lavado de manos (Gráfica4).

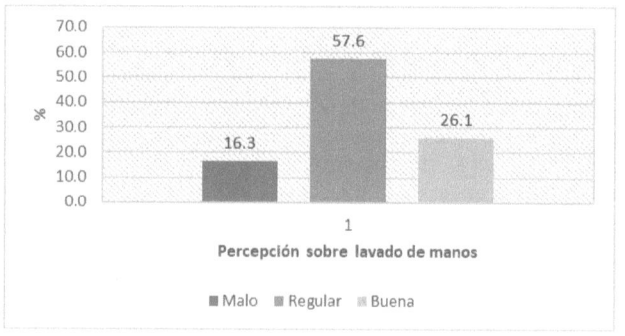

Gráfico 4. Percepciones sobre lavado de manos de los escolares en estudio. Fuente: Cuestionario de encuesta.

4.5. Items de la variable percepciones sobre lavado de manos.

En cuanto a los ítems sobre percepciones de lavado de manos de los escolares en estudio, encontramos que el 43.5% (40) de alumnos consideran que siempre los sanitaros cuentan con jabón y agua, asimismo perciben que el lavado correcto de manos previene de infecciones y han recibido capacitación al respecto ocasionalmente; el 23.9% (22) de alumnos indica que casi siempre hay un protocolo de lavado de manos, ocasionalmente utilizan alcohol, igualmente indican que ocasionalmente pide al personal de salud que realice una buena higiene de manos para su atención; el 30,4% de alumnos percibe que en las instituciones educativas y de salud promueven abiertamente la higiene de manos y el 32.6% que hay colocación de carteles alusivos al lavado de manos en los baños (Tabla 2).

Ítems		Frecuencia	Porcentaje
¿Ha recibido capacitaciones sobre lavado de manos?	Nunca	14	15.2
	Casi nunca	12	13.0
	Ocasionalmente	40	43.5
	Casi siempre	12	13.0
	Siempre	14	15.2
¿Existe un protocolo de lavado de manos?	Nunca	8	8.7
	Casi nunca	20	21.7
	Ocasionalmente	18	19.6
	Casi siempre	22	23.9
	Siempre	24	26.1
¿Existe un lavadero de manos accesible para usted?	Nunca	18	19.6
	Casi nunca	8	8.7
	Ocasionalmente	12	13.0
	Casi siempre	20	21.7
	Siempre	34	37.0
¿Los sanitarios cuentan con jabón y agua?	Nunca	4	4.3
	Casi nunca	16	17.4
	Ocasionalmente	8	8.7
	Casi siempre	24	26.1
	Siempre	40	43.5
¿Usted cree que el lavado correcto de manos previene infecciones?	Nunca	14	15.2
	Casi nunca	2	2.2
	Ocasionalmente	14	15.2
	Casi siempre	22	23.9
	Siempre	40	43.5
¿Utiliza alcohol para la higiene de manos en forma habitual?	Nunca	12	13.0
	Casi nunca	10	10.9
	Ocasionalmente	22	23.9
	Casi siempre	26	28.3
	Siempre	22	23.9
¿Cree usted haber realizado una higiene de manos realmente bien, con agua y jabón o solución alcohólica?	Nunca	12	13.0
	Casi nunca	0	0.0
	Ocasionalmente	30	32.6
	Casi siempre	26	28.3
	Siempre	24	26.1
¿Ud. solicita al personal de salud que realice una buena higiene de manos para su atención?	Nunca	4	4.3
	Casi nunca	22	23.9
	Ocasionalmente	22	23.9
	Casi siempre	24	26.1
	Siempre	20	21.7
¿En las instituciones educativas y de salud apoyan y promueven abiertamente la higiene de manos?	Nunca	14	15.2
	Casi nunca	4	4.3
	Ocasionalmente	20	21.7
	Casi siempre	26	28.3
	Siempre	28	30.4

¿En el puesto de salud hay disponibilidad de alcohol en cada uno de los puntos de atención?	Nunca	22	23.9
	Casi nunca	16	17.4
	Ocasionalmente	22	23.9
	Casi siempre	10	10.9
	Siempre	22	23.9
¿Hay colocación de carteles alusivos a la higiene de manos en los baños, a modo recordatorio?.	Nunca	30	32.6
	Casi nunca	8	8.7
	Ocasionalmente	10	10.9
	Casi siempre	18	19.6
	Siempre	26	28.3

Tabla 2. Items de la variable percepciones sobre lavado de manos. Fuente: Cuestionario de encuesta. N = 92.

4.6 Resultados inferenciales

Existe una correlación moderada y positiva con coeficiente de Rho de Spearman equivalente al 0.692 (69.2%) entre las prácticas y percepciones del lavado de manos en estudiantes de secundaria la I.E.I.32124 "Alejo Huarauya Palomino" de Pachabamba Huánuco. (Tabla 3).

			Prácticas de lavado de manos	Percepción sobre lavado de manos
Spearman's rho	Prácticas de lavado de manos	Correlation Coefficient	1,000	,692**
		Sig. (2-tailed)	.	,000
		N	92	92
	Percepción sobre lavado de manos	Correlation Coefficient	,692**	1,000
		Sig. (2-tailed)	,000	.
		N	92	92

Tabla 3. Correlaciona entre las prácticas y percepciones del lavado de manos en estudiantes de la muestra. Fuente: Cuestionario de encuesta.

5. DISCUSIÓN

La educación y la salud son derechos fundamentales del ser humano, a la vez que son esenciales para el desarrollo socioeconómico de la persona y la comunidad (Organización de las Naciones Unidad, para la Educación, la Ciencia y la Cultura[UNESCO] y Organización Panamericana de la Salud [OPS],2021). Por ello, el fomento del lavado de manos constituye un recurso de las instituciones educativas para contribuir al fomento de la salud y el bienestar de los estudiantes y sus familias. El presente estudio sobre prácticas y percepciones de lavado de manos, realizado en un contexto escolar, ha obteniendo como resultados para la variable prácticas de lavado de manos que el 63% de los estudiantes secundarios de la institución educativa en cuestión tienen buenas prácticas de lavado de manos, resultados comparables con los estudios de (Escobar & Garcia, 2020) sobre conocimientos y prácticas de lavado de manos que tienen los familiares de los estudiantes de 5 semestres de enfermería Universidad del Quindío Armenia Colombia, el cual concluyó que los informantes tenían un saber previo básico y adecuado acerca de lo que implica la práctica del lavado de manos. Igualmente un estudio sobre prácticas culturales de higiene bucal y lavado de manos en escolares de una zona urbano marginal concluyó que los participantes conocen el procedimiento correcto de la higiene bucal y lavado de manos y son concientes de las enfermedades ocasionadas por falta de prácticas saludables(Palomino Salazar et al., 2022). Otro estudio en escolares de Eshetu et al. (2020) encontró que más del 60% de escolares tenían actitudes positivas en relación al lavado de manos sin embargo se tiene que realizar un esfuerzo para mejorar la comprensión de los niños sobre los beneficios de lavarse las manos correctamente en las escuelas. En nuestra realidad el Ministerio de Salud (Minsa), en coordinación con el Ministerio de Educación (Minedu), siempre ha promovido a nivel nacional acciones para la construcción de comportamientos saludables en la comunidad educativa (MINSA, 2014), por ello, y aún más con la llegada de la pandemia de la Covid 19, las escuelas se han familiarizado con el tema estando claro que tener las manos limpias es un hábito muy importante para evitar enfermarnos y transmitir los gérmenes a otras personas. Muchas enfermedades se transmiten por no lavarse las manos con agua corriente limpia y jabón Centro para el Control y la Prevención de las Enfermedades (center for Disease Control and Prevention) [CDC], 2021).

Por otro lado, los resultados para la variable percepciones sobre el lavado de manos indican que el 57.6% de los escolares en estudio tuvieron regular percepción de lavado de manos, seguidos de 26.1% con buena percepción de lavado de manos. Al respecto, un estudio sobre percepciones de los profesionales de cuidados intensivos sobre la higiene de manos concluye que, a pesar de ser profesionales de la salud, sus conocimientos no son completos y, a pesar de que sobrestiman el riesgo de enfermar, tienen una percepción que no se ajusta a la realidad. Otro estudio sobre higiene de manos en escolares primarios reporta que las razones por las que no se lavan las manos los niños es la falta de insumos, como el agua y el jabón, y la insuficiente percepción del riesgo que conlleva esa conducta; asimismo, este estudio indica que los escolares recibían información de lavado de manos en el colegio y a través de la televisión(Sánchez García et al., 2021).

En cuanto al resultado inferencial, en la presente investigación se ha demostrado que existe una correlación moderada y positiva de las variables prácticas y percepciones de lavado de manos, con un Coeficiente de Rho de Spearman equivalente al 0.692 (69.2%). Un estudio similar sobre el Lavado de Manos en profesionales de enfermería concluyó que el nivel de conocimiento con la práctica de lavado de manos se relaciona significativamente, por lo que el nivel de conocimiento se relaciona con la práctica del lavado de manos (Tito Pantigoso, 2021). Sin embargo, debemos tener en cuenta que los niños y/o adolescentes escolares son bastante cambiantes, de ahí que las autoridades deban promover permanentemente este hábito saludable de lavado de manos. Al respecto, un estudio sobre promoción de lavado de manos en escolares indica que favorecer el lavado de manos en niños es una intervención corta y de bajo costo, aplicable y replicable en contextos de bajo nivel económico social(Hermida et al., 2019). La escuela es un entorno favorable para promover comportamientos saludables, y es necesario continuar fortaleciendo estas prácticas(Oberto et al., 2020). La promoción de higiene de manos contribuye significativamente adquirir prácticas y comportamientos de lavado de manos en los escolares (Malik et al.,2022). Al igual que el adecuado lavado de manos reduce el riesgo de contraer infecciones trasmisibles, y en el contexto sanitario brindar atención con manos limpias se ofrece un servicio de calidad y se disminuye la morbilidad y mortalidad de la población(Naranjo-Hernández et al., 2020).

6. CONCLUSIONES

Este estudio nos permitió conocer las prácticas y las percepciones sobre el lavado de manos en escolares de una comunidad rural en Perú; descubriendo en cuanto a la variable prácticas de lavado de manos, que los escolares poseen buenas prácticas en un 63% y en cuanto a la variable percepción de lavado de manos en un 57.6% regular percepción.

Del análisis inferencial concluimos que existe una correlación moderada y positiva con el Coeficiente de Rho de Spearman equivalente al 0.692 (69.2%) entre las prácticas y percepciones del lavado de manos en la muestra en estudio.

Los esfuerzos de educación, información y capacitación constante en el contexto de la Pandemia de la Covid 19 ha influido de manera favorable sobre el hábito de lavado de manos en el ámbito escolar.

Haber encontrado una correlación positiva entre prácticas y percepciones sobre lavado de manos en el presente estudio no significa bajar la guardia al contrario promover permanentemente el lavado correcto de manos para mitigar las enfermedades transmisibles en escolares.

7. REFERENCIAS

Cortizas-Rey, J. S. y Rumbo-Prieto, J. M. (2019). Las manos limpias son cuidados seguros: *Enfermería Dermatológica, 13*(36), Art. 36. https://www.paho.org/es/campanas/dia-mundial-higiene-manos-2023

Centro para el Control y la Prevención de las Enfermedades (2021). El lavado de las manos en la comunidad: Las manos limpias salvan vidas / *CDC*. https://www.cdc.gov/handwashing/esp/index.html

Eshetu, D., Kifle, T. y Hirigo, A. T. (2020). Knowledge, Attitudes, and Practices of Hand Washing among Aderash Primary Schoolchildren in Yirgalem Town, Southern Ethiopia. *Journal of multidisciplinary healthcare,13*, 759–768. https://doi.org/10.2147/JMDH.S257034

Escobar, M. B. E. y Garcia, N. G. (2020). Conocimientos sobre la COVID-19 y el lavado de manos. *Revista de Salud Pública, 22*(3), Art. 3. https://doi.org/10.15446/rsap.v22n3.88152

Fernández, A. de A., Molina-Cabrillana, J. y Serra-Majem, L. (2021). Aplicación del cuestionario de autoevaluación de la estrategia multimodal de la OMS para mejorar la práctica de higiene de manos en un hospital de tercer nivel. *Archivos de Prevención de Riesgos Laborales, 24*(4), Art. 4. https://doi.org/10.12961/aprl.2021.24.04.03

Hermida, M. J., Ramírez, V. A., Goizueta, C. y Periago, M. V. (2019). Promoción del lavado de manos en niños de 10 años: Evaluación de intervenciones piloto en ciudades del Norte Argentino. *Revista Argentina de Ciencias del Comportamiento, 11*(3), 33-45.

Dirección Regional de Salud (2020). Plan de actividades por el Día Mundial de Lavado de Manos y la Alimentación Saludable. Huánuco: DIRESA. https://n9.cl/dvryj

Laffita Martínez, L., González Leyva, A. M., Reyes Pérez, M., Castillos Fernández, K. y Pupo, L. L. (2020). Efectividad de un programa educativo en el lavado de manos del personal de salud.*Revista Cubana de Enfermería,36*(1), e1684. https://n9.cl/7n6ape

Malik, F. R., Reman, A., Niazi, A., Kifayat, F., Afridi, N., Khan, S. y Khan, K. (2022). A quasi experimental study on hand hygiene practices among secondary school children in Khyber PakhtunKhwa. JPMA. *The Journal of the Pakistan Medical Association, 72*(4), 664–668. https://doi.org/10.47391/JPMA.2051

Ministerio de Salud (2014). Minsa refuerza práctica de lavado de manos en instituciones educativas del Callao. Nota de prensa. Plataforma digital única del Estado Peruano. https://n9.cl/h7q8i

Molina Águila, N., Oquendo de la Cruz, Y., Molina Águila, N. y Oquendo de la Cruz, Y. (2020). Conocimientos, actitudes y prácticas sobre la adherencia al lavado de manos. *Revista Cubana de Pediatría, 92*(2). https://n9.cl/yrw3f

Naranjo-Hernández, Y., Echemendía-Marrero, M., Rodríguez-Cordero, C. R., Pérez-Prado, L., Naranjo-Hernández, Y., Echemendía-Marrero, M., Rodríguez-Cordero, C. R. y Pérez-Prado, L. (2020). Un recorrido por la historia del lavado de las manos. *Revista Archivo Médico de Camagüey, 24*(5). https://n9.cl/bt8mx

Oberto, M. G., Mamondi, V., Ferrero, M. y Sánchez, R. J. (2020). Relato de una experiencia de promoción de la salud en escuelas: Fomentando el lavado de manos. *Revista Educación*, 360-385. https://doi.org/10.15517/revedu.v44i2.37581

Organización Panamericana de la Salud (2021). La higiene de manos salva vidas—OPS/OMS |. https://www.paho.org/es/noticias/17-11-2021-higiene-manos-salva-vidas

Organización de las Naciones Unidas, para la Educación, la Ciencia y la Cultura y Organización Panamericana de la Salud (2021). *Hacer que todas las escuelas sean promotoras de la salud. Pautas e indicadores mundiales.* Educación 2030 UNESCO. https://n9.cl/gixnn

Organización Panamericana de la Salud (2023). Salvan Vidas: Limpia tus manos del 5 de mayo. https://www.paho.org/es/campanas/dia-mundial-higiene-manos-2023.

Palomino Salazar, M. Y., Vega Ramírez, A. S., Mogollón Torres, F. de M., Díaz Manchay, R. J., Polo Campos, F. H. y Tejada Muñoz, S. (2022). Prácticas culturales de higiene bucal y lavado de manos en escolares de una zona urbano marginal. https://doi.org/10.14198/cuid.2022.64.14

Sánchez García, Z. T., Hurtado Moreno, G., Sánchez García, Z. T. y Hurtado Moreno, G. (2020). Lavado de manos. Alternativa segura para prevenir infecciones. *MediSur, 18*(3), 492-495.

Sánchez García, Z. T., Mora Pérez, Y., Iglesias Armenteros, A., Gallo Comas, L., Benítez Rodríguez, M., Cambil Martín, J., Sánchez García, Z. T., Mora Pérez, Y., Iglesias Armenteros, A., Gallo Comas, L., Benítez Rodríguez, M. y Cambil Martín, J. (2021). Programa educativo sobre higiene de manos en escolares primarios. *Revista Eugenio Espejo, 15*(2), 47-56. https://doi.org/10.37135/ee.04.11.07

Tito Pantigoso, S. J. (2021). Nivel de conocimiento y practica de lavado de manos del profesional de enfermería del Hospital de Quillabamba, 2020. *Repositorio Institucional - UCV*. https://repositorio.ucv.edu.pe/handle/20.500.12692/59878

REVISIÓN BIBLIOGRÁFICA SOBRE LOS EFECTOS COGNITIVOS Y EMOCIONALES EN PERSONAS CON MIOPÍA

Marion Roberts Martínez[1], Ubaldo Cuesta Cambra[1], Blanca Carballeda Velázquez[1]

1. INTRODUCCIÓN

La miopía, una condición visual que afecta a una proporción significativa de la población mundial, ha sido reconocida como un importante problema de salud pública. Según la Organización Mundial de la Salud (OMS), se estima que aproximadamente 2.200 millones de personas en todo el mundo experimentan dificultades visuales, ya sea para ver de lejos (miopía o hipermetropía) o de cerca (World Health Organization, 2022). Estas cifras impresionantes subrayan la necesidad de comprender y abordar de manera efectiva los efectos de la miopía en la población.

Resulta esencial tener en cuenta que las proyecciones indican un aumento en la prevalencia de la miopía en el futuro. En este sentido, se espera que la población joven experimente un incremento significativo en esta condición visual, debido en parte a cambios en los estilos de vida modernos. El aumento del tiempo dedicado a actividades que implican una mirada intensiva a objetos cercanos, como el uso prolongado de dispositivos electrónicos, así como la reducción de la exposición al aire libre, se consideran factores contribuyentes a esta tendencia (World Health Organization, 2022).

La miopía se define como una afección visual refractiva en la cual las personas afectadas experimentan una visión borrosa de objetos distantes debido a una refracción excesiva de la luz en el sistema óptico del ojo. Esta anomalía óptica ocurre cuando el globo ocular tiene una longitud axial más larga de lo normal o cuando la curvatura de la córnea es más pronunciada de lo habitual (Saw *et al.*, 2021; Sperduto *et al.*, 2020). El resultado es una imagen enfocada delante de la retina en lugar de en ella, lo que afecta la capacidad de las personas para ver con claridad objetos ubicados a cierta distancia.

Sin embargo, la miopía no sólo se caracteriza por la dificultad de ver objetos distantes con nitidez. También puede tener un impacto en el desarrollo y el funcionamiento general del sistema visual. Se ha observado que afecta aspectos como la percepción espacial, la sensibilidad al contraste y la adaptación a diferentes niveles de iluminación (Wong *et al.*, 2020; Saw *et al.*, 2021). Además, la miopía puede tener repercusiones significativas en la calidad de vida y el desempeño diario de las personas afectadas (Holden *et al.*, 2016; Wong *et al.*, 2019).

---

1. Universidad Complutense de Madrid

En este sentido, a medida que las personas con miopía se adaptan a su condición visual, pueden desarrollar mecanismos de compensación y tolerancia a la visión borrosa. No obstante, es importante reconocer que la miopía no sólo afecta la agudeza visual, sino que también puede influir en otros aspectos perceptivos y cognitivos (Yan et al., 2019; Zhang et al., 2020). Aunque se han realizado investigaciones sobre los efectos de la miopía en el sistema visual, existe una necesidad de comprender más a fondo los efectos cognitivos asociados a esta condición ocular.

El presente estudio se propone realizar una revisión bibliográfica exhaustiva para analizar los efectos cognitivos en personas con miopía. Estos efectos cognitivos se refieren al conjunto de procesos mentales y cognitivos implicados en la adaptación y respuesta a la visión borrosa causada por la miopía.

Las personas con miopía pueden experimentar una amplia gama de dificultades que van más allá de la simple alteración de la visión. El estrés de tener que adaptarse a un mundo que parece borroso, la ansiedad asociada con la dependencia de las gafas o lentes de contacto, y la frustración de las limitaciones visuales pueden tener un impacto significativo en el bienestar emocional y cognitivo de una persona. Estos problemas pueden manifestarse en una serie de formas, desde la alteración de la percepción y la interpretación del mundo hasta la generación de respuestas emocionales como el enfado y la frustración.

Es imperativo comprender más a fondo las implicaciones cognitivas y emocionales de la miopía para poder ofrecer una atención integral a los pacientes. Esto implica ir más allá del mero tratamiento de los síntomas físicos y considerar cómo la miopía puede afectar la calidad de vida de una persona en un espectro más amplio.

Por tanto, es esencial realizar una revisión bibliográfica exhaustiva para consolidar los conocimientos actuales y proporcionar un marco para futuras investigaciones. Al explorar los estudios previos en este campo, podemos ganar una comprensión más profunda de los problemas cognitivos y emocionales asociados con la miopía, desarrollar intervenciones más eficaces y finalmente mejorar el cuidado y el bienestar de las personas afectadas por esta condición. A través de este estudio, buscamos llenar un vacío importante en la literatura existente y arrojar luz sobre un aspecto del vivir con miopía que es a menudo subestimado o ignorado.

En el Laboratorio de Neurocognición de la Universidad Complutense de Madrid (www.neurolabcenter.com), hemos emprendido una nueva línea de investigación destinada a profundizar en los mecanismos cognitivos y emocionales asociados con la miopía. Como parte de esta iniciativa, estamos preparando un proyecto de investigación que nos permitirá explorar en mayor detalle estos aspectos. En este sentido, la presente revisión bibliográfica es de vital importancia para el adecuado desarrollo de nuestras investigaciones[2].

2. OBJETIVOS

El objetivo de este estudio es establecer una base bibliográfica que permita un análisis profundo de los efectos cognitivos y emocionales asociados con la miopía. Nos proponemos explorar los procesos mentales y cognitivos implicados en la adaptación y respuesta a la visión borrosa ocasionada por esta condición visual, prestando especial atención a cómo

---

2. La Universidad Complutense de Madrid en colaboración con Evercom y la Clínica Baviera realizó la investigación "Análisis del esfuerzo neurocognitivo de la visión borrosa en miopía" con motivo del Día Nacional de la Miopía que se celebra el 10 de junio.

afecta la atención, la acomodación visual, el procesamiento sensoriomotor, la comprensión del lenguaje y otras funciones cognitivas relevantes. Asimismo, esta investigación abre oportunidades para futuros estudios prácticos y avances en el campo de la neurociencia visual y la psicología cognitiva.

La pregunta de investigación que guiará este estudio es: "¿Cuáles son los efectos cognitivos y emocionales de la miopía?" Esta pregunta servirá como punto de referencia para identificar y analizar los estudios relevantes en la literatura científica.

Una revisión bibliográfica nos permite recopilar, sintetizar y analizar la literatura científica publicada en un campo específico. En este caso, nos enfocaremos en los estudios que han explorado los efectos cognitivos y emocionales de la miopía. La ventaja de este enfoque radica en que nos permite obtener una visión panorámica de los hallazgos actuales, identificar tendencias y patrones en la investigación existente, y detectar posibles lagunas en nuestro conocimiento que podrían beneficiarse de investigaciones futuras.

Desde una perspectiva cognitiva, esta revisión puede arrojar luz sobre cómo la miopía afecta a procesos mentales específicos. Por ejemplo, podría explorar cómo la visión borrosa influye en la percepción del entorno, en la capacidad de concentración, en el rendimiento académico, en la interpretación de las expresiones faciales y en la comunicación no verbal, entre otros aspectos. Además, también podría revelar si la miopía se asocia con algún tipo de sesgo cognitivo, como una tendencia a percibir el entorno como más amenazante o estresante debido a la incapacidad para ver con claridad.

En cuanto a los aspectos emocionales, la revisión puede ayudar a entender mejor el impacto psicológico de vivir con miopía. Podría examinar el grado en que la miopía puede generar ansiedad, estrés, frustración o enfado, y cómo estos estados emocionales pueden afectar la vida diaria, las relaciones interpersonales y la calidad de vida en general. Además, proporcionará información valiosa sobre las estrategias de afrontamiento que las personas miopes utilizan para lidiar con su condición.

Como hemos dicho anteriormente, el objetivo final de este análisis bibliográfico consiste en fundamentar información de las investigaciones que realizamos desde el neurolabcenter en este campo/ámbito).

3. METODOLOGÍA

Este estudio se enmarca en un enfoque metodológico de análisis bibliográfico. Realizar un análisis bibliográfico o revisión de la literatura requiere seguir un conjunto estructurado de pasos para garantizar que el proceso sea sistemático, transparente y reproducible. A continuación, se presenta el esquema detallado de la metodología utilizada:

1. Definición del objetivo: en primer lugar, se define claramente el objetivo de la revisión. Esto implica formular una pregunta de investigación específica que guiará todo el proceso. El objetivo de este estudio es crear una base bibliográfica que permita examinar a fondo los efectos cognitivos y emocionales asociados con la miopía. La pregunta de investigación que guiará este estudio es: "¿Cuáles son los efectos cognitivos y emocionales de la miopía?".

2. Búsqueda de la literatura: a continuación, se realiza una búsqueda de la literatura científica relevante a través de las siguientes bases de datos y revistas especializadas: PubMed, Google Scholar, Taylor and Francis Online y Frontiers. Además se definen los siguientes términos de búsqueda en español: "miopía y cognición", "efectos de la miopía", "miopía y acomodación visual", "emoción y miopía", "efectos emocionales de la miopía", "miopía y ansiedad". Y en inglés: "myopia and cognition", "effects of myopia", "myopia and

visual accommodation", "emotion and myopia", "emotional effects of myopia", "myopia and anxiety".

3. Selección de estudios: una vez identificados los estudios, se procede a la selección de aquellos que son relevantes para la pregunta de investigación. Este proceso se lleva a cabo en dos etapas: en la primera etapa, se excluyen los estudios claramente irrelevantes basándose en sus títulos y resúmenes; en la segunda etapa, se evalúan los textos completos de los estudios restantes para determinar si cumplen con los criterios de inclusión predefinidos.

4. Extracción de datos: los estudios seleccionados se analizan minuciosamente para extraer los datos relevantes. Esto incluye información sobre el diseño del estudio, la población de estudio, las medidas utilizadas, los resultados principales y las conclusiones. Se emplea una tabla de extracción de datos para organizar y sistematizar esta información, la cual se presentará en el apartado de "resultados y conclusiones".

5. Síntesis de los hallazgos: los datos extraídos se analizan y sintetizan para responder a la pregunta de investigación planteada.

6. Redacción y presentación de la revisión: por último, se redacta la revisión bibliográfica, que incluirá una introducción, la metodología utilizada, los resultados obtenidos y una conclusión. Los hallazgos se presentarán de manera clara y concisa, destacando las implicaciones prácticas.

Siguiendo estos pasos metodológicos, se asegurará que la revisión bibliográfica se realice de manera rigurosa, científicamente sólida y con el rigor necesario para proporcionar una base sólida para futuras investigaciones prácticas en este campo en constante evolución.

4. REVISIÓN BIBLIOGRÁFICA

La visión es un proceso complejo que involucra la captación y procesamiento de estímulos visuales para la interpretación de la información. Uno de los aspectos fundamentales de la visión es la capacidad de enfoque, que permite una percepción clara de los objetos y detalles. En este sentido, la miopía, una condición visual refractiva común, afecta la capacidad de enfoque de objetos distantes, lo que puede tener implicaciones en la lectura y otras tareas visuales que requieren una visión nítida a diversas distancias (Goss, 2018).

El sistema visual está estrechamente conectado con el cerebro, siendo el ojo una extensión de este último. Ambos órganos se desarrollan a partir de neuronas derivadas del tubo neural embrionario. A su vez, el nervio óptico establece una conexión directa entre el ojo y el cerebro, y estudios recientes han revelado la existencia de relaciones interrelacionadas entre estos dos órganos, tanto a nivel morfológico como funcional.

La relación entre el ojo y el cerebro se ha comparado mediante una metáfora como la "ventana al cerebro", ya que a través del ojo se puede obtener información valiosa sobre la vasculatura y la neuroanatomía cerebral de manera no invasiva. Esta estrecha asociación entre el ojo y el sistema nervioso central (SNC) se refuerza por la evidencia de cambios oculares que ocurren durante trastornos neurodegenerativos del SNC (Voss et al., 2014; Mancino et al., 2019; Arrigo et al., 2021; Snyder et al., 2021). Esta asociación destaca la importancia de comprender cómo la miopía puede afectar no sólo la función visual, sino también los procesos cognitivos y perceptivos.

La percepción visual proporciona información decisiva para la orientación espacial, la identificación de objetos, el reconocimiento facial, la atención selectiva y otras funciones cognitivas. Por lo tanto, no es sorprendente que la miopía, al afectar la calidad de la visión, pueda influir en estos procesos cognitivos.

La relación entre la función cognitiva y la miopía ha sido objeto de investigación en varios estudios que han examinado diferentes grupos de edad, lo que ha revelado asociaciones significativas independientemente de la gravedad de la miopía. Estos estudios han abarcado diversas etapas del ciclo de vida, incluyendo niños (Saw *et al.*, 2007), adolescentes (Rosner *et al.*, 1987), adultos y ancianos (Mirshahi *et al.*, 2016; Spierer *et al.*, 2016) lo que demuestra la relevancia de esta relación a lo largo del tiempo. Estos hallazgos nos llevan a reflexionar sobre cómo la miopía puede impactar en el desarrollo cognitivo en diferentes etapas de la vida.

En las zonas urbanas y en el contexto de los estilos de vida contemporáneos, se han identificado una serie de factores que desempeñan un papel importante en el desarrollo y progresión de la miopía. Estos factores pueden interactuar y contribuir al aumento de la prevalencia de la miopía en la población. Uno de los factores identificados es la predisposición genética, que puede influir en la susceptibilidad individual a desarrollar miopía. Estudios han demostrado que existe una carga genética en el desarrollo de la miopía, y las personas con antecedentes familiares de miopía tienen un mayor riesgo de desarrollarla (Ip *et al.*, 2008; Li *et al.*, 2015).

Además, se ha observado que la exposición prolongada a actividades de cerca, como la lectura, también se asocia con un mayor riesgo de miopía. Esto puede explicarse por el esfuerzo constante que se requiere para enfocar objetos cercanos durante períodos prolongados de tiempo, lo cual puede ejercer una presión adicional en el sistema visual y contribuir al desarrollo de la miopía (Ip *et al.*, 2008; Li *et al.*, 2015).

El uso frecuente de dispositivos electrónicos también ha sido identificado como un factor de riesgo para la miopía. La exposición prolongada a pantallas electrónicas, como las de teléfonos móviles, tabletas y computadoras, puede aumentar la carga visual y provocar un mayor esfuerzo acomodativo, lo que puede influir en el desarrollo de la miopía, especialmente en niños y adolescentes (Morgan *et al.*, 2021; Jones-Jordan *et al.*, 2020).

La falta de exposición adecuada a la luz natural y al aire libre también se ha asociado con un mayor riesgo de miopía. Se ha observado que pasar más tiempo al aire libre, especialmente durante la infancia y la adolescencia, se asocia con una menor prevalencia de miopía. La luz natural y la exposición al aire libre parecen tener un efecto protector en el desarrollo de la miopía, aunque los mecanismos exactos aún no se comprenden completamente (Morgan *et al.*, 2021; Jones-Jordan *et al.*, 2020; World Health Organization, 2022).

Se estima que aproximadamente el 28.3% (alrededor de 2 mil millones de personas) de la población mundial se ve afectada por la miopía (Li *et al.*, 2022). De estas personas, 277 millones sufren de miopía alta (HM). Además, se espera que la prevalencia de la HM aumente significativamente, afectando a casi mil millones de personas, es decir, al 9,8% de la población mundial para el año 2050 (Holden *et al.*, 2016). La alta prevalencia de miopía se asocia con un aumento en la incidencia de miopía alta, debido a la estrecha relación existente entre estas dos enfermedades.

La miopía alta, caracterizada por una mayor magnitud de refracción miópica, ha sido objeto de estudio en relación a posibles cambios estructurales en el cerebro. Investigaciones basadas en técnicas de neuroimagen han revelado la presencia de alteraciones en la morfología y conectividad cerebral en individuos con miopía alta, especialmente en regiones visuales y áreas relacionadas con la cognición (Zhang *et al.*, 2021; Li *et al.*, 2019). Estos hallazgos sugieren que la miopía alta no sólo tiene repercusiones en la función visual, sino que también puede influir en aspectos más amplios de la función cerebral. El estudio de estas alteraciones cerebrales en relación a la miopía puede proporcionar una mejor comprensión de los mecanismos subyacentes a esta condición visual y su impacto en el funcionamiento cognitivo.

En un estudio realizado por Zhai *et al.* (2016), se utilizó la resonancia magnética funcional (fMRI) para examinar la comunicación entre diferentes regiones cerebrales en individuos con miopía alta. La muestra del estudio consistió en 59 estudiantes universitarios, de los cuales 27 padecían de miopía alta y 32 eran emétropes (sin problemas de refracción). Mediante fMRI, se evaluó la comunicación funcional entre la circunvolución supramarginal, la corteza prefrontal rostrolateral y las redes de atención ventral y control frontoparietal.

Los resultados revelaron una reducción significativa en la comunicación entre dos áreas específicas del cerebro: la circunvolución supramarginal y la corteza prefrontal rostrolateral, así como en las redes de atención ventral y control frontoparietal asociadas. Lo que sugiere que las personas con miopía alta experimentan alteraciones en la interacción funcional entre estas áreas cerebrales, lo cual podría explicar las dificultades que enfrentan para mantener la atención. Este descubrimiento tiene implicaciones importantes para comprender cómo la miopía alta puede afectar los procesos cognitivos relacionados con la atención en esta población.

Por otro lado, Ji *et al.* (2022), investigaron las diferencias en la actividad cerebral espontánea dinámica entre pacientes con miopía alta y controles sanos (HC) utilizando el análisis de homogeneidad regional dinámica (dReHo) a través de resonancia magnética funcional en estado de reposo (rs-fMRI). Utilizando una muestra total de 141 personas: 82 pacientes con HM y 59 con HC que coincidían en edad, sexo y peso.

Los resultados mostraron que en ciertas áreas cerebrales, como la circunvolución fusiforme izquierda (L-FG), la circunvolución temporal inferior derecha (R-ITG), el opérculo de Rolando derecho (R-ROL), la circunvolución poscentral derecha (R-PoCG) y la circunvolución precentral derecha (R-PreCG), los pacientes con HM presentaban valores significativamente mayores de dReHo en comparación con los HC. Por lo tanto, se sugiere que los pacientes con HM tienen cambios funcionales distintos en varias regiones del cerebro, lo que proporciona evidencia importante sobre el papel de las redes cerebrales en los mecanismos fisiopatológicos de la miopía alta y podría tener implicaciones en el diagnóstico de esta afección visual.

En este sentido, el uso de técnicas de neuroimagen como la resonancia magnética funcional (fMRI) o la espectroscopia de infrarrojo cercano funcional (fNIRS) han demostrado ser una valiosa herramienta para investigar diversas afecciones visuales, incluido el estrabismo concomitante (Zhai et al.,2016). El estrabismo concomitante es una condición ocular que se caracteriza por una mala alineación de los ojos, lo que impide su capacidad para enfocar simultáneamente un mismo punto visual.

Los efectos del estrabismo concomitante en la percepción visual y la función cognitiva pueden ser comparables a los observados en personas con miopía. La falta de coordinación entre ambos ojos afecta la visión binocular, lo que puede dar lugar a dificultades para apreciar la profundidad y la percepción espacial (Zhai *et al.*, 2016). Asimismo, la percepción de la distancia y la lectura pueden verse afectadas, al igual que ocurre en casos de miopía.

Además de los aspectos visuales, el estrabismo concomitante puede tener implicaciones emocionales y sociales significativas, especialmente en niños y adolescentes. Las personas afectadas pueden experimentar ansiedad, baja autoestima y dificultades en sus interacciones sociales debido a la apariencia visual atípica que esta condición ocular puede generar (Li y Chen, 2019).

Mediante la técnica de fNIRS, algunos estudios han revelado que el estrabismo concomitante está asociado con cambios en regiones cerebrales implicadas en la comprensión del lenguaje y la regulación de la atención (Chen *et al.*, 2021; Huang *et al.*, 2016), lo que indica que esta condición ocular puede tener efectos más amplios en la función cerebral y la cognición.

En este sentido, Huang *et al.* (2016) examinaron la actividad cerebral espontánea en 40 personas, divididas en dos grupos: 20 pacientes con estrabismo congénito (SC) y 20 controles sanos. Se utilizó la metodología de homogeneidad regional (ReHo) a través de la resonancia magnética funcional en estado de reposo (rs-fMRI) para evaluar las características locales de la actividad cerebral. Además, se llevó a cabo un análisis de correlación para explorar la relación entre los valores medios de ReHo en diferentes áreas cerebrales y el desempeño conductual.

Los resultados mostraron que los pacientes con SC presentaban valores de ReHo significativamente mayores en varias regiones cerebrales, incluyendo la corteza temporal inferior derecha/circunvolución fusiforme/lóbulo anterior del cerebelo, circunvolución lingual derecha y circunvolución cingulada bilateral, en comparación con los controles sanos. Aunque no se encontró una relación entre los valores medios de ReHo y el rendimiento conductual, estos resultados indican que el estrabismo congénito puede causar disfunción en diversas regiones cerebrales, lo que podría estar relacionado con la compensación de fusión observada en pacientes con SC. Estos resultados proporcionan una visión más profunda sobre las bases neurales del estrabismo congénito y sus posibles implicaciones en el procesamiento visual y la fusión sensorial.

Por otro lado, también se ha investigado la influencia de la miopía en la capacidad de acomodación del sistema visual. La acomodación visual se define como la capacidad del ojo para ajustarse y enfocar objetos a diferentes distancias. Dentro de este contexto, el retraso acomodativo se caracteriza por una demora en el proceso de acomodación visual. Los individuos con retraso acomodativo muestran una respuesta más lenta y menos precisa en la acomodación en comparación con aquellos sin esta condición. Esta discrepancia en la capacidad de respuesta de la acomodación puede manifestarse en dificultades para enfocar claramente objetos cercanos o lejanos, lo cual puede afectar la calidad de la visión y la percepción espacial del individuo.

Son varios estudios (Alpern., 1958; Campbell *et al.*, 1959; Denieul, 1982; Kotulak y Schor, 1986; Heron y Schor, 1995; Miege y Denieul, 1988; Gwiazda *et al.*, 2005; Mutti *et al.*, 2006) los que sugieren que las diferencias en la variabilidad acomodativa están asociadas con la detección de errores en la acomodación o la sensibilidad a la visión borrosa.

En un estudio realizado por Gwiazda *et al.* (2005), se investigó la acomodación (A), la convergencia acomodativa (AC) y las relaciones AC/A en niños, tanto antes como al inicio de la miopía. Durante un período de 3 años, se midieron el error de refracción, la acomodación y las forias en 80 niños de edades comprendidas entre 6 y 18 años. De estos, 26 niños desarrollaron miopía de al menos -0,50 D, mientras que 54 niños permanecieron emétropes (con una refracción entre -0,25 y +0,75 D). Los datos fueron recopilados anualmente, utilizando retinoscopia a distancia no cicloplégica para medir la refracción.

Los resultados mostraron que los niños que se volvieron miopes presentaron una respuesta AC/A de proporciones elevadas 1 y 2 años antes del inicio de la miopía, así como en el momento del inicio y 1 año después (t = -2,97 a -4,04, $p < 0,01$ en todos los casos). Estas proporciones AC/A significativamente más altas en los niños que desarrollaron miopía se debieron a una acomodación significativamente reducida. Además, la convergencia acomodativa fue significativamente mayor en los niños con miopía sólo al inicio.

Las conclusiones del estudio apuntan a que los factores oculomotores anormales que se encuentran antes del inicio de la miopía pueden contribuir a un desenfoque retiniano hipermétrope cuando un niño realiza tareas de visión cercana.

Tras realizar una revisión de los efectos cognitivos asociados a la miopía, se hace necesario abordar también los efectos emocionales relacionados con esta condición visual. La miopía, al afectar la percepción visual y la capacidad de enfoque, puede generar una serie de desafíos emocionales para quienes la padecen, como la depresión y la ansiedad entre otros.

Zhang et al. (2021) llevaron a cabo un estudio transversal en la Universidad Médica de Tianjin entre octubre y diciembre de 2020 para investigar la asociación de la miopía y otros factores de riesgo con la ansiedad y la depresión entre los estudiantes universitarios chinos de primer año durante la pandemia de la enfermedad por COVID-19. La muestra del estudio consistió en 764 de 946 estudiantes (275 hombres y 489 mujeres) con una edad media de 18,2 años, excluyendo a aquellos que estaban recibiendo tratamiento de un profesional de la salud mental para la depresión o la ansiedad. Durante el estudio, se realizó un examen oftalmológico de los ojos a cargo de un oftalmólogo experimentado, y se recopiló información detallada sobre la ansiedad, la depresión y otros factores de riesgo mediante el uso de la Escala de Ansiedad de Autoevaluación y la Escala de Depresión de Autoevaluación. Estos métodos permitieron obtener valiosos datos sobre la relación entre la miopía y los aspectos emocionales en un contexto de pandemia.

Los resultados revelaron una prevalencia global de ansiedad del 10,34% y de depresión del 25,13%. Además, se observó una alta prevalencia de miopía, con un 92,02% de los estudiantes afectados, y un 26,7% presentaba miopía alta. Se encontraron asociaciones significativas entre la ansiedad y el poder del espectáculo, la esfera equivalente, el tiempo de sueño y el índice de masa corporal. En los modelos de regresión lineal multivariable, se estableció una asociación negativa entre la potencia de las gafas y la esfera equivalente con las puntuaciones de ansiedad, mientras que la longitud axial se correlacionó positivamente con las puntuaciones de ansiedad. Por otro lado, se encontró que cada disminución de 1 hora en el tiempo de sueño se asoció con un aumento de 0,12 puntos en la puntuación de depresión.

El estudio de Zhang et al. (2021) reveló que la miopía se asoció con niveles más altos de ansiedad, y a medida que aumentaba el grado de miopía, se observó una mayor puntuación de ansiedad en estudiantes universitarios. Sin embargo, este estudio no encontró una asociación significativa entre la miopía y la depresión.

En contraste, el estudio de Wu et al. (2017) evaluó el impacto de la miopía en el riesgo de síntomas depresivos en una cohorte comunitaria de adultos mayores en China, y encontró una relación significativa entre la miopía y la presencia de síntomas depresivos en adultos mayores.

Para la consecución de este estudio, se tomó de muestra 4.611 adultos chinos de 60 años en adelante. Los síntomas depresivos se evaluaron mediante la escala de depresión del Cuestionario de Salud del Paciente (PHQ-9) de 9 ítems en 4.597 adultos. Además, se determinó la refracción utilizando autorrefracción seguida de refracción subjetiva, y la miopía se definió como un equivalente esférico (SE) menor de -0,50 dioptrías (D), mientras que la miopía alta se definió como un SE menor de -6,00 D.

Los datos indicaron que después de ajustar por variables como edad, sexo, educación, exposiciones relacionadas con el estilo de vida, agudeza visual y cataratas relacionadas con la edad, los adultos con miopía tenían una mayor probabilidad de presentar síntomas depresivos en comparación con aquellos sin miopía (odds ratio = 1,39; intervalo de confianza del 95%: 1,04, 1,92). Además, se destacó que el impacto de la miopía en los síntomas depresivos fue más pronunciado en adultos sin educación formal en comparación con aquellos con educación formal. Por lo tanto, mediante este estudio se sugiere que la miopía puede estar relacionada con la presencia de síntomas depresivos en adultos mayores.

En conjunto, estos conocimientos fomentan una mayor comprensión de la miopía como una condición visual compleja que va más allá de la mera afectación de la visión, brindando nuevas perspectivas y oportunidades para mejorar el cuidado visual y promover la salud ocular en la población.

5. RESULTADOS

Los estudios analizados han arrojado evidencia de que la miopía no se limita a afectar solo la función visual, sino que también puede tener un impacto en procesos emocionales y cognitivos más amplios, como la atención, la acomodación visual, el procesamiento sensoriomotor, así como en la manifestación de síntomas de ansiedad y depresión.

Para organizar y sistematizar esta información de manera clara y concisa, se presenta a continuación una tabla de extracción de datos que resume los hallazgos clave de los estudios revisados.

Autor(es)	Método	Muestra	Resultados	Conclusiones
Zhai et al. (2016)	fMRI	59 estudiantes universitarios	Reducción significativa en la comunicación entre áreas cerebrales en individuos con miopía alta.	Implicaciones en la comprensión de la atención en población con miopía alta.
Ji et al., 2022	rs-fMRI	141 personas (82 HM y 59 HC)	Cambios funcionales en áreas cerebrales en pacientes con miopía alta.	Evidencia sobre el papel de las redes cerebrales en la miopía alta. Implicaciones en el diagnóstico de la afección.
Huang et al. (2016)	rs-fMRI	40 personas (20 con estrabismo congénito)	Mayor ReHo en regiones cerebrales en pacientes con estrabismo congénito.	Disfunción en regiones cerebrales relacionadas con la compensación de fusión en el estrabismo congénito.
Gwiazda et al. (2005)	Evaluación de la refracción, acomodación y forias	80 niños de entre 6 y 18 años	Mayor respuesta AC/A en niños que desarrollaron miopía.	Factores oculomotores anormales pueden contribuir a un desenfoque retiniano hipermétrope.
Zhang et al. (2021)	Escala de Ansiedad de Autoevaluación y la Escala de Depresión de Autoevaluación	764 estudiantes universitarios con una edad media de 18 años	Asociación entre miopía y niveles más altos de ansiedad.	No se encontró asociación significativa entre miopía y depresión.

Wu et al. (2017)	Evaluación de la refracción junto con el Cuestionario de Salud del Paciente (PHQ-9)	4611 adultos chinos de 60 años en adelante.	Relación significativa entre miopía y síntomas depresivos en adultos mayores.	La miopía puede estar relacionada con la presencia de síntomas depresivos en adultos mayores.

Tabla 1. Resumen de hallazgos bibliográficos. Fuente: Elaboración propia, 2023.

6. CONCLUSIONES

En respuesta a la pregunta de investigación, los efectos cognitivos de la miopía incluyen alteraciones en la interacción funcional entre áreas cerebrales y dificultades en la atención. Por otro lado, los efectos emocionales de la miopía pueden manifestarse en niveles más altos de ansiedad en estudiantes universitarios y en la presencia de síntomas depresivos en adultos mayores. Sin embargo, es importante tener en cuenta que los efectos pueden variar según la población estudiada y el grado de miopía.

En este sentido, los resultados obtenidos de los estudios revisados proporcionan una visión más profunda y coherente sobre los efectos cognitivos y emocionales relacionados con la miopía. Se ha comprobado que la miopía, especialmente la miopía alta, está vinculada a cambios en el funcionamiento cerebral, específicamente en áreas asociadas con la atención y la percepción visual, lo que tiene importantes implicaciones para los procesos cognitivos y de atención.

Por otro lado, se ha considerado cómo la miopía puede impactar en la salud visual y el desarrollo cognitivo en diferentes etapas de la vida, desde la infancia hasta la vejez. Estos hallazgos respaldan la noción de que la miopía no se limita sólo a afectar la visión física, sino que también puede influir en el funcionamiento del cerebro y el procesamiento cognitivo.

La metodología más utilizada para investigar los efectos de la miopía en el cerebro ha sido la resonancia magnética funcional (fMRI) y la resonancia magnética funcional en estado de reposo (rs-fMRI). Estas técnicas de neuroimagen proporcionan imágenes detalladas y en tiempo real del funcionamiento cerebral, lo que facilita el análisis de la comunicación entre diferentes áreas cerebrales y las diferencias en la actividad cerebral espontánea dinámica entre individuos con y sin miopía.

Es destacable cómo estas avanzadas técnicas de neuroimagen han permitido revelar cambios en la estructura y función cerebral en individuos con miopía alta, lo que sugiere la existencia de complejos mecanismos neurológicos involucrados en las alteraciones visuales y motoras asociadas con esta condición visual. Este enfoque neurocientífico ofrece un punto de partida valioso para futuras investigaciones que busquen desentrañar estos mecanismos subyacentes y comprender sus implicaciones en los procesos cognitivos. Estas técnicas avanzadas abren la puerta para utilizar la neurociencia en el estudio de los efectos de la miopía, como podría realizarse mediante técnicas no invasivas como el eye-tracking (seguimiento ocular), el análisis de expresiones faciales o la respuesta galvánica de la piel (GSR) o electroencefalograma, lo que permitiría explorar más a fondo la relación entre la miopía y sus efectos cognitivos y emocionales.

En nuestro laboratorio, estamos entusiasmados por desarrollar investigaciones que involucren estas avanzadas herramientas (Cuesta et al., 2021), incluyendo el uso de la técnica de espectroscopía de infrarrojo cercano funcional (fNIRS). Esta técnica de neuroimagen nos brinda la capacidad de examinar la oxigenación cerebral y la actividad neuronal en tiempo real, lo que representa una oportunidad única para estudiar de manera no invasiva los mecanismos cognitivos y emocionales asociados con la miopía (Cuesta et al.,2020).

En relación a los aspectos emocionales, se ha observado una asociación significativa entre la miopía y niveles más altos de ansiedad. Además, algunos estudios han mostrado una relación con la depresión. Por este motivo, es importante tener en cuenta que la miopía podría afectar la salud mental de las personas.

Por lo tanto, para avanzar en el campo de la investigación sobre la miopía, es importante profundizar en el estudio de sus efectos cognitivos y emocionales, especialmente en poblaciones específicas como niños y adolescentes, ya que comprender los efectos tempranos podría ayudar a mitigar su impacto a largo plazo.

También se podría investigar si la miopía implica algún tipo de sesgo cognitivo, como una tendencia a percibir el entorno como más amenazante o estresante debido a la incapacidad para ver con claridad. En última instancia, estos esfuerzos de investigación pueden proporcionar una mayor comprensión de los efectos de la miopía y abrir la puerta a intervenciones más efectivas para abordar los desafíos cognitivos y emocionales asociados con esta condición visual.

7. REFERENCIAS

Alpern, M. (1958). Variability of accommodation during steady fixation at various levels of illuminance. *Journal of the Optical Society of America*, 48(3), 193-197. https://doi.org/10.1364/JOSA.48.000193

Arrigo A., Aragona, E., Saladino A., Arrigo, D., Fantaguzzi, F., Battaglia Parodi, M. y Bandello, M. (2021). Cognitive dysfunctions in glaucoma: an overview of morpho–functional mechanisms and the impact on higher–order visual function. Front Aging Neurosc. 13:747050. https://doi.org/10.3389/fnagi.2021.747050

Campbell, F.W., Robson, J.G. y Westheimer, G. (1959). Fluctuations of accommodation under steady viewing conditions. *The Journal of Physiology*, 145(3) 579-94. https://doi.org/10.1113/jphysiol.1959.sp006164

Chen, Y., He, L., Quan, X., Li, S., Shang, L. y Yin, Q. (2021). Altered functional connectivity of the right posterior cingulate cortex in children with comitant exotropia: a resting-state functional near-infrared spectroscopy study. *Journal of Biophotonics*, 14(6), e202000229. https://doi.org/10.1002/jbio.202000229

Cuesta, U., Niño, J. I., Martinez, L. y Paredes, B. (2020). The neurosciences of health communication: An fNIRS analysis of prefrontal cortex and porn consumption in young women for the development of prevention health programs. *Frontiers in Psychology*, 11, 2132. https://doi.org/10.3389/fpsyg.2020.02132

Cuesta, U. Niño, J.I y Martínez, L. (Coord.) (2021). Viaje al fondo del neuromarketing. Dextra.

Denieul, P. (1982). Effects of stimulus vergence on mean accommodation response, microfluctuations of accommodation and optical quality of the human eye. *Vision Research*, 22(5), 61–69. https://doi.org/10.1016/0042-6989(82)90114-6

Goss, D. A. (2018). Myopia and reading ability. En P. G. Swanson, S. J. Wickramasinghe y D. B. Saldanha (Eds.), *Myopia: Animal Models to Clinical Trials* (pp. 121-134). Springer.

Gwiazda, J., Thorn, F. y Held, R. (2005). Accommodation, accommodative convergence, and response AC/A ratios before and at the onset of myopia in children. *Optometry and Vision Science*, 82(4), 273-278. http://doi.org/10.1097/01.OPX.0000159363.07082.7D

Heron, G. y Schor, C. The fluctuations of accommodation and ageing. *Ophthalmic Physiol Opt.*, 15(5), 445-449.

Holden, B. A., Fricke, T. R., Wilson, D. A., Jong, M., Naidoo, K. S., Sankaridurg, P., Wong, T.Y, Naduvilath, T.J. y Resnikoff, S. (2016). Global prevalence of myopia and high myopia and temporal trends from 2000 through 2050. *Ophthalmology*, *123*(5), 1036-1042. https://doi.org/10.1016/j.ophtha.2016.01.006

Huang, X., Li, S. H., Zhou, F. Q., Zhang, Y., Zhong, Y. L., Cai, F. Q., Shao, Y. yZeng, X. J. (2016). Altered intrinsic regional brain spontaneous activity in patients with comitant strabismus: a resting-state functional MRI study. *Neuropsychiatric Disease and Treatment*, *12*, 1303-1308. https://doi.org/10.2147/NDT.S105478

Ji, Y., Cheng, Q., Fu, W. W., Zhong, P. P., Huang, S. Q., Chen, X. L. y Wu, X. R. (2022). Exploration of abnormal dynamic spontaneous brain activity in patients with high myopia via dynamic regional homogeneity analysis. *Frontiers in Human Neuroscience*, *16*, 959523. https://doi.org/10.3389/fnhum.2022.959523

Jones-Jordan, L. A., Sinnott, L. T., Cotter, S. A., Kleinstein, R. N., Manny, R. E., Mutti, D. O., Twelker, J.D. y Zadnik K. (2020). Time outdoors, visual activity, and myopia progression in juvenile-onset myopes. *Investigative Ophthalmology & Visual Science*, *61*(5), 7169-7175. https://doi.org/10.1167/iovs.11-8336

Kotulak, J.C. y Schor, C.M. (1986). A computational model of the error detector of human visual accommodation. *Biological Cybernetics*, *54*, 189–194. 21. https://doi.org/10.1007/BF00356857

Li, X. yChen, Z. (2019). Cognitive and emotional effects of concomitant strabismus on quality of life in adult patients. *PLoS ONE*, *14*(10), e0223417. https://doi.org/10.1371/journal.pone.0223417

Mancino, R., Cesareo, M., Martucci, A., Di Carlo, E., Ciuffoletti, E., Giannini, C., Morrone, L.A., Nucci, E. y Garaci, F. (2019). Neurodegenerative process linking the eye and the brain. *Current Medical Chemistry*, *26*(20), 3754–3763. https://dx.doi.org/10.2174/0929867325666180307114332

Miege, C. y Denieul, P. (1988). Mean response and oscillations of accommodation for various stimulus vergences in relation to accommodation feedback control. *OPO*, *8*(2), 165-171. https://doi.org/10.1111/j.1475-1313.1988.tb01032.x Mirshahi, A., Ponto, K.A., Hoehn R., Zwiener, I., Zeller, T., Lackner, K., Beutel, M.E. y Pfeiffer, N. (2014). Myopia and level of education: results from the Gutenberg Health Study. *Ophthalmology*, *121*(10), 2047-2052. https://doi.org/10.1016/j.ophtha.2014.04.017

Morgan, I. G., Wu, P. C., Ostrin, L. A., Tideman, J., Yam, J. C., Lan, W., Baraas, R.C., He, H., Sankaridurg, P., Seang-Mei, S., French, A.N., Rose, K.A. y Guggenheim, J.A. (2021). IMI Risk Factors for Myopia. *Investigative Ophthalmology & Visual Science*, *62*(5):3. https://doi.org/10.1167/iovs.62.5.3

Mutti, D.O., Mitchell, G.L., Hayes, J.R., Jones, L.A., Moeschberger, M.L., Cotter, S.A., Kleinstein, R.N., Manny, R.E., Twelker, J.D. y Zadnik, K. (2006). Accommodative lag before and after the onset of myopia. *Investigative Ophthalmology & Visual* Science, *47*(3), 837–846. https://doi.org/10.1167/iovs.05-0888

Rosenfield, M., y Abraham-Cohen, J.A. (1999). Blur sensitivity in myopes. *Optometry and Vision Science*, *76*(5), 303–307.

Rosner, M. y Belkin, M. (1987). Intelligence, education, and myopia in males. *Arch Ophthalmol*, *105*(11), 1508–1511. https://doi.org/10.1001/archopht.1987.01060110054030

Saw, S.M., Cheng, A., Fong, A., Gazzard, G., Tan, D.T. y Morgan, I. (2007). School grades and myopia. *OPO*, *27*(2), 126-129. https://doi.org/10.1111/j.1475-1313.2006.00455.x.

Saw, S.M., Gazzard, G., Shih-Yen, E. C., Chua, W. H., y Tan, D. T. (2021). Myopia: Recent advances in prevention and management. *Asia-Pacific Journal of Ophthalmology*, *10*(1), 70-76.

Snyder, P.J., Alber, J., Alt, C., Bain, L.J., Bouma, B.E., Bouwman, F.H., Cabrera Debuc, D. Campbell, M.C.W., Carrillo, M.C., Chew, E.Y., Cordeiro, M.F., Dueñas, M.R., Fernández, B.M., Koronyo-Hamaoui, M., La Morgia, C., O'Carare, R., Sadda, S.R., van Wijngaarden, P. y Snyder, H.M. (2021). Retinal imaging in Alzheimer's and neurodegenerative diseases. *Alzheimer's & Dementia*, *17*(1), 103–111. https://doi.org/10.1002/alz.12179

Sperduto, R. D., Seigel, D. y Roberts, J. (2020). Risk factors for idiopathic myopia in childhood and adolescence. *Archives of Ophthalmology*, *138*(8), 897-903.

Spierer, O., Fischer, N., Barak, A., Belkin M. 2016. Correlation between vision and cognitive function in the elderly: a cross-sectional study. *Medicine*, *95*(3):e2423 https://doi.org/10.1097/MD.0000000000002423

Voss, P., Pike, B.G. y Zatorre, R.J. (2014). Evidence for both compensatory plastic and disuse atrophy–related neuroanatomical changes in the blind. *Brain*, 137(Pt 4), 1224–1240. https://doi.org/10.1093/brain/awu030

Wong, C. W., Hagger, M. S., Kübler, A. y Verburgh, L. (2019). The effects of myopia on visual attention: A systematic review and meta-analysis. *Attention, Perception & Psychophysics*, *81*(7), 1753-1779.

Wong, Y. L., Saw, S. M., y Chua, W. H. (2020). Epidemiology and update on myopia. *Annals of Eye Science*, *5*(11).

World Health Organization. (2022). Ceguera y discapacidad visual. https://bit.ly/45SczTs

World Health Organization. (2022). Visión y discapacidad. https://bit.ly/45SczTs

Wu, Y., Ma, Q., Sun, H. P., Xu, Y., Niu, M. E. y Pan, C. W. (2017). Myopia and depressive symptoms among older Chinese adults. *PloS One*, *12*(5), e0177613. https://doi.org/10.1371/journal.pone.0177613

Yan, W., Jacobs, R. J. y Lin, H. (2019). The change of macular thickness in myopia. *Optometry and Vision Science*, 96(12), 926-931.

Zhai, H., Mao, J. y Wang, S. (2016). Functional Near-Infrared Spectroscopy (fNIRS) Studies on Strabismus: A Review. *Frontiers in Human Neuroscience*, *10*, 272. https://doi.org/10.3389/fnhum.2016.00272

Zhai, L., Li, Q., Wang, T., Dong, H., Peng, Y., Guo, M., Quin, W. y Yu, C. (2016). Altered functional connectivity density in high myopia. *Behavioural brain research*, *303*, 85-92. https://doi.org/10.1016/j.bbr.2016.01.046

Zhang, H., Gao, H., Zhu, Y., Zhu, Y., Dang, W., Wei, R. y Yan, H. (2021). Relationship between myopia and other risk factors with anxiety and depression among Chinese university freshmen during the COVID-19 pandemic. *Frontiers in Public Health*, *9*, 774237. https://doi.org/10.3389/fpubh.2021.774237

Zhang, M., Gao, X., Yang, Z., Wen, M., Huang, H., Zheng, R., Wang, W., Wei, Y., Cheng, J., Han, S. y Zhang, Y. (2021). Shared gray matter alterations in subtypes of addiction: A voxel-wise meta- analysis. Psychopharmacology, *238*, 2365–2379. https://doi.org/10.1007/s00213-021-05920-w

Zhang, Y., Chen, Y., Wen, W., Zheng, Y., Wu, M., Zhuang, J. y Yu, M. (2020). Differences in cognitive function between individuals with high myopia and emmetropia: A meta-analysis. *Acta Ophthalmologica*, *98*(3), e285-e291.

SOCIAL REPRESENTATIONS OF HEALTH IN THE OLDER PEOPLE: CARE, FAMILY AND MEDICAL ADVANCES IN PERSPECTIVE

Luis Robledo Díaz[1]

1. INTRODUCTION

The social representation of health is embodied in a complex subjective iconography, whose cognitive raw material is found in the individual's biography, supported by multiple sources of information and knowledge disseminated throughout different social spheres. The transmitted knowledge inherently carries normative characteristics. Within it, the individual finds what is and what is not, the essence and the ought-to-be, the good and the bad, the right and the wrong. In this knowledge, the individual faces the contradictions between social practices and representational models of reality. The information coexists with a model or strategy of assimilation whose function is to give meaning to the knowledge that is the object of appropriation.

The boundaries between health and disease are as subtle as they are imprecise. Health research covers several areas, of which the most systematised is related to the clinical and the quantification of indicators that indicate the presence of diseases or ailments, their prevalence in certain social strata, morbidity, and the causes and incidences of certain behaviours. or lifestyles in future health-related complications – tobacco, alcohol, drugs, sedentary lifestyle, etc. –. These data, however, increasingly serve as a basis for conducting research that transcends the purely clinical field to scrutinise more issues related to actions to promote healthy behaviours and lifestyles, disease prevention, health assessment, organisation, quality and sustainability of health services, incidences of conceptions and cultural models of medical and nursing agents in the way of acting before the patient and the determinants never de-ideologized in the annexation to one or another model, or diagnostic technique or therapeutic.

There are not a few investigations that demonstrate the psychosocial aetiology of health, for which social and environmental variables are gaining more weight in health programs. Health and disease have become social concepts, as they express realities that cannot be separated from the socioeconomic context in which they occur and develop. This type of research combines biomedical aspects with those of an anthropological organisation and structuring nature, seeking the interpretation of the health fact or object in its most circumstantial and singular elements and aiming to find the premises of change and the trends of its constitution.

---

1. Universitat de València (España)

This objective is what has led, for example, the Department of Health of the Community of Madrid to carry out extensive research to design a System of Sociocultural Indicators on Health (SISS), "conceived as a work tool for the improvement of the design of the intervention programs of the General Directorate of Prevention and Health Promotion". Its objective has focused on "the culture, habits and uses of society" and on how the different social groups build their representation of health regardless "of what the health institutions think of what is or should be considered as such" (Conde y Marinas, 1997, p. 2). This broad project is the fundamental background and basis for our research.

Determining the social representations of health will help us understand the practices related to the health-disease dichotomy. The dominant representational models on health explain the ways of coping with the disease, its prevention and control, its appreciation and experience, its understanding and explanation of its causes, the selection of methods to return to healthy states, forms of care, trust in the institutionalised strategies to treat or avoid it, risk perceptions and lifestyles.

In the same way, it allows us to understand the dynamics of social constructions and how they build people. In the field of health, it can make us understand why if "smoking can kill", a non-negligible percentage of the population continues to do so; why, if the information on risk behaviours is available, there are still situations of contagion of HIV-AIDS; or if it is widely known that our lifestyle is responsible for a large part of cardiovascular pathologies, why is it so complex to modify said patterns or, what is more worrying, why is it so easy to abandon a diet firmly anchored in Mediterranean culture for another dubious reputation although "facilitator" of daily life.

The social representation of health condenses a complex system of values, judgments, knowledge, rules and behaviours associated with health, whose stability and change depend to a large extent on the interaction that it maintains with the official medical paradigms that constantly bombard the individual—about the most appropriate way to manage health, involving other fields directly or indirectly linked to it, such as the ways of implementing leisure, eating habits, body aesthetics or the use of health services.

Why the older ones?

The ageing of the population is a widely known and debated fact. At the 9th Congress of the Spanish Society of Anti-Aging and Longevity Medicine (SEMAL), held between October 21st and 24th, 2010, in Malaga, it was stated that life expectancy increases by ten hours every day, leading some speakers even to suggest the need to change the term "life expectancy" to "maximum potential average lifespan." The increase in demographic dependency - understood not only in economic terms but also socially - associated with this process is accompanied by fear of the disintegration of the social welfare system. The most sensitive aspect of this is the pension system's solvency and the healthcare system's capacity to absorb the rising costs resulting from the inevitable increase in demand. These issues receive the most attention in current political projects and debates.

However, attention is drawn to the statement made by the president of SEMAL, José Serres, as cited by Diario Médico on October 25th, 2010, defining ageing medicine as being based on "indications, recommendations on lifestyle habits, diets, and various treatments that are all reviewed and, when combined, help individuals reduce or slow down the loss of functions that occur with ageing." Additionally, the specialist in chemical genetics, José Ignacio Lao, points out that this is personalised medicine - not all individuals are the same - and it is participatory, depending on the commitment assumed by the doctor and the patient.

The emphasis on lifestyle habits and diet aligns with the importance of customs and, consequently, social mindsets or representations in achieving improvements in health and, therefore, more rational use of the healthcare system. If we add the term "healthy" to the concepts of lifestyle habits and diet, we could hypothesise that we can only make medicine personalised and participatory by understanding the different bio-socio-strata's notions of health. With older individuals, we also have the opportunity to gain insight from their experiential discourse: a narrative in which health takes on a biographical significance.

2. OBJECTIVES

In our study, we aim to delve into the beliefs, opinions, attitudes, and everyday spontaneous knowledge about health held by a group of older adults in Valencia. These beliefs and notions influence their actions, orientations, and decision-making processes. The central question is not about investigating health per se, in its etymological or metaphysical sense, but rather understanding what health means to this group and how they construct and perceive the notion of health and illness as accurate.

To answer this question, considering the different models of studying and analysing social representations, we decided to apply the technique of discussion group, as it is regarded as the most appropriate and practical methodological model that best suits the needs of the study.

We divided the analysis into three dimensions:

- Health as a state: This dimension reveals the evaluative axis of the representation and its substantive character (the body/mind as containers of the object/fact of health).
- Health as a strategy: Around health, a series of more or less conscious and more or less tacit practices are founded, with varied objectives and goals, but always aimed at enhancing the positive value of health as a state, whether as a return to a previous state, maintenance of the present, or guarantee of the future.
- Health as an institution: Health as a state and strategy can only be understood by discerning the institutional network built around it. Institutions serve as ideological apparatuses upon which notions of health are constructed, legitimised, and made hegemonic. They dictate the discourse on diagnostics, prevention strategies, and therapies, all in favour of maintaining a healthy state.

This text will focus on the last dimension described: health as an institution.

3. METHODOLOGY

It should be specified that social representations are simultaneously constituent thought and constituted thought (Abric, 2001). This means they contribute to the configuration of social reality to build the object or phenomenon they represent. Still, at the same time, they are part of said fact, object or phenomenon. Two forms of approach are derived from here: one procedural, whose base is a qualitative methodology based on sociolinguistics, and another structural, whose methodological root is found in quantitative studies based on multivariate analysis.

As a theory with discourse analysis as its fundamental source, the techniques that allow the collection of verbal expressions are fundamentally the most associated with it. These techniques range from the discussion group to the semantic differential, affective distance, in-depth interviews, life stories, inductive tables, free association, etc.

To fulfil the objective that we have set ourselves and taking into account the different models of study and analysis of social representations, we have decided to apply the technique of discussion groups, considering it as the most appropriate, practical methodological model that best suits the needs of the study.

For this study, the discussion group is created to generate a space for discussing health, healthy habits, and disease issues, exclusively involving individuals over 65 years old residing in the city of Valencia. Eight discussion groups were developed, of which four comprised seniors who lived in care homes and 4 of those who did not. Likewise, in each case, a group of only women, a group of only men and two mixed groups were organised.

4. HEALTH AS AN INSTITUTION

The results below delve into older adults' perception of health, focusing on healthcare institutions, care, family, and medical advances. Through a profound analysis of these dimensions, we can gain a better understanding of how their vision of health is shaped, how they interact with healthcare systems, how they value the care they receive, the role of the family in their well-being, and how they adapt to scientific and technological advances.

Care represents an essential dimension in the lives of older individuals. The attention and support they receive from their loved ones and healthcare professionals significantly impact their physical and emotional well-being. It is crucial to analyse how older adults perceive this care, whether they feel valued and respected in their particular needs, and how this perception influences their quality of life. Furthermore, it is essential to reflect on the role of caregivers, their recognition of their work, and the policies and resources available to facilitate their tasks.

Family plays a fundamental role in the lives of older adults, both in terms of care and the interpretation of health. Older individuals' perceptions of their health may be influenced by the experiences and expectations passed down by previous generations. The family can also provide emotional and social support during illness and frailty. However, demographic and social changes in recent times have posed new challenges to the traditional family model and, therefore, to the perception of health in older adults. How do family diversity and geographical mobility affect their well-being and care? These questions lead us to reflect on the role of the family in healthy ageing and the importance of promoting broader social support networks.

On the other hand, medical and technological advances represent an ever-evolving reality that also impacts the perception of health among older adults. Scientific progress has succeeded in extending life expectancy and improving the quality of life for this age group. However, it is crucial to understand how older adults perceive and assimilate these medical advancements. Do they feel benefited by new technologies and treatments? Is there a generational gap in the adoption of these innovations? Reflecting on these inquiries will allow us to explore the interaction between medical advances and the perception of health in this population group.

4.1. The cares. Family and Care Homes

The family is primarily conceived as an affective space. As a reinforcement of the affective character in relationships, maintaining a socio-affective network is as essential as the family itself. This condition fundamentally differs from other forms of relationship between social representation and identity constructions. Individuals construct a representational model of old age from birth based on elements gathered from the social environment and personal experience. They suddenly find themselves belonging to that specific group—or society attaches them to it. In this process, individuals expect to be treated according to that model, and this is where the first contradiction arises in contemporary societies: "Older people were better cared for in the past."

> - Before, older people were taken care of more.
> - They treated you with affection because they were attentive to you because I took care of my parents at all times... and I gave everything when they were sick for them, and then the young people... they put you in a nursing home, and it's your life... because we can't take care of you, today young people can't take care of you, whereas in the past, they were taken care of, they went to work and did everything, but back then we were foolish.
> - Nowadays, nothing, because everyone works, everyone has an excuse.
>
> (Discussion group fragment)

Thus, the individual expects a reproduction of the social conditions that, within their imagination, should be linear or coherent with their constructed model over time. In such a way that if the elders were treated in a specific manner during their time, and in fact, they treated their parents according to that pattern, now that they are in the same condition, they expect society's response and that of their immediate environment, the family, to be similar.

The fundamental cause of this change is attributed to new forms of social relationships and, above all, to the changes in the construction of feminine identity. In the first case, it is blamed on the demands of the current productive market, whose goal of maximising productivity absorbs the time parents should dedicate to the family.

> - As women are now working... before, women were more focused on the family... now they are equal, both men and women.
> - But now, if you help them a lot, everything is fine, but if you don't help them... they are selfish.
> - ...they are equal... it's a reality... the woman who does the work outside and then has to do the housework.
> - In my building, there is a lady who is 98 years old, she hasn't left her house, she has been bedridden for five years, and she's like that... a caregiver comes in the morning for a few hours and another one in the afternoon, she can't hear, she can't see... anything... and she's there... that's not living... but her daughter is taking care of her, and if she had put her in one of those places, she wouldn't have lasted a month.
> - I have a friend who has two sons... and she says that anyone who doesn't have daughters should buy one.
> - Well, I don't want one even if it's bought..."

> *- I can't complain about anything because it was my choice to be here, but I complain that my children couldn't have me in their house, but it's not because of the children... it's because of the women who don't want to be tied to an older woman, and they want to be free and do what they want and not have to take care of an older person. Now the selfishness of the women we have, if it's their own mother, it's not the same, they love her a lot... their mother...*
>
> *(Discussion group fragment)*

The disintegration of the traditional family system and the subversion of the functional models of its members create a new space for consumption in the public sphere: elder care services. What has been happening – and is already established – is a shift of the functions of the traditional family towards state institutions. The current family is increasingly unprepared for the care of its members. These functions are increasingly being transferred to institutions: healthcare for children goes to paediatricians; education goes to schools; leisure goes to television, video games, or summer camps.

The repeated phrase "it's not like it used to be" is always a romanticised view of the past and a disappointing view of the present. It implies a reproach from the maternal/paternal "self" that has sacrificed everything for their children's education and now expects reciprocity, needing the care and affection they once provided. However, if, in the present, that maternal/paternal "self" increasingly displaces its "traditional functions" towards state institutions, it is evident that we are heading towards a consolidation of the assumption of responsibility for elder care by specialised institutions, where the "offer" of care and affection becomes a profession.

On the part of the family, and due to the representational models of its functionality, a sense of guilt also takes root when not responding to the older adult and society in the expected way. The most traumatic rupture is the relocation of the elderly to care homes responsible for their care and attention. It should not be forgotten that the affective biography of the individual is written upon the objects of their immediate environment, from which they are uprooted when they move to a care home. Each part of their home - a chair, the closet door, the kitchen lamp, the decoration on the shelf - is historiographed in the individual's mind, becoming the constructing and constitutive objects of their identity. The separation from them constitutes an act of symbolic violence that deepens the disconnection/exclusion to which the older adult is subjected.

Geriatric institutions still carry a stigma today as a metaphor for family abandonment. The traditional roles of the family, especially the female members, have found their purpose in caregiving. This has become so normal that any gesture of transferring the caregiving function to another institution is seen as an act of expulsion from the individual's natural space, the family.

Care homes have become the institutional space par excellence to which this functionality has been transferred. Care homes from which all negative emotions have been channelled and upon which falls the burden of representing family abandonment, lack of affection, and loss of identity. However, this way of thinking, at least for those currently living in the Care homes who participated in this study, and precisely because of that already explained the notion of "being content," expresses a positive view of it.

> *- But this is a place where you are comfortable and well taken care of, and if something happens to you... you can call someone and ask for help and all that... the truth is, it is challenging.*
>
> *- And we must thank God because not everyone can be in a facility like this.*

> - We must always look at the positive side.
> - I am here with my husband, and it's fortunate.
> - I don't dismiss the option of a nursing home.
> - ... it's tough to be left there.
> - ... if it's a personal decision, no. If you must be alone, it's better to be in a place where you will be well taken care of.
>
> (Discussion group fragment)

It is evident, and this is perfectly noticeable in the interventions, that the relationship with the care home will depend to a large extent on each person's trajectory. Nevertheless, it is also true that there is a difference between what the care home symbolically represents as family abandonment and social isolation, which inevitably appears in the emotions of the interviewees and what they express when explicitly asked about their situation within the care nursing.

Care homes are seen as a failure. Even by the media, an often "gloomy" and "afflicted" image of the elderly person whose end has been in the care home is portrayed. What exists is not a denial of the institution itself but a feeling of emptiness and reproach towards the family for the abandonment. However, the advantages of being in a Care home, especially regarding immediate medical attention and care, are acknowledged, although it is experienced as a loss of physical and emotional space.

In the case of the interviewees who did not live in the care home, this problem is not explicitly apparent. In contrast, there are references to the changes in elder care by their children; this, although with some reproach, is experienced with more naturalness, which is logical considering their different experiences and current situation.

However, the residential care facility, socially represented as an expression of abandonment, loneliness, and lack of affection, is increasingly shifting towards notions of choice and guarantee of life, healthcare, and emotional encounters. The image of a "cold team of professionals" is giving way to a humanisation of care. The Care home ceases to be a form of abandonment and becomes a personal decision. It is no longer just the desire not to be a burden but also to have a certain independence that would otherwise be lost in the relationship with children.

The truth is that one of the characteristics of current society could act as a catalyst for the subjective experience of old age. We refer to the abundance of information circulating today, serving as an educational form and preparation for what is to come. Indeed, the society where the current older generation grew up shared their experiences within a community circle. Things "were" a certain way because they had always been that way, and therefore, they would always be so. There was no access to any other type of experience, especially scientific opinions or narratives from mass media. However, the current generation has access to much more information than the previous one, and while this may not be sufficient, it allows them to anticipate what may come. Their experience is no longer solely focused on their immediate surroundings, as they have a greater diversity of strategic models to embrace old age. This, in turn, enables them to be better prepared to face it. This is well reflected in their discourse when current parents already acknowledge that they do not want to be "a burden to their children" and they are already prepared in some way to spend their old age in institutionalised spaces such as care homes or senior centres. This position is also assumed by older individuals in care homes, despite the reproach they may express at times.

The changes that have occurred in the way elderly individuals are cared for are a result of a general shift in society, particularly in intrafamily and intergenerational relationships, which will have an impact on how these connections are perceived in the future. What may currently be seen as abandonment could become a need for safeguarding personal space in the future. If, as continuity theory (Rodríguez, 1979) suggests, individuals will be in their final stage of life what they have been throughout their lives, perhaps the needs of older adults will shift towards a more individualised life, towards the "selfishness" of modern life that is currently criticised morally.

However, now we enter the realm of speculation, with the current crisis of the State - and the Welfare State - what is increasingly expected and demanded as a responsibility of the State, could it reverse to a return to traditional forms of family and its role as a primary caregiving institution? Will social groups take control of this care, building their survival "cooperatives"? There could be a possibility for older adults to become a group with their autonomy, separate from the State, capable of generating their forms of social collaboration and meeting their needs according to their generational status. It should be noted that the forms we now call non-traditional family structures - consensual, single-parent, blended, reconstituted, same-sex parents - will necessarily have an impact on how future relationships between society and older adults are understood.

4.2. Medical advances and the value of health institutions

If in the speeches of the elderly population in Madrid in the 1990s (Conde y Marinas, 1997), the "before" and "now" constituted a form of argumentation about the social and economic progress experienced by Spanish society, in the speeches of our interviewees, this overlaps with a certain sense of nostalgia and a need to return to traditional forms that modernity has not always exchanged with the promised effectiveness. Thus, the discourse of older people corresponds to the general social discourse, which rejects technological progress in, for example, nutrition as a healthy form of current lifestyle. The euphoria for modernity in lifestyles has diminished in the discourse, and a return to primary and traditional arrangements, especially in human-earth relationships, is demanded. As we indicated, while everyone indeed recognises that technological advances in medicine are the cause of increased life expectancy and improved quality of years lived, this same technology and its broader dimension as a driving force of economic development are viewed with suspicion and are also blamed for many of the problems currently affecting society.

For example, household appliances, higher levels of hygiene, personal cleanliness, etc., do not appear in recent speeches as significant, and it is taken for granted that these are intrinsic parts of everyday life. The focus of problems shifts more towards the fast pace of daily life, the difficulty of adapting to new technologies and new forms of communicative interaction, and the new social models and values.

On the other hand, medical and scientific development shapes the notions healthy older people hold and is deeply ingrained in the collective imagination. This is evident in the high frequency of references to the topic and, above all, the almost unanimous recognition of its contribution to curing certain diseases and their early detection. Actually, one of the peculiarities of this older generation is the representation of the possibility of "anticipation." Thanks to the development of medical science, the body's condition can be determined based on the analysis of clinical parameters, allowing for anticipation of any imbalances before the individual perceives them.

- People used to die earlier.
- Nowadays, diseases catch up with you sooner than before... in the past, they would die, for example, from a heart attack, and they would say they died from something else, but now we know what a person dies from and what they don't.

However, there is a certain suspicion regarding technological advancements in other areas, especially in the food industry, to the point of considering them as the source of current diseases.

> - With the use of fertilisers, it was thought that there would be increased harvests, more people would be fed, and there would be higher production. However, the potential drawbacks were not taken into account.
>
> - The issue with genetically modified organisms will cause a stir... in some countries, it's already happening... here, many of us are consuming them without even knowing, and that can turn out either very well or poorly in the long run.
>
> - We still don't know what will happen with GMOs because there hasn't been enough experimentation, and these processes may take 10 to 12 years... either nothing will happen or...
>
> - There has been progress in some diseases, but new ones are also emerging.
>
> (Discussion group fragment)

The discourse revolves around the paradox mentioned earlier: on the one hand, attributing the benefits of increased life expectancy and improvement in the quality of daily practices, and on the other hand, being responsible for the deterioration of human relationships and even the origin of diseases. This is not only related to specific aspects such as nutrition, where advancements in production capacity and its impact on reducing food scarcity and hunger are recognised, but also to other areas such as telecommunications.

However, there is a widespread positive opinion about the current benefits of the network of healthcare institutions dedicated to care and attention to health. Older adults see public healthcare as an advancement compared to their previous personal experiences, which, along with the aforementioned technological development, has contributed to and is a direct cause of improvements in the quality of life for the population in general and older people in particular. Similarly, the work of doctors and nursing professionals is evaluated positively.

However, what are older adults seeking in consultations? The consultation becomes a socio-affective space, a way to seek reestablishment of the social network, to communicate one's feelings, rather than just alleviating pain because apparently, therapy for pain relief seems to be contained within the communication of one's emotions.

The use - sometimes portrayed as abuse - of healthcare institutions by the elderly makes objective sense, as they have a higher incidence of chronic diseases and, therefore, a greater need to access healthcare services. Regarding the widespread opinion about the abuse committed by older adults, both in terms of medical consultations and medication consumption, an issue arises that has already been addressed in identity research. Within the discourse on identity, an "otherness" is always constructed against which the subject of the discourse is compared. Thus, while it is true that participants in the discussion groups consider these assertions to be legitimate, they never apply them to themselves but instead attribute them to an "other."

> - It's true that some people have drawers filled with medications and abuse them.

> - I have too many pills and not enough... there's a lack of medical control... a lack of control. Moreover, keep them because they will soon be discontinued, and that's a financial burden for the healthcare system. Only give the necessary ones... nothing more.
> - Many people didn't need them for themselves but needed them for their daughters...
> - That's normal.
> - But that shouldn't be the case.
> - And they give them to you.
> - I tell them... I don't want these... they answer me with what I need. Last time, they told me not to discard the prescriptions because we will run out of medicines, as they will be discontinued, so I'm keeping the ones I have. I have unused boxes...
> - That's what shouldn't happen.
> - Now you go monthly, and they give you the prescriptions you need.
> - It's logical that when you go to the doctor, you tell them... hey, I no longer take this.
> - I tell them I have these at home... don't make me have more.
> - The blame lies with those doctors because they prescribe many pills. I told them... hey, don't give me so many pills; it's a burden on the healthcare system.
> - And they don't give me the pills I need, but they give me a bunch of others because they will be discontinued... if you have prescriptions, keep them, don't discard them. They say the system is malfunctioning.
>
> (Discussion group fragment)

There is a double sense of blame for medication consumption abuse and its consequent burden on the healthcare system. On the one hand, there is recognition, always attributed to "others," of abuse in acquiring and consuming medications, often associated with a culture of hoarding in case of scarcity. On the other hand, direct blame is placed on the healthcare system, specifically on the doctors who prescribe such medication. Pharmaceutical companies are also mentioned separately for not aligning the dosage with packaged quantities. It is also pointed out that advertising often influences medication consumption, reinforcing the perception of the "need" for medicines when considering the process of medicalising food (Díaz y González, 2008).

5. CONCLUSIONS

The process of ageing connected to physical decline is strongly associated with the concept of the "dismantling" of the traditional family model and its roles in caring for elderly individuals. The primary reason for this transformation is the emergence of new forms of social connections and, primarily, the changes in shaping women's identities.

The breakdown of the conventional family structure and the disruption of its functional norms create a new realm of consumption within the public sphere: elderly care services. What is currently happening and firmly established is a transfer of the traditional family's responsibilities to governmental institutions. Care facilities have become the ultimate institutional spaces to accommodate these functions. These facilities have shouldered the burden of representing family abandonment, lack of affection, and loss of identity, effectively channelling all negative emotions associated with such notions. However, the perception of care homes as symbols of neglect, loneliness, and disrespect is gradually shifting towards concepts of choice and assurance, providing life preservation, healthcare, and emotional connections.

The discourse of older adults aligns with the broader social discourse that dismisses technological progress, particularly regarding food choices as a healthy aspect of contemporary lifestyles. Enthusiasm for modern ways of life has diminished in public speeches, advocating instead for a return to basic and traditional practices, particularly humanity's connection with the land. Although technological advancements in medicine are universally recognised as the reason for increased life expectancy and enhanced quality of life, the same technology, with its broader implications for economic development, is met with suspicion and is held responsible for many of today's societal problems.

There is a widespread belief in the current benefits of the network of healthcare institutions that provide medical treatment and attention. Older individuals perceive advancements in public health based on their personal experiences, which, combined with the aforementioned technological progress, have contributed to and directly resulted in improved overall quality of life, especially for older adults.

6. REFERENCES

Abric, J. C. (2001). Las Representaciones Sociales: aspectos teóricos. *Prácticas sociales y representaciones*. Ediciones Covoacén.

Conde, F. y Marinas, M. (1997). *Las representaciones sociales sobre la salud de los mayores madrileños*, Documentos Técnicos de Salud Pública, 50, Instituto de Salud Pública.

Díaz, C. y González, M. (2008). Industria y alimentación: de la publicidad referencial a los alimentos funcionales. *Alimentación, consumo y salud*, (pp. 105-129). Fundación "la Caixa", Colección Estudios Sociales, 24.

Rodríguez, J. E. (1979). Perspectiva sociológica de la vejez. *Revista española de investigaciones sociológicas*, (7), pp. 77-97.

EL DERECHO A LA EDUCACIÓN DENTRO DEL MARCO NORMATIVO EUROPEO. DESIGN THINKING AL SERVICIO DE LOS MENORES HOSPITALIZADOS

Marta Ruiz Revert[1]

El presente texto nace en el marco del proyecto Jean Monnet "Legal Design Thinking and Legal Visualization, Towards an Understandable EU Law (620987.EPP.1.2020-1-ES-EPPJMO-PROJECT).

1. INTRODUCCIÓN

La Declaración de Ginebra de los Derechos del Niño, aprobada en 1924, fue el primer texto histórico que recogió los derechos específicos de los niños, así como las obligaciones y deberes que los adultos tienen con respecto a ellos y a su bienestar. No fue hasta el año 1959, momento en el que la Asamblea General de las Naciones Unidas, viendo las deficiencias que presentaba la primera Declaración Ginebra de los Derechos del Niño de 1924, aprobó una segunda declaración. En este caso, se redactó la Declaración Universal de los Derechos de los Niños, tratado que contempla por primera vez el derecho a la educación y a un tratamiento especial para aquellos niños que sufren alguna discapacidad mental o física. De acuerdo con Peirats y Granados (2015, p. 188) "la educación del niño debe garantizarse en cualquier contexto en el que transcurra su vida, siendo necesario proporcionarle una enseñanza global y sistémica" y el contexto hospitalario no está exento de ello. Y es que tal y como afirman González *et al.* (2002, p. 346), "la escuela y la vida no pueden ser separadas y menos aún si la vida pasa por un estado de limitación".

A modo de resumen, es interesante presentar en la tabla 1 los documentos que han recogido a lo largo de la historia reciente los derechos de los niños hospitalizados en Europa.

Organismo	Año	Documento
Save the children	1924	Declaración de Ginebra de los Derechos delos niños.
Asamblea general ONU	1948	Declaración de los derechos Humanos.

Organismo	Año	Documento
Asamblea general ONU	1959	Declaración Universal de los Derechos de los niños.

---

1. Universidad Cardenal Herrera CEU (España)

National Association for the Welfare of Children in Hospital – NAWCH	1986	Carta Europea de los niños hospitalizados.
European Association forChildren in Hospital	1988	Carta EACH.
Convención Internacional delos Derechos de los niños	1989	Tratado del derecho a la protección de los niños.
Hospital Organization ofPedagogues in Europe	2000	Carta Europea sobre el Derecho a la Atención Educativa de los Niños yAdolescentes enfermos.

Tabla 1. Documentos que han regulado los derechos de los niños en Europa. Fuente: Elaboración propia.

En la misma línea que Peirats y Granados (2015), Serradas (2008) afirma que de nada sirve que los derechos de los niños queden recogidos en declaraciones, documentos legislativos o tratados, si después no hay personas que velen por su defensa, pues en palabras de la autora

> no es suficiente con que se proclamen preciosas declaraciones y se elaboren documentos desde las reformas sociales que ellos contienen, si las personas no los leen y si los miembros de la sociedad no se incorporan a una lucha que tiene como impulso básico el propio convencimiento de los miembros de la comunidad sobre la importancia de los beneficios que se lograrán con la puesta en práctica de los contenidos de tales declaraciones y documentos. (p. 60)

Autores como Simón et al. (2019) consideran que la educación, vista desde la perspectiva de los derechos, puede empoderar a la sociedad desde una edad temprana. Todos los niños y adolescentes, incluyendo aquellos que no pueden asistir al sistema educativo regular debido a problemas de salud, deben recibir educación. Es por tanto de suma importancia que los sistemas educativos velen por el derecho a la educación de niños y niñas en situación de vulnerabilidad a causa de la aparición de una enfermedad que les obligue a permanecer ingresados o convalecientes y atiendan a la diversidad en todas sus formas, asignando los recursos necesarios para garantizar la igualdad de oportunidades educativas.

Actualmente, los derechos de los niños hospitalizados, así como el fomento y su defensa dentro de las instituciones hospitalarias, es un área de interés creciente para las personas que se dedican a la atención de los pequeños pacientes hospitalizados en favor de su calidad de vida y la autora defiende que los derechos del niño tienen aplicación en todos los espacios donde se desarrolla la vida de los menores, con mayor razón en el interior de las entidades destinadas a su bienestar, como es el caso de los hospitales, donde la vida es el eje del quehacer cotidiano. Preocupa, sin embargo, que niños que ingresan a los hospitales por un determinado problema de salud, superen este problema, pero queden en algunos de ellos temores, ansiedades, retrasos del desarrollo y otras repercusiones negativas. De allí surge la pregunta sobre lo que pasa en su interior, con miras no solo a calificar el pasado o a evaluar el presente, sino a proyectar un futuro donde los derechos del niño sean un marco referencial permanente para las personas que trabajan por su salud, y las instituciones sean líderes y modelo para la comunidad en general, en la aplicación y cumplimiento de estos derechos (Simón et al., 2019, pp. 59-60).

Velar por el derecho a la educación de los niños hospitalizados pasa por tener un conocimiento profundo de las consecuencias que sobre estos menores tiene la hospitalización y las alteraciones que de ella se pueden derivar, sin obviar los beneficios que una adecuada atención (también educativa) reportan sobre ellos y sus familias. Es por ello por lo que consideramos que la incorporación de la herramienta *Desing Thinking* en las aulas hospitalarias puede ser útil para abordar los desafíos y necesidades de los niños que están en tratamiento médico dentro de las instituciones hospitalarias. Algunas formas de aplicación del *Design Thinking* en las aulas hospitalarias y sobre las cuales versa el diseño de nuestra propuesta son:

- Crear espacios de aprendizaje flexibles y adaptativos que puedan satisfacer las necesidades educativas de los niños hospitalizados.
- Utilizar técnicas de diseño para mejorar el ambiente y la estética de las aulas hospitalarias.
- Utilizar técnicas de diseño para comprender el trance de la enfermedad y su tratamiento.

Se trata por tanto de un enfoque centrado en el ser humano que busca entender las necesidades, deseos y motivaciones de los niños hospitalizados para diseñar soluciones innovadoras y efectivas a sus circunstancias.

2. OBJETIVOS

Los objetivos de nuestro trabajo están estrechamente relacionados con las formas de aplicación del método *Desing Thinking* en las Unidades de Pedagogía Hospitalaria, siendo estos:

- Involucrar a los profesionales de la educación que ejercen en las aulas hospitalarias en la adecuación de éstas, con el fin de que los espacios de aprendizaje respondan a las necesidades de sus usuarios.
- Hacer uso del *Desing Thinking* para mejorar el ambiente y la estética de las aulas hospitalarias.
- Utilizar las técnicas de diseño que nos ofrece el *Desing Thinking* para que los pacientes pediátricos lleguen a comprender sus enfermedades y tratamientos pertinentes.

3. METODOLOGÍA

La metodología sobre la que versa la propuesta de innovación dirigida a velar por el derecho a la educación de los niños hospitalizados dentro del marco legal europeo es el *Desing thinking*. Podemos definir el método como un enfoque centrado en el usuario y en la comprensión de las necesidades y perspectivas de los menores hospitalizados con el objetivo de encontrar soluciones que sean efectivas y relevantes para ellos.

Aunque es importante tener en cuenta que existen diferentes versiones y enfoques del *Design Thinking*, y que las fases pueden variar dependiendo de la fuente consultada, en esta propuesta vamos a seguir a los siguientes autores:

Según Brown (2009), la primera fase del método es empatizar. En esta fase se busca comprender a los usuarios y sus necesidades. Cuando aparece una enfermedad que requiere hospitalización, se produce una ruptura del equilibrio que hasta el momento había sido una tónica en la vida del menor. La aparición de la enfermedad no supone únicamente un problema de salud. Es más, no somos conscientes de la vulnerabilidad del ser humano hasta que la enfermedad irrumpe en nuestras vidas (Weinstein, citado en Amigo et al., 2009). No hay que olvidar, que la hospitalización supone el desarraigo del niño de sus contextos de referencia como la escuela y el hogar (Ruiz, 2016). Es por ello por lo que la atención educativa en el contexto hospitalario devuelve al niño una de sus parcelas de referencia y el *Desing Thinking* es una herramienta óptima compensar las limitaciones que la nueva situación sobrevenida conlleva.

Autores como Brown (2009) o Kimbell (2012) establecen que la segunda fase debe centrarse en definir el problema. En esta fase se busca identificar el problema específico que se quiere resolver y definir claramente los objetivos. Los niños hospitalizados sufren una serie de alteraciones derivadas de la enfermedad y/u hospitalización. De entre las más frecuentes destacamos alteraciones del comportamiento como la agresividad, trastornos del sueño y del apetito; alteraciones cognitivas: déficit de atención, dificultad para concentrarse y alteraciones emocionales: ansiedad, miedos, depresión, apatía, falta de interés (Ruiz, 2016).

Según Kelley y Kelley (2013), la tercera fase del método se centra en idear soluciones. En esta fase se busca generar una amplia gama de ideas para abordar el problema identificado. En nuestra propuesta, se invitará los alumnos usuarios de las aulas hospitalarias a usar el *Desing Thinking* como herramienta para crear espacios de aprendizajes móviles, por ejemplo, trabajando en línea desde diferentes espacios, incorporando elementos lúdicos y creativos en el espacio de aprendizaje para fomentar el bienestar emocional y la creatividad, así como utilizar la técnica de diseño para comprender y afrontar la enfermedad.

Siguiendo en este punto a Schaffner y Wiggins (2017), la aplicación del *Desing Thinking*, la cuarta fase se centra en prototipar, así que tras una breve formación destinada a los profesionales de la educación que ejercen en las aulas hospitalarias, centrada en el uso de la herramienta, los usuarios de las aulas hospitalarias podrán crear prototipos o modelos tempranos de las soluciones propuestas para probar y refinar.

Para finalizar, retomando a Brown (2009), se planteará testear los prototipos diseñados, con el objetivo de obtener retroalimentación y mejorar las soluciones propuestas.

4. DESARROLLO DE LA INVESTIGACIÓN

Al utilizar el *Design Thinking* en aulas hospitalarias, los educadores pueden crear un ambiente más inclusivo y personalizado para los estudiantes hospitalizados, lo que les permite participar en su educación de manera significativa y efectiva. Esto puede ayudar a mejorar la recuperación del paciente y su experiencia en el hospital.

Enfoque centrado en el usuario: el *Design Thinking* se centra en las necesidades y experiencias de los usuarios, en este caso, los niños hospitalizados y sus familias. Al centrarse en sus necesidades, se puede diseñar un espacio educativo que se adapte a sus necesidades y expectativas.

Soluciones creativas: el *Design Thinking* fomenta la creatividad y la generación de soluciones innovadoras para resolver problemas complejos. Esto puede ser especialmente importante en el diseño de aulas hospitalarias, donde se deben tener en cuenta las limitaciones y desafíos únicos del entorno hospitalario.

Flexibilidad y adaptabilidad: el *Design Thinking* se enfoca en crear soluciones flexibles y adaptables que puedan ajustarse a las necesidades de los usuarios. En las aulas hospitalarias, esto puede ser esencial para asegurarse de que los niños puedan seguir aprendiendo y progresando a pesar de los cambios en su salud y sus circunstancias.

Colaboración y *feedback:* el *Design Thinking* fomenta la colaboración y la retroalimentación constante de los usuarios, incluyendo a los niños, sus familias y los profesionales de la salud. Esto puede ayudar a asegurarse de que el espacio educativo responda a sus necesidades y expectativas.

Mejora continua: el *Design Thinking* es un enfoque iterativo que fomenta la mejora continua y la adaptación a medida que se aprende más sobre las necesidades de los usuarios. En el contexto de las aulas hospitalarias, esto puede ser especialmente importante para asegurarse de que se sigan satisfaciendo las necesidades educativas de los niños y sus familias a medida que cambian sus circunstancias.

5. CONCLUSIONES

El desarrollo de la acción educativa en el contexto hospitalario conlleva una serie de particularidades que exigen que los profesionales de la educación que desarrollan su carrera profesional en este ámbito cuenten con una formación actualizada que les permita dar respuesta a las necesidades de los usuarios de las UPH. Las metodologías activas centradas en el usuario son herramientas muy útiles, más si cabe si nos encontramos ante contextos complejos, que requieren de una atención personalizada, integral y muy profesional como es el contexto educativo dentro de las instituciones hospitalarias. El *Desing Thinkink*, como metodología centrada en el usuario, puede ser una herramienta optimizadora de la calidad de vida de los menores hospitalizados ya que, tal y como se ha anticipado en el *abstract* del presente trabajo, nos permite trabajar en las Unidades de Pedagogía Hospitalaria ofreciendo a los alumnos la oportunidad de participar de forma activa en la comprensión de la enfermedad y su tratamiento así como en la mejora del entorno, trabajando en equipo junto al resto de usuarios y sus docentes, quienes a través de *Desing Thinking* pueden convertir las aulas hospitalarias en espacios de aprendizaje flexibles y adaptativos a una realidad tan cambiante como la del contexto hospitalario.

6. REFERENCIAS

Amigo, I., Fernández, C. y Pérez, M., (2009). *Manual de Psicología de la salud*. Pirámide.
Brown, T. (2009). *Change by design: How design thinking transforms organizations and inspires innovation*. HarperBusiness.
AKOJU (2023). *Déclaration de Genève du 26 Septembre 1924*. https://acortar.link/Fxxu7X
Observatorio de la infancia (2023). *Declaración de los Derechos del Niño, proclamada por la Asamblea General en su resolución 1386* (XIV), de 20 de noviembre de 1959. https://acortar.link/ptDMRj
González, F. E., Macías, E. y García, F. (2002). La Pedagogía Hospitalaria: reconsideraciones desde la actividad educativa. *Revista Complutense de Educación, 12*(1), 303- 365. https://acortar.link/ExBBrw
Kimbell, L. (2012). Rethinking design thinking: Part II. *Design and Culture, 4*(2), 129-148. https://doi.org/10.2752/175470812X13281948975413
Peirats, J. y Granados, J. (2015). Las Unidades Pedagógicas Hospitalarias y el aprendizaje por Proyectos de Trabajo. *Aula de encuentro, 1*(17), 187-211. https://revistaselectronicas.ujaen.es/index.php/ADE/article/view/2263/1988
Ruiz, M. (2016). *Pedagogía hospitalaria. Hacia el diseño de una propuesta de competencias específicas para la formación docente*. (Tesis doctoral, Universitat de València). https://roderic.uv.es/handle/10550/54899
Schaffner, D. y Wiggins, B. (2017). *Prototyping: A practitioner's guide*. O'Reilly Media.
Serradas, M. (2008). Los derechos de los niños hospitalizados: Un compromiso ineludible. *Archivos Venezonalos de Puericultura y Pediatría, 71*(2), 59-66.

file:///C:/Users/mar20/Downloads/Losderechosdelosnioshospitalizados.pdf

Simón, C., Barrios, A., Gutiérrez, H. y Muñoz, Y. (2019). Equidad, Educación Inclusiva y Educación para la Justicia Social. ¿Llevan todos los caminos a la misma meta? *Revista Internacional de Educación para la Justicia Social, 8*(2), 17-32. https://revistas.uam.es/riejs/article/view/riejs2019.8.2.001/11665

ESTUDIO DESCRIPTIVO DE LOS CAMBIOS EXPERIMETADOS EN EL PATRÓN NUTRICIONAL Y EN ALGUNOS HÁBITOS DE SALUD POR LA POBLACIÓN ADULTA JOVEN ESPAÑOLA SEGÚN EL LUGAR DE RESIDENCIA

Elena Sandri[1]

El presente texto es un resultado parcial de la tesis en curso de la doctoranda Elena Sandri cuyo título es: "Estudio de los hábitos sociales y del perfil nutricional de la población adulta joven española"

1. INTRODUCCIÓN

La salud es un concepto complejo y multifactorial, determinado por aspectos genéticos, hábitos de comportamiento personal, condiciones socioeconómicas y educativas y el entorno en el que vive una persona (como el ruido ambiental, la calidad del aire o las condiciones de la vivienda) (Diomidous & Magdalinou, 2020; Freitas *et al.*, 2020; Gourevitch *et al.*, 2019). Las causas que predisponen a la enfermedad existen en gran medida en los países del tercer mundo, y parece anómalo que allí las personas alcancen una vida larga en cambio en los países desarrollado la esperanza y la calidad de vida son muy diferentes (Avendano & Kawachi, 2014; Cotache-Condor *et al.*, 2023).

España es un país europeo que pertenece a los países occidentales del primer mundo donde el nivel socioeconómico y la calidad de vida en general son altos. Es un país mediterráneo con unas condiciones geográficas y climáticas envidiables en comparación con otros países del norte de Europa, aunque necesita mejorar en aspectos relacionados con la salud, la seguridad, el mercado laboral, la educación, la investigación y la gestión medioambiental en comparación con otros países europeos (Navarro *et al.*, 2016).

España es un país donde cada región tiene una autonomía muy amplia; la constitución española asume la unidad de España, pero reconoce el derecho a la autonomía de las nacionalidades y regiones que la forman. Esta autonomía territorial en términos jurídicos y administrativos se materializa en una profunda descentralización hasta el punto de que el funcionamiento efectivo del Estado se asemeja en muchos aspectos al de un Estado federal (Colino, 2020). Territorialmente, el sistema de descentralización se organiza con 17 Comunidades Autónomas y 2 ciudades con estatuto de autonomía: Ceuta y Melilla.

Existen diferencias significativas entre las regiones españolas. Estas diferencias pueden estar relacionadas con diversos factores como el clima, la vegetación y la geografía (Folgado-Fernández *et al.*, 2017). El factor cultural y lingüístico también juega un papel importante en estas diferencias regionales, de hecho, en España, junto con la lengua

---

1. Universidad Católica de Valencia (España)

española, existen otras lenguas oficiales como el catalán, el valenciano, el gallego y el euskera que son ampliamente habladas por los residentes de estas regiones. Las diferentes regiones de España tienen también culturas gastronómicas y comidas únicas que son una parte importante de la industria turística del país. Es bien sabido que la gastronomía puede ser un factor clave en la elección del destino por parte de los turistas, ya que les permite conocer mejor la cultura de un lugar a través de sus activos culinarios (Folgado-Fernández et al., 2017; Valverde-Roda et al., 2022).

Pero la gastronomía de un territorio no solo repercute en el turismo, también influye en la dieta y los hábitos de sus habitantes y tiene un impacto significativo en la salud y el bienestar. Por ejemplo, la dieta mediterránea se caracteriza por la variedad de verduras y el predominio de los vegetales, los cereales y las legumbres sobre los alimentos de origen animal. Esta dieta se complementa con una filosofía de vida que valora las relaciones personales, la búsqueda de la felicidad y la actividad física (M.T, 2019; Serra Majem et al., 2018).

Varios estudios realizados en los últimos años han demostrado cómo comer bien es de suma importancia porque afecta directamente a la salud. Por ejemplo, las actitudes de los padres hacia la dieta de sus hijos pueden influir en sus hábitos alimenticios y en su salud en general (Santiago et al., 2021). Una dieta equilibrada y sana es importante para los procesos hormonales y el bienestar general, y unos malos hábitos alimentarios pueden contribuir a la aparición de enfermedades crónicas (P & N, 2021; Perera et al., 2017). Una dieta incorrecta también puede favorecer el desarrollo de obesidad (Aparicio et al., 2019) o la aparición de enfermedades cardiovasculares (Hooper et al., 2011) o algunos tipos de cáncer (Requejo & Rodríguez, 2015).

Por todo lo anterior, se considera que el lugar de residencia y las condiciones ambientales en las que vive una persona pueden influir en sus comportamientos de salud, como la dieta, el tabaquismo y la actividad física (Amuzu et al., 2009). Así que, puede ser de interés para la salud pública conocer las diferencias que pueden existir entre las distintas regiones de España. Es por ello por lo que hemos centrado el objetivo de este trabajo en estudiar los cambios experimentados en el patrón nutricional y en algunos hábitos de salud por la población adulta joven española según el lugar de residencia.

2. OBJETIVOS

El objetivo principal es estudiar los cambios experimentados en el patrón nutricional y en algunos hábitos de salud por la población adulta joven española según el lugar de residencia.

El objetivo especifico es describir las variaciones del Índice de Masa Corporal (IMC) y del Índice de Nutrición Saludable de la población Española (IASE) según la Comunidad Autónoma de residencia.

3. METODOLOGÍA

3.1. Tipo de estudio y muestreo

Se realizó un estudio transversal prospectivo en la población española adulta joven residente en España. Se incluyeron españoles con edades comprendidas entre 18 y

45 años, excluyendo a aquellos sujetos que padecían enfermedades crónicas o que se encontraban en situaciones temporales que pudieran afectar a su dieta.

El estudio se realizó de acuerdo con la Declaración de Helsinki y fue aprobado por el Comité Ético de Investigación de la Universidad Católica de Valencia (código de aprobación UCV/2019-2020/152).

3.2. Instrumento

Los datos analizados en este estudio se obtuvieron mediante la difusión en línea de un cuestionario de elaboración propia utilizando una muestra probabilística en bola de nieve.

El cuestionario, compuesto por 53 preguntas, recogía datos sociodemográficos de la población junto con datos sobre la frecuencia de consumo de diversos grupos de alimentos y bebidas, el nivel de sedentarismo y actividad física, el consumo de alcohol y tabaco, y la cantidad y calidad del sueño nocturno.

La validez de contenido del cuestionario se aseguró utilizando un grupo piloto de 52 personas, con características similares a la población objetivo, y un grupo nominal de siete expertos en el campo de la salud y la nutrición: dos psicólogos, un nutricionista, un educador social, dos médicos de familia y un profesional de la comunicación. Tras el análisis de los resultados obtenidos del grupo piloto y del trabajo realizado por el grupo nominal, se obtuvo el cuestionario definitivo.

Para la difusión del cuestionario, el principal canal utilizado fue una cuenta de Instagram (@elretonutricional) creada específicamente para este fin, desde la que se contactó con varios profesionales e influencers para promover la difusión del cuestionario. También se enviaron correos electrónicos a diferentes asociaciones y establecimientos de toda España, seleccionados por su heterogeneidad de público (farmacias, clínicas, etc.) y se utilizaron otras redes personales de los investigadores (LinkedIn, Twitter, WhatsApp y Facebook).

La encuesta estuvo disponible para su respuesta online entre agosto de 2020 y noviembre de 2021.

3.3. Variables

Se recogieron variables sociodemográficas como sexo, edad, región de nacimiento y residencia, tamaño del municipio de residencia, trabajo, nivel de estudios, nivel de renta y residencia habitual. Variables antropométricas y de salud como peso, talla, estado de salud autopercibido, enfermedades que pudieran modificar su dieta y síntomas de trastornos alimentarios. Se recogieron datos relacionados con los hábitos nutricionales: número de comidas al día y frecuencia de consumo de diferentes alimentos y bebidas. Por último, se recogieron otros hábitos relacionados con la salud: nivel de sedentarismo y actividad física, hábitos sociales, sueño, tabaquismo y consumo de alcohol.

Tras la recogida de datos, las variables cualitativas de frecuencia de consumo de alimentos y frecuencia de repetición de los hábitos se categorizaron mediante una puntuación de 1 a 4, asignándose una puntuación de 1 a un hábito que no se practicaba nunca o casi nunca, una puntuación 2 a un hábito que se practicaba esporádicamente o pocas veces, una puntuación 3 a un hábito que se repetía con bastante frecuencia y una puntuación 4 a un hábito que se repetía siempre o casi siempre.

3.4. Análisis de datos

Las variables discretas se muestran como valores absolutos y porcentajes. Las variables continuas se muestran como media y desviación estándar. Para el análisis de las variables continuas, se utilizó la prueba no paramétrica de Mann-Whitney cuando se compararon dos grupos o la prueba de Kruskal-Wallis cuando se compararon tres o más grupos. Un valor $p < 0,05$ se consideró estadísticamente significativo. Los datos se analizaron con R Studio 4.2.3.

El IASE (Índice de Alimentación Saludable para la población española) se calculó utilizando una versión reducida del índice validada por Norte y Ortiz (Norte Navarro & Ortiz Moncada, 2011). La versión empleada incluye las variables «fruta», «verdura», «carne», «lácteos», «cereales», «legumbres» y «refrescos». Este índice analiza la frecuencia de consumo de los alimentos recomendados diaria y semanalmente, así como los alimentos de consumo ocasional. También examina la variedad dietética, esencial para una alimentación sana. Una puntuación máxima de 10 en un ítem indica el cumplimiento de las recomendaciones propuestas por la Sociedad Española de Nutrición Comunitaria (SENC) (Grupo Colaborativo de la Sociedad Española de Nutrición Comunitaria (SENC), 2016). La puntuación máxima del índice es 73.

Por último, los mapas de la Figura 1 y 2 se han realizado con Python 3.9.13.

4. RESULTADOS DE LA INVESTIGACIÓN

La Tabla 1 muestra las características de la muestra utilizada.

La Tabla 2 muestra la distribución de la población según la región de España en la que reside, y los valores medios de IMC e IASE para cada región. La mayor parte de la población se concentra en la zona de Madrid, Barcelona, Valencia y Sevilla, donde se encuentran las ciudades más grandes de España.

		Media ± DS o N (%)	
Hombres		3160 (17,77%)	
Mujeres		14621 (82,23%)	
Edad (años)		30,31 ± 7,53	
Edad hombres (años)		30,00 ± 7,73	
Edad mujeres (años)		30,38 ± 7,49	
	Totales	18-30 Años	>30 Años
Edad (%N)		9687 (54,48%)	8094 (45,52%)
Edad hombres (%N)	3160 (17,77%)	1835 (10,32%)	1325 (7,45%)
Edad mujeres (%N)	14621 (82,23%)	7852 (44,16%)	6769 (38,07%)
Nivel de estudios			
Educación básica	5660 (31,83%)	3508 (19,73%)	2152 (12,10%)
Educación superior	12121 (68,17%)	6179 (34,75%)	5942 (33,42%)
Nivel de ingresos			
Bajos	8301 (46,68%)	4877 (27,43%)	3424 (19,25%)
Medio-altos	7908 (44,47%)	3590 (20,19%)	4318 (24,28%)
No sabe – No contesta	1572 (8,85%)	1220 (6,86%)	352 (1,99%)

Tabla 1. Características de la muestra. Fuente: Elaboración propia.

Comunidades Autonomas	N	Media IMC	Media IASE
Andalucía	2239	23,779	52,601
Aragón	545	23,467	54,799
Asturias	513	24,040	54,997
Canarias	552	24,534	53,220
Cantabria	178	24,096	54,184
Castilla-La Mancha	622	23,817	53,552
Castilla y León	1071	23,659	55,436
Cataluña	2804	23,511	52,712
Ceuta y Melilla	22	22,851	52,318
Comunidad de Madrid	3170	23,247	54,107
Comunidad Valenciana	2671	23,204	53,513
Extremadura	337	24,001	53,529
Galicia	1191	23,902	54,110
Islas Baleares	402	23,441	54,108
La Rioja	88	23,779	55,051
Navarra	267	23,375	54,294
País Vasco	521	23,411	54,454
Región de Murcia	348	23,433	54,457

Tabla 2. Distribución de la población según las Comunidades Autónomas de referencia. Fuente: Elaboración propia.

La cornisa cantábrica parece tener un mayor IMC medio en comparación con el resto de CCAA. Canarias es la Comunidad con mayor IMC medio (24,534) y Ceuta y Melilla la "Comunidad" con menor IMC medio (22,851), se ve de forma visual en el gráfico de Figura 1.

El test de Kruskal-Wallis arroja un valor de p de 1,13e-14 indicando que existen diferencias estadísticamente significativas en el IMC entre CCAA. El chi-2 del test es de 104,82.

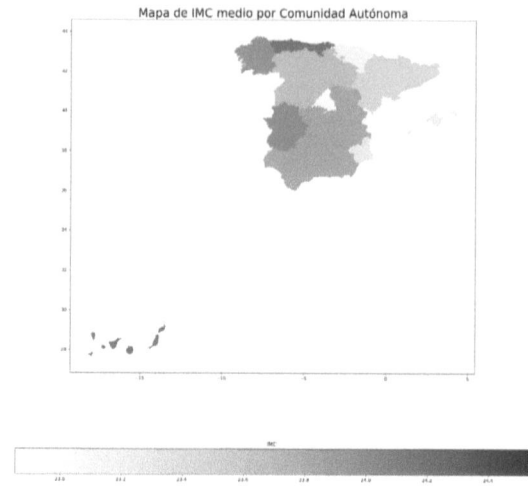

Figura 1. Mapa de la distribución del valor del IMC según las distintas regiones de España. Fuente: Elaboración propia.

La prueba de Kruskal-Wallis para el IASE arrojó un valor de p = 2,2e-16, lo que indica que existen diferencias estadísticamente significativas en el índice de nutrición saludable entre las distintas regiones de España, como también puede apreciarse visualmente en la Figura 2.

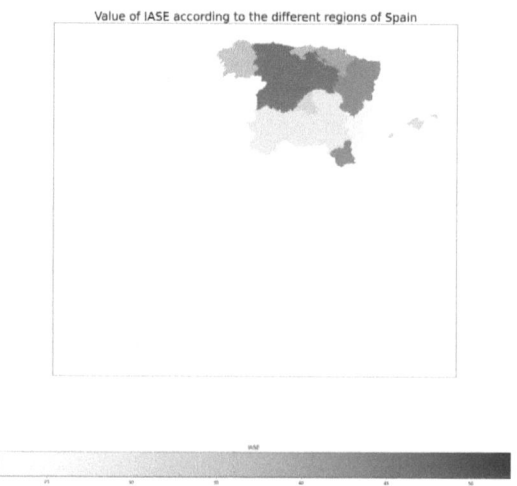

Figura 2. Mapa de la distribución del valor del IASE según las distintas regiones de España. Fuente: Elaboración propia.

Existe una marcada diferencia entre la zona norte de España (Asturias, La Rioja, Castilla y León) y la zona costera (Comunidad Valenciana, Cataluña, Canarias y Andalucía). Para estudiar esto con más detalle, comparamos el resto de los hábitos de nutrición y salud entre estas dos zonas geográficas para detectar diferencias significativas.

Los resultados se muestran en la Tabla 3.

	Costa mediterranea	Norte de España	p-valor
IMC	23,574	23,782	0,060
IASE	53,109	55,281	**1,516e-15**
Salud auto percibida	3,849	3,813	0,170
Sedentarismo	1,557	1,587	0,258
Nº comidas diarias	3,513	3,517	0,689
Min. deporte (min)	169,022	155,149	**0,001**
Consumo agua	3,452	3,393	**0,001**
Consumo café	1,632	1,718	**1,322e-05**
Consumo zumo	1,238	1,245	0,795
Consumo comida rápida	2,514	2,454	**0,004**
Consumo fritos	2,299	2,248	0,057
Consumo ultra procesados	2,421	2,490	**0,008**
Consumo pescado azul	1,906	1,903	0,749
Consumo pescado blanco	1,674	1,742	**3,294e-06**
Horas de sueño	2,561	2,545	0,423
Calidad del sueño	3,423	3,399	0,435
Levantarse descansados	2,529	2,514	0,354
Fumar	1,213	1,215	0,907
Salidas nocturnas	1,269	1,172	**1,750e-12**
Consumo de alcohol	1,709	1,763	**0,011**
Emborracharse	1,068	1,073	0,491

Tabla 3. Comparación entre de los hábitos nutricionales y sociales entre la costa mediterránea y el norte de España. **Fuente:** Elaboración propia.

Se encontraron diferencias significativas en IASE, minutos de deporte a la semana, consumo de agua y café, consumo de comida rápida y productos ultra procesados, consumo de pescado blanco, salidas nocturnas y consumo de alcohol.

5. DISCUSIÓN DE LOS RESULTADOS OBTENIDOS

Los resultados parecen indicar que la parte norte de España tiene una alimentación más sana que la zona costera. Prueba de ello es que el IASE de 55,281 es significativamente mayor ($p = 1,516$ e-15) que el de la zona costera (53,109). También se observa un menor consumo de comida rápida. La comida rápida se asocia a una nutrición menos saludable, riesgos cardiovasculares y riesgos de obesidad (Oliva Chávez & Fragoso Díaz, 2015; Pardo Escallón & Pardo Beltrán, 2021) y se aconseja consumirla muy esporádicamente. También se observa que en la zona norte se consume significativamente más pescado blanco ($p = 3,294$e-06). Comer pescado tiene varios beneficios para la salud humana. El pescado es una buena fuente de proteínas de alta calidad y nutrientes esenciales como ácidos grasos omega-3, yodo, selenio, vitamina D, taurina y péptidos bioactivos. El consumo regular de pescado se ha relacionado con una reducción del riesgo de cardiopatía coronaria, una mejora del desarrollo neurológico y una disminución de los factores de riesgo del síndrome metabólico (Adkins y Kelley, 2010; Chen *et al.*, 2022; Ollis *et al.*, 1999).

Puede sorprender que las zonas septentrionales tengan una dieta mejor que las mediterráneas. Tradicionalmente, la dieta española ha sido una dieta mediterránea, y la FAO (Organización de las Naciones Unidas para la Agricultura y la Alimentación) reconoce que la pirámide nutricional recomendada en España es muy similar a la dieta mediterránea (Burlingame, B.;Gitz, V.;Meybeck, 2015). La dieta mediterránea tiene numerosos beneficios para la salud, como la reducción de la inflamación, la mejora de la función inmunitaria y un menor riesgo de enfermedades crónicas como las cardiopatías, los accidentes cerebrovasculares, la obesidad, la diabetes de tipo 2 y ciertos tipos de cáncer. También puede ayudar a preservar la función cognitiva y contribuir a una salud y longevidad óptimas (Carlos et al., 2018; Eguaras et al., 2015; García-Fernández et al., 2014; Guasch-Ferré & Willett, 2021). Sin embargo, el consumo de alimentos en España ha cambiado significativamente en las últimas cuatro décadas. Las dietas mediterráneas tradicionales han sido sustituidas por una dieta más "occidentalizada", con una mayor ingesta de alimentos ultra procesados (Partearroyo et al., 2019; Romero Ferreiro et al., 2022). Ha disminuido el consumo de carne y derivados, y la elección de alimentos es menos variada.

Las ciudades de la costa mediterránea de España, como Barcelona, Valencia o Sevilla, con su agradable clima, el sol que brilla la mayor parte de los días del año y las playas, son un fuerte atractivo para turistas de todo el mundo. El turismo puede tener un impacto significativo en el menú y la cocina de los restaurantes y cafés locales y en los alimentos producidos y comercializados en un territorio determinado. La gastronomía contribuye al atractivo de los productos y servicios turísticos locales, incrementando los flujos turísticos, y que el impacto de las nuevas tendencias en la alimentación turística puede repercutir en el desarrollo del negocio de la restauración y el ocio (Romero Ferreiro et al., 2022). Esta mayor concentración de locales gastronómicos, de ocio y recreativos en las ciudades costeras se refleja en los datos de la muestra, que muestran una mayor frecuencia de salidas nocturnas de los residentes de esa región. En aquellas zonas donde la afluencia de turistas es más importante, la nutrición se resiente porque la comida mediterránea tradicional se sustituye por ofertas gastronómicas novedosas, diseñadas para atraer al público, pero no siempre pensadas para ser saludables. Esto podría explicar por qué en las zonas costeras mediterráneas la alimentación parece ser menos saludable que en el norte de España.

En cuanto a la bebida, los datos obtenidos parecen contrastados, ya que en el norte de España se bebe menos agua, más café y más alcohol que en la zona mediterránea. Esto podría explicarse por el clima significativamente diferente de las dos zonas estudiadas. La zona norte es más lluviosa y fría durante todo el año que las zonas sur y este de España. Por un lado, esto afecta a las necesidades de hidratación, es un hecho bien conocido que las temperaturas más altas y los climas soleados pueden provocar un aumento de la sudoración y de la pérdida de líquidos, lo que a su vez incrementa la necesidad de hidratación del organismo. Se recomienda beber mucha agua y otros líquidos para mantenerse hidratado en tales condiciones (M. N. Sawka et al., 1998; Michael N. Sawka & Montain, 2000). Por otro lado, también afecta al tipo de cocina: un clima más frío favorece la cocción de platos calientes, carnes rojas y guisos, platos que se marinan muy bien y que pueden digerirse aún mejor si se acompañan de vino.

Entre los hábitos saludables, encontramos que los habitantes de la zona costera mediterránea dedican bastante más tiempo a realizar actividad física que los del norte (169 minutos a la semana frente a 155 minutos). De nuevo, este hábito podría estar relacionado con el clima de cada zona, en las zonas donde el clima es más agradable y las temperaturas son más suaves durante la mayor parte de los meses del año y donde las precipitaciones son menores, es más fácil practicar deportes al aire libre y ser más activo (Wagner *et al.*, 2019).

Si nos centramos en analizar si estos hábitos sociales y nutricionales obtenidos de la muestra son saludables, podemos observar que en lo que respecta a la nutrición, es necesario realizar cambios para todos los grupos. Utilizando los mismos criterios seguidos en el estudio de Norte y Ortiz (Norte Navarro & Ortiz Moncada, 2011) para clasificar el IASE, clasificamos como Saludables aquellos valores de índice nutricional comprendidos entre 58,4 y 73, asignamos la clasificación de Necesitan cambios a los comprendidos entre 36,5 y 58,4 y No saludables a los inferiores a 36,5, vemos que para ambos grupos de población el índice nutricional medio obtenido se encuentra en el rango en el que son necesarios cambios.

Respecto a otros alimentos, el consumo semanal de pescado, tanto blanco como azul, también debería incrementarse en todos los grupos, ya que se encuentra entre muy pocas veces y uno o dos días a la semana, por debajo de las recomendaciones nutricionales semanales. Otros hábitos alimentarios son saludables para todos los grupos estudiados, como el consumo de fritos, platos preparados y comida rápida, que se limita a una frecuencia máxima de una vez a la semana, o incluso menos.

Por último, respecto a otros hábitos de salud, encontramos que todos los grupos realizan un nivel suficiente de actividad física semanal, que está por encima de los 150 minutos recomendados para obtener beneficios positivos para la salud (Organización, 2010). El consumo de alcohol también es limitado para todos los grupos, no superando una media de 2-4 veces al mes, al igual que el número de veces que un sujeto se emborracha, o el número de veces que un sujeto sale a altas horas de la noche, que es esporádico. El consumo de cigarrillos también es muy limitado y para todos los grupos la media de la población no fuma o es un fumador esporádico. Por lo tanto, estos hábitos sociales son saludables para todos los grupos. La cantidad de horas de sueño para todos los grupos se sitúa entre 6 y 7,5 horas, no muy lejos de la cantidad recomendada. Prueba de ello es que la mayoría de la población de todos los grupos analizados considera que la calidad de su sueño es buena o muy buena y afirma despertarse descansado (Chaput *et al.*, 2020). Mientras que para el grado de comportamiento sedentario se observa que es necesario implementar cambios en todos los grupos. Se ha demostrado que un estilo de vida sedentario tiene un impacto negativo en la salud y se define como "comportamiento sedentario" cuando se permanece sentado más de 6 horas al día (Patel *et al.*, 2010). En el caso de la muestra analizada, se trataba de una media de entre 7 y 9 horas al día.

5.1. Fortalezas y limitaciones del estudio

La principal fortaleza de este estudio radica en el tamaño de la muestra, muy amplia y representativa de toda España.

Como limitaciones, destacaríamos que los resultados se han obtenido a través de una encuesta online que, aunque permite una fácil selección de la población diana, puede presentar un sesgo de respuesta.

Hemos intentado minimizar las posibles respuestas falsas o inexactas utilizando un cuestionario cerrado y proporcionándolo de forma anónima. Al mismo tiempo, esperamos haber minimizado el posible sesgo causado por la falta de acceso a Internet centrando el estudio en la población con mayor nivel de acceso a Internet.

6. CONCLUSIONES

De los resultados podemos concluir que la zona norte de España presenta una nutrición más saludable en comparación con las zonas costeras (se incluyen las Islas Canarias), con un IASE más elevado, un consumo más frecuente de pescado y un consumo menos frecuente de comida rápida.

Para todos los grupos analizados son necesarios cambios en la alimentación y el sedentarismo, mientras que son saludables la práctica de actividad deportiva, el consumo de alcohol, tabaco y platos fritos, ultra procesados o de comida rápida.

7. REFERENCIAS

Adkins, Y. y Kelley, D. S. (2010). Mechanisms underlying the cardioprotective effects of omega-3 polyunsaturated fatty acids. *Journal of Nutritional Biochemistry*, *21*(9), 781–792. https://doi.org/10.1016/j.jnutbio.2009.12.004

Amuzu, A., Carson, C., Watt, H. C., Lawlor, D. A. y Ebrahim, S. (2009). Influence of area and individual lifecourse deprivation on health behaviours: findings from the British Women's Heart and Health Study. *European Journal of Cardiovascular Prevention and Rehabilitation : Official Journal of the European Society of Cardiology, Working Groups on Epidemiology & Prevention and Cardiac Rehabilitation and Exercise Physiology*, *16*(2), 169–173. https://doi.org/10.1097/HJR.0B013E328325D64D

Aparicio, A., Rodríguez-Rodríguez, E., Lorenzo-Mora, A. M., Sánchez-Rodríguez, P., Ortega, R. M. y López-Sobaler, A. M. (2019). [Myths and fallacies in relation to the consumption of dairy products]. *Nutricion Hospitalaria*, *36*(Spec No3), 20–24. https://doi.org/10.20960/NH.02801

Avendano, M. y Kawachi, I. (2014). Why Do Americans Have Shorter Life Expectancy and Worse Health Than Do People in Other High-Income Countries?, 35, 307–325. https://www.annualreviews.org/doi/10.1146/annurev-publhealth-032013-182411

Burlingame, B., Gitz, V. y Meybeck, A. (2015). Mediterranean food consumption patterns Diet, environment, society, economy and health.

Carlos, S., De La Fuente-Arrillaga, C., Bes-Rastrollo, M., Razquin, C., Rico-Campà, A., Martínez-González, M. A. y Ruiz-Canela, M. (2018). Mediterranean diet and health outcomes in the SUN cohort. *Nutrients*, *10*(4). https://doi.org/10.3390/nu10040439

Chaput, J. P., Dutil, C., Featherstone, R., Ross, R., Giangregorio, L., Saunders, T. J., Janssen, I., Poitras, V. J., Kho, M. E., Ross-White, A., Zankar, S. y Carrier, J. (2020). Sleep timing, sleep consistency, and health in adults: a systematic review. *Applied Physiology, Nutrition, and Metabolism = Physiologie Appliquee, Nutrition et Metabolisme*, *45*(10 (Suppl. 2)), S232–S247. https://doi.org/10.1139/APNM-2020-0032

Chen, J., Jayachandran, M., Bai, W. y Xu, B. (2022). A critical review on the health benefits of fish consumption and its bioactive constituents. *Food Chemistry*, *369*. https://doi.org/10.1016/J.FOODCHEM.2021.130874

Colino, C. (2020). Decentralization in Spain. *The Oxford Handbook of Spanish Politics*, 61–81. https://doi.org/10.1093/OXFORDHB/9780198826934.013.5

Cotache-Condor, C., Rice, H. E., Schroeder, K., Staton, C., Majaliwa, E., Tang, S., Rice, H. E. y Smith, E. R. (2023). Delays in cancer care for children in low-income and middle-income countries: development of a composite vulnerability index. *The Lancet. Global Health*, *11*(4), e505–e515. https://doi.org/10.1016/S2214-109X(23)00053-0

Diomidous, M. y Magdalinou, A. (2020). Health and Health Determinants. *Studies in Health Technology and Informatics*, 274, 3–9. https://doi.org/10.3233/SHTI200659

Eguaras, S., Toledo, E., Hernández-Hernández, A., Cervantes, S. y Martínez-González, M. A. (2015). Better adherence to the mediterranean diet could mitigate the adverse consequences of obesity on cardiovascular disease: The SUN prospective cohort. *Nutrients, 7*(11), 9154–9162. https://doi.org/10.3390/nu7115457

Folgado-Fernández, J. A., Palos-Sánchez, P., Campón-Cerro, A. y Hernández-Mogollón, J. (2017). Gastronomic products with identity and the development of the tourism destination. A study on cheese routes in Spain. *International Journal of Scientific Management and Tourism*.

Freitas, Â., Rodrigues, T. C. y Santana, P. (2020). Assessing Urban Health Inequities through a Multidimensional and Participatory Framework: Evidence from the EURO-HEALTHY Project. *Journal of Urban Health, 97*(6), 857–875. https://doi.org/10.1007/s11524-020-00471-5

García-Fernández, E., Rico-Cabanas, L., Estruch, R., Estruch, R., Estruch, R. y Bach-Faig, A. (2014). Mediterranean diet and cardiodiabesity: A review. *Nutrients, 6*(9), 3474–3500. https://doi.org/10.3390/nu6093474

Gourevitch, M. N., Athens, J. K., Levine, S. E., Kleiman, N. y Thorpe, L. E. (2019). City-Level Measures of Health, Health Determinants, and Equity to Foster Population Health Improvement: The City Health Dashboard. *American Journal of Public Health, 109*(4), 585–592. https://doi.org/10.2105/AJPH.2018.304903

Grupo Colaborativo de la Sociedad Española de Nutrición Comunitaria (SENC). (2016). Guías alimentarias para la población española; la nueva pirámide de la alimentación saludable. *Nutricion Hospitalaria*, 33, 1–48. https://www.nutricioncomunitaria.org/es/noticia/guia-de-alimentacion-saludablesenc

Guasch-Ferré, M. y Willett, W. C. (2021). The Mediterranean diet and health: a comprehensive overview. *Journal of Internal Medicine, 290*(3), 549–566. https://doi.org/10.1111/JOIM.13333

Hooper, L., Summerbell, C. D., Thompson, R., Sills, D., Roberts, F. G., Moore, H. y Davey Smith, G. (2011). Reduced or modified dietary fat for preventing cardiovascular disease. *The Cochrane Database of Systematic Reviews*, 7. https://doi.org/10.1002/14651858.CD002137.PUB2

Iglesias López, M. T. (2019). Culture and Mediterranean Diet. *International Journal of Nutrition, 3*(2), 13–21. https://doi.org/10.14302/ISSN.2379-7835.IJN-18-2272

Navarro, J., Ruiz, V. L. y Peña, D. N. (2016). The status of Spanish knowledge-based cities in the European context. *Transylvanian Review*.

Norte Navarro, A. I. y Ortiz Moncada, R. (2011). [Spanish diet quality according to the healthy eating index]. *Nutricion Hospitalaria, 26*(2), 330–336. https://doi.org/10.1590/S0212-16112011000200014

Oliva Chávez, O. H. y Fragoso Díaz, S. (2015). Consumo de comida rápida y obesidad, el poder de la buena alimentación en la salud. *RIDE Revista Iberoamericana Para La Investigación y El Desarrollo Educativo, 4*(7), 176. https://doi.org/10.23913/RIDE.V4I7.93

Ollis, T. E., Meyer, B. J. y Howe, P. R. C. (1999). Australian food sources and intakes of omega-6 and omega-3 polyunsaturated fatty acids. *Annals of Nutrition and Metabolism, 43*(6), 346–355. https://doi.org/10.1159/000012803

Organization, W. H. (2010). Global recommendations on physical activity for health. *Geneva: WHO Library Cataloguing-in-Publication, Completo*, 1–58. https://www.who.int/publications/i/item/9789241599979

Nivedha, P. y Ramya, N. (2021). Impact of Unbalanced Diet Causing Hormone Imbalance in the Middle-Aged Women. *International Journal of Agro Nutrifood Practices*, *1*(1), 11–14. https://doi.org/10.36647/IJANP/01.01.A003

Pardo Escallón, J. C. y Pardo Beltrán, S. A. (2021). Evaluación nutricional del menú infantil ofrecido en servicios de comida rápida mediante análisis cuantitativo: un estudio de corte transversal. *Revista de Nutrición Clínica y Metabolismo*, *4*(3), 4–14. https://doi.org/10.35454/RNCM.V4N3.224

Partearroyo, T., Samaniego-Vaesken, M. de L., Ruiz, E., Aranceta-Bartrina, J., Gil, Á., González-Gross, M., Ortega, R. M., Serra-Majem, L. y Varela-Moreiras, G. (2019). Current Food Consumption amongst the Spanish ANIBES Study Population. *Nutrients*, *11*(11). https://doi.org/10.3390/NU11112663

Patel, A. V., Bernstein, L., Deka, A., Feigelson, H. S., Campbell, P. T., Gapstur, S. M., Colditz, G. A. y Thun, M. J. (2010). Leisure time spent sitting in relation to total mortality in a prospective cohort of US adults. *American Journal of Epidemiology*, *172*(4), 419–429. https://doi.org/10.1093/AJE/KWQ155

Perera, B., Fern, S. y Wickramarachchi, B. (2017). Dietary Behavior among Young People in Southern Sri Lanka: Implications for Sustainable Diet. *International Journal of Family & Community Medicine*, *1*(3). https://doi.org/10.15406/IJFCM.2017.01.00013

Requejo, O. H. y Rodríguez, M. C. R. (2015). [Nutrition and cancer]. *Nutricion Hospitalaria*, *32 Suppl 1*, 5–72. https://doi.org/10.3305/NH.2015.32.SUP1.9483

Romero Ferreiro, C., Cancelas Navia, P., Lora Pablos, D. y Gómez de la Cámara, A. (2022). Geographical and Temporal Variability of Ultra-Processed Food Consumption in the Spanish Population: Findings from the DRECE Study. *Nutrients*, *14*(15), 3223. https://doi.org/10.3390/NU14153223/S1

Santiago, S., Benítez-Borja, A., Martín-Calvo, N., Romanos-Nanclares, A., Moreno-Galarraga, L. y Zazpe, I. (2021). Association between parental attitudes towards their offspring's diet and children's actual dietary habits - The SENDO project. *Nutricion Hospitalaria*, *38*(5), 961–970. https://doi.org/10.20960/NH.03649

Sawka, M. N., Latzka, W. A., Matott, R. P. y Montain, S. J. (1998). Hydration effects on temperature regulation. *International Journal of Sports Medicine*, *19 Suppl 2*(SUPPL. 2). https://doi.org/10.1055/S-2007-971971

Sawka, Michael N. y Montain, S. J. (2000). Fluid and electrolyte supplementation for exercise heat stress. *American Journal of Clinical Nutrition*, *72*(2 SUPPL.). https://doi.org/10.1093/ajcn/72.2.564s

Serra Majem, L., Ortiz Andrellucchi, A., Serra Majem, L. y Ortiz Andrellucchi, A. (2018). La dieta mediterránea como ejemplo de una alimentación y nutrición sostenibles: enfoque multidisciplinar. *Nutrición Hospitalaria*, *35*(SPE4), 96–101. https://doi.org/10.20960/NH.2133

Valverde-Roda, J., Medina Viruel, M. J., Castaño Prieto, L. y Solano Sánchez, M. Á. (2022). Interests, motivations and gastronomic experiences in the world heritage site destination ofGranada (Spain): satisfaction analysis. *British Food Journal*. https://doi.org/10.1108/BFJ-07-2021-0830

Wagner, A. L., Keusch, F., Yan, T. y Clarke, P. J. (2019). The impact of weather on summer and winter exercise behaviors. *Journal of Sport and Health Science*, *8*(1), 39. https://doi.org/10.1016/J.JSHS.2016.07.007

THE DISCOURSE OF THE PANDEMIC: A COMPARATIVE STUDY OF EUROPEAN GOVERNMENTAL AND PRESIDENTIAL COMMUNICATION IN RESPONSE TO THE COVID-19 CRISIS

Bettina Schnell[1], Cristina Imaz Chacón[2]

1. INTRODUCTION

In 2020 the world was facing an unparalleled global health emergency that forced governmental leaders to weigh and balance the risks to health against those to society and economy. The measures adopted, which entailed the restriction of citizens' freedoms and a complete standstill of social and economic life, required careful crisis communication to effectively reach highly heterogeneous social groups. The COVID-19 pandemic represented an unprecedented crisis not only because of the scale and the speed of the spread of contagion or the necessity for concerted action at a global scope but also because it was the first crisis accompanied by a genuine infodemic, which transformed the world of political communication. Hence, the performance of leadership and control of the narrative within a complex information scenario were of utmost importance, especially against the backdrop of a rise in misinformation, conspiracy theories, and fake news.

During the initial phase of COVID-19, the addresses to citizens delivered by European heads of government and heads of state were crucial to foster contagion containment, uphold the legitimacy of the governments and political leaders, advocate for the acceptance of the implemented measures, and call for solidarity and society's compliance with restrictions. For this reason, thoughtful crisis communication not only requires the performance of clear leadership but also the ability to maintain the public's belief in the government's trustworthiness and crisis management competence.

In the following analysis, we embark on the comparative analysis of how the heads of government and heads of state in France, Germany, and Spain framed the COVID-19 crisis in its initial phase drawing on the models of leadership established by Kahn (2020), who distinguishes the Politician Prominence Model and the Expert Appointee Prominence Model. Whereas the first model is based on the personalization of leadership and personal control of decision-making and communication, the second involves a wider spectrum of communication actors, who enhance the credibility of the politicians on the basis of their expertise and experience.

---

1. Comillas Pontificial University Madrid (Spain)
2. Communication Manager Kubbo Madrid (Spain)

2. PURPOSE AND OBJECTIVES

The aim of this study is to bring to light how the heads of government and heads of state of France, Germany, and Spain attempted to accomplish the difficult balancing act of providing information about the pandemic, raising awareness about contagion, fostering acceptance of restrictions, and building confidence (Argenti, 2002). To this end, we examine the addresses delivered during the first wave of COVID-19 by French President Emmanuel Macron, German Chancellor Angela Merkel, Federal President Frank-Walter Steinmeier, Spanish President Pedro Sánchez, and King Felipe VI of Spain.

The qualitative analysis with Nvivo focuses on exploring the differences and similarities regarding the themes deployed in the different addresses to the nation, the leadership style of the political leaders, and how these two aspects relate to the political situation in the respective countries at that time.

3. RESEARCH METHODOLOGY

As for the methodological framework, a text corpus has been constructed including the addresses of the heads of government and heads of state of France, Germany, and Spain which have been retrieved and downloaded from the official websites of the aforementioned European countries.

The selection of these addresses has been made according to a criterion of relevance and interest for the purpose of the study. All of the speeches were broadcast on TV and addressed a heterogenous target audience, the citizens of the respective countries. Furthermore, they were delivered in the same time frame of the second half of the month of March 2020, a time of uncertainty and a key moment in the pandemic, when the governments of all three countries implemented measures to contain the spread of SARS-CoV-2. Although delivered on April 11, the German Federal President's address has also been included, in order to obtain a clearer picture of the German political leaders' communication during the initial phase of the pandemic.

The analysis of the text corpus has been carried out with Nvivo, a qualitative data analysis software, following a mixed methodology approach that combines both inductive and deductive methods to identify 24 categories (Table 1). The corpus has been coded drawing on pre-established categories based on the codebook Spanish Policy Agendas Project. Subsequently, these categories have been refined and completed, considering the political and social context of the first wave of COVID-19 in France, Germany, and Spain.

First, the addresses have been analyzed individually in their original language, and in a second step, they have been analyzed jointly by country, and finally, a comparative analysis of the addresses of all three countries has been carried out.

CODING CATEGORIES	
Theme	Definition
Capacity of hospitals	References to the number of beds available in hospitals and the over exhaustion of the healthcare system.
Democracy General	References to the state of democracy, liberties, and freedoms of the citizen.
Democracy Elections	Specific references to electoral procedures during times of COVID-19.
Economic measures	References to the economic extraordinary measures that the government would implement to cope with the consequences of the restrictions.
Empathy showing	Statements showing concern about the society and the victims of COVID-19.
Essential workers	References to workers in the so-called "essential areas", apart from healthcare and security forces (transport, agriculture, supermarkets, etc.)
Europe	References to Europe and the EU, mostly focused on finding a common solution for the COVID-19.
Explanation of COVID-19	Scientific explanations of the spread of COVID-19, potential symptoms, etc.
Healthcare system and personnel	References to the healthcare system, infrastructure, personnel, drugs, etc.
Historical moment	Comparison of COVID-19 to other historical events.
Impact of COVID in daily life	References to how COVID-19 and the consequent measures have impacted society.
Individual discipline	References allocating the responsibility of the fight against COVID-19 on the individual.
International cooperation (beyond Europe)	References to the need for international cooperation to fight the pandemic, beyond Europe
Political unity	References to the need for political unity and coordination of all administrations.
Predictions for the future	References to the future after the pandemic and the lessons learned.
Prevention measures	Guidelines of prevention measures: hand sanitation, security distance, wearing masks, etc.
Protection of the vulnerable	Statements addressing the objective of protecting the ill and the elder from COVID-19.
References to nation	References to countrymen and the nation as a whole.
Security forces	References to the actions of policemen and the army.
Flattening the curve	Statements addressing the objective of abating the pandemic.
Societal cooperation	References to the need for a coordinated answer from the society as a whole.
State of alarm and extraordinary measures	Explanation of extraordinary measures and the establishment of a State of alarm.
Transparency and honesty	Statements enhancing trust on official sources of communication, reinforcing the need to listen to them and informing about the danger of fake news
Trust in science	Statements reinforcing the need to follow scientific recommendations.
War rhetoric	References to COVID-19 in terms of war.

Table 1. Coded themes. Source: Own elaboration

4. DEVELOPMENT OF THE RESEARCH

4.1. Germany: Addresses by Chancellor Merkel and Federal President Steinmeier

The percentage of coverage calculated in Nvivo shows that the most salient theme in Chancellor Merkel's address is individual discipline (17.2%). She calls out for individual responsibility, emphasizing the importance of the individual as the key agent of contagion containment and protection of the vulnerable (6.42%). She points out that success in overcoming the crisis depends to a great extent on two aspects: individual discipline and societal cooperation (9.44%). With a coverage of 7.91%, trust in science is the fourth most coded theme in Merkel's address. She explains that governmental decisions are always guided by scientific expertise and highlights the role of experts and scientists when referring to the continuous consultations with renowned virologists and epidemiologists as she urges the people in Germany to disavow any rumors.

Merkel also addresses the dramatic impact of SARS-CoV-2 on the daily life of all citizens (5.56%), invoking the overall narrative frame of Germany being a solid democracy (6.48%), although acknowledging that contagion containment strategies could pose a threat to fundamental democratic values, such as the freedom of movement. However, she argues that the extraordinary measures (10.44%) are indispensable in order to save lives, and she assures that they will only be temporary. Merkel stresses the government's duty, as well as her own as the Chancellor, to safeguard hard-fought democratic rights through transparent communication (4.36%) and carefully weighed decision-making in this unprecedented moment in the history (0.76%) of Germany since World War II.

Moreover, she underscores the problems deriving from the spread of the disease, the suffering and deaths of the general populace, and the need to avoid overstretching the capacity of the hospitals, albeit the excellency of the German healthcare system (5.14%), thanking publicly both health and primary workers (5.14%) for their dedication and herculean efforts. Furthermore, the Chancellor touches on the effects of the containment policies on the economy (5.06%), and social and cultural life, and pledges to alleviate the hardship for businesses and to limit the economic, social, and cultural fallout.

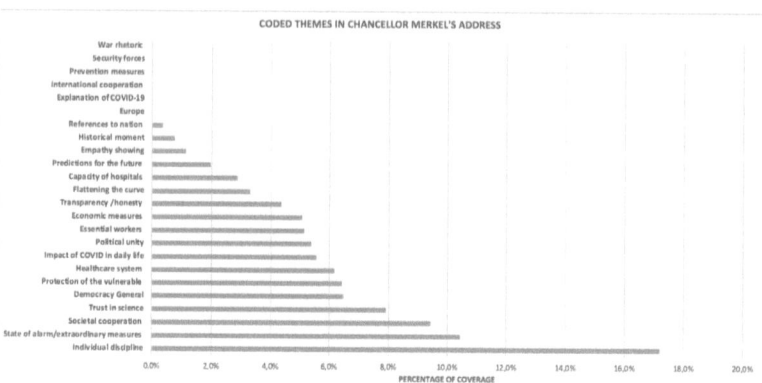

Figure 1. Coverage of themes in Merkel's address. Source: Own elaboration.

On April 11, German Federal President Frank-Walter Steinmeier addressed the country through a televised speech from his official residence Schloss Bellevue. As it was the beginning of Easter, his address begins with a reference to the heavy impact of COVID-19 on the Easter festivities 2020, and the impact on the daily life of the citizens thus being the second most coded theme in his speech with a coverage of 19.57%. With a coverage of 20.87%, however, predictions for the future are the prevalent theme in his speech. Steinmeier's narrative pre-eminently focuses on the radical changes in everyday life in the immediate future, praising the population for their efforts. He emphasizes the potential positive changes for society, as a whole, in a more distant future, reassuring citizens that society will grow through the experience of the pandemic.

The fact that themes of essential workers (12.86%) and showing empathy for the victims (9.87%) have a higher coverage when compared to Merkel's address correspond to Steinmeier's ceremonial role as Germany's Head of State, being the leader of the nation whose responsibility it is to reassure and to comfort the citizens at such a critical moment.

Unlike Merkel, Steinmeier not only calls for societal cooperation (6.49%), but also for international cooperation (6.16%) across Europe, and in particular, German solidarity with its European neighboring countries. Most remarkable is Steinmeier's distinctive use of the war rhetoric theme (3.77%), thus challenging Macron's war frame by indicating that the pandemic is not a war, but rather a test for humanity.

El factor humano en la salud **373**

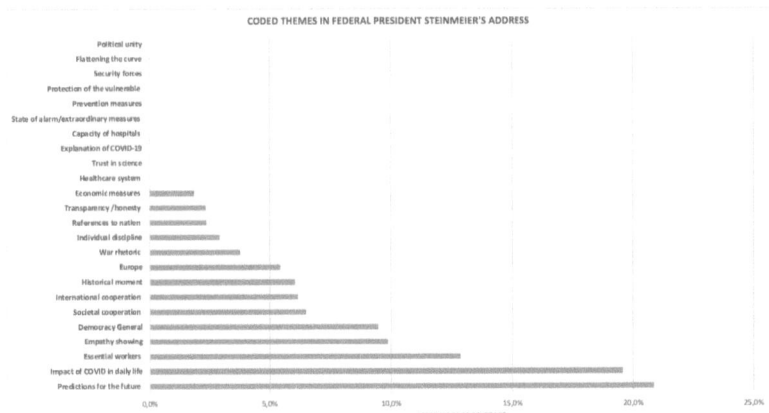

Figure 2. Coverage of themes in Steinmeier's address. Source: Own elaboration.

To sum up, the most coded themes in the German addresses to the citizens are the impact of COVID on daily life (12.56%), predictions for the future (11.42%), individual discipline (10.06%), societal cooperation (7.97%) and democracy (7.95%). In contrast, the following themes are absent from the German addresses: security forces, prevention measures, and explanation of COVID-19.

4.2. France: Addresses by President Emmanuel Macron

President Macron delivered three addresses within a time frame of three weeks, the first on March, 12, the second on March, 16, and the third on March 25, 2020. The themes with the highest coverage in his first address are economic measures (13.26%), healthcare system and personnel (12.63%), and societal cooperation (10.45%). Macron describes the COVID-19 crisis as the most serious health crisis faced by the country in a century, and he points to the fact that the situation at that time was only the beginning of the epidemic. He praises the nation for its endurance by calling out for French values such as solidarity and fraternity, and he also praises the work of health workers by calling them "the heroes in white shirts". In the realm of health, he calls for the mobilization of all health workers and researchers, stresses the imperative to protect the most vulnerable (7.71%), and calls for trust in science (4.38%), stating that France has the best virologists, epidemiologists, clinical technicians, and renowned specialists. As for governmental policies, Macron announces the closing of schools and universities, the implementation of remote work, and the maintenance of public transport, as well as economic measures aimed at defending businesses of all sizes and their employees. During his speech, Macron also makes a special reference to the EU's response, proposing measures at the level of the G7, and calling for a coordinated response while showing a strong identification with Europe (9.54%).

On March, 16 Emmanuel Macron addressed the French citizens again. In this second address, the most coded theme is the state of alarm and extraordinary measures, a theme which changes from receiving a coverage of 5.15% in the speech on March, 12 to an eye-catching 17.35% on March, 16. Thus, the justification of all the extraordinary measures for the protection of society becomes the most salient topic. The economic measures continue to rank among the most coded themes (11.70%) followed by individual discipline (8.90%). Moreover, the theme predictions for the future (7.52%) continues to receive important coverage in the speech. Macron announces that the second round of the municipal elections will be postponed, meetings with non-cohabiting people are no longer allowed, all businesses need to implement remote work, and he points out the European decision to suspend all travel from outside the EU. Furthermore, he draws on the "good and the bad citizen" dichotomy, by juxtaposing those who are abiding by the rules and those who are not, thus putting themselves and the whole society at risk.

Another interesting aspect of this second address is the war rhetoric (3.8%), which, largely absent from the first speech, is now becoming more important. After showing empathy with the public (3.75%), Macron states his famous quote "We are at war, in a healthcare war", which then goes viral at a national and international scale. Macron elaborates on the idea of the healthcare war throughout the rest of his speech to call for unity of all sectors.

In his address on March, 25 from Mulhouse, the most seriously affected town by the epidemic at that moment, the French President shows empathy towards all those who were suffering (3.5%), underscores the value of transparency by laying out all the measures the government is taking (5.35%) related to the transport of medical equipment, the mobilization of all state services, and the government's engagement with the deployment of military resources (13.95%) to combat the virus by means of the "Operation Résilience". Macron alludes to the sense of fraternity that the nation is showing and the dedication of first-line healthcare workers and all the other essential workers who keep the country up and running (11.67%). Furthermore, he refers again to the role of the EU, by thanking European neighbors for taking charge of critically ill patients. The French President finishes his address using warfare rhetoric (2.6%).

In summary, a shift in the coverage of the coded themes from the previous speeches can be noted. Economic measures, which rank among the most coded themes in the previous speeches, now only have a coverage of 4.37%. This is mainly due to the emergence of other themes, such as security forces (13.95%) and essential workers (11.67%), and the re-emergence of societal cooperation with a coverage of 12.92% (Figure 3).

El factor humano en la salud **375**

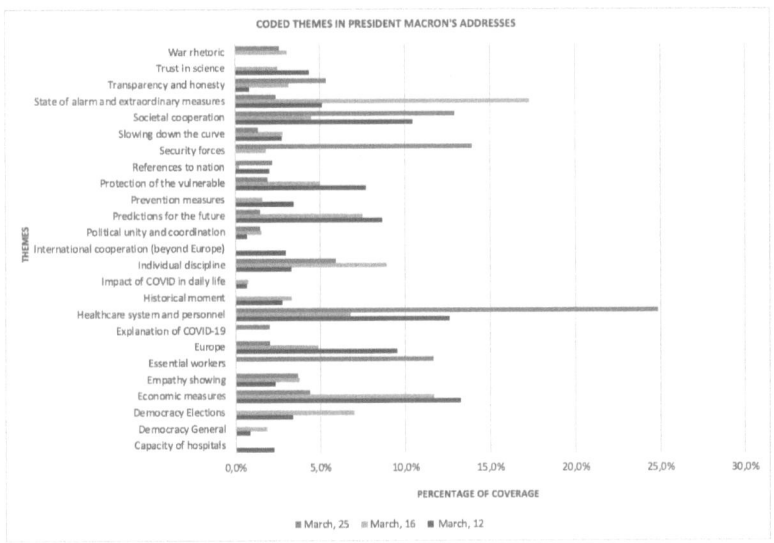

Figure 3. Coverage of themes in Macron's addresses. **Source:** Own elaboration.

4.3. Spain: Addresses by President Pedro Sánchez and King Felipe VI

In his first address on March 13, 2020, the President of the Spanish government Pedro Sánchez, announced the decree of the state of emergency for the following fortnight, justifying the state of emergency as an instrument of the Rule of Law, in order to tackle extraordinary crises.

Throughout this first address, Sánchez compares the COVID-19 crisis to a battle against the virus; he stresses unity, responsibility, and social discipline as the guiding principles to face this challenge. First, he expresses the will of the Spanish government and the commitment of regional authorities to mobilize all available resources to curb the pandemic in order to protect all citizens, especially the most vulnerable (8.08%). Second, he expresses his gratitude to healthcare professionals for their dedication (7.18%). Third, he asks for the cooperation of the citizens in following the experts' guidelines, with a special note for the youth, deemed as decisive in contagion containment. Hence, the most coded themes in Sánchez's first address are political unity and coordination (25.33%), state of the alarm and extraordinary measures (23.26%), as well as individual discipline (16.87%).

On March, 21 Sánchez addressed the population again to inform them of the advances in the fight against the pandemic. Just as other European leaders compare the COVID-19 crisis with World War II, Sánchez draws a comparison between the pandemic and the challenge that the Spanish Civil War posed to the Spanish nation. When only one week had gone by since the announcement of the state of alarm, Sánchez faced the challenge of informing that Spain ranked among the worst affected countries in Europe and in the world, and provided data on the contagion rates and death tolls. He then showcases a mixture of crisis and scientific communication, when explaining that SARS-CoV-2 is more widespread and lethal than the common flu.

As Spain is also affected by the infodemic and the spreading of fake news, Sánchez introduces the good and bad citizen dichotomy in order to promote responsible behavior. Consequently, the good citizen is described as someone who contrasts information and follows government indications by staying at home, whereas the bad citizen is depicted as someone prone to consulting and spreading fake news, hoarding food, and not abiding by the rules.

It is worth noting, that Sánchez, unlike the heads of government of France and Germany, heavily relies on statistics, offering data on the reduction in transport and hydrocarbon emissions, the decline of criminal offences, the total number of offences reported, and the exponential increase in internet data traffic.

Although trust in science is a less coded theme with a coverage of only 3.45%, Sánchez justifies the national lockdown with the fact that the government follows the WHO guidelines in consensus with the scientific community, underscoring the fact that most countries are adopting similar measures.

The most coded themes in Sánchez's second address (Figure 4) are individual discipline (10.52%), the impact of COVID-19 on daily life (10.25%), healthcare system and personnel (9.95%), and state of alarm and extraordinary measures (9.69%). One of the most notable changes from his first speech is the reference to the actions of the security forces to tackle the pandemic (8.17%). Although there is a mention of the restriction of liberties and freedoms, unlike Angela Merkel, Sánchez does not probe into the potential impact of the national lockdown on Spanish democracy (1.06%).

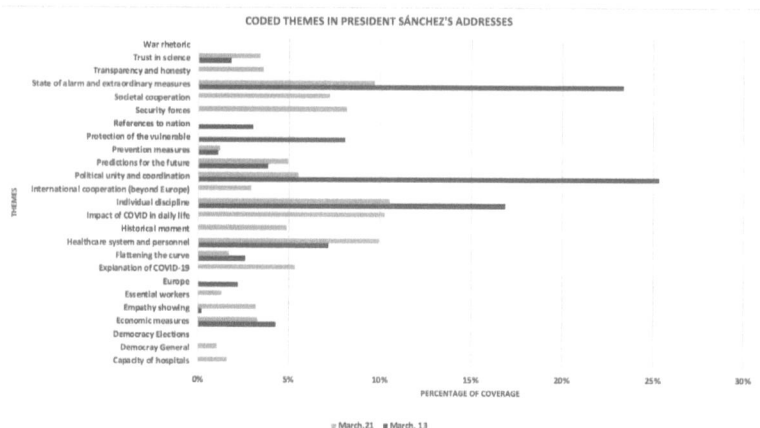

Figure 4. Coverage of themes in Sánchez's addresses. Source: Own elaboration.

On March 18, 2020, King Felipe VI addressed the nation to show sympathy for the people who were suffering due to the impact of the unprecedented COVID-19 crisis and to express his gratitude to primary and healthcare workers. He describes the COVID-19 crisis as a reality that poses a severe test to the values and capacities of the State and reassures the population that Spain will overcome this temporary crisis and regain normality through national unity, individual responsibility, and solidarity. By alluding to war terminology, the King finishes his speech by assuring that SARS-Cov-2 would not defeat the country, and Spain would emerge strengthened as a society.

Similar to the address by Steinmeier, the most coded themes in King Felipe VI's speech (Figure 5) are predictions for the future (24.74%), healthcare system and personnel (20.70%), the showing of empathy (12.35%) and historical moment (11.85%).

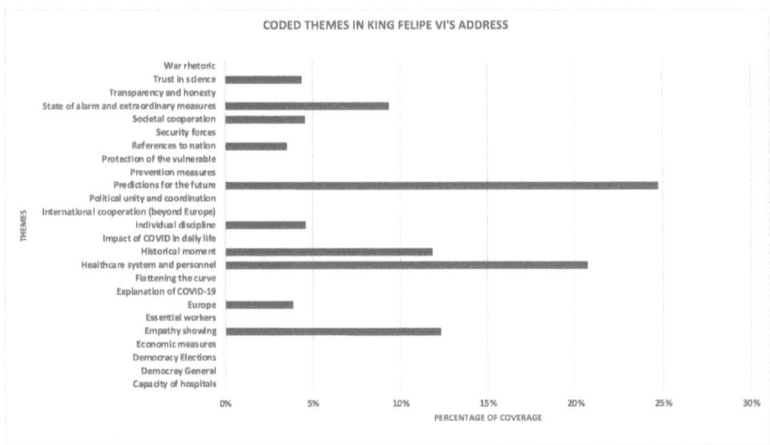

Figure 5. Coverage of themes in King Felipe VI's address. Source: Own elaboration.

5. DISCUSSION OF THE FINDINGS

When comparing the addresses of the corpus by country, we are able to note that the most overall coded themes are (1) state of alarm and extraordinary measures, (2) healthcare system and personnel, (3) predictions for the future, (4) individual discipline, (5) societal cooperation, (6) protection of the vulnerable (Figure 6). Furthermore, we may state that the speeches of Merkel and Steinmeier cover most themes equally, whereas their French and Spanish counterparts underscore specific topics in each of their speeches. In the case of the Spanish addresses, it is the state of alarm and extraordinary measures, with Sánchez allocating 23.36% of his first address to clarifying the legal framework of the state of alarm. In the French addresses, economic measures and societal cooperation are the more salient themes and in Germany, democracy is of major importance compared to Spain and France.

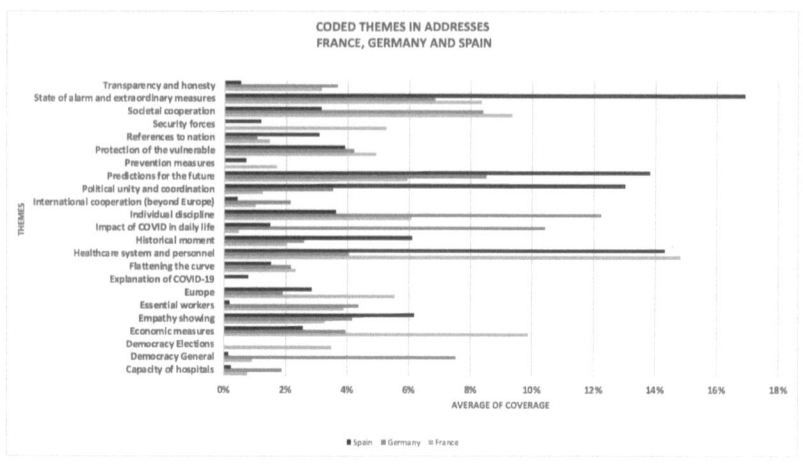

Figure 6. Coverage of themes by country. Source: Own elaboration

Moreover, we can see that in all three countries, COVID-19 is framed as an individual and collective problem. The individual is understood as the core agent of the containment measures and is held responsible for both his or her own health and public health, based on the principle of civic engagement and the neoliberal notion of individual responsibility (Maunula, 2017).

The idea of active citizenship can be found in the French, German, and Spanish addresses, when stressing the "need to change life in order to slow down the spread of the virus" (Sjölander-Lindqvist et al., 2020, p. 10). But while all political leaders praise good citizenship, Macron and Sánchez explicitly condemn those skirting the rules and developing an "us vs. them" rhetoric. Merkel, on the contrary, refrains from establishing this good and bad citizens dichotomy and restricts herself to appealing to common sense and goodwill to reduce all behavior that puts oneself and other people at risk.

As far as economic measures are concerned, Macron's addresses are the ones that include more references to alleviating economic hardship, accounting for a coverage of 9.87% as compared to the coverage of the German (3.95%) and the Spanish (2.55%) addresses. This can be related to France's recent protest movement, the so-called "yellow vests", which has arguably had a critical impact on Macron's leadership, especially regarding economic measures.

All of the speeches stress the importance of flattening the curve to be able to provide proper healthcare treatment and, ultimately, protect the most vulnerable population. As a matter of fact, flattening the curve comprises 2.32% of all the French speeches, 2.16% of the German and 1.51% of the Spanish speeches. Furthermore, all the leaders praise in their addresses domestic healthcare system with an average coverage of 14.82% in France and 14.31% in Spain; in Germany, however, to a lesser extent with a coverage of only 4.04%.

Moreover, in all three countries, we can observe a considerable reduction in the emphasis on the need to protect those who are vulnerable from the first speeches to the last ones. This can be illustrated by the evolution of the French speeches, where the coverage of the theme of protection of the vulnerable is decreasing from an initial 7.71% on March, 12 to

1.89% in the address on March, 25. This may be due to the way the pandemic unfolded, being more necessary at first to express the need to protect the vulnerable by establishing certain restrictions, and later, being more necessary to address the impact of the very restrictions on the population.

By the same token, we can state that all speeches focus on the future, claiming that, despite the difficult situation, the nations will emerge strengthened from this crisis. In fact, some scholars argue that much of the success of certain governments and political leaders relies on the discursive projections of the future that legitimate their policies and actions (Dunmire, 2011). Nonetheless, this theme is more prevalent in the Spanish speeches (13.82%), followed by the German (8.51%) and the French (5.94%) addresses.

In Germany and Spain, we can see that the heads of state (King Felipe VI 24.74%, Steinmeier 20.87%) make more extensive use of the theme predictions of the future than the respective heads of government. In sum, we may state that heads of government seemed to be responsible for the clarification of the specific measures to fight COVID-19, whereas heads of state used the future in their narratives in order to convey hope and security. Likewise, the analysis shows that King Felipe VI (12%) and President Steinmeier (9.87%) devote a more substantial part of their addresses to conveying empathy than the heads of government (Merkel 1.13%, Sánchez 0.20% and 3.24%). In Spain and Germany, the heads of state display a more sensitive tone, devoting a considerable part of their speeches to showing concern regarding the problems and the suffering of citizens, assuming a paternalistic role.

Regarding Europe, Macron is the political leader who makes the most declarations on this subject (5.53%), compared to the addresses of the German (1.89%) and Spanish leaders (2.84%). It is interesting to note that Steinmeier mentions solidarity with other European countries (5.45%) whereas Merkel does not make any reference to Europe in her address, possibly in order to eschew criticism of the far-right and eurosceptic political party Alternative für Deutschland (AfD).

However, the German speeches show a greater concern for the impact of the restrictions of freedoms, devoting 7.52% of the total of the addresses to democracy, in comparison to only 0.91% in the French and 0.15% in the Spanish addresses. In fact, we could argue that, due to the country's historical background, Germans are very critical of restrictive measures, which can be exemplified by the anti-lockdown Querdenker Movement, demonstrating against what they considered to be a "Corona-Diktatur"(Lang, 2021).

As all the speeches were delivered at a moment of emerging conspiracy theories around the origin of the pandemic and the increase in fake news, all three heads of government purported to enhance trust in science. In all of the addresses, there is an emphasis on the role of science and trust in science, covering 2.33% of the total of Macron's speeches, 5.17% of the German and 3.37% of the Spanish addresses. Additionally, we can observe that all three leaders explicitly stress in some of their speeches the government's duty to be transparent and honest during times of crisis and to provide clear information on the evolution of the situation of COVID-19. Actually, the need for governments to be considered credible sources of information is paramount in times of a pandemic since competing discourses disclaiming the role of science can give rise to disobedience.

Of particular note, is the fact that Macron and Sánchez make use of war rhetoric in their speeches, conceptualizing the COVID-19 crisis through words such as "battle", and "defeat" of the virus or "frontline", among others (Sjölander-Lindqvist, et al., 2020, p. 1). The most notable case is that of the third speech, in which Macron makes extensive use of wartime rhetoric through the repetition of the sentence "Nous sommes en guerre" (We are at war).

An exception to this discursive strategy can be found in the German addresses, in so far as Merkel refrains entirely from using war rhetoric and Steinmeier deliberately steps out of the war framework, stating that this pandemic is not a war.

The abovementioned differences in the coverage of themes in the corpus are in part due to the sociocultural and historical background of the countries, differences in the type of government (France being a semi-presidential Republic, Germany a Federal Parliamentary Republic and Spain a Parliamentary Monarchy), differences in the healthcare system (a unitary system in France compared to the more decentralized systems of Germany and Spain), differences in the political situation of the countries at that moment, and differences in the kind of political and crisis leadership.

If we turn now to the question of crisis leadership style, we can say that Merkel's address reflects a leadership based on legitimacy, authenticity, trust, expertise, reputation, goodwill, and caring. At the moment of the outbreak of COVID-19, she is in her third term of office with relatively stable approval ratings (Armstrong, 2020) she is known for her scientific approach to political challenges, and during her chancellorship she has gained the reputation of being a thoughtful leader. As regards her self-perception, it is noteworthy that she does not adhere to the Politician Prominence Model (Kahn, 2020). On the contrary, she refrains from personalizing leadership and attempts to convey authenticity when admitting that she is just as disconcerted by the COVID-19 crisis as the rest of the population. Merkel presents herself as an East German and the daughter of a preacher with strong morals, who experienced deprivation of freedoms and who is well aware of the difficulties involved in balancing restrictions against fundamental rights such as the freedom of movement. With her address, she relies on scientific-based crisis communication and she is living up to her image as a compassionate leader, who opened the German borders to Syrian refugees in 2015, and who carries out a leadership based on a genuine interest in the well-being of the population and an unflagging pragmatism. So, it comes as no surprise that her address has been selected as the "Speech of the Year" for 2020 by rhetoric experts in Germany and that Merkel's popularity shot up from 69% in January 2020 to 82% in June 2020 according to a survey conducted by Forschungsgruppe Wahlen (2021).

As far as Macron is concerned, he had to face the fact that his public image was degraded, his decisions were mostly met with distrust by the population, and that in the wake of the yellow vest demonstrations his legitimacy had suffered greatly. So, Macron attempts to restore his legitimacy by taking advantage of the institutional legitimacy of the Figure of the President of the Fifth Republic, closing his addresses with the famous expression "*Vive la République! Vive la France!*" Furthermore, his recourse to war rhetoric enables him to portray himself as a patriotic hero, who will emerge as a victor from this health crisis, and together with him the Great Nation of France. Hence, Macron clearly personalized crisis leadership, adhering to the Politician Prominence Model (Kahn, 2020), and was quite successful in doing so. According to Europe Elects, President Emmanuel Macron's approval rating improved by an average of 10% after implementing the national lockdown on March 17. Although his approval rating fell progressively during the course of the lockdown, he still enjoyed a higher rate of approval in the opinion polls than before the COVID-19 crisis (Holroyd and Chadwick, 2020).

Although Macron and Sánchez frame COVID-19 as a war, Sánchez does not set himself up as a hero who rescues citizens from COVID-19's claws but rather as the technocrat whose mission it is to carry out the task to the best of his knowledge, thus basing his discursive strategy on statistics, technical details, and his devotion to his duty. Although the approval rates of PSOE and President Pedro Sánchez improved in comparison to the week prior to the lockdown, his crisis communication did not earn him widespread popularity or trust. On the contrary, the degree of confidence of the Spanish population in the policies to fight COVID-19 was very low. According to a survey conducted by Statista in December 2020 only 4.9% of Spaniards had total trust, 29.5% had little trust and 39.2% had no trust in all in the government's policies.

6. CONCLUSIONS

As discussed above, this analysis shows that all addresses stated the objective to flatten the curve and protect the vulnerable, and that the COVID-19 crisis is framed by all political leaders as both an individual and collective issue. Furthermore, all speeches showed empathy for the population and relied on principles such as individual discipline, democracy, and trust in science. Except for the German addresses, the remaining speeches showcased to a greater or lesser extent, wartime rhetoric, the latter being more prominent in Macron's speeches. Heads of state and heads of government of France, Germany, and Spain delivered value-based speeches, relying on principles such as individual discipline, societal cooperation, democracy, and trust in science.

The results of our analysis have been discussed against the background of the political context in France, Germany, and Spain and the leadership style of the different heads of government. In a personalized approach to crisis communication, Sánchez adopted technocratic leadership, whereas Macron followed the Politician Prominence Model of leadership (Kahn, 2020), focusing on the credibility of the leader of the nation, while Chancellor Merkel highlighted explicitly the role of experts and scientists in driving national policies when referring to consultations with renowned scientists. Thus, German crisis communication clearly adhered to the Expert Appointee Prominence Model (Kahn, 2020), with virologists and epidemiologists standing in the public spotlight, although this did not prevent Germany from being affected by the infodemic in the same way as other countries.

8. REFERENCES

Abad Gutiérrez, M. (2022). The discourse of President Pedro Sánchez during the State of Alarm in Spain. *HCIAS Working Papers on Ibero-America*, 5(22), 1-13. https://n9.cl/4wzgh

Argenti, P. (2002). Crisis communication. Lessons from 9/11. *Harvard Business Review*, 80(12), 103-9.

Armstrong, M. (2020, October 8). 15 years of Angela Merkel. Share of German adults saying Chancellor Merkel is doing a good or a bad job. *Statista* https://www.statista.com/chart/23144/merkel-opinion-polls-since-2005/

Castillo-Esparcia, A., Fernández-Souto, A. B., and Puentes-Rivera, I. (2020). Comunicación política y Covid-19. Estrategias del Gobierno de España. Political communication and Covid-19: strategies of the Government of Spain. *Profesional de la información, 29(4)*. https://doi.org/10.3145/epi.2020.jul.19

Chaqués-Bonafont, L. C., Baumgartner, F. R., and Palau, A. (2015). *Agenda dynamics in Spain*. Springer.

Chaqués-Bonafont, L., Palau, A., and Muñoz, L. (2014). Policy promises and governmental activities. In *Agenda Setting, Policies, and Political Systems: A Comparative Approach* (pp. 183-200). University of Chicago Press.

Dunmire, P. L. (2011). *Projecting the Future through Political Discourse: The case of the Bush doctrine*. John Benjamins.
Forschungsgruppe Wahlen. (2021) Legislaturperiode 2017-2021. https://n9.cl/owywu
Holroyd, M., and Chadwick, L. (2020, May 5). Coronavirus: Why did European leaders' approval ratings rise during lockdown? *Euronews*. https://n9.cl/n0qf2
Kahn, L. H. (2020). *Who's In charge? Leadership during epidemics, bioterror attacks, and other public health crises*. ABC-CLIO.
Lang, J. P. (2021, May 7). Analyse: Was „Querdenker" mit Freiheit meinen. *BR24* https://n9.cl/uwiqc
Lilleker, D., Coman, I. A., Gregor, M., and Novelli, E. eds. (2021). Political communication and COVID-19: Governance and rhetoric in global comparative perspective. Routledge.
Mariani, L. A., Gagete-Miranda, J., and Rettl, P. (2020). Words can hurt: How political communication can change the pace of an epidemic. *Covid Economics,12*, 104-137.
Maunula, L. (2017). *Citizenship in a Post-Pandemic World: A Foucauldian Discourse Analysis of H1N1 in the Canadian Print News Media*. University of Toronto.
Sjölander-Lindqvist, A., Larsson, S., Fava, N., Gillberg, N., Marcianò, C., and Cinque, S. (2020). Communicating about COVID-19 in four European countries: Similarities and differences in national discourses in Germany, Italy, Spain, and Sweden. *Frontiers in Communication*, 5. https://doi.org/10.3389/fcomm.2020.593325
Spanish Policy Agendas Project. http://www.ub.edu/spanishpolicyagendas/pdf/Codebook%20june%202016.pdf
Statista Research Department (2022, October 26). Popular level of trust in the policies applied by the Spanish government to fight against the coronavirus as of December 2020. *Statista* https://n9.cl/dyxo9

THE HIDDEN LINGUISTIC POTENTIAL: UNRAVELING THE BENEFITS OF UNCONSCIOUSNESS OR SILENCE AFTER AN ABI

Laura Torres-Caro[1]

1. INTRODUCTION

Generally, individuals who suffer from an acquired brain injury (ABI) or other brain damages experience physical and sensory alterations as well as a range of cognitive impairments. Since cognitive perspective, these impairments may include issues with attention, memory, loss of visuospatial and visuoconstructive abilities language, and other cognitive functions. This research is a comprehensive model about the use of unconciousness awakening[2] and the silence that links theories of the cognitive and linguistic functioning. This chapter immerses us in the challenges and transformations faced by individuals living with these conditions.

Hypothetically, an author named Dr. Olivia Thompson could have developed a theory called the "Neuroplasticity Language Enhancement Model" (NLEM) in relation to the linguistic benefits of unconsciousness or the silence following an Acquired Brain Injury (ABI). During unconsciousness or the period of silence after an ABI, the brain undergoes a unique neuroplastic reorganization (Hunssey & Thomson, 2002). This restructuring allows for the activation of alternative neural pathways and the development of compensatory mechanisms for language processing. It suggests that the absence of external stimuli during unconsciousness or silence post-ABI allows the brain to allocate resources towards internal neural rewiring. This process enhances neural connections associated with language, resulting in potential linguistic benefits such as improved language comprehension, expression, and even the acquisition of new language skills.

Since certain real cases, the acquired brain injury (ABI) develops seizures and epilepsy. Epilepsy is one of the most common neurological diseases with 50 million people worldwide who suffer it (Organización Mundial de la Salud, 2001). It is defined as "a brain disorder that has an enduring predisposition to generate epileptic seizures with neurobiological, psychological and social consequences" (Fisher *et al.*, 2005).

---

1. UMA university
2. Unconsciousness awakenings may provide a unique opportunity for the brain to undergo adaptive changes and facilitate the recovery and improvement of linguistic abilities, according to the theory of Neuroplasticity. Epilepsies with an abnormal electroencephalogram, with focal seizures or seizures during sleep, with a family history of epilepsy, mental retardation, or a high number of untreated seizures have a negative prognosis, with a low probability of remission (Gürsoy & Erçal, 2015).

The unconsciousness awakenings caused by epilepsy are located in the frontal lobe. The cognitive loss of thoughts makes us ask the following question: is it not the eyes that see, but the brain? In fact, frontal seizures share some common characteristics like the absence of aura, a fast start tending to spread widely bilaterally, short term seizures of memory, and high incidence during sleep (Borges, 2016). In addition, the term "secondarily generalized" is replaced by bilateral evolution in those cases in which those whose crisis progress to the other hemisphere with clonal components, tonic or tonic-clonic. Providing a specific question: what is the nature of the speech disorders that immediately follow injury to the various areas of the brain, and to what extent do such disorders evolve through later stages during the recovery process? The results in the analysis show a general pattern of cognitive dysfunction. This research analysis suggests that linguistic rehabilitation combined with the practice of meditation. Specifically, the utilization of silence can yield significant benefits, enhancing linguistic abilities, such as attention, memory, and language processing in individuals with aphasia and epilepsy caused after the brain injury.

Another important outcome that comes from the damage on the brain region can disrupt the normal functioning of the language centers in the brain and lead to aphasia. Aphasia[3] refers to a language impairment that affects a person's ability to comprehend, produce, and/or express language. It can manifest in various forms, such as difficulty finding words, forming coherent sentences, or understanding spoken or written language. Incorporating silence and unconsciousness awakenings in epilepsy-related aphasia and brain injury rehabilitation can provide unique opportunities for linguistic improvement. The periods of silence during meditation may promote a state of deep relaxation and mental receptivity, facilitating neuroplastic changes and optimizing language-related neural pathways, being harnessed for linguistic rehabilitation. Recognizing the advantages of unconsciousness awakenings in focal epilepsy, we have considered useful to incorporate meditation into linguistic rehabilitation. It represents a promising avenue for improving outcomes patients with aphasia. These may include improved attention and focus, enhanced verbal expression and comprehension, increasing mental flexibility, and a greater sense of self-confidence in communication.

Overall, along the article, we highlight the positive impact of unconsciousness awakenings in focal epilepsy on language abilities and thoughts organization. Specifically, we explore how these awakenings can lead to increased learning motivation and facilitate the recovery of lost thoughts, thereby improving cognitive abilities in individuals with epilepsy-related language impairments. Unconsciousness awakenings experienced by patients with focal epilepsy provide a unique opportunity for enhanced learning motivation. Following these unconciousness moments, patients often display a heightened willingness to engage in linguistic rehabilitation activities, including improved word retrieval, sentence structure, and overall communicative fluency.

2. OBJECTIVES

These specific objectives help to direct research towards particular areas of interest and allow to obtain detailed information on the effects and benefits of silence and meditation therapy in the linguistic rehabilitation of patients with brain damage and aphasia.

---

3. "When we speak, we must choose between the possible alternatives, the word that best expresses what we mean, and at the same time link them to the preceding words and those that follow" (Goodglas & Kaplan, 1972)

1. To identify the specific linguistic and cognitive domains that may be influenced by unconsciousness awakenings and meditation in aphasia patients with focal epilepsy, such as attention, memory, and executive functions.
2. To examine the relationship between unconsciousness awakenings in focal epilepsy patients and their potential benefits for linguistic rehabilitation in these individuals.
3. To assess the effects of utilizing unconsciousness awakenings as opportunities for neuroplasticity and language reorganization in individuals with focal epilepsy and aphasia.
4. To investigate the impact of incorporating meditation practices during unconsciousness awakening on language abilities, including speech production, comprehension, and word retrieval in individuals with the condition said previously.
5. To investigate the effects of meditation and silence on stress and anxiety reduction in people with brain damage and aphasia (Kabat-Zinn, 2003).
6. To identify factors that may influence the effectiveness of silence and meditation therapy in language rehabilitation, such as duration, frequency, and level of patient engagement.

By examining the role of unconsciousness awakenings and incorporating meditation into linguistic rehabilitation, we hope to contribute to the development of innovative approaches that optimize the recovery and functional outcomes for individuals with focal epilepsy and associated language impairments.

3. METHODOLOGY

Since scientific case studies, after the acquired brain injury and the focal epilepsy amnesic epilepsy[4] can arise. In this condition, individuals experience recurrent seizures characterized by episodes of amnesia. The amnesic seizures occur due to abnormal electrical activity in specific regions of the brain, often affecting structures involved in memory processing, such as the hippocampus and medial temporal regions. These seizures often result in transient episodes of memory loss or amnesia, where individuals may have difficulty recalling recent events or forming new memories being more difficult in speech. Thus, we have analyzed in table 1 the variations between the amnesic epilepsy, aphasia trastorns, and some general dates.

Participants

There are adult brain-damaged participants with aphasia who are members of an association, called Active aphasia, Madrid. The participants came from different backgrounds, such as Granada, Malaga, and Madrid. As well, there were participants of another asociation, called Amade epilepsy, Malaga. They also come from other backgrounds, like Malaga, Jaen, and Argentina. However, the majority of participants of both associations are from where the association is located.

Participants must have a confirmed diagnosis of brain injury, language difficulty (aphasia) or epilepsy (focal or other types). There are eight members on this research. The sociodemographic characteristics (Table 1) and the linguistic disorder after the brain or epilepsy injury of the participants are shown in Table 6. The groups were similar in age, gender, etiology of the degree of brain injury, degree of cognitive impairment, and memory. The language difficulties are assessed using cognitive and functional measures said in each part.

---

4. "Amnesic epilepsy is a rare form of epilepsy that specifically affects memory function" (Gallassi, 2006).

VARIABLE	Experimental Group	Control group	p
Age	18-50	30-70	NS
Education			
Primary	50 %	25 %	NS
High Studies	50 %	75 %	NS
Gender			
Masculine	25 %	50 %	NS
Femenine	75 %	50 %	NS
Time of injury			
From birth	75 %	25 %	NS
From 10 + years	25 %	75 %	NS
Type			
ABI+ aphasia	2-4 PA	1-4 PA	NS
Brain injury+ epilepsy	1- 4 PA	2-4 PA	NS
Cognitive impairments			
Mild	2-4 PA	3-4 PA	NS
Moderate	2-4 PA	1-4 PA	NS

Table 1. Demographical dates. Abreviations: PA: participants
NS: non-significance. Source: author elaborated.

The design of a pre-experimental study with a single group will be assigned in groups to evaluate the conscience according to the acoustic backdrop. There are four members in each one. The experimental group received intervention with the use of the meditation or silence space like being "unconscious" before the linguistic test Pfeifeer. The control group performed the questionnaires without any practice of the meditation and inversely listening disturbance sounds.

- Inclusion criteria: Participants must have a confirmed diagnosis of acquired brain damage and present difficulties in language ability and possible focal epilepsy.
- Exclusion criteria: Participants with other serious medical or psychiatric conditions that may interfere with the intervention or assessment will be excluded.

Pre- and post-intervention measurements were carried out to compare changes in language ability in both groups. Analyses here were confined to patients aged 30 or older or younger who had been assessed on a pre- test to analyze the previous linguistic abilities, a Pfeiffer questionnaire, and the post- assessment.

Resources

The resources in the studio may encompass various tools and techniques designed to enhance linguistic skills. These could include guided meditation exercises that focus on language-specific aspects such as pronunciation, vocabulary, and verbal fluency. Additionally, there are instructional materials like audio recordings, called white/pink noise with a lot of noise background and opposite, audio recording of relaxed and quite background.

4. INVESTIGATION OF THE DEVELOPMENT

Focal seizures (formerly called partial) are those that originate and limit neural connections within a hemisphere. The person may have altered consciousness, cognitive, motor or sensory. While unconsciousness and silence are often regarded as detrimental consequences of ABI or other brain injury, this research suggests that these states can provide unique opportunities for the brain to heal and reorganize language-related neural networks. One critical point achieved along this research: The silence orders the thoughts and improves verbal production. Undeniably, neuroplasticity processes may lead to the reestablishment of linguistic abilities and the formation of new neural pathways. By limiting unconscious stops[5], Sacks, in his book *"The Man Who Mistook His Wife for a Hat"* (1985), offers a fascinating perspective on the experience of unconscious episodes and their impact on the lives of affected individuals. The brain can allocate resources to other cognitive functions, such as attention, memory, and executive control. From the inability to recognize familiar faces and objects, to the loss of awareness, the silence provides an opportunity for patients to self-monitor their speech or language output. Broadly, both challenging consequences may develop alternative nonverbal communication skills, such as gestures, facial expressions, or augmentative and alternative communication (AAC) systems.

From a scientific perspective, a study of speech disorders derived from focal brain involvement arises the following questions: what are the characteristics of the disorders that arise as a result of a focal lesion in various points and regions? In what way are the functional systems of the cortex disturbed by the various lesions? All of these questions provide an integrated investigation for a better understanding of complex focal brain injury. In addition, we will also reflect on the broader implications of these phenomena on our understanding of mind and identity about the nature of perception and consciousness, and show us the resilience and adaptability of the human being in the face of neurological challenges.

4.1. Procedure

Demographic and clinical data were recorded during the acute stage (Table 1) to observe not having history of psychiatric illness, neurological, neuropsychological and/or clinically demonstrable psychological prior to brain injury. The language disorder at the time evaluation or reaction time in answer and memory whole resides in table 10.

- Descriptive analysis: A descriptive analysis of the demographic and clinical characteristics of the participants in both groups will be performed.
- Comparative analysis: A comparative analysis will be carried out between the experimental group and the control group to determine if there are significant differences in the results of language ability after the intervention.
- Post-intervention assessment: After the intervention period, a final assessment of language ability will be carried out using a post- assessment used to compare with the initial assessment.

---

5. Sacks offers a fascinating perspective on the experience of unconscious episodes and the impact on the lives of affected individuals. (Sacks, 1985)

4.2. Sessions

When individuals engage in mental silence, they become more attuned to their own linguistic output, facilitating error detection, and allowing for real-time corrections, leading to more accurate and fluent verbal expression. By reducing background noise, speech interference, and competing auditory stimulus, silent environments enhance the ability to perceive and process spoken language, facilitating communication and comprehension. The initial phase involves a demographical data (table 1) and a pre-test (table 2), which aim to assess the individual's baseline linguistic abilities. By analyzing the results, the study can gain insights into the person's strengths and weaknesses, which then informs the design of a personalized linguistic rehabilitation program.

Patients ID Gender	Aphasia type: Strongly Disagree	Epilepsy type: Agree	Neutral	Table: Agree
Do you believe that practicing silence or meditation can have an impact on language and cognitive abilities?	EG: 0% CG:0%	EG: 0% CG:0%	EG: 20% CG:10%	EG: 80% CG:90%
Are you willing to improve your positive emotions participating to the silence practice?	EG: 0% CG:0%	EG: 0% CG:0%	EG: 0% CG:0%	EG: 100% CG:100%
Will you have less miscommunication difficulties after meditation?	EG: 0% CG:0%	EG: 0% CG:0%	EG: 0% CG:0%	EG: 100% CG:100%
Do you consider is possible to order your thoughts expressing a word easily after unconsciousness episodes?	EG: 0% CG:0%	EG: 15% CG:30%	EG: 70% CG:50%	EG: 15% CG:20%
Have you previously engaged in any form of meditation or mindfulness practices?	EG: 0% CG:0%	EG: 0% CG:0%	EG: 30% CG:40%	EG: 70% CG:60%

Table 2. Pre-Test: performance overview. Source: author elaborated.

In the next session after the pre- test, we analyze the research proposed and we start using two audio recordings for both groups. The experimental group will use the meditation and silence audio and the control group will use the loud audio recordings: white noise and pink noise applications like mimicking a crowd. After the listening, the participants may complete the Pfeiffer[6] questionnaire to evaluate the differences in both contexts. The Pfeiffer questionnaire (table 3) is a widely used screening tool for cognitive impairment, consisting of 10 items that assess various cognitive domains, including memory, orientation, and problem-solving. In the third session, verbal fluency is evaluated by the effectiveness of the study's oral intervention of the answers of the Pfeiffer test. And finally, in the fourth session, post-assessments are conducted to evaluate the progress made by the individual. The Analysis of this research has been assessed at one month with one session each week (table 5).

---

6. The Pfeiffer Questionnaire has been shown to be a useful and practical tool in the preliminary assessment of cognitive deficits in older adults.

SESSIONS	MINUTES	TESTS	VALUES	MONTH
1	5	DEMOGRAPHIC	0,1-0,2	1
1	10	PRE-	0,2-0,5	1
2	30	PFEIFFER(while)	0,5-0,7	1
3	10	VERBAL FLUENCY(af er)	0,7-0,8	1
4	15	POST- ASSESSMENT	0,8-1,0	1

Table 5. Values chart. Source: author elaborated.

PFEIFFER QUESTIONNAIRE: SHORT PORTABLE MENTAL STATUS QUESTIONNAIRE
1. Do you remember what you had for breakfast today?
2. Do you remember the name of your primary care doctor?
3. Do you remember when was the last t me you visited your family?
4. Do you remember the phone number of your best friend?
5. Do you remember how to get to your usual workplace?
6. Do you remember the names of your closest neighbors?
7. Do you remember how to get to your usual workplace?
8. Do you remember the names of your closest neighbors?
9. Do you know where you lef tyour house keys this morning?
10. Do you know what you did at this t me last weekend?

ERRORS	RESULTS
1) 0-2	1. Normal cognit ve ability (NCA)
2) 2-3	2. Level deteriorat on (LD)
3) 3-8	3. Moderate deteriorat on (MD)
4) 9-10	4. Severe deteriorat on (SD)

Table 3. (SPMSQ)with the results in Table 9. Source: author elaborated.

POST- ASSESSMENT: is measured by % or the total of particiants(4 each group)	EXPERIMENTAL GROUP	CONTROL GROUP
What was your level of comfort during the silence-incongruity or meditation test in a background noise environment? (Scale of 1 to 5, where 1 is very uncomfortable and 5 is very comfortable)		4
Did you notice any impact on your level of anxiety or stress during the experiment? (Yes/No) If yes, please briefly describe how you felt:	50% WEARINESS	75% ANXIETY
Did you experience any difficulty in performing the evaluation tests in the presence of background noise? (Yes/No) If yes, please explain the difficulties encountered:	25% CONFUSSION	75% HEADACHE
Do you believe that the practice of silence-incongruity or meditation had any impact on your ability to concentrate during the evaluation tests? (Yes/No) If yes, please briefly describe your experience:	75% POSITIVE (silence)	50% NEGATIVE (
Have you noticed any changes in your mood or stress level after participating in the experiment? (Yes/No) If yes, please share any additional observations:	75% + CONCENTRATION	100%- CONCENT
Do you believe that the experiment was beneficial for your focal epilepsy or aphasia condition? (Yes/No) If yes, please describe how you think it has benefited you:	100% + RELAXED	0% MUCH NOISE

Table 4. Post- assessment analysis. Source: author elaborated.

4.3. Cognitive performance

By quieting the mind, individuals can allocate more cognitive resources to linguistic processes, such as lexical access, semantic retrieval, and syntactic planning, resulting in improved verbal production, mental silence and silence-based meditation promising avenues for enhancing linguistic rehabilitation and improving verbal production. By facilitating thought organization, attention control, stress reduction, and self-monitoring practices can optimize cognitive resources and promote efficient language processing[7]. Besides, by utilizing the Pfeiffer questionnaire, researchers and clinicians can obtain quantitative data on the severity and nature of cognitive impairment in patients with aphasia or epilepsy after a brain injury (table 7).

Regarding moments of unconsciousness or silence, such as mental block when expressing particular words in conversations, we can cite Wilson & Moffat (1992): "I never saw anyone, I never heard a word until now, I didn't even have a dream. Day and night are the same: white. It is just like death; I do NOT have any thoughts. My brain has been inactive and day and night are exactly the same".

However, with this research it is proposed that we see the "black" always "white" for a linguistic rehabilitation because according to various studies, as the brain is altered, causing epilepsy or aphasia to a large extent, and memory activity, which rises to a level that loses stability and flexibility, it can be improved by the use of silence to order the thoughts before to act in an oral speech.

5. RESULTS

Firstly, the members start with the pre- test (table 2) that allows us to establish a baseline measure of the participants' language and cognitive abilities before any intervention or treatment is administered. Performance in verbal fluency and simple processing speed has been differentiated between the groups. The pattern of difficulties in complex tasks is showed in table 6. Fluid Reasoning and cognitive flexibility were quite different in both groups. In addition, the discriminant analysis corroborates that the worst scores in the different cognitive functions were obtained by the control group.

This research indicates that participants with focal epilesy have a differential in memory compared to subjects with brain injury but with epilepsy or aphasia of another type. Performance in working memory and general linguistic cognitive ability are the other two factors that also discriminate, although to a higher extent. However, the participants of the experimental group acquire the significance of the linguistic rehabilitation better than the control group, thanks to the practice of the meditation before the test evaluating the silence stops and words lack.

MEASURABLE FACTORS	EXPERIMENTAL GROUP: SILENCE PRACTICE	CONTROL GROUP: LOUDLY NOISE
1. Short memory term	12,50 %	37,50 %
2. Verbal fluency	50 %	25 %
3. Lack of expression in words	12,5	50 %
4. Cognitive ability	37,50 %	12,50 %
5. Emotional response to silence	50 %	12,50 %
6. Silence frequency	12,50 %	37.5%

Table 6.Measurable Results. Source: author elaborated.

---

[7] The role of language in brain disorders can be explored in the following factors, including the location, the extend of brain damage, age, motivation, and the timing and intensity of rehabilitation.

Some factors measured in Table 6 are useful to define the consequences of brain deterioration. These include increased fatigue, decreased perception, decreased speed of response, fluctuations in attention, and inertia of neuropsychological arousal and inhibition of participants.

PATIENTS ID EXPERIMENTAL GROUP	TEST 1: PRE-EG	TEST 2: PFEIF EG	TEST 3: DESV EG	TEST 4: POST-EG
1	0,46	0,68	0,78	0,96
3	0,5	0,7	0,8	0,98
5	0,38	0,63	0,79	0,92
7	0,48	0,66	0,77	1

PATIENTS ID CONTROL GROUP	TEST 1: PRE-CG	TEST 2: PFEIF CG	TEST 3: VERB CG	TEST 4: POST-CG
2	0,23	0,52	0,71	0,82
4	0,3	0,58	0,7	0,8
6	0,27	0,54	0,72	0,84
8	0,36	0,61	0,7	0,81

Table 7. Comparative assessment that it is measured by table 6 of values (0,1- 1,0) Abreviations: PA: participants Source: author elaborated.

People who have suffered focal lesions in areas of the frontal lobe have a higher hurdle in rational thinking because deficits occur in decision-making and adaptive behaviors due to the relationship between our emotional and cognitive selves. Within the lesion, we see the intertwining of perception and memory.

The results (table 7) obtained along all the tests lead us to the following conclusions:

1. Epilepsy of the Frontal Lobe poses a risk of Neuropsychological problems.

2. Patients with Frontal Lobe Epilepsy have cognitive problems in executive functioning, especially in inhibition cognitive, working memory, and complex attention.

3. The practice of silence can benefit amnesic processes and contribute to linguistic improvement in these individuals.

4. Mental silence and silence-based meditation reduce cognitive overload by minimizing external distractions and internal mental chatter.

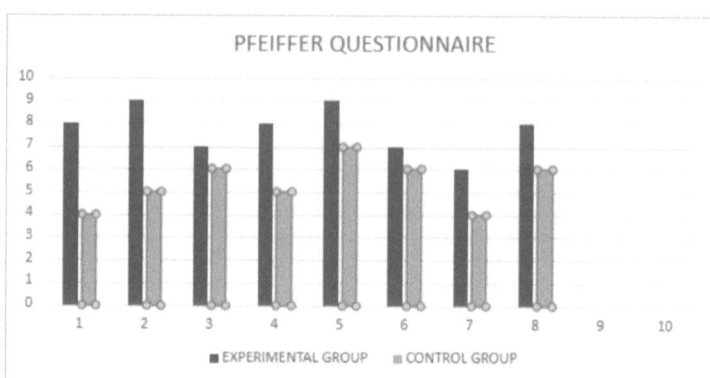

Table 8. Bar graph analisis: Pfeiffer test. Source: author elaborated.

The general scheme of brain injuries within the understanding and control of space helps to make sense of a wide range of human psychological phenomena[8] related to our feelings of transcendence and spirituality. For example, a person with a high degree of brain damage that has caused focal epilepsy may distort the normal understanding of conversations or fluent expression of them. One important psychological phenomenon is attention. In linguistic rehabilitation, practicing meditation and silence can help individuals cultivate and enhance their attentional skills. By training the mind to be present and focused, meditation and silence create an optimal environment for language processing and comprehension. Another relevant psychological phenomenon is cognitive flexibility. This refers to the ability to adapt our thinking and shift between different cognitive processes[9] or strategies. Language retraining often involves improving language flexibility, such as finding alternative ways to express oneself or understanding different linguistic cues. Meditation and silence can enhance cognitive flexibility by promoting mental clarity, reducing cognitive rigidity, and fostering creative thinking. For that reason, the experimental group of silence experiment shows the highest level of answers than the control group without it. (Table 9)

Emotional regulation is another crucial psychological phenomenon through the silence. Language and emotions are closely interconnected, and individuals with linguistic difficulties may experience challenges in expressing and regulating their emotions. Meditation and silence provide a space for self-reflection, emotional awareness, and regulation. By cultivating mindfulness and inner stillness, individuals can develop better emotional control and effectively express with the correct reaction time of answering the questions (Tables 9-10 both groups: EG, CG). Memory and learning are essential psychological phenomena in speech therapy after any brain injury because cognitive symptoms, such as tiredness and mental disorganization of thoughts, accompany many brain disorders. Thus, meditation and silence have been shown to enhance memory

---

8. Understanding these phenomena is crucial when exploring the use of meditation and silence for linguistic rehabilitation.

9. Dr. Mrazek has conducted research on the cognitive benefits of silence and mindfulness practices, including their impact on attention, working memory, and cognitive control. His work highlights how periods of silence and meditation can improve cognitive processes that are crucial for linguistic restoration.

consolidation and retrieval processes. There are attentional limitations that prevent or hinder encoding (processing) information in an orderly manner. By quieting the mind and reducing external distractions, even having a smaller "hard drive" after brain injury, individuals can improve their capacity to encode and recall linguistic information. However, the speed of speech is substantially limited, being occasionally monotonous, inexpressive and not very emphatic because the "manager" of brain control has not been able to estimate what needs to reach the final linguistic goal.

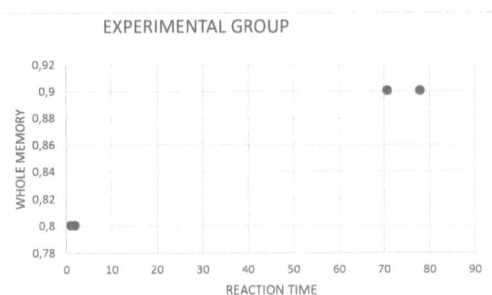

Table 9. Memory and Time point graph: EG. Source: author elaborated.

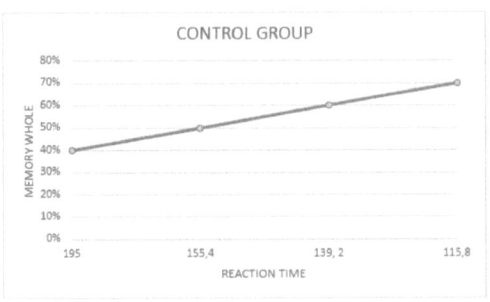

Table 10. Memory and Timeline graph; CG. Source: author elaborated.

Overall, understanding psychological phenomena such as attention, cognitive flexibility, emotional regulation, memory, and social dynamics is momentous when exploring the use of meditation and silence for language convalescence.

6. DISCUSSIONS

Epileptic frontal seizures are less frequent than those that have their origin in the lobes temporary, with the frequency of between 15% and 20% of all crises focal points.

Some of the discussion possibly in this research is the following:

- Restlessness and Impatience: Some individuals may find it challenging to sit in silence for extended periods, especially if they are accustomed to constant stimulation or have difficulty with attention and focus.

- Restlessness and impatience can make it difficult to fully engage in the silence practice.
- Internal Mental Chatter: Silence periods may bring attention to the internal mental chatter or racing thoughts that individual's experience. This can be distracting and make it challenging to quiet the mind and achieve a state of calm and stillness.

From the review of the results, the following hypotheses are proposed:

During silence periods, individuals with aphasia can better detect errors in their speech or language production. It must be taken into account that this primary effect of an injury is often accompanied by a secondary or systematic effect. It is precisely these systematic forms of disorder that are of essential importance in cases of focal brain injury; that is why they require a special study. Of great interest to us are those cases in which the destruction of limited areas of the brain disturbs the systems related to the production of language. We may ask ourselves the following questions: is it true that we can act, think or opine independently of our unconscious? To what extent do you think logical thinking is separated from our unconscious? How would you measure the presence of conscious and unconscious acts?

After reading the investigations of the Neurorehabilitation center of the Institute Guttmann that treats dysfunctions associated with accidents such as brain damage, this experiment of the meditation/silence practice before oral expression can be beneficial for brain injury patients to order the thoughts and words logically. People with injuries to a specific area of the frontal lobe of the brain are apparently normal, but make wrong decisions because the area of the brain responsible for feelings and emotions is damaged. Thus, in this research, the participants have been studied in the unit of meaning and the sound of words. Consequently, following a brain injury, some patients, depending on their injury, may be diagnosed with amnesic aphasia, related to short term memory because the simplest forms of verbal activity are severely disturbed, making fluid communication difficult to order the thoughts.

7. CONCLUSIONS

In the first neurological investigations, the fact that speech disorders, aphasias, only appear as a consequence of damage to certain areas of the left hemisphere was firmly established. Silent environments provide opportunities for increased self-awareness and reflection on one's own communication abilities and difficulties. In the grand degree, it can contribute to emotional regulation and reduce anxiety levels in patients with aphasia. The quiet environment provided by silence allows individuals to allocate more mental resources to language-related tasks, resulting in enhanced verbal fluency and cognitive performance. Have you ever thought about silent language mistery when characterizing the brain?

Patients who actively participate in linguistic interventions following these unconcious awakenings demonstrate accelerated progress in their language skills, leading to more effective communication, also fostering a calm and receptive state of mind. By incorporating silence periods through increased self-awareness, self-monitoring, self-correction, self-reflection, and metacognitive strategies individuals with aphasia or epilepsy can take charge of their own language rehabilitation and experience improving communication effectiveness and confidence. As Aristotle said: "There has never been a great genius without illness". Thus, do you think there is a relationship between the behaviour of the individual before creativity and the balance of dopamine?

8. REFERENCES

Anand, R., Chapman, S. C., Zientz, J., & Toussaint, K. (2005). *Mild Cognitive Impairment: A Clinical Perspective. Perspectives on Gerontology,10*(2), 10-14. https://doi.org/10.1044/gero10.2.10

Borges, E. V. (2016). *Estudio neuropsicológico y de meta-análisis de la epilepsia del lóbulo frontal.* https://dialnet.unirioja.es/servlet/tesis?codigo=118344

Fisher, R. N., Van Emde Boas, W., Blume, W. T., Elger, C. E., Genton, P., Lee, P. D., & Engel, J. (2005). *Epileptic Seizures and Epilepsy: Definitions Proposed by the International League Against Epilepsy (ILAE) and the International Bureau for Epilepsy (IBE). Epilepsia,46*(4), 470-472. https://doi.org/10.1111/j.0013-9580.2005.66104.x

Gallassi R., Morreale A., Lorusso S., Pazzaglia, P., & Lugaresi, E. (1988). Epilepsy presenting asmemory disturbances. *Epilepsia,* 29, 624–9. https://doi.org/10.1111/j.1528-1157.1988.tb03772.x

Goodglass, H., & Kaplan, E. (1972). *The assessment of aphasia and related disorders.* Panamericana. https://ci.nii.ac.jp/ncid/BA24232886

Gürsoy, S., & Erçal, D. (2015). Diagnostic Approach to Genetic Causes of Early-Onset Epileptic Encephalopathy. *Journal of Child Neurology, 31*(4), 523-532. https://doi.org/10.1177/0883073815599262

Hussey, S. B., & Thompson, P. M. (2002). *The Roots of Environmental Consciousness. Routledge eBooks.* https://doi.org/10.4324/9780203471111

Kabat-Zinn, J. (2003). Mindfulness-based interventions in context: Past, present, and future. *Clinical Psychology science and Practice, 10*(2), 144-156. https://doi.org/10.1093/clipsy.bpg016

Mrazek, M. D., Franklin, M. S., Tarchin Phillips, D., Baird, B., & Schooler, J. W. (2013). Mindfulness training improves working memory capacity and GRE performance while reducing mind wandering. *Psychological Science, 24*(5), 776-781. https://n9.cl/9m842

Sacks, O. (1985). *The Man Who Mistook His Wife for a Hat.* Touchstone.

Wilson, B. A., & Moffat, N. (1992). *Clinical Management of Memory Problems. Physiotherapy, 78*(11), 876. https://doi.org/10.1016/s0031-9406(10)60483-x

UN ESTUDIO SOBRE LA PSICOMOTRICIDAD PARA LA ORALIDAD EN NIÑOS DE 5 AÑOS, EN UNA INSTITUCIÓN EDUCATIVA PÚBLICA PERUANA

Carlos Sixto Vega Vilca, Delia Roció Chero Pacheco, Sonia Elizabeth Antezana Huillca, Ruth Giovanna Ruesta Quiroz, Augusto Cesar Mescua Figueroa y Juana María Cruz Montero1

1. INTRODUCCIÓN

En estos tiempos se están dejando de lado los juegos tradicionales y las actividades psicomotoras como parte del desarrollo de los niños. Se comprende que el juego mantiene una interacción con los pares, posibilitando las habilidades sociales, cognitivas y afectivas, permitiendo optimizar la comunicación verbal y no verbal. Por tal motivo, es importante mantener un progreso óptimo de las actividades psicomotrices para que los niños puedan mejorar la oralidad. A pesar de las situaciones adversas como problemas sociales, ambientales y tecnológicos, se tiene que brindar la formación debida de la psicomotricidad, la cual es de gran ayuda en el desarrollo, no solo físico sino también mental de los pequeños. En general, es su principal motivación y fuente de aprendizaje, es la herramienta que utilizan los niños para conocerse y comprender cómo funciona el mundo que les rodea. Es por ello, que se toma en cuenta la competencia "Se desenvuelve de manera autónoma a través de su motricidad", relacionada con la competencia "Se comunica a través de su lengua materna", desarrollada con la finalidad de que los estudiantes aprendan jugando y, de esa forma, desarrollen habilidades motrices tales como: coordinación motora gruesa o fina; así como ubicaciones espaciales que expresen a través de su cuerpo, sus emociones y sus sentimientos, que identifiquen sus características físicas, gustos y preferencias. De esta manera se enlaza con los juegos verbales como lo son los trabalenguas, rimas, poesías, juegos de roles en distintos momentos del desarrollo del aprendizaje.

2. MARCO TEÓRICO

Aucouturier (1993) ofrece prácticas de psicomotricidad diseñadas para ayudar a los niños a ganar autonomía y convertirse en niños y niñas capaces de enfrentarse a sus miedos. Un niño es capaz cuando acoge a los demás y exige a los que le rodean, experimenta la alegría de dar, recibir, descubrir y aprender. Se puede definir como alguien que quiere aprender, le gusta expresar sus deseos sin miedo y se siente reconocido por sus habilidades. Es un niño que no se traumatiza con los posibles fracasos porque sabe que le brindarán las condiciones adecuadas para su desarrollo. En la educación preescolar, el desarrollo psicomotor es fundamental, y sus actividades deben organizarse de manera sistemática,

---

1. Universidad Cesar Vallejo (Perú)

ya que ayudan a fortalecer lo emocional, lo físico y lo psicológico (Arias et al., 2020). La educación y la terapia juegan un papel integrado siendo a su vez recomendado por el Ministerio de Educación del Gobierno de Perú (MINEDU). El poder psicológico afecta las emociones. Los infantes están llenos de energía. Ellos son capaces de fantasear llevándose por su imaginación, creando sus propias historias mágicas y otorgando diferentes roles a los personajes. También se tiene en cuenta al movimiento, porque la motricidad gruesa y fina es fundamental para los niños y niñas de preescolar que son capaces de realizar actividades psicomotrices como saltar, escribir con lápiz, dibujar bocetos, arreglar, atar, coordinar mejor, cortar con precisión con tijeras, compartir juegos con compañeros. Por último, también es útil para el lenguaje, ya que durante este período, los niños y niñas comienzan a hacer preguntas sobre "cómo" y "por qué" hay muchas cosas diferentes en su entorno; comienzan con juegos de palabras, combinan hechos, oraciones cortas, suelen hablar de lo que pasó en la escuela y, mirando imágenes, son capaces de narrar en secuencia por qué el lenguaje se relaciona con la psicomotricidad, por lo que se les pueden dar diferentes actividades para compartir (Rodríguez et al., 2017).

La psicomotricidad en la primera infancia es el desarrollo de las habilidades motoras, cognitivas y emocionales de los niños desde el nacimiento hasta los seis años de edad (Quintero, 2020). Durante este período, los niños experimentan un rápido crecimiento y desarrollo físico, lo que les permite adquirir nuevas habilidades motoras y cognitivas, desarrollándose a través de la exploración y la experimentación del niño con su entorno, mediante el juego, la interacción social y la realización de actividades físicas, siendo importante para el desarrollo cognitivo, emocional y social del niño; ya que le permite explorar el mundo que le rodea, adquirir habilidades y destrezas, y expresarse de manera creativa. Desarrollando de esta manera proceso de desarrollo y coordinación de los aspectos psicológicos y motores del niño, y es fundamental para su crecimiento y desarrollo integral (Hernández y Martínez, 2022; Vizcarra et al., 2022).

2.1. Tipos de psicomotricidad

La psicomotricidad gruesa se refiere al desarrollo de habilidades motoras grandes en los niños, como gatear, caminar, correr, saltar, trepar y lanzar. Estas habilidades son esenciales para el desarrollo físico, emocional y cognitivo de los niños. Durante la infancia, la psicomotricidad gruesa se desarrolla gradualmente a medida que los niños adquieren mayor control y coordinación de sus músculos y movimientos (Mendoza y Zambrano, 2021). A través del juego y la exploración activa del entorno, los niños pueden mejorar su equilibrio, coordinación, fuerza muscular y resistencia. Además, la psicomotricidad gruesa también es importante para el desarrollo social y emocional de los niños. A medida que los niños aprenden a moverse y explorar su entorno, también adquieren confianza en sí mismos, desarrollan habilidades sociales y aprenden a interactuar con los demás (Bernate, 2021). La psicomotricidad gruesa es fundamental para el desarrollo físico, emocional y social de los niños, y es importante fomentarla a través de actividades lúdicas y variadas que les permitan explorar y desarrollar sus habilidades motoras grandes.

La psicomotricidad fina se refiere al desarrollo de habilidades motoras pequeñas y precisas en los niños, como agarrar objetos pequeños, hacer nudos, dibujar o escribir. Estas habilidades son esenciales para el desarrollo de la coordinación ojo-mano, la destreza manual y la percepción visual. Durante la infancia, la psicomotricidad fina se desarrolla gradualmente a medida que los niños adquieren mayor control y precisión en los movimientos de sus manos y dedos. A través del juego y la exploración activa del entorno, los niños pueden mejorar su habilidad para manipular objetos pequeños, usar herramientas y desarrollar la fuerza y destreza en sus manos (Belén, 2017). Además, la psicomotricidad fina también es importante para el desarrollo cognitivo de los niños. A medida que los niños aprenden a manipular objetos y realizar tareas manuales, también están mejorando su capacidad para pensar y resolver problemas de manera más compleja. Fomentar la psicomotricidad fina en la infancia es importante para apoyar el crecimiento y desarrollo saludable de los niños. Los padres y cuidadores pueden ayudar a fomentar la psicomotricidad fina a través de actividades como juegos con bloques y rompecabezas, dibujo y pintura, modelado de arcilla, cortar y pegar, entre otras.

2.2. Lenguaje oral y proceso de socialización

Díaz (2019) sostuvo que la cognición interpersonal se posiciona como el primer paso en el proceso de socialización que subyace a la adquisición del lenguaje. De esta manera, los niños necesitan un estímulo para comenzar a aprender un idioma, y el entorno familiar también logra posicionarse como un estímulo sumamente importante para facilitar al máximo el aprendizaje del idioma. Los niños desde muy temprano manifiestan su intención de comunicarse con su entorno, por lo que continúan intentando reproducir los sonidos que escuchan. A los niños les empieza a gustar hablar, por lo que buscarán respuestas a todas las preguntas que les interesen, por lo que también prestarán atención a todo lo mencionado en el entorno. Si no hay comunicación o relación entre niños y adultos, se dificulta el desarrollo de las habilidades comunicativas y la provisión de la fisiología del habla; además, las emociones se sitúan como un factor sumamente importante en el desarrollo del lenguaje, por lo que los niños deben estar en un entorno social adecuado para su desarrollo. De igual forma, los centros educativos juegan un papel vital en la mejora y desarrollo del idioma, especialmente si es deficiente; al igual que los docentes, su papel se basa en su influencia sobre los estudiantes. De esta forma, la escuela y la familia se posicionan como el medio de socialización más importante, pues no solo facilitan el proceso de socialización de los niños, sino que también les ayudan a aprender costumbres, creencias, opiniones y valores adecuados y adaptarse al medio que les rodea.

2.3. Desarrollo de la comunicación oral en el aula

Trigo (2018) enfatizó la importancia del lenguaje hablado para lograr el futuro éxito académico del niño, logrando mejoras tanto en el lenguaje escrito y el desarrollo social. De esta forma, los docentes necesitan utilizar y comprender los métodos y recursos pedagógicos que pueden facilitar el aprendizaje en el aula. Sin embargo, a pesar de la constante mención y escrutinio de estos recursos en la mayoría de los artículos sobre pedagogía en general y lenguaje en particular, la experiencia sugiere que estos recursos son limitados en la práctica normal.

Pérez (2018) argumentó que los niños aprenden despacio atendiendo a los estímulos que tengan en su alrededor. Por otro lado, contenido, se irá volviendo más complejo con el tiempo, pudiendo transmitir pensamientos, aprendizaje actividades sociales, dependiendo en el contexto en que se desarrolle. Requerimos habilidades que se desarrollarán en la niñez, fortaleciéndolos conforme vayan madurando.

3. OBJETIVOS

El objetivo de presente estudio es evaluar la efectividad de la aplicación del programa denominado "Psicomotricidad para la mejora de la oralidad en sus dimensiones del área cognitiva, motora y socio afectiva". El trabajo se centró en los infantes de 5 años, que están iniciando el proceso formativo de la educación y que necesitan de un desarrollo óptimo de las actividades psicomotrices para que puedan relacionarse en la comunicación de forma efectiva.

4. METODOLOGÍA

El diseño de investigación del estudio fue cuasi-experimental, ya que comprendió una variable independiente y otra dependiente. Se manipuló la variable independiente *Psicomotricidad* paraque tuviese efecto sobre la variable dependiente *Expresión oral*. En la siguiente tabla se establece el esquema del diseño:

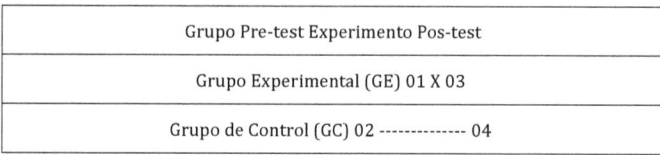

Tabla 1: Diseño de investigación. Fuente: elaboración propia.

Donde:

GE: Es el grupo experimental, GC: Es el grupo control. 01 y 02: Aplicación del pre-test al grupo experimental y control antes del programa. 03: Aplicación del pos-test al grupo experimental después de la aplicación del programa 04: Aplicación del post-test a los estudiantes del grupo control. X: Programa

La población estuvo conformada por 250 niños y niñas de 3, 4 y 5 años, matriculados en el presente año lectivo. Para la muestra se consideró sólo a los niños de 5 años de dos salones de una institución educativa pública del distrito de Ventanilla perteneciente a la provincia constitucional del Callao. De las cuales en uno de los salones se extrae 23 niños/as para aplicar el programa. El otro salón también con 21 niños/as, al cual no será aplicado el programa.

Se implementó el muestreo no probabilístico por conveniencia, puesto que se trabajó con el grupo en su totalidad. Según Hernández et al. (2010) en los muestreos no probabilísticas, la elección de los elementos no depende de la probabilidad, sino de causas relacionadas con las características de la investigación o de quien hace la muestra. Aquí el procedimiento no es mecánico, ni se basa en fórmulas de probabilidad, sino que depende del proceso de toma de decisiones de un investigador o de un grupo de investigadores y, desde luego, las muestras seleccionadas obedecen a otros criterios de investigación.

En relación a la técnica para la recolección de los datos, se utilizó la observación y como instrumento la Prueba de Lenguaje Oral de Navarra Revisada (Plon-R) la cual se encargó de medir la variable *Lenguaje oral*. La aplicación del instrumento se dio en dos ocasiones. En primer lugar, se aplicó el denominado pre-test y, a continuación, un programa de motricidad el pos-test.

5. RESULTADOS

Se recabaron datos en dos momentos, los cuales sirvieron para poder contrastar y analizar las diferencias. En las siguientes tablas se detallan los resultados en un primer momento de forma descriptiva y, posteriormente, de manera inferencial.

Dimensiones	Estadísticos	Pre-test		Pos-test	
		GC	GE	GC	GE
Forma	Media	2,19	2,13	1,43	2,43
	Desv. Tip.	0,512	0,548	0,676	0,507
Contenido	Media	2,38	2,35	1,43	2,45
	Desv. Tip.	0,740	0,832	0,598	0,573
Lenguaje	Media	2,35	2,39	1,67	2,70
	Desv. Tip.	0,805	0,56	0,796	0,559

Tabla 2: Distribución de preescolares. Fuente: elaboración propia.

En la Tabla 2 se observan los resultados descriptivos del pre-test y post-test de los grupos de investigación *Experimental* y del *Grupo Control* (GE y GC). Podemos describir en el cuadro las dimensiones de la variable oralidad, la media (M) y la desviación típica (DT) de las puntuaciones obtenidas: pre-test en su dimensión *Forma* (MGC=2,19 y DT = 0,512; MGE=2,13 y DT = 0,548); mientras en el post-test forma (MGC=1,43 y DT = 0,676; MGE=2,43 y DT = 0,507) se observa que las puntuaciones en el post-test del GE es mayor en 0,30, con respecto al *Grupo Control* [(MGE=2,43)-MGE(2,13)=0,30], mejorando la dimensión forma de la oralidad en los preescolares. En la dimensión *Contenido* se evidencia en el pre-test (MGC=2,38 y DT = 0,740; MGE=2,35 y DT = 0,832), mientras en el post-test en la dimensión *Contenido* (MGC=1,43 y DT = 0,598; MGE=2,45 y DT = 0,573), se muestra que las puntuaciones en el post-test del GE son mayores (+0,10) con respecto al *Grupo Control* [(MGE=2,35)-MGE(2,45)=0,10], mejorando en la dimensión *Contenido*. En la dimensión *Lenguaje* se observa en el pre-test (MGC=2,35 y DT = 0,805; MGE=2,39 y DT = 0,56). Estos resultados son diferentes en el pos-test (MGC=1,67 y DT = 0,796; MGE=2,70 y DT = 0,559). Se aprecia asimismo una diferencia de resultados entre pre y pos-test con respecto a las medianas [(MGE=2,70)-MGE (2,39)=0,31].

	Variable Post Oralidad	Dimensión post Forma	Dimensión post Contenido	Dimensión post Lenguaje
U de mann Whitney	33.000	69.500	59.000	69.000
W de Wilcoxon	264.000	300.500	290.000	300.000
Z	-4.911	-4.085	-4.317	-4.103
Sig. Asintót. (bilateral)	0.000	0.000	0.000	0.000

Tabla 3: Diferencias entre variables y dimensiones. Fuente: elaboración propia.

En la Tabla 3 se observan los datos obtenidos del *software* de SPSS, en el que se aplicó la prueba estadística *U de mann Whitney*. Se midieron el pos-test de la variable de investigación *Oralidad* y a sus dimensiones, obteniendo resultados con un valor de *Sig. Asintót* de 0.000 que es menor a 0.05 ($p < 0.05$). Esto significa que se rechazó la hipótesis nula y se aceptó la hipótesis alterna. Por lo tanto, se concluye que la psicomotricidad afecta el desarrollo de la expresión oral en niños de edad preescolar.

6. DISCUSIÓN

Tras evaluar si es efectivo el programa de psicomotricidad para mejorar el lenguaje oral en los niños de 5 años de la Institución Educativa Inicial en el Distrito de Ventanilla, 2023, se concluyó que tanto el 90 % de los estudiantes pertenecientes al *Grupo Control*, como el mismo porcentaje del *Grupo Experimental* presentan retraso. Por tal motivo, se observa que los dos grupos presentan las mismas características al inicio de la investigación.

Tras aplicar el programa, evidenciamos que el *Grupo Experimental* generó mejoras, obteniendo el 90% en el nivel normal. Por lo que se demostró la efectividad de dicho programa, evidenciando resultados positivos en el lenguaje de los niños. Asimismo, no presentaron diferencias en el lenguaje oral ($p \geq 0.05$) en el pre-test ni el *Grupo Control*, ni el *Experimental*. De forma paralela, observamos diferencias significativas en oralidad ($p < 0.05$) en el pos-test muestra, tanto en el *Grupo Control* como en el *Experimental*. Por lo que se concluye que el programa de psicomotricidad mejora efectivamente la oralidad en los niños de 5 años de la Institución Educativa Estatal en Ventanilla- Callao, en 2023.

Para tal fin, se consideró el aporte de Martínez y Vallejos (2020), aplicado al lenguaje oral y el desempeño escolar en niños de 5 años, utilizando una estructura metódica y diseño cuasi-experimental descriptivo, sustentándose investigaciones tanto bibliográficas como de campo. El método utilizado fue la encuesta y la observación, y los instrumentos el cuestionario y la lista de cotejo. También, se tuvo en cuenta el aporte de Silva (2019), con respecto a la relación de la lectoescritura y la psicomotricidad en niños, que habían cursado los 5 primeros años en una institución educativa estatal, en 2017, donde desarrollaron la correlación no experimental observando existencia de forma positiva aceptando la aprobación de la investigación.

Como resultado, se observa que el 90% de los niños, tanto del *Grupo Control* como del *Experimental,* presentaron iguales resultados que antes de aplicar el estudio.

Por tal motivo, probamos que tras aplicar el programa de psicomotricidad se evidencian mejoras positivas en el *Grupo Experimental*. Se observó, asimismo, que los resultados del *Grupo control* y del *Experimental* en el pre-test no muestran diferencias significativas en forma ($p \geq 0.05$). Por otro lado, se evidenció que el *Grupo control* y el *Experimental* en el pos-test sí muestran diferencias significativas en forma ($p < 0.05$), indicando que después del uso del programa de psicomotricidad para mejorar la oralidad, se produce una mejora significativa en los niños de 5 años de la Institución Educativa, en cuanto a su uso.

En cuanto a la propuesta de evaluar el efecto del programa de psicomotricidad en relación al contenido del lenguaje, se observó que el 80% de los niños del *Grupo control* presentaban retraso en el pre-test, lo cual es similar para el *Grupo control*, presentando características similares antes de la aplicación del programa. Evidenciando que después de la aplicación del programa los estudiantes en el nivel normal mejoran en un 90%.

También podemos observar que los resultados no presentan diferencias en cuanto al contenido ($p \geq 0.05$), ni en el *Grupo Control* ni en el *Experimental*. Por otro lado, se evidenció que los *Grupos Control* y *Experimental* en el pos-test sí muestran diferencias significativas en contenido ($p < 0.05$), lo cual indica que el uso del programa de psicomotricidad sí mejora el contenido en niños de 5 años de una Institución Estatal Ventanilla- Callao, durante el año 2023.

El aporte de Quintanilla, L. (2020) fue considerado por establecer la mejora del lenguaje oral tras un programa de intervención de CL adecuado para alumnos de 6 años. Su objetivo fue determinar el efecto del programa de intervención CL en la mejora del lenguaje tras su aplicación a alumnos de esta edad, donde la estructuración metódica consistió en la aplicación de un método hipotético-deductivo, que implementó un diseño cuasi-experimental. Asimismo, se ha observado que el proyecto logró tener un impacto notable en la mejora del inglés hablado de los niños.

A partir de la propuesta de evaluar la efectividad de un programa de psicomotricidad para mejorar el uso del lenguaje de los niños de 5 años de una Institución Educativa Inicial, Distrito de Ventanilla, en 2023, se llegó a constatar que el 80% de estudiantes del *Grupo Control* presentan un nivel de retraso en el programa de psicomotricidad para el pre-test. Dicho resultado es similar al que presenta el *Grupo Experimental* con un 90% de retraso. Ello demuestra que ambos grupos, *Control y Experimental*, presentan características similares antes de la aplicación del estudio. Además, se evidencia que después de la aplicación del programa de psicomotricidad, en el *Grupo Experimental* se dio una notable mejora, ya que el 80% de estudiantes pasaron a un nivel normal. De esta forma, se constata que el programa de psicomotricidad impacta de forma positiva en el uso del lenguaje de los estudiantes. Se observa que los resultados del *Control y Experimental* no muestran diferencias significativas en uso del lenguaje ($p \geq 0.05$) en el pre-test. Por otro lado, se evidenció que el grupo control y experimental en el pos-test sí muestran diferencias significativas en el uso del lenguaje ($p < 0.05$), lo cual indica que el uso del programa de psicomotricidad sí mejora el uso del lenguaje en niños de 5 años de una Institución Estatal Ventanilla- Callao, en 2023.

Estos resultados son similares al aporte de la investigación que determinó la influencia del programa de psicomotricidad en el uso del lenguaje en niños de 5 años de una Institución Estatal Ventanilla- Callao, en 2023; ya que se logró demostrar que con la aplicación del programa de psicomotricidad los niños mejoran notablemente en el uso del lenguaje.

También fue considerado Silva (2018), por establecer el desarrollo psicomotor de niños de 5 años en dos instituciones educativas del distrito de Callao Ventanilla, teniendo como objetivo describir y comparar el desarrollo psicomotor de niños de 5 años de dos instituciones educativas, donde la estructuración metódica fue el diseño cuasi-experimental. Asimismo, se ha observado que las instituciones que utilizan el programa contribuyen a un mejor desarrollo de los niños y niñas.

7. CONCLUSIONES

Como conclusión final, podemos determinar el impactopositivo del programa de psicomotricidadenel lenguaje oral de losniños de 5 años, pertenecientes a la Institución Nacional Ventanilla-Callaoen el año2023, tras evidenciar quesus habilidades de lenguaje oral mejoran significativamente a través de este programa. En especial, tanto en el uso, como en la forma y contenido de este.

8. REFERENCIAS

Alonso González, M. (2021). Desinformación y coronavirus: el origen de las *fake news* en tiempos de pandemia. *Revista de Ciencias de la Comunicación e Información, 26*, 1-25. https://doi.org/10.35742/rcci.2021.26.e139

Aucouturier, B., y Mendel, G. (2004). *¿Por qué los niños y las niñas se mueven tanto? Lugar de acción en el desarrollo psicomotor y la maduración psicológica de la infancia.* Graó.

Aucouturier, B. (1993). Los niveles de la expresividad motriz. *Revista de Educación Especial, 15*, 39-48. https://dialnet.unirioja.es/servlet/articulo?codigo=2836153

Aucouturier, B., Darrault, I., y Empinet, J. L. (1985). *La práctica psicomotriz: reeducación y terapia.* Científico-Médica.

Bernate, JA (2021). Revisión documental de la influencia del juego en el desarrollo de la psicomotricidad. Sportis. *Revista Científica de Deporte Escolar, Educación Física y Psicomotricidad, 7*(1), 171-198. https://doi.org/10.17979/sportis.2021.7.1.6758

Cruz Gavilanes, T., Cruz Gavilanes, Y., Martínez Santander, C., y Urgilez Gonzalez, M. (2018). El juego como estrategia metodológica para el desarrollo de la psicomotricidad gruesa en niños de 4 a 5 años. *Horizontes en enfermería,* (7). https://revistasdigitales.upec.edu.ec/index.php/enfermeria/article/view/162

Díaz, D. (2019). El lenguaje oral en el desarrollo infantil. *Innovación y experiencias educativas,* (14), 1 – 8. https://n9.cl/x9yz

Hernández Lechuga, M., y Martínez Mínguez, L. (2022). Presencia de la psicomotricidad y psicomotricistas en la normativa educativa chilena en infancia. *Un análisis documental. Perspectiva Educacional, 61*(1), 127-151. https://dx.doi.org/10.4151/07189729-vol.61-iss.1-art.1207

Martínez, L., y Vallejos, K. (2020). *Lenguaje Oral y Rendimiento Escolar en niños de 5 años de enseñanza básica.* [tesis de Maestría, Universidad de Chile]. Repositorio Institucional de la Universidad de Chile.

Mendoza Alcívar, Y., y Zambrano Rivera, S. (2021) Actividades lúdicas para mejorar la psicomotricidad gruesa en niños entre 10 años y 11 años. *Dominio de las Ciencias, 7*(6), 493-514. https://dialnet.unirioja.es/servlet/articulo?codigo=8383739

Pérez Pedraza, P., y Salmerón López, T. (2018). Desarrollo de la comunicación y el lenguaje: Indicadores de preocupación. *Revista pediátrica de atención primaria, 8*(32), 111-125, https://pap.es/files/1116-612-pdf/637.pdf

Quintanilla, L. (2020). *Programa de intervención "CL", para mejorar el lenguaje oral en niños de 6 años.* [tesis de Maestría, Universidad de Alcalá de Henares]. Repositorio Institucional de la Universidad de Alcalá de Henares.

Quintero Giraldo, S. (2020). *Estimulación psicomotriz como potencializador inicial del desarrollo en la primera infancia.* Universidad Nacional Abierta y a Distancia UNAD. https://repository.unad.edu.co/handle/10596/38393

Rodríguez, S. (2020). Lenguaje oral y conciencia fonológica. *Revista Eduser.* http://blog.ucvlima.edu.pe/index.php/eduser/article/view/109/30

Sánchez, J., y Llorca, M. (2001) El rol del Psicomotricista. *Revista Iberoamericana de Psicomotricidad y Técnicas Corporales,* 3. http://psicomotricidadum.com/index.php?c=login

Silva (2018). Desarrollo psicomotor de niños de 5 años de dos instituciones educativas del distrito de Ventanilla, Callao.

Trigo, J. (2018). La lengua oral. Su desarrollo en la E.G.B. CAUCE, (12), https://cvc.cervantes.es/literatura/cauce/pdf/cauce12/cauce_12_012.pdf

Vizcarra Morales, A., Gómez Pintado A., Martínez Abajo J. y López Vélez, A. (2022). Aportaciones desde la psicomotricidad a la observación de las instalaciones artísticas. *Retos: nuevas tendencias en educación física, deporte y recreación, 45*(8), 87-95. https://dialnet.unirioja.es/servlet/articulo?codigo=8409434

CREENCIAS SOBRE EL EMBARAZO Y SUS IMPLICACIONES RESPECTO AL AUTOCUIDADO EN LA ALIMENTACIÓN. EL CASO DE UN GRUPO POBLACIONAL DE MONTERÍA Y MEDELLÍN, COLOMBIA

Julián David Vélez Carvajal, Érika Patricia Ruiz González[1]

El presente texto nace en el marco del Proyecto de investigación: Análisis de creencias construidas por parte de mujeres pertenecientes a dos grupos poblacionales de Montería y Medellín en torno al embarazo y sus implicaciones en cuanto al autocuidado. Una relación entre semiótica y eduentretenimiento. Esta investigación fue financiada por la Universidad Pontificia Bolivariana de Montería, Colombia.

1. INTRODUCCIÓN

Según la Organización Panamericana de la Salud (2022), cada día mueren aproximadamente 830 mujeres por causas prevenibles relacionadas con el embarazo, principalmente en zonas rurales y en las comunidades más pobres. Asimismo, se afirma que la mayoría de las complicaciones que aparecen durante la gestación son prevenibles o tratables e incluso, algunas de ellas, se presentan antes del embarazo, pero se agravan con la gestación, especialmente, si no se tratan como parte de la asistencia sanitaria a la mujer.

Las cifras anteriores, vislumbran un panorama desfavorable en cuanto a la meta fijada en los Objetivos de Desarrollo Sostenible (ODS), que tiene como propósito disminuir, para el año 2030, la mortalidad materna a 32 por cada 100 000 nacidos vivos (Organización Panamericana de la Salud 2016). De este modo, la presente investigación se configura como un aporte importante a la academia y también a las entidades públicas y privadas, dado la necesidad de identificar posibles asuntos educativos a tratar significativos para la población, por lo que es necesario comprender sus creencias al respecto, con el propósito de diseñar estrategias educativas basadas en la semiótica, la comunicación y el eduentretenimiento, contribuyendo de manera positiva en la problemática expuesta.

Teniendo en cuenta lo anteriormente expuesto, esta investigación se centra en la relación comunicación, semiótica, eduentretenimiento y salud, planteando la siguiente pregunta de investigación: ¿Cuáles son las creencias que, sobre el embarazo y sus implicaciones respecto al autocuidado en la alimentación, tienen las mujeres gestantes pertenecientes a dos grupos poblacionales de las ciudades de Montería y Medellín en Colombia?

---

1. Universidad Pontificia Bolivariana (Colombia)

2. OBJETIVOS

General:

Analizar las creencias que, sobre el embarazo y sus implicaciones respecto al autocuidado en la alimentación, tienen mujeres pertenecientes a dos grupos poblacionales de las ciudades de Montería y Medellín en Colombia.

Específicos:

a) Describir las creencias sobre el embarazo y sus implicaciones en cuanto al autocuidado en la alimentación, en mujeres gestantes de las ciudades de Medellín y Montería.

b) Definir, desde una matriz semiótica, los asuntos educativos a intervenir con respecto a las creencias sobre el embarazo y sus implicaciones en cuanto al autocuidado en la alimentación.

c) Diseñar una estrategia de eduentretenimiento, basada en la semiótica, para intervenir los problemas educativos identificados.

3. MARCO TEÓRICO

Creencias

Según Peirce (1877), las creencias se constituyen en forma de pensamientos que emergen de la relación entre hábitos, deseos y acciones. En este sentido, el autor desarrolla el concepto semiótico de creencia para evidenciar la manera en que los humanos tendemos a estabilizar lo que creemos, de tal manera que se puedan fijar unas formas de pensamiento que se constituyen en la matriz interpretativa a través de la cual nos relacionamos con lo que nos rodea.

Entender la construcción de creencias desde las relaciones entre hábitos, deseos y acciones permite generar dinámicas de acercamiento que sean coherentes con los procesos de producción simbólica de las poblaciones abordadas.

Embarazo y autocuidado en la alimentación

De acuerdo a la Organización Mundial de la Salud (OMS) (2014) el embarazo es un proceso biológico del que resulta una nueva vida; inicia con la implantación de una célula fecundada que permite un proceso de nidación, en el que se desarrollan de manera consecutiva el embrión y el feto, culminando con el parto.

Según Calderón *et al.* (2021), además de las implicaciones biológicas expuestas, el embarazo esta permeado por construcciones culturales que son trasmitidas y persisten en el tiempo, con lo cual el embarazo puede ser interpretado desde un significado propio asumido por cada cultura, organizando y modificando la realidad que trae consigo una serie de cambios sociales y emocionales que repercuten en la manera en la que una mujer en estado de gestación reacciona ante aspectos como el autocuidado.

Por tanto, las mujeres en estado de gestación adoptan el autocuidado a través de comportamientos y prácticas que están arraigados en creencias y tradiciones culturales que se correlacionan con el término salud. En este sentido, Naranjo *et al.* (2017), basados en la teoría de autocuidado planteada por Dorothea E Orem, intentan articular tres premisas claves en el autocuidado que tienen que ver primero: con la toma de consciencia del estado de salud, que puede estar influenciada por las creencias y prácticas culturales, pero sobresale el deseo y el compromiso del individuo por preservar su salud; segundo, la importancia de prestar atención a las barreras que aparecen cuando la persona carece de información, las cuales pueden influir en la toma de decisiones erróneas; y el tercer concepto articulador, hace referencia a el aprendizaje del autocuidado como indispensable para la consecución de acciones encaminadas a la mejora de la salud.

Uno de los aspectos más relevantes en el amplio espectro del autocuidado es la alimentación, la cual está mediada por las creencias culturales de las embarazadas, convirtiéndose en la base de las acciones que realizan alrededor de sus prácticas en torno al autocuidado. En esta línea, Chávez *et al.* (2007) realizó un estudio en Perú, con el fin de conocer el autocuidado en gestantes; los resultados arrojaron que aspectos relacionados con la alimentación durante el embarazo y con el recién nacido están anclados a las costumbres y creencias. Asimismo, se observó el uso de métodos tradicionales, como las plantas medicinales para disminuir el dolor durante al parto.

En consonancia con lo anterior, diversas investigaciones se han centrado en conocer las creencias de las mujeres en estado de gestación y si éstas tienen alguna relación con las prácticas de autocuidado llevadas a cabo durante el embarazo (Guzmán *et al.*, 2015; Alanis *et al.*, 2017). Por ejemplo, el estudio realizado por Medina y Mayka (2006) está situado en esta perspectiva, estos autores aseveran que el autocuidado de las participantes estaba centrado en dietas alimentarias permeadas por sus culturas y creencias.

Si bien, la OMS (2014) expone de manera muy clara las recomendaciones alrededor de la alimentación que deben seguir las gestantes, tales como una dieta que contenga los nutrientes necesarios para el desarrollo del feto. Los estudios siguen dejando ver la importancia de incluir aspectos culturales en las prácticas llevadas a cabo por las gestantes. Los protocolos médicos tienen como sustento años de investigación que respaldan las indicaciones en torno a la salud materna; no obstante, es evidente que los consejos familiares, la espiritualidad y las prácticas tradicionales tienen un impacto importante en las gestantes (Ulloa y Muñoz, 2019).

Aunque, las creencias no deben considerarse "buenas o malas", de acuerdo con Andina *et al.*, (2021) hay algunas conductas mediadas por normas socioculturales que pueden ser perjudiciales para la salud de la madre y el recién nacido. Un estudio realizado por estos autores revela que las participantes manifestaron que el consumo de vino con azúcar o sobras por parte de mujeres amamantando podrían mejorar la calidad de la leche materna. Esta investigación concluye que, conocer las prácticas y creencias de las gestantes pueden ser de vital importancia para planificar, en la actualidad, acciones de salud participativas que permitan corregir ciertas prácticas perjudiciales y suministrar cuidados congruentes con la cultura y la ciencia.

4. METODOLOGÍA

Enfoque de la investigación

Esta investigación se basa en un enfoque cualitativo, con el propósito de comprender la construcción de significados (Orozco, 2012) y creencias en torno al embarazo y sus implicaciones en cuanto al autocuidado en la alimentación.

Fuentes de recolección de la información

La información fue recogida de una muestra de madres gestantes asistentes al centro de salud del barrio Mocarí de Montería y usuarias de la Clínica Bolivariana de Medellín, Colombia.

Muestra

La muestra se conformó por 30 mujeres, 15 pertenecientes a la ciudad de Montería y las otras 15, a la ciudad de Medellín. Para la selección de las participantes, se tuvieron en cuenta los siguientes criterios:

- Criterios de inclusión:
  - Mujeres que estuvieran en estado de gestación
  - Mujeres que asistieran a control al Centro de Atención Médica de Urgencia (CAMU), en Montería y a la Clínica Universitaria Bolivariana de Medellín.
  - Mujeres con edades entre los 18 y los 30 años.
- Criterios de exclusión:
  - Mujeres con embarazo de alto riesgo
  - Mujeres con menos de 10 de semanas de embarazo

Adicionalmente, se tuvo en cuenta el criterio de saturación de la muestra con el propósito de establecer en qué momento culminar la aplicación de los instrumentos.

Consideraciones éticas

Se suscribió la Resolución 8430 de 1993 del Ministerio de Salud de Colombia, que presenta normas para la investigación en salud; la Declaración de Helsinky de la Asociación Médica Mundial de 2008, que promueve la dignidad de las personas participantes en investigaciones en salud y la protección de su bienestar. Además, el proyecto fue avalado por el Comité de Ética de la Universidad Pontificia Bolivariana y la institución participante.

Técnicas de recolección de la información y análisis

Se empleó la entrevista abierta semiestructurada, a la que se aplicó un análisis cualitativo desarrollado en dos momentos: fase analítica y fase relacional.

En la fase analítica se implementó el procedimiento del análisis de contenido, mientras que en la fase relacional se identificaron relaciones entre las categorías emergentes al análisis de contenido.

5. RESULTADOS

La descripción de los resultados se realizó a partir de dos categorías emergentes al análisis de la información, a saber: a) ingesta de alimentos y b) horarios

A) INGESTA DE ALIMENTOS

Con respecto a esta categoría, se identificaron tres subcategorías que subyacen a las creencias que, sobre la alimentación durante el embarazo, tienen las madres gestantes entrevistadas.

En primer lugar, se hace referencia a la subcategoría "ingestión de alimentos" que sean variados y nutritivos tanto para la madre como para el feto; se considera que una alimentación con estas características puede incidir en un desarrollo adecuado del embarazo y, por tanto, evitar inconvenientes relacionados con posibles complicaciones o con la interrupción temprana del estado de gravidez.

En segundo lugar, emerge la subcategoría "consulta a expertos", relacionada con la necesidad identificada de acceder a la asesoría de nutricionistas o dietistas, con el propósito de establecer una dieta adecuada para el embarazo. Es importante destacar que, para las gestantes, las recomendaciones de los expertos pueden concordar con las creencias socioculturales relacionadas con la alimentación durante el embarazo.

En tercer lugar, se plantea la subcategoría "no ingerir alimentos inadecuados para el embarazo", que emerge como continuidad de "ingestión de alimentos nutritivos y variados". En este sentido, las gestantes entrevistadas afirman que en la oferta gastronómica con la que cuentan, pueden existir alimentos nocivos para el proceso de gestación, por lo que es necesario consultar a expertos sobre qué tipo de alimentos se pueden consumir.

B) HORARIOS

En este caso, se identificaron dos subcategorías. En primera instancia, se encuentra la subcategoría "Comer en horarios adecuados", con la que se refiere la importancia de desarrollar una rutina de horarios para la ingestión de alimentos y así garantizar el bienestar del feto y suplir las necesidades nutricionales de la madre gestante. Como continuidad de la anterior, emerge la subcategoría "evitar comer en horarios irregulares", ratificándose la creencia de desarrollar rutinas adecuadas con respecto a la alimentación.

6. DISCUSÓN

Los resultados de esta investigación se presentan a través de una matriz semiótica de asuntos educativos, en la que se da cuenta de la creencia general que se identificó para los casos de Medellín y Montería, misma que emerge de la relación entre hábitos mentales, anhelos proyectados y acciones. (Ver figura 1)

Matriz semiótica de creencias sobre el embarazo (Montería – Medellín)			
Creencia	Hábitos mentales	Anhelos proyectados	Acciones
La alimentación incide en el bienestar de madre e hijo durante y después del embarazo	Adaptar los contenidos de los alimentos	Tener una alimentación adecuada	Ingesta de alimentación variada
			Ingesta de nutrientes que aporten al desarrollo adecuado del embarazo
			Consultar a expertos
		Evitar una alimentación inadecuada	No ingerir alimentos inadecuados para el embarazo
	Organizar rutinas para la ingesta de alimentos	Establecer rutinas de horarios saludables	Comer en horarios determinados y adecuados
		Evitar rutinas de horarios no saludables	Evitar comer en horarios irregulares y no adecuados

Tabla 1. Creencias sobre el embarazo. Fuente: Elaboración propia.

La construcción de creencias permite establecer ciertos esquemas de pensamiento que sirven para interpretar y juzgar la realidad. Desde esta perspectiva teórica, las creencias se constituyen en un entramado a partir de las relaciones entre hábitos mentales, anhelos y acciones. Los hábitos posibilitan hacer valoraciones sobre la realidad (Peirce, 1877).

Lo planteado en el párrafo anterior, tiene implicaciones sobre la categoría embarazo, pues induce a concebirla más allá de su componente biológico y, por tanto, asociarla con una dimensión socio – cultural (Calderón et al. 2021), en la que las creencias desempeñan un rol importante. En el caso de este proyecto de investigación, dicho componente sociocultural, se manifiesta en la siguiente creencia: "la alimentación incide en el bienestar de madre e hijo, durante y después del embarazo".

En este orden de ideas, de acuerdo con Peirce (1877), la manifestación de una creencia específica, remite a un hábito mental que incide en la manera en que actuamos; lo cual permite inferir ciertos hábitos mentales asociados a la creencia anteriormente mencionada y que, en este caso, se relacionan con la adaptación de los contenidos alimenticios al embarazo y con la organización de rutinas para la ingesta de alimentos (Naranjo et al. 2017).

La focalización de la ingesta de alimentos y del establecimiento de rutinas para su consumo, da cuenta del contexto social y cultural en el que se consolida la creencia antes mencionada. La población abordada evidencia, en este sentido, sensibilidad frente a los riesgos que puede traer el embarazo para las madres y para los fetos. A este respecto, la Organización Panamericana de la Salud (2022), plantea que la mayoría de las complicaciones que surgen durante la gestación se pueden prevenir.

En este orden de ideas, se puede afirmar que la construcción de la creencia en torno a la alimentación durante el embarazo es el resultado del acoplamiento entre los planteamientos institucionales y las expectativas frente al bienestar que, de manera concreta, generan tanto las gestantes como sus grupos de apoyo.

Ahora bien, según Peirce (1877), las creencias se caracterizan por generar maneras de actuar específicas en las personas o poblaciones que las portan, en este sentido, la conexión entre la creencia y la acción se establece desde los anhelos que se proyectan a partir de los hábitos mentales establecidos. En el caso particular de este proyecto de investigación, dichos anhelos se estructuran a partir de los siguientes aspectos: a) acceder a una alimentación adecuada; b) evitar una alimentación inadecuada; c) establecer rutinas de horarios saludables; d) evitar rutinas de horarios no saludables.

Los anteriores aspectos, al estructurarse como anhelos, además de actuar como enlace entre los hábitos mentales y las acciones concretas, también se posicionan como aquello que permite fijar la creencia al presentarse como una expresión consciente de un deber ser que tiene incidiencia tanto indivual como colectivamente.

Desde el marco teórico incorporado en esta investigación, dicho deber ser, al encontrarse articulado a una creencia sobre la alimentación durante el embarazo, tiene implicaciones sobre la manera en que actúan los sujetos, que se evidencia en las siguientes decisones por parte de las madres gestantes: a) ingerir alimentación variada y nutritiva, b) consultar a expertos en temas de alimentación, c) comer en horarios determinados y adecuados.

Ahora bien, las acciones acometidas por las madres gestantes con respecto a su alimentación, son producto de las proyecciones que se hacen desde los hábitos mentales incorporados a partir de las creencias. Y dichas proyecciones, permiten la identificación de asuntos educativos que, de ser materializados, contribuyen bien sea a fortalecer una creencia o a modificarla.

En el caso de los resultados de esta investigación, dichos asuntos educativos emergentes contribuyen al fortalecimiento de la creencia relacionada con la incidencia que tiene la alimentación en el desarrollo del embarazo, por lo que se relacionan con la educación en cuanto a las buenas prácticas alimenticias focalizando tipos de alimentos adecuados, identificación de nutrientes requeridos para el embarazo y manejo de horarios adecuados.

En este orden de ideas, desde lo planteado por Peirce (1877), se puede inferir que existen diferentes maneras de fijar o transformar una creencia, dentro de las cuales se destacan aquellas que acuden a la reflexión para que la relación que establezcamos con dichas creencias se fundamente en procesos conscientes. De allí la importancia de implementar prácticas educativas que fortalezcan la toma de consciencia y la reflexión de los sujetos involucrados.

Adicionalmente, para que estos procesos educativos sean significativos, es importante que se estructuren a partir de metodologías que motiven a las personas a través del desarrollo de estrategias que integren, además de la lectura y la escritura, lo audiovisual y la oralidad. En este sentido, la relación entre comunicación y educación, se constituye en un campo que permite desarrollar este propósito (Ferrés, 2014).

Por lo tanto, para el caso de este proyecto de investigación se tuvieron en cuenta tres componentes para el diseño de la estrategia de eduentretenimiento que permitiera intervenir los asuntos educativos identificados a partir del análisis de la información:

- Un componente semiótico en el que se indaga por las creencias y se establecen las estrategias para su fijación y / o transformación.
- Un componente de comunicación educativa (eduentretenimiento) que aporta los diferentes aspectos teóricos y metodológicos para el diseño e implementación de las estrategias de intervención.
- Un componente de conexión con el objeto que permita la operacionalización de los componentes semiótico, comunicativo y educativo en el contexto de las poblaciones abordadas, de tal manera que se puedan identificar las creencias a intervenir.

Se destaca que la operacionalización de los componentes antes mencionados le dan una posición de relevancia a las comunidades abordadas, en el sentido de que tienen en cuenta sus puntos de vista y expectativas no solo en cuanto a la identificación de las creencias y asuntos educativos, sino, también, con relación a las estrategias que se utilicen para realizar las intervenciones educomunicativas.

7. CONCLUSIONES

Las creencias sobre el embarazo y sus implicaciones en cuanto al autocuidado, tienen implicaciones en las maneras de actuar de las gestantes entrevistadas, de allí la importancia manifiesta en cuanto a la necesidad de establecer protocolos que indiquen qué tipo de alimentos se deben consumir y cuáles son los horarios más adecuados.

En este orden de ideas, las creencias en torno a la alimentación durante el embarazo focalizan el bienestar tanto de la gestante, como del feto, articulándose los saberes culturales con los conocimientos científicos que son socializados por las organizaciones de cooperación internacional, los organismos nacionales y las agencias del estado. De allí que con respecto a la alimentación, las creencias se configuran en términos de la ingesta de alimentos y de los horarios en los que se desarrolla este proceso. En este sentido, las creencias identificadas, permiten establecer que las gestantes distinguen entre prácticas adecuadas y no adecuadas para el bienestar tanto de ellas como de sus hijos.

Lo anterior permite evidenciar que a nivel sociocultural, las gestantes participan en procesos de concienciación con respecto al embarazo y las implicaciones de la alimentación en cuanto al autocuidado; lo cual se ve reflejado en la creencia emergente al análisis del dato y en las acciones que se generan a partir de los hábitos y las proyecciones que se establecen a partir de la creencia en mención.

En este sentido, es importante generar procesos de intervención comunicativa y educativa que contribuyan a fortalecer y hacer explícitos estos diálogos entre comunidad, academia e instituciones. En este caso, se diseñó una estrategia educativa y comunicativa que integrara tres aspectos: a) un componente semiótico; b) un componente de comunicación educativa; y c) un componente comunitario.

8. BIBLIOGRAFÍA

Alanis, M. y Pérez, B. (2017). *Autocuidado en Mujeres embarazadas de una comunidad mexiquense periurbana*. Universidad Autónoma del Estado de México. http://ri.uaemex.mx/handle/20.500.11799/67965

Andina-Díaz, E., Martins, M. F. S. V. y Siles-González, J. (2021). Creencias y prácticas alimentarias en embarazo y puerperio: aplicación del Modelo de Tradiciones de Salud. *Enfermería Global,20*(61), 98-121. https://dx.doi.org/10.6018/eglobal.413651

Calderón-Torres, A., Calderon-Chipana, J. C., Mamani-Flores, A. (2021). Percepción cultural del "embarazo y parto", en las comunidades campesinas del distrito Ayaviri-Puno. *Investigación Valdizana, 15* (3), 161-169. https://doi.org/10.33554/riv.15.3.1103

Chávez, R., Arcaya, M., Garcia, G., Sura, T. e Infante, M. (2007). Rescatando el autocuidado de la salud durante el embarazo, el parto y al recién nacido: representaciones sociales de mujeres de una comunidad nativa en Perú. *Texto & Contexto - Enfermagem, 16*(4), 680-687. https://dx.doi.org/10.1590/S0104-07072007000400001

Ferrés, J. (2014). *Las pantallas y el cerebro emocional*. Editorial Gedisa.

Guzmán, M., Sánchez, B., Álvarez, M. E. y Rojas, M. T. (2015). *Autocuidado en mujeres embarazadas en una comunidad del estado de México*. Universidad Autónoma del Estado de México. http://ri.uaemex.mx/handle/20.500.11799/32641

Medina, A. y Mayca, J. (2006). Creencias y costumbres relacionadas con el embarazo, parto y puerperio en comunidades nativas Awajun y Wampis. *Revista Peruana de Medicina Experimental y Salud Publica, 23*(1), 22-32.http://www.scielo.org.pe/scielo.php?script=sci_arttext&pid=S1726-46342006000100004

Naranjo, Y., Concepción, J. y Rodríguez, M. (2017). La teoría Déficit de autocuidado: Dorothea Elizabeth Orem. *Gaceta Médica Espirituana, 19*(3), 1-11. https://revgmespirituana.sld.cu/index.php/gme/article/view/1129/pdf

Organización Mundial de la Salud (2014) *Asesoramiento sobre nutrición durante el embarazo*. OMS https://www.who.int/elena/titles/nutrition_counselling_pregnancy/es/

Organización Panamericana de la Salud, Oficina Regional para las Américas de la Organización Mundial de la Salud. (2016). *Salud Materna*. OMS. https://www.paho.org/es/temas/salud-materna

Organización Panamericana de la Salud, Oficina Regional para las Américas de la Organización Mundial de la Salud. (2022). *Salud Materna*. OMS. https://www.paho.org/es/temas/salud-materna. 2022.

Orozco, G. (2012). *Una coartada metodológica. Abordajes cualitativos en la investigación en comunicación, medios y audiencias*. Editorial Tintable.

Peirce, C.S. (1877). *La Fijación de la creencia*. (N. Houser. C. J. Kloesel, Trad.). México, Fondo de Cultura Económica.

Ulloa Sabogal, I. M. y Muñoz de Rodríguez, L. (2019). Cuidado desde la perspectiva cultural en mujeres con embarazo fisiológico: una meta-etnografía.*Investigación y Educación en Enfermería,37*(1), 20-29. https://doi.org/10.17533/udea.iee.v37n1e03

SIMULACIÓN COMO INNOVACIÓN DOCENTE EN PSICOLOGÍA DEL TRABAJO, LAS ORGANIZACIONES Y LOS RECURSOS HUMANOS

Patricia Vizuete Escobar[1], Inés Hoyos Asensio[1], Sara Uceda Gutiérrez[1], Esther Martínez Miguel[1], Encarna García Garrido[1]

El presente texto nace en el marco del proyecto de diseño de escenarios de simulación para las titulaciones de ciencias de la salud de la Facultad de Ciencias de la Vida y de la Naturaleza. Conocedores de la importancia de la práctica preprofesional de los entornos simulados, nos planteamos la elaboración de itinerarios de formación práctica en estos contextos controlados para la adquisición de competencias clave en las titulaciones de Psicología, Enfermería, Ciencias de la Actividad Física y del Deporte o Fisioterapia, entre otras. La presente comunicación es un ejemplo de ello.

1. INTRODUCCIÓN

La simulación clínica ha sido validada científicamente y se considera clave en el proceso formativo para el desarrollo de competencias y su evaluación, estando ampliamente instaurada en las titulaciones de Ciencias de la Salud con un marcado carácter clínico. Ofrece el potencial de reemplazar o ampliar las experiencias reales a través de experiencias simuladas que, de forma guiada, reproducen aspectos sustanciales del contexto profesional, permitiendo la aplicación práctica del conocimiento teórico en un entorno seguro y de forma interactiva (Al-Elq, 2010; Armijo et al., 2021). Permite además controlar e incluso eliminar cualquier elemento de arbitrariedad que pueda impactar negativamente en la calidad del aprendizaje y asegurar que todos los estudiantes enfrenten situaciones clave en su formación y se entrenen en un desempeño competencial adecuado en las mismas, acortando la curva de aprendizaje y obteniendo un aprendizaje significativo debido a la identificación con el futuro rol profesional (Kuduvalli et al., 2008; Barsuk et al., 2009; Brock et al., 2013; Shekelle et al., 2013).

La fase de *debriefing* que sigue a un escenario de simulación favorece la identificación de errores y sus causas, así como de carencias, áreas de mejora y fortalezas. Desde el análisis de lo acontecido en un espacio controlado y seguro, la simulación permite una construcción sólida y experiencial del conocimiento (Fanning & Gaba, 2007; Sawyer et al., 2016).

Desde esta perspectiva, se diseña y rueda un escenario de simulación para estudiantes del Grado en Psicología en la mención de psicología del trabajo, las organizaciones y

---

1. Universidad Nebrija (España)

los recursos humanos (RRHH) de la Facultad de Ciencias de la Vida y de la Naturaleza. Se pretende que los estudiantes de cuarto curso sean competentes en la aplicación de técnicas de evaluación y gestión estratégica del talento humano, en el desarrollo de pautas de actuación en diferentes situaciones laborales y en el uso de test diagnósticos, teniendo como referencia los contenidos teóricos de las asignaturas de *salud laboral* y *coaching*.

A través de la simulación, recreando de forma realista situaciones que incluyan el rol profesional que se trabaja durante el Grado, se entrenan las habilidades necesarias para enfrentarse a experiencias profesionales futuras, estando este entrenamiento totalmente ajustado al nivel formativo y diseñado ad hoc para el desarrollo de las competencias generales y específicas de las asignaturas involucradas.

A través de la simulación de un contexto laboral real, los estudiantes pueden entrenar la aplicación del conocimiento teórico y las habilidades técnicas y no técnicas, conocidas también como *hard* y *soft*, propias de las asignaturas *salud laboral* y *coaching*. Esto permite pulir y potenciar competencias clave para profesionales de la Psicología y los Recursos Humanos en un contexto previo a las prácticas académicas externas.

El proyecto está enmarcado en dichas materias debido a su confluencia y potencial para favorecer la toma de decisiones basada en criterios y competencias específicas, que capaciten a los estudiantes en la orientación y gestión de personas en el entorno laboral. En este sentido se pretende que el estudiante sea competente en la gestión de procesos de mejora de la productividad y del bienestar físico y mental de las personas trabajadoras.

2. OBJETIVOS

El objetivo del presente proyecto de innovación educativa en la especialidad de psicología del trabajo, las organizaciones y los RRHH es fomentar la toma de decisiones a través del afrontamiento de un proceso de valoración específica que conlleve a la derivación al Servicio de Prevención Ajeno (SPA), frente a la aplicación de un entrenamiento en *coaching*. Este proceso exige conocimientos y habilidades tanto de identificación de síntomas para el proceso de diagnóstico diferencial, como de uso e interpretación de escalas específicas, entendiendo al psicólogo organizacional como agente de cambio en las empresas a través de acciones diferenciadoras. Además, el conocimiento del rol como psicólogo laboral versus coach será un pilar clave en esta experiencia de aprendizaje, y se verá reforzado por la misma.

En este sentido, los resultados de aprendizaje propuestos son:

- Realizar una entrevista en el contexto de gestión de RRHH.
- Identificar los síntomas que presenta la persona trabajadora.
- Aplicar pruebas específicas de valoración y diagnóstico.
- Realizar un proceso de diagnóstico diferencial.
- Tomar una decisión sobre la aplicación de protocolos o planes de empresa (acciones de coaching versus derivación al SPA, médico de la Mutua o centro médico de la Seguridad Social).
- Desarrollar habilidades no técnicas o interpersonales.
- Profundizar en el conocimiento del rol y el marco de competencia profesional del psicólogo organizacional.

3. MARCO TEÓRICO

La simulación debe entenderse como un marco mucho más amplio que la mera tecnología utilizada de forma extensa en simulación clínica (Bermúdez-García, 2016). Este marco incluye la consideración de factores ambientales, emocionales y relacionales, especialmente relevantes en Psicología en todos sus itinerarios formativos, entendiendo por estos, las diferentes menciones del Grado (psicología educativa, psicología clínica, psicología social y psicología del trabajo, las organizaciones y los recursos humanos).

A través de roles estandarizados asumidos por actores (conocidos como pacientes estandarizados en el contexto clínico) es posible trabajar de forma especialmente realista habilidades técnicas e interpersonales, conocidas como *hard skills* y *soft skills*. Estas habilidades *soft* o no técnicas estarían relacionadas con la comunicación, identificación de rasgos, toma de decisiones, identidad profesional y liderazgo, entre otras. El actor conoce la estandarización que requieren sus respuestas y su interacción con los estudiantes en una situación diseñada al milímetro por el equipo docente de forma que, el estudiante tiene que poner en juego habilidades de este tipo para poder desempeñarse en el escenario, siendo estas habilidades transferibles a la realidad (Jhou et al., 2022).

El psicólogo David Kolb (1984) en su Teoría del Aprendizaje Experimental, señala que el aprendizaje se constituye en un ciclo de cuatro etapas, conocido como ciclo del aprendizaje experiencial. Para que el aprendizaje efectivo tenga lugar, el estudiante debe transitar todo el ciclo, y relacionar sus fases, que comienzan con una experiencia concreta y continúan con una observación reflexiva, una conceptualización abstracta y una experimentación activa.

Kolb (1984) postula que se construye conocimiento a partir de experiencias reales, y es ese el tipo de aprendizaje que fomenta la simulación, no solo para el estudiante que participa en el escenario y desempeña el rol, sino también para los estudiantes que observan y participan en la construcción en la fase de *debriefing*. A su vez Nicolini recoge las aportaciones del aprendizaje constructivista frente a los métodos tradicionales inmersos en el conductismo, dicho enfoque innovador tiene sus orígenes en autores como Piaget, Vigostsky, Ausubel y Bruner, los cuales fundamentan que la adquisición del aprendizaje se produce a través de la acción y la interacción con objetos y personas (Nicoli, 2023).

En sus fases, la simulación ofrece una experiencia concreta, un espacio de observación reflexiva o reflexión en la acción y la posibilidad de una conceptualización abstracta. La experimentación activa se da también para aquellos estudiantes que no solo observan, sino que se desempeñan en el escenario diseñado y, en cualquier caso, para todos los estudiantes, esta se da en las prácticas académicas externas. El uso de la simulación como escenario didáctico permite al estudiante aprender activamente mediante observaciones reflexivas (mirar), conceptualización abstracta (pensar) y experimentación activa (hacer), considerando el grado de autonomía, los ritmos y secuencias de aprendizaje propias (Salinas, 2008). De esta manera el estudiante toma decisiones guiadas por sus intereses y objetivos, asumiendo el control sobre lo que debe y quiere aprender, en el marco de un proceso formativo y significativo (Ferrero, 2018).

Para generar este aprendizaje experimental, la simulación consta de varias fases, que, si bien pueden plantearse de formas diversas, comparten un orden y una estructura básica común (León-Castelao & Maestre, 2019):

- *Briefing*: puede incluir la generación de un *contenedor seguro* (Rudolph et al., 2014; Turner y Harder, 2018), un espacio de aprendizaje libre de juicio en el que todos los participantes asumen los principios de realidad y ficción (compromiso docente de recrear la realidad y compromiso de los estudiantes de abstraerse del resto y centrarse en la recreación de la realidad o ficción), confidencialidad (lo que sucede en ese espacio de aprendizaje se queda en ese espacio, es decir, no se comparte información de lo acontecido con estudiantes de otros cursos o grupos) y competencia de todos los participantes (todos los participantes son inteligentes, competentes y quieren aprender). Con o sin contendor seguro, el briefing consiste en facilitar a los estudiantes la información clave para afrontar el escenario que se va rodar, ya sea como protagonista del mismo, o como observador.

- *Escenario:* se pone en marcha el escenario diseñado, utilizando para ello además de un espacio específicamente ambientado y dotado de todos los materiales necesarios para el desempeño en esa situación, un simulador o una persona estandarizada (actor o actriz que representa de forma estandarizada el rol asignado).

- *Debriefing*: es la fase en la que se construye el conocimiento. Los estudiantes, guiados por el instructor, reflexionan sobre la acción y construyen conocimiento, generando un marco de pensamiento compartido en el que el error es un aliado y la reflexión en la acción o práctica reflexiva (Schön, 2008) se traduce o es transferible a conocimiento aplicable (Dreifuerst, 2009). El *debriefing* permite revisar la experiencia y aprender de lo ocurrido, invitando al análisis y la reflexión, a la discusión de los marcos de pensamiento y a la búsqueda y propuesta de actuaciones o soluciones alternativas en situaciones futuras (Díaz y Cimadevilla, 2019).

La fase de *debriefing* merece una mención especial, dada la existencia de diversos modelos y su complejidad e importancia para el éxito de una simulación en términos de aprendizaje. Especialmente cuando la complejidad del escenario en términos de tecnología es baja, es esta fase la que mayor complejidad entraña.

De forma general, el *debriefing* se puede estructurar en las siguientes fases, siguiendo el modelo de *debriefing* con buen juicio propuesto por Rudolph et al. (2006) con algún rasgo del modelo plus/delta, cuya característica central es el enfoque en la autoevaluación de los participantes detallando los aspectos positivos de la experiencia (plus) y los aspectos que requieren cambio (delta) (Motola et al., 2013; Kainth, 2021):

- **Fase de reacción (*reactions*)**: Orientada a disipar obstáculos cognitivos y generar un marco propicio para el análisis. Para ello, por un lado, se trabaja en la liberación emocional entendida como la exploración y verbalización de las emociones de los estudiantes que han participado en la escena. El objetivo es evitar que estas puedan interferir con los procesos cognitivos y es además útil para iniciar la conversación reflexiva. Por otro lado, se elabora un relato compartido, mediante la reconstrucción de la escena por parte de todos, participantes y observadores. Se trata de armonizar el discurso individual y colectivo en torno a lo que ha sucedido durante el escenario.

- **Fase de comprensión (*analysis*)**: reflexión y análisis para la búsqueda y construcción de modelos mentales que permitan explicar el porqué de lo sucedido (por qué se actúa de una forma y no de otra, cuáles son los motivos conscientes e inconscientes, cuáles son los conocimientos y habilidades puestos en juego, etc.). A través de la construcción de un relato compartido sobre lo acontecido en el escenario, se dinamiza el debate, que es guiado por preguntas de indagación

(nunca por respuestas o soluciones dadas por el instructor), se estimulan la duda y la controversia, se orienta a la reflexión.
- **Fase de síntesis (*summary*):** Finalmente se sintetiza la experiencia, generando un marco mental compartido de posibles actuaciones y decisiones en situaciones futuras, y se cierra la sesión con la manifestación de aquello que cada participante se lleva, como forma de destilar conceptos. Es importante explicar aquí la diversidad de aprendizajes clave que se producen (además del marco mental compartido). Por ejemplo, ser consciente de carencias, identificar una emoción que bloquea la acción a pesar de tener el conocimiento, o que altera el proceso de toma de decisiones, entender los mecanismos del juicio y sus limitaciones, etc.

La estructura y el carácter constructivo del aprendizaje en simulación, basado en la reflexión en la acción (Schön, 2008) estimula el autoaprendizaje sintético y orientado a la práctica, enfrentando al estudiante a situaciones inesperadas, con cierta carga de incertidumbre (como sucede en el contexto profesional real). Es además una experiencia exponencialmente enriquecedora gracias por un lado al realismo de las situaciones recreadas y la exigencia de desempeño al estudiante, y por otro, al análisis reflexivo compartido y al *feedback* bidireccional que caracterizan la fase de *debriefing*. Identificar y analizar aciertos, errores y áreas de mejora, plantear alternativas válidas a una actuación concreta o resolver dilemas son algunas de las oportunidades de aprendizaje que brinda la simulación (D´Angelo & Kchir, 2022; Harrington & Simon, 2022).

4. METODOLOGÍA

Partiendo de la premisa de que un escenario de simulación es una representación artificial de un evento del mundo real para lograr objetivos educativos a través del aprendizaje experiencial (Harrington & Simon, 2022), se diseñó un escenario que pudiera garantizar la consecución de los resultados de aprendizaje propuestos, para lo cual, la hoja de ruta fue la siguiente:
- Constitución de un comité interprofesional formado por los profesores de las asignaturas involucradas, la dirección del Grado, una experta en la metodología de simulación y dos personas especializadas en modelos de aprendizaje.
- Formulación de los resultados de aprendizaje transversales a las dos asignaturas implicadas en función del temario impartido, se hallaron puntos en común para su evaluación y discriminación diagnóstica.
- Revisión de las entidades clínicas a valorar por parte del estudiantado. El principal resultado de aprendizaje que se propuso fue el orientado al diagnóstico diferencial para el cual se revisaron entidades clínicas como depresión (Inventario de Depresión de Beck, BDI-2), *burnout* (Maslach burnout inventory; Maslach *et al.*, 1997) y *engagement* (Utrecht work engagement scale-9; Schaufeli *et al.*, 2006) entidad muy estudiada en los últimos años en el área de los RRHH e incluso en el área educativa (Donoso *et al.*, 2020).
- Establecimiento del rol del alumno en el escenario, en base al desempeño esperado para la consecución de estos resultados.
- Diseño del escenario atendiendo a los resultados de aprendizaje propuestos.
- Descripción del espacio físico necesario y los requisitos para contextualizarlo con el mayor realismo posible.

- Elaboración del *briefing* para el actor (trabajador estandarizado).
- Elaboración del *briefing* para los estudiantes.
- Descripción de acciones esperadas en el desempeño del estudiante.
- Elaboración del *check list* o rúbrica formativa que guiará la observación y el *debriefing*, y, por otra parte, permitirá la recogida de los resultados de la aplicación efectiva de la metodología utilizada.
- Implementación de la simulación.
- *Debriefing* de la actividad por parte del comité interprofesional.

Como se ha visto, la simulación como método de adquisición de competencias o habilidades involucra tres dimensiones principales; (1) la generación de un ambiente estimulante y seguro en términos de aprendizaje (Rudolph et al., 2014; Turner y Harder, 2018), (2) el diseño y desarrollo de un guion de escenario simulado que recrea aspectos relevantes de la realidad y permita a los estudiantes alcanzar los resultados de aprendizaje propuestos (Harrington & Simon, 2022), (3) la conversación de aprendizaje o *debriefing*, basada en la construcción de conocimiento a través de la reflexión en la acción y la creación de marcos mentales compartidos (Lioce et al., 2015; Roussin et al., 2018; Maestre et al., 2015).

Se describen a continuación las fases de diseño e implementación de estas tres dimensiones en el escenario propuesto.

Ambiente estimulante y seguro

En la fase de introducción a la simulación se trabajaron dos aspectos fundamentales. Por un lado, la recreación del escenario con el máximo grado de fidelidad, recreando el despacho del director de RRHH de una empresa real muy conocida por los estudiantes. El objetivo era generar un entorno estimulante que permitiera al estudiante vivir una experiencia inmersiva. El despacho se dotó de cartelería corporativa, mesa de trabajo con material de oficina, ordenador y sillas de reunión. Entre otros materiales, se encontraba sobre la mesa una carpeta con escalas de valoración específicas utilizadas habitualmente en el contexto profesional recreado (*burnout*, depresión, y *engagement*).

Por otro lado, en el momento previo al desarrollo de la simulación, se trabajó la creación de un contenedor seguro para los estudiantes basado en los acuerdos y principios fundamentales de los entornos de simulación. Se gestionó el clima grupal para mantener el espacio psicológicamente seguro, de forma que no se produjeran juicios de valor conflictivos o situaciones incómodas para los participantes, que pudieran generar interferencias cognitivas para el aprendizaje. Se favoreció el establecimiento de relaciones positivas mediante el acuerdo de confidencialidad, el contrato de ficción y la declaración explícita del principio básico "todos somos inteligentes y capaces, todos queremos mejorar".

Desarrollo del escenario

Se detalla a continuación el guion del escenario de simulación, diseñado para alcanzar los resultados de aprendizaje propuestos:

> *La estudiante asume el rol de directora de RRHH de la empresa propuesta en el escenario. Es licenciada en Psicología y está certificada en Coaching por la asociación ICF. Es además Máster en Prevención de Riesgos Laborales.*
>
> *Cuenta con 10 años de experiencia y su valor añadido son los programas de coaching con ejecutivos que realiza dentro de la compañía, normalmente solicitados por los responsables de cara a la mejora de alguna habilidad que determinados trabajadores*

necesitan desarrollar. Además, está abierta a ofrecer cualquier tipo de ayuda relacionada con su trabajo con el fin de mejorar su desempeño y satisfacción laboral, aunque normalmente no recibe muchas peticiones.

Acude a su despacho una trabajadora de 40 años, que se incorporó a la empresa en el momento de su creación, y es una de las responsables de equipo más cualificada. Lidera un equipo de 50 personas en la Unidad de Proyectos de IT.

En el último año ha tenido varias bajas por Incapacidad Temporal. A lo largo de la interacción, la trabajadora irá refiriendo diversos síntomas, siguiendo el guion preparado por el instructor de la simulación, con el objetivo de que la responsable de RRHH tenga que poner en juego sus conocimientos, habilidades y competencias para detectar el problema, discernir qué rol profesional le corresponde y actuar en consecuencia. Así, deberá reconocer que no es un caso objetivo de coaching, sino que se trata de un problema de magnitud psicológica.

En base a esto, lo esperado es que aplique tras un proceso de razonamiento y diagnóstico diferencial, test estandarizados específicos (en este caso de burnout) y tras valorar el resultado, active la derivación de la trabajadora al servicio público de salud o a un especialista en psicología clínica.

Para el desarrollo del mismo, se desarrollan *briefing* o informaciones previas específicas tanto para los estudiantes como para la trabajadora estandarizada, en este caso.

Briefing y referencias para el trabajador estandarizado

En esta fase se informó a la trabajadora estandarizada (actriz) de la contextualización de la escena de rodaje y los objetivos perseguidos, con el fin de regular (estandarizar) su conducta y discurso en las posibles líneas de desarrollo del escenario.

En este caso, se partió de la manifestación inicial de preocupación por haber encadenado varios períodos de absentismo por incapacidad temporal y la posibilidad de un despido por este motivo, así como, de sentimientos de falta de eficacia profesional y desidia.

Se trabajó con ella en las dimensiones del *síndrome de burnout* para que pudiera orientar la conversación y su discurso hacia los síntomas de esta patología (Mealer et al., 2016):

- Agotamiento: excesivos esfuerzos psicológicos.
- Cinismo: indiferencia, actitudes distantes hacia los objetivos o la utilidad del trabajo.
- Falta de eficacia profesional: evaluación negativa del propio trabajo, reducción de las creencias de eficacia, falta de habilidad para realizar su trabajo.

Se trasladó a la actriz la importancia de orientar su discurso hacia las características del síndrome, refiriendo a lo largo de la entrevista que:

- Últimamente sentía falta de energía y con un agotamiento generalizado, tanto en el trabajo como a nivel general.
- Tenía sentimientos de negatividad o estrés directamente relacionados o motivados por el trabajo, algo que nunca antes había experimentado, pues siempre ha sido una trabajadora motivada y contenta con su trabajo.
- Como consecuencia de lo anterior, no podía rendir de manera adecuada en su puesto de trabajo y sentía que ya no hace nada bien.

Además, debía mostrarse reacia a hablar de las causas de sus bajas anteriores y preocupada porque esta situación acabara derivando en la pérdida de su puesto de trabajo.

Paralelamente se analizaron posibles conductas de la estudiante, y se estableció cuál debía ser su respuesta conductual y emocional, así como su discurso, en cada caso.

Briefing para los estudiantes

Por otro lado, se procedió a la comunicación de un briefing específico para contextualizar el escenario y el desarrollo de la actividad de simulación ante los estudiantes:

Eres la directora de RRHH, licenciada en psicología y certificada en coaching por la asociación ICF y posee en Máster en PRL. Cuentas con 10 años de experiencia y su valor añadido son los programas de coaching con ejecutivos que realiza dentro de la compañía, normalmente solicitados por los responsables de cara a la mejora de alguna habilidad que determinados trabajadores necesitan desarrollar. Además, estás abierta a ofrecer cualquier tipo de ayuda relacionada con su trabajo con el fin de mejorar su desempeño y satisfacción laboral, aunque normalmente no recibes muchas peticiones.

Tras el briefing, da comienzo el desarrollo o rodaje del escenario, que tuvo una duración de 10 minutos, durante los cuales los docentes recogieron información sobre el desempeño del estudiante mediante observación directa, guiada por la rúbrica formativa o *check list* diseñada ad hoc, además de las anotaciones libres respecto a lo observado.

Se presentan a continuación los ítems incluidos en dicha rúbrica:

	CORRECTO	MEJORABLE
Recibe cordialmente a la trabajadora		
Crea un clima adecuado de confianza		
Establece la comunicación verbal adecuada		
Cuida la comunicación no verbal		
Investiga adecuadamente sobre la sintomatología que presenta la trabajadora		
Descarta que sea un caso de *coaching* (identificación del rol)		
Diferencia adecuadamente entre los síntomas de la depresión, *burnout* y engagement.		
Decide pasar un test		
Selecciona el test adecuado (*burnout*)		
Aplica e interpreta correctamente el test		
Deriva al servicio de prevención ajeno, servicio médico o psicólogo clínico informando a la trabajadora		
Trata a la trabajadora con amabilidad y respeto durante toda la sesión		
Demuestra su empatía y cercanía, usando el contacto físico si fuera necesario		
Atiende el miedo de la trabajadora al despido por los episodios sucesivos de incapacidad temporal		
Establece una sesión de seguimiento con la trabajadora		
Ofrece la posibilidad de acudir a ella antes de la fecha de seguimiento a demanda de la trabajadora		
Se despide adecuadamente de la trabajadora		

Tabla 1. Rúbrica formativa para el cumplimiento de objetivos en la fase de *debriefing*.
Fuente: Elaboración propia, 2023.

En el caso de los estudiantes, la observación fue libre, no guiada por la rúbrica formativa, de forma que se diera espacio a la observación reflexiva desde el punto de partida individual en términos de conocimiento previo y aprendizaje.

Debriefing

Tras el desarrollo del escenario se realizó el *debriefing*, durante el cual, tras la fase de reacción se procedió al análisis (fase de comprensión), guiado por el recorrido paralelo del relato común (relato consensuado de lo acontecido) y la información recogida en el *check list* o rúbrica formativa, resultado de la observación. Los docentes guían la construcción de modelos mentales que expliquen lo sucedido a través de preguntas de indagación, estimulando la reflexión.

Dada la complejidad y riqueza de esta fase de *debriefing*, no es posible transcribirlo de forma detallada, pero si resulta útil e interesante reflejar cuales fueron las acciones de la estudiante, en base a la observación y recogida de información durante la simulación. Estas acciones reflejan la aplicación de conocimiento teórico, la elección y desempeño del rol profesional adecuado y el correcto uso de habilidades *soft*, así como la existencia de aspectos de mejora y errores de desempeño que son el mayor valor en la fase de análisis.

La estudiante utilizó habilidades de comunicación verbal y no verbal adecuadas, y creó de forma ágil un clima de cercanía y confianza con la trabajadora. Discernió de forma rápida entre un caso de coaching o de salud laboral, y comenzó con el proceso de diagnóstico diferencial, identificando signos y síntomas. Posteriormente, confirmó la sospecha diagnóstica con la administración y corrección del test de *burnout* a la trabajadora estandarizada. En ese momento, la situación exigía conocimiento teórico y del rol, así como del marco de competencias en el contexto propuesto (ámbito empresarial, salud laboral). La aplicación de ambos conocimientos debería haber llevado a la derivación de la trabajadora al servicio de prevención ajeno, servicio médico o psicólogo clínico. Sin embargo, la estudiante asume la situación de la trabajadora y programa con ella sesiones de seguimiento, sin derivar a ninguno de los servicios o profesionales indicados. Esto supone sobrepasar los límites del marco de competencias, lo que permitió trabajar de forma profunda en el conocimiento de los diferentes roles profesionales dentro de la psicología y la importancia ética y legal de desempeñarse dentro del marco propio.

En base a estas acciones observadas, se formularon las preguntas de indagación durante el *debriefing*, guiadas también por la rúbrica formativa (ver tabla 1) y las anotaciones reflexivas de los docentes.

Finalmente, retomando el desarrollo del *debriefing* en las fases descritas anteriormente, se invitó a sintetizar la experiencia y destilar conceptos mediante la fase de cierre o síntesis. Para ello, cada participante compartió qué aprendizaje clave se llevaba de la sesión y la transferencia del mismo al futuro desempeño profesional.

5. DISCUSIÓN

Si bien son muchos los métodos que generan efectos positivos en la adquisición de conocimientos y el desarrollo de competencias, aquellos basados en simulación son los que mejores resultados ofrecen en cuanto al desempeño de habilidades (Jhou et al., 2022).

Así, en el contexto clínico, la simulación ha mostrado alta eficacia como metodología formativa y evaluativa, siendo una estrategia fundamental para garantizar la transición fluida entre el conocimiento y la competencia (Tonapa et al., 2023).

La representación artificial de un evento real que supone una experiencia de simulación, con un elevado grado de fidelidad, permite a los estudiantes identificar por sí mismos lagunas en su conocimiento y comprensión, así como en sus habilidades técnicas y de comunicación, ofreciendo una oportunidad única para abordar cualquier brecha entre el conocimiento y el desempeño (Harrington & Simon, 2022).

En la experiencia de innovación docente presentada, el uso de la simulación en un contexto no clínico ha mostrado ser también un catalizador para la puesta en juego de competencias y habilidades, permitiendo a estudiantes y docentes detectar vacíos o discontinuos en esa transferencia del conocimiento a la acción.

El momento actual, marcado por la reciente pandemia y la vertiginosa transformación tecnológica y digital, requiere el despliegue de nuevas habilidades, específicamente habilidades interpersonales o *soft skills* (Valieva & Mukhitdinova, 2019), cuya enseñanza es compleja, especialmente porque involucran menos elementos medibles que las habilidades técnicas. Los empleadores lamentan la falta de capacitación de los egresados en habilidades blandas (Schutt et al., 2017) y demandan enfoques que permitan a los estudiantes mejorar su desempeño en este sentido (Widad & Abdellah, 2022).

De forma específica en el contexto de la Psicología del trabajo, las organizaciones y los recursos humanos, se ha identificado como la comunidad educativa no brinda siempre suficiente importancia a la enseñanza de habilidades *soft*, lo que explicaría en cierta medida la escasez de talentos en el mercado laboral actual (Maya, 2016) y convierte en relevante el entrenamiento de las mismas.

La interacción de conocimientos, habilidades y factores humanos que tiene lugar en la simulación ofrece un método de aprendizaje basado en el desempeño de prácticas análogas a la práctica profesional real, con la ventaja de que estas son controladas y reproducibles (Baquero et al., 2019). Esto supone una ventaja formativa relevante, al permitir generar conocimiento transferible al desempeño del rol profesional (Jhou et al., 2022).

Con frecuencia los roles profesionales son difusos en el contexto laboral y la definición de competencias poco clara, lo que convierte en especialmente relevante trabajar en que los estudiantes conozcan su rol profesional, especialmente dentro de una organización y equipo (Brock et al., 2013; Roy et al., 2016).

La simulación permite recrear situaciones en las que el rol profesional se desliza o ve diluidos sus límites y entrenar por tanto la identificación con el marco de competencias mediante el afrontamiento de situaciones realistas que permitan reflexión y análisis sobre el propio desempeño (Brock et al., 2013).

6. CONCLUSIONES

La recreación de una entrevista en el contexto de gestión de RRHH con una trabajadora estandarizada (actriz) permite el entrenamiento de habilidades de identificación de signos y síntomas, así como el establecimiento de relaciones entre conceptos teóricos para guiar la toma de decisiones tras un proceso de diagnóstico diferencial. El desempeño exigió a la estudiante recurrir al uso de escalas de valoración, protocolos y guías de actuación, siendo una buena oportunidad para aplicar el conocimiento teórico. Además, durante este proceso, la interacción de la estudiante (inmersa en su futuro rol profesional) con la trabajadora estandarizada exigió el desempeño de habilidades no técnicas imprescindibles para el éxito del desempeño técnico.

La interacción de conocimientos, habilidades y factores humanos que tiene lugar en la simulación ofrece un método de aprendizaje experimental, a través del desempeño en prácticas análogas a la práctica profesional real, con la ventaja de que estas son controladas y reproducibles.

La simulación, más allá de la simulación clínica, es una metodología de enorme potencial en la formación de Grado y una herramienta de gran utilidad como escalón previo a las prácticas académicas externas.

7. REFERENCIAS

Al-Elq, A. H. (2010). Simulation-based medical teaching and learning. *Journal of family & community medicine*, 17 (1), 35–40. https://doi.org/10.4103/1319-1683.68787

Armijo, S. (2021). *Manual para la Inserción Curricular de Simulación*. Universidad del Desarrollo.

Baquero Marín, P. J., Cabarcas Lopez, W. F., & Bados Enriquez, D. M. (2019). Simulación clínica: una estrategia de aprendizaje y enseñanza en el pregrado. *Educación Médica*, 20 (1), 188-189.https://doi.org/10.1016/j.edumed.2017.07.023

Barsuk, J. H., McGaghie, W. C., Cohen, E. R., Balachandran, J. S., & Wayne, D. B. (2009). Use of simulation-based mastery learning to improve the quality of central venous catheter placement in a medical intensive care unit. *Journal of hospital medicine: an official publication of the Society of Hospital Medicine*, 4 (7), 397-403.

Bermúdez-García, A. (2016). La simulación clínica en pre grado: más allá de los simuladores de alta complejidad. *Acta Médica Peruana*, 33 (2), 169-170.

Brock, D., Abu-Rish, E., Chiu, C. R., Hammer, D., Wilson, S., Vorvick, L., et al. (2013). Interprofessional education in team communication: working together to improve patient safety. *Postgrad Med J*, 89 (1057), 642-51.

D'Angelo, A. L., & Kchir, H. (2022). *Error Management Training in Medical Simula-tion*. In StatPearls. StatPearls Publishing.

Díaz Guio, D. A., y Cimadevilla Calvo, B. (2019). Educación basada en simulación: debriefing, sus fundamentos, bondades y dificultades. *Simulación Clínica*, 2 (1), 95-103. https://dx.doi.org/10.35366/RSC192F

Donoso, M., Talavera-Velasco, B., & Uceda, S. (2020). The role of engagement and temporal perspective in the academic performance of postgraduate students. *Physiology & Behavior*, 113054 (224). https://doi.org/10.1016/j.physbeh.2020.113054

Dreifuerst, K. T. (2009). The essentials of debriefing in simulation learning: A concept analysis. *Nursing Education Perspectives*, 30 (2), 109-115.

Fanning, R. M., & Gaba, D. M. (2007). The role of debriefing in simulation-based learning. *Simulation in healthcare*, 2 (2), 115-125.

Ferrero, F. (2018). ¿Puede la simulación clínica contribuir al aprendizaje significativo de competencias educativas? Una aproximación constructivista. *Revista de la Facultad de Medicina UNAM*, 60 (1), 49-59.

Harrington, D. W., & Simon, L. V. (2022). *Designing a Simulation Scenario*. In StatPearls. StatPearls Publishing.

Jhou, H. J., Ou-Yang, L. J., Lin, M. H., Chen, P. H., Ho, C. L., & Lee, C. H. (2022). Different pedagogies for acquisition of knowledge and skill: a systematic review and network meta-analysis. *Postgraduate medical journal*, 98 (1162), 604–609. https://doi.org/10.1136/postgradmedj-2021-140076

Kainth, R. (2021). Dynamic Plus-Delta: an agile debriefing approach centred around variable participant, faculty and contextual factors. *Adv Simul,* 6 (35). https://doi.org/10.1186/s41077-021-00185-x

Kolb, D. A. (1984). *Experiential learning: experience as the source of learning and development.* Englewood Cliffs, NJ: Prentice-Hall.

Kuduvalli, P. M., Jervis, A., Tighe, S. Q. M., & Robin, N. M. (2008). Unanticipated difficult airway management in anaesthetised patients: a prospective study of the effect of mannequin training on management strategies and skill retention. *Anaesthesia,* 63 (4), 364-369.

León-Castelao, E., & Maestre, J. M. (2019). Prebriefing en simulación clínica: análisis del concepto y terminología en castellano. *Educación Médica,* 20 (4), 238-248. https://doi.org/10.1016/j.edumed.2018.12.011

Lioce, L., Meakim, C. H., Fey, M. K., Chmil, J. V., Mariani. & B., Alinier, G. (2015). Standards of best practice: simulation standard IX: simulation design. *Clinical Simulation in Nursing,* 11 (6), 309-315. https://doi.org/10.1016/j.ecns.2015.03.005

Maestre, J. M., & Rudolph, J. W. (2015). Theories and styles of debriefing: the good judgment method as a tool for formative assessment in healthcare. *Revista Española de Cardiología,* 68 (4), 282-285. https://doi.org/10.1016/j.rec.2014.05.018

Maslach, C., Jackson, S. E., & Leiter, M. P. (1997). *Maslach burnout inventory.* Scarecrow Education.

Maya, M. T., & Orellana, B. S. (2016). Desarrollo de soft skills una alternativa a la escasez del talent humano. *INNOVA Research Journal,* 1 (12), 59-76.

Mealer, M., Moss, M., Good, V., Gozal, D., Kleinpell, R., & Sessler, C. (2016). What is Burnout Syndrome (BOS)? *PudMed,* 19 (1), 1-2. https://doi.org/10.1164/rccm.1941P1

Motola, I., Devine, L. A., Chung, H. S., Sullivan, J. E., & Issenberg, S.B. (2013). Simulation in healthcare education: a best evidence practical guide. AMEE Guide. *Med Teach,* 82 (10) 1511–30. https://doi.org/10.3109/0142159X.2013.818632

Nicoli, D. R. (2023). El proceso de enseñanza-aprendizaje en los alumnos basado en el enfoque constructivista. *Interpretextos. Revista semestral de creación y divulgación de las humanidades,* 1. 29 (16).

Roussin, C. J., Larraz, E., Jamieson, K., & Maestre, J. M. (2017) Psychological safety, self-efficacy, and speaking up in interprofessional health care simulation. *Clinical Simulation in Nursing,* 17 (4), 38-46. https://doi.org/10.1016/j.ecns.2017.12.002

Roy, V., Collins, L. G., Sokas, C. M., Lim, E., Umland, E., Speakman, E., Koeuth, S., & Jerpbak, C. M. (2016). Student reflections on interprofessional education: Moving from concepts to collaboration. *Journal of Allied Health,* 45(2), 109–112.

Rudolph, J., Simon, R., Dufresne, R., & Raemer, D. (2006). There's no such thing as "nonjudgmental" debriefing: a theory and method for debriefing with good judgment. *Simul Healthc,* 1 (1), 49-55.

Rudolph, J. W., Raemer, D. B., & Simon, R. (2014). Establishing a safe container for learning in simulation the role of the presimulation briefing. *Simul Healthc,* 9 (6), 339- 349. https://doi.org/10.1097/SIH.0000000000000047

Salinas Ibáñez, J. (2008). *Innovación educativa y uso de las TIC.* Universidad Internacional de Andalucía.

Sawyer, T., Loren, D., & Halamek, L. P. (2016). Post-event debriefings during neonatal care: ¿why are we not doing them, and how can we start? *Journal of Perinatology,* 36 (6), 415-419.

Schaufeli, W. B., Bakker, A. B., & Salanova, M. (2006). *Utrecht Work Engagement Scale-9 (UWES-9).* APA Psyc Test. https://doi.org/10.1037/t05561-000

Schön, D. (1992). *La formación de profesionales reflexivos. Hacia un nuevo diseño de la enseñanza y el aprendizaje en las profesiones.* Barcelona. Paidós Ibérica.

Schutt, S., Holloway, D., Linegar, D., & Deman, D. (2017, 2-4 April). Using simulated digital role plays to teach healthcare 'soft skills'. In 2017 IEEE 5th International Conference on Serious Games and Applications for Health (SeGAH), Perth, Australia.

Shekelle, P. G., Pronovost, P. J., Wachter, R. M., McDonald, K. M., Schoelles, K, D & SM, et al. (2013) The top patient safety strategies that can be encouraged for adoption now. *Ann Intern Med*, 158 (5), 365-8.

Tonapa, S. I., Mulyadi, M., Ho, K. H. M., & Efendi, F. (2023). Effectiveness of using high-fidelity simulation on learning outcomes in undergraduate nursing education: systematic review and meta-analysis. *European review for medical and pharmacological sciences*, 27 (2), 444–458. https://doi.org/10.26355/eurrev_202301_31040

Turner, S., & Harder, N. (2018). Psychological Safe Environment: A Concept Analisis. *Clinical Simulation in Nursing*, 18 (5), 47-55. https://doi.org/10.1016/j.ecns.2018.02.004

Valieva, N., & Mukhitdinova, N. (2019, 14-15 November). The Importance of Implementing Soft Skills into Business English Classes. In Conference Proceedings. Innovation in Language Learning, Florence, Italy.

Widad, A., & Abdellah, G. (2022). Strategies Used to Teach Soft Skills in Undergraduate Nursing Education: A Scoping Review. *Journal of professional nursing: official journal of the American Association of Colleges of Nursing*, 42, 209–218. https://doi.org/10.1016/j.profnurs.2022.07.010

CIENCIAS SOCIALES EN ABIERTO

Editada por
David Caldevilla Domínguez y Almudena Barrientos-Báez

Vol. 1   Almudena Barrientos-Báez / David Caldevilla Domínguez / Javier Sierra Sánchez (eds.): Inteligencia Artificial ¿amiga o enemiga?. 2024.

Vol. 2   Ana Tomás López / Sara Navarro Lalanda / Paola Eunice Rivera Salas (eds.): Las artes como expresión vital. 2024.

Vol. 3   Carmen Paradinas Márquez / Juan Andrés Rodríguez Lora / Daniel Becerra Fernández (eds.): Empresa, empresariedad y comunicación mercantil. 2024.

Vol. 4   Tania Brandariz Portela / Xabier Martínez Rolán / Virginia Sánchez Rodríguez (eds.): Desde la óptica del género, el género como perspectiva. 2024.

Vol. 5   Sara Mariscal Vega / Carmen Cristófol Rodríguez / Fernando García Chamizo (eds.): Comunicar a través del idioma: Pensar y traducir. 2024.

Vol. 6   Arantza Lorenzo De Reizábal / Marta Talavera Ortega / Guillermina Jiménez López (eds.): Recursos, competencias y enfoques para la enseñanza de lenguas. 2024.

Vol. 7   José Luis Corona Lisboa / Encarnación Ruiz Callejón / Alba María Martínez Sala (eds.): Límites y potencialidades de la gobernanza. 2024.

Vol. 8   Blanca Tejero Claver / Carmen Dorca Fornell / Carmen Lucía Hernández Stender (eds.): El factor humano en la salud. 2024.

www.peterlang.com

www.ingramcontent.com/pod-product-compliance
Ingram Content Group UK Ltd.
Pitfield, Milton Keynes, MK11 3LW, UK
UKHW041903230426
12049UKWH00002B/26